전국 산나물
탐방 가이드

우리산 우리 산나물

오현식 글·사진

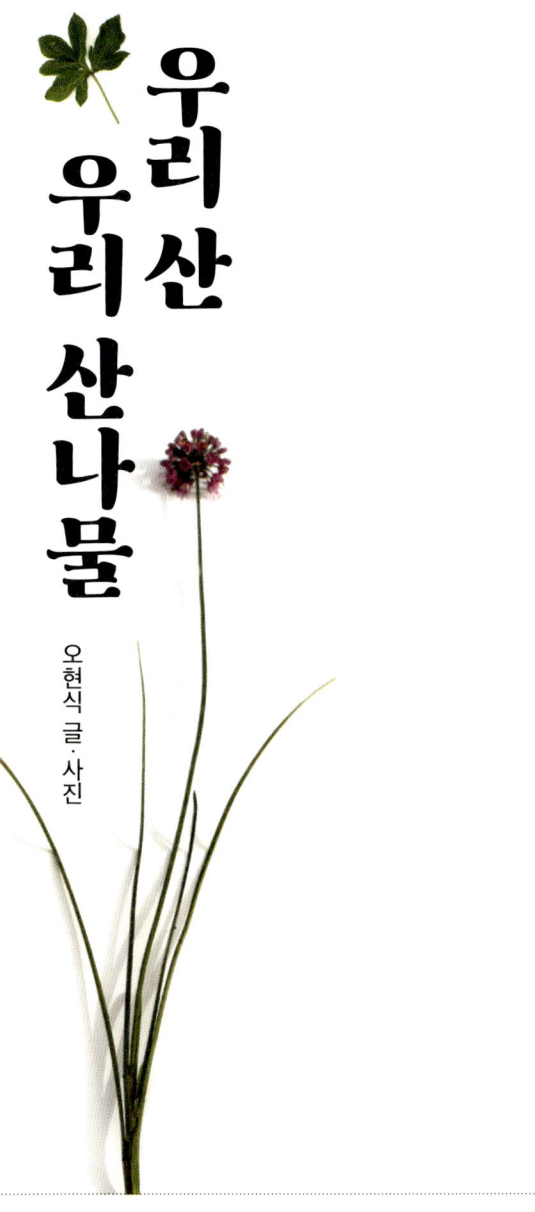

소동

서문

이 땅에는 밥상을 풍성하게 하고 건강에 이로운 산나물이 많이 나고 자란다. 점점 잊혀가던 산나물이 최근 들어 새롭게 조명을 받고 있어 반갑고 다행이다. 방송과 신문이 산나물을 특집으로 다룰 정도다. 게다가 블로그와 유튜브 등 SNS를 통해 산나물이 널리 알려져 생산과 소비가 폭발적으로 늘고 있다. 예부터 식용하던 것은 100여 가지에 이르지만 이 중 몸과 정신 건강에 좋고 산에서 쉽게 만날 수 있는 산나물 60가지를 선정해 소개한다.

산나물은 비슷비슷해 이름을 기억하기 어렵다고 하지만 꼭 그렇지 않다. 생김새와 꽃 모양, 서식지 등을 알면 이름은 저절로 기억된다. 우산나물과 왜우산풀은 새싹과 꽃차례가 우산을 닮아 붙여진 이름이다. 두메부추는 이름만 들어도 부추와 비슷할 것이란 예감이 들고, 한번 직접 보고나면 잊히지 않는다. 산나물 이름은 특히 순우리말이 많아 익숙하고 기억하기 쉽다.

산을 오를 때 산나물 이름 열 가지만 알아도 산행이 즐겁다. 나아가 스무 가지에 이르면 향긋한 산나물 맛을 기대하며 손꼽아 봄을 기다리게 된다. 이쯤이면 어떤 산나물이 언제 어디서 얼마큼 자라는지 머릿속에 훤할 정도로 경지에 오른 것이다. 이처럼 이름을 비롯해 서식지와 특성을 알면 알수록 산나물의 소중함과 가치를 새삼 깨닫게 된다.

굳이 높고 깊은 산속으로 가지 않아도 된다. 등산로나 임도, 둘레길 주위만 유심히 살펴봐도 진귀한 산나물이 눈에 띈다. 마중을 나온 듯이 산기슭부터 정상에 이르기까지 끊임없이 자라고 있어 눈을 맞추고 이름을 불러주며 산을 오르면 등산이 더욱 즐겁고 유익하다.

이 같은 길잡이가 되도록 새싹부터 꽃, 씨앗까지 산나물의 생육 과정을 사진으로 보여주는 데 힘썼다. 또 식물도감과 농업인과 연구원의 재배 경험과 시험 결과 등을 바탕으로 산나물 특징과 맛, 향, 효능, 재배 기술 등을 이해하기 쉽게 구성했다. 이와 함께 식물도감과 연구 결과를 바탕으로 전국 산을 탐방하며 터득한 지식과 경험을 곁들여 실제로 도움이 되도록 심혈을 기울였다. 또한 산나물 구조와 생장 과정 등의 어려운 용어는 가능한 이해하기 쉬운 우리말로 풀어냈다. 아울러 용어를 이해하는 데 도움이 되도록 삽화를 곁들였다.

산나물은 관상용과 약용 등 다방면으로 이용할 수 있는 것이 장점이다. 싱그러운 새싹과 앙증스런 꽃은 스트레스에 찌들고 상처 받은 마음까지 어루만져주는 치유 또는 반려 식물로 그만이다. 눈개승마와 머위는 풀이 얼씬도 못하게 무리를 지어 자라므로 축대나 절개지 같은 곳에 안성맞춤이다. 잔대는 기관지, 참당귀는 여성 질환을 예방하는 데 좋은 천연 건강식품이다. 귀촌이나 전원생활을 준비하는 독자에게 산나물과 이 책을 자신 있게 권한다.

책을 내기까지 많은 도움을 받았다. 재배 농업인과 연구소 연구자를 비롯해 전국 방방곡곡의 산을 함께 탐방한 산동무들의 응원과 힘이 컸다. 또 30년간 몸담으며, 농업 농촌 현장과 산나물을 취재할 수 있도록 기회를 준 《농민신문사》가 고맙다. 흔쾌히 발간을 승낙하고 독자에게 좀 더 쓸모 있는 책이 되도록 교정부터 발간에 이르기까지 꼼꼼히 챙겨준 소동출판사에 감사한다.

2022년 3월

오현식

차례

서문		2
산나물 형태와 구조		10

ㄱ
잊고 지내던 친구 같은	개미취	22
한눈팔 새 없이 자라는	고비	28
고생대부터 살아온	고사리	35
매운맛 대신 달콤함 가득	고추나무	42
척박한 곳에서 왕성하게 크는	곤달비	48
취한 듯 바람에 흔들리는	곤드레	54
동아시아의 식물	곰취	60
보고나면 정상에 오를 마음도 사라지는	금낭화	67

ㄴ
구릿한 맛과 향을 내는	누룩치	72
지천에 널린 고급 산나물	눈개승마	78

ㄷ
키위와 같은 조상을 가진	다래	84
한걸음 앞서 피고 지는	단풍취	90
향을 숨기지 못하는	더덕	96

약보다 꽃	도라지	102
봄부터 가을까지 쉴 새 없이 아름다운	돌단풍	108
부지런 떨어야 맛볼 수 있는	두릅	114
우리나라에만 있는 특산종	두메부추	120
예사롭지 않은 맵시를 지닌	둥굴레	126
풀이냐 나무냐	땅두릅	132
고약한 냄새가 나는	뚝갈	138

ㅁ

비와 해를 가려준 넓은 잎	머위	144
묻어가는 전략	멸가치	150
쓴맛이 없는 산나물	모싯대	156
유심히 살펴야 보이는	묏미나리	162
이것저것 닮은 게 많은	미나리냉이	168
늦게 나서 빨리 자라는	미역취	173

ㅂ

수년 만에 꽃피우고 일생을 마감하는	바디나물	178
땡볕보다 반그늘이 좋다	박쥐나물	183
뿌리 깊은 나물	방풍나물	189
쌈 싸먹을 맛이 난다	병풍쌈	195
세계인의 사랑을 받고 있는	비비추	201

ㅅ

울릉도의 국민 산나물	산마늘	208
저평가된 우수 작물	산부추	214
며느리 몰래 먹고 싶은 맛	삽주	220
내 이름을 불러줘	서덜취	226
제사상에 빠지지 않았다	섬고사리	232
알아서 쑥쑥 자라는	섬쑥부쟁이	238
쓰임새가 점점 많아지는 산의 보물	수리취	244

ㅇ

폭풍 성장하고 빨리 성숙하는	애기나리	249
수라상에 올랐지만 아직은 낯선	어수리	254
아름다움을 쉽게 내보이지 않는	얼레지	260
생존전략이 남다른	엉겅퀴	266
자연 앞에 겸손함을 가르쳐주는	영아자	272
한약재를 넘어 산나물로 인기 만점	오갈피나무	278
가까이할 수도 멀리할 수도 없는	옻나무	284
김치로도 담가 먹는	우산나물	290
근심을 잊게 해주는 풀	원추리	296
추억의 주전부리	으름덩굴	302
세월 앞에 가시도 걷히는	음나무	308

ㅈ

놀다가 배고프면 캐먹던	잔대	314
여려 보이지만 강단 있는	전호	320

ㅊ

참나물이 참나물이 아니다	참나물	326
꿋꿋하게 자라 꽃으로 매력 발산하는	참당귀	332
산나물에서 들나물로	참취	338
잡초와 경쟁해도 밀리지 않는	초롱꽃	344
다슬기를 닮은 뿌리	초석잠	349
우리나라 전역에서 자생하는 향신료	초피나무	354

ㅍㅎ

참나물로 오해받고 있는	파드득나물	360
야생동물이 알아보는 약효	풀솜대	366
남다른 방어 전략을 가진	화살나무	372

산나물과 생김새가 비슷한 독초 ······ 378

약초 산나물

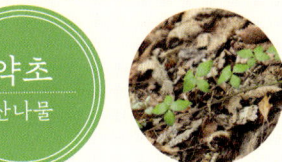
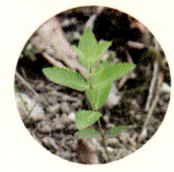
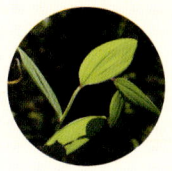
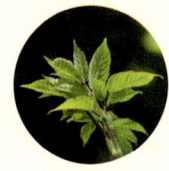

| 더덕 96 | 도라지 102 | 둥굴레 126 | 땅두릅 132 |

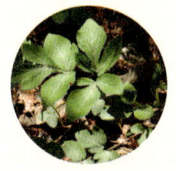
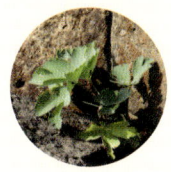
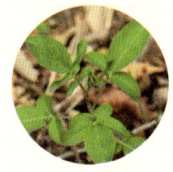
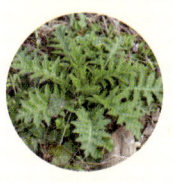
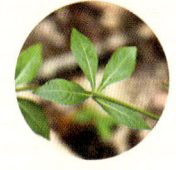

| 바디나물 178 | 방풍나물 189 | 삽주 220 | 엉겅퀴 266 | 잔대 314 |

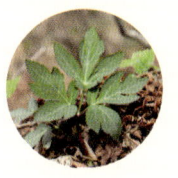
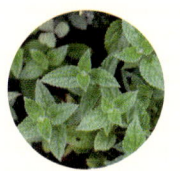

참당귀 332 · 초석잠 349

화초 산나물

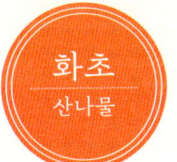
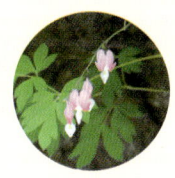
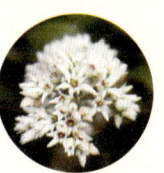
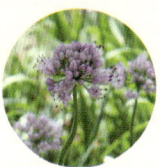

| 고비 28 | 금낭화 67 | 돌단풍 108 | 두메부추 120 |

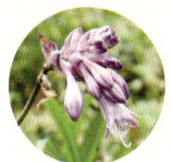
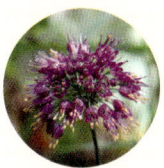
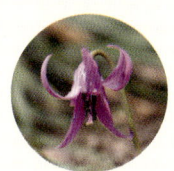
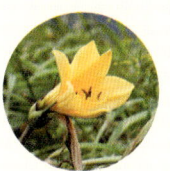
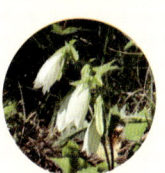

| 비비추 201 | 산부추 214 | 얼레지 260 | 원추리 296 | 초롱꽃 344 |

ㄱ ㄴ ㄷ ㅁ ㅂ ㅅ ㅇ ㅈ ㅊ ㅍ ㅎ

나무 산나물

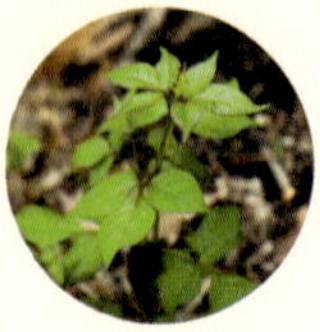

고추나무 42	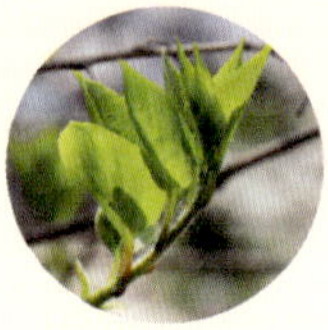 다래 84	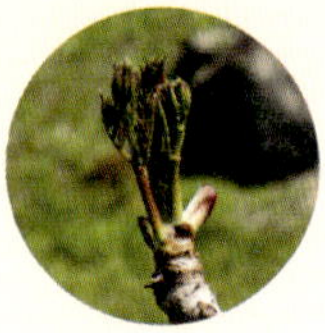 두릅 114	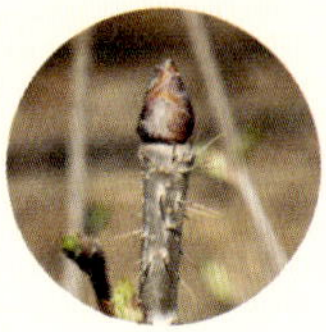 오갈피나무 278
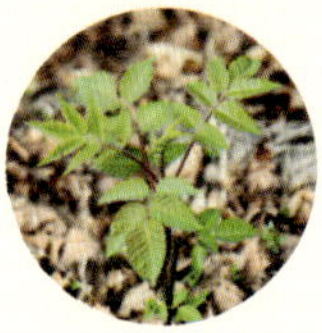 옻나무 284	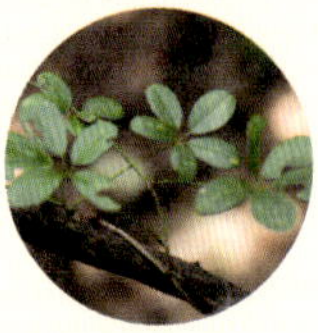 으름덩굴 302	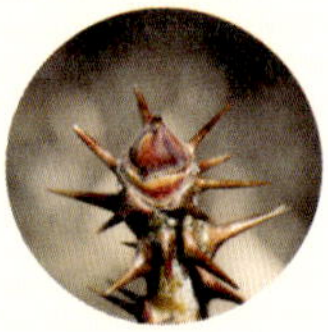 음나무 308	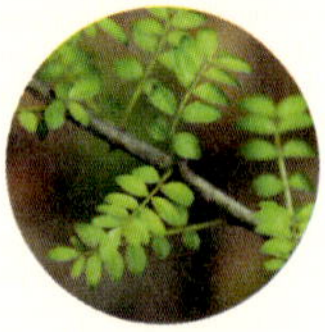 초피나무 354	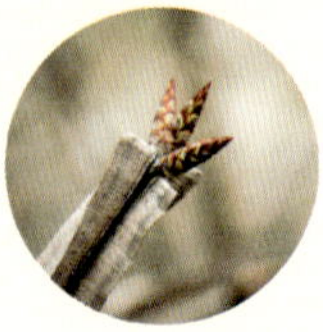 화살나무 372

잎 산나물

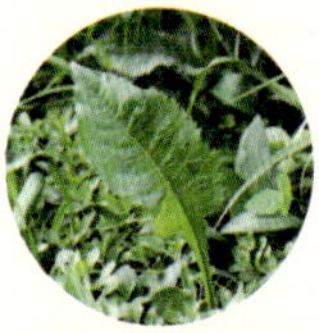

개미취 22	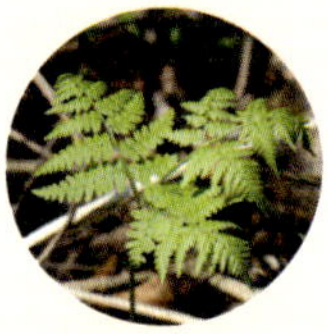 고사리 35	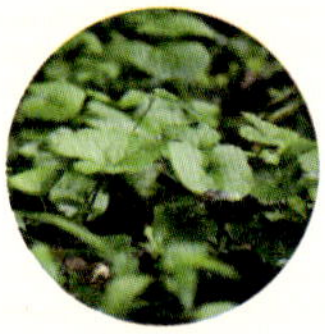 곤달비 48	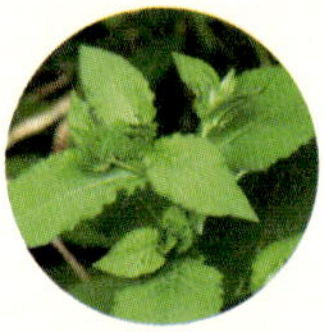 곤드레 54
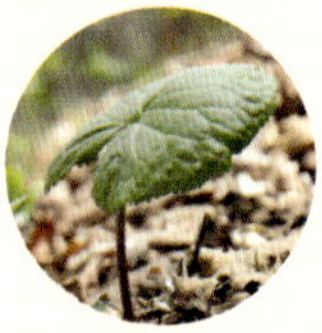 곰취 60	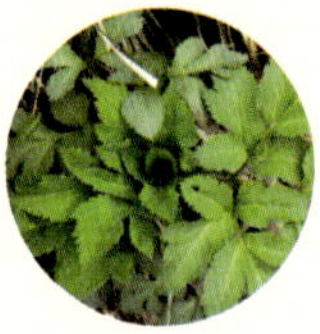 누룩치 72	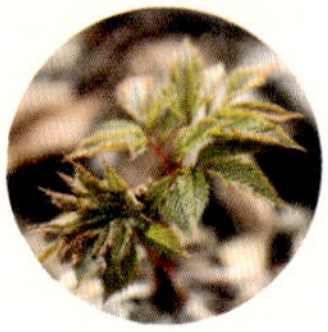 눈개승마 78	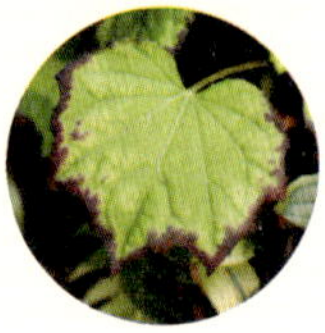 단풍취 90	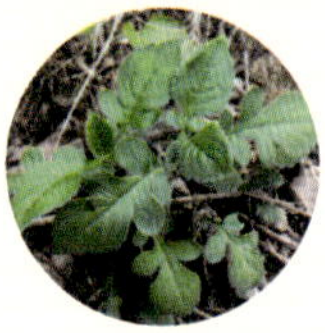 뚝갈 138
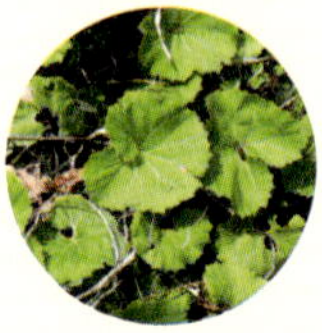 머위 144	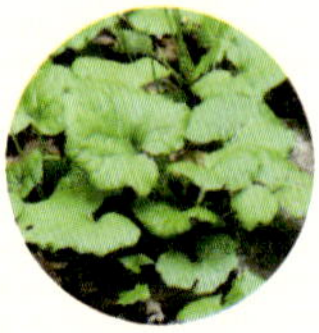 멸가치 150	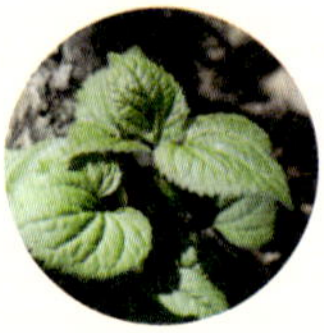 모싯대 156	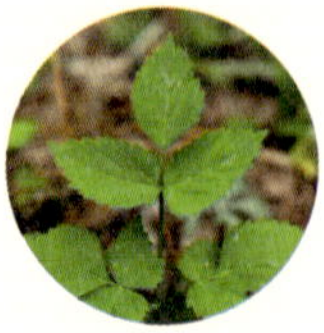 묏미나리 162	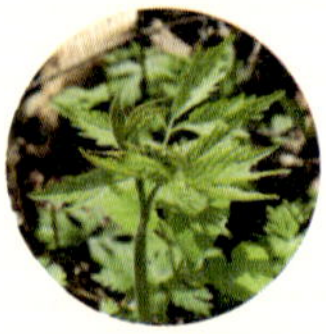 미나리냉이 168

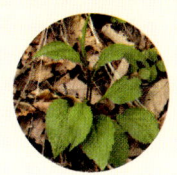
미역취
173

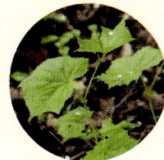
박쥐나물
183

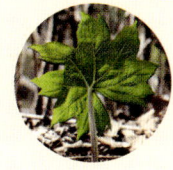
병풍쌈
195

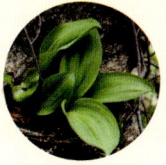
산마늘
208

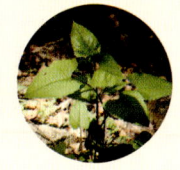
서덜취
226

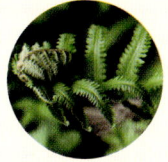
섬고사리
232

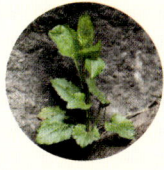
섬쑥부쟁이
238

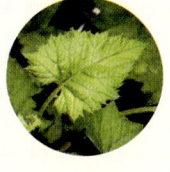
수리취
244

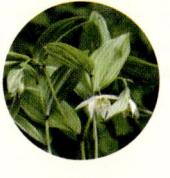
애기나리
249

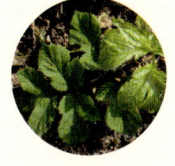
어수리
254

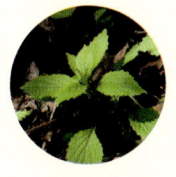
영아자
272

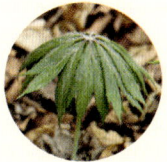
우산나물
290

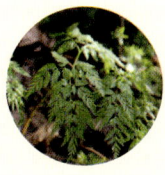
전호
320

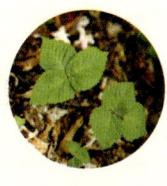
참나물
326

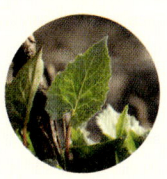
참취
338

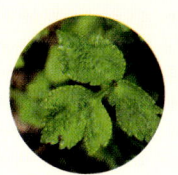
파드득나물
360

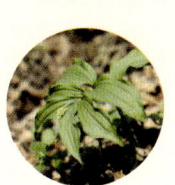
풀솜대
366

산나물 형태와 구조

우리나라 산과 들에는 다양한 산나물이 자란다. 이 중 우리 밥상에 매일같이 오르는 것이 있는가 하면 그렇지 않는 것이 있다. 얼마 전까지만 해도 우리 밥상에 오르던 산나물 가운데 일부는 서양 채소가 도입되고 사계절 재배되면서 시나브로 이름조차 잊혀가고 있다. 약도 먹는 것(식물)도 그 근원은 하나라는 약식동원(藥食同源)이라는 말이 있듯이 언젠가 우리 밥상에 다시 오를 가능성이 있다.

산나물과 친해지기 위해선 우선 이름을 기억하는 게 중요하다. 산나물은 생김새가 비슷비슷한 것 같지만 자세히 살펴보면 저마다 특징과 특색이 있다. 이 같은 특징과 특색을 관찰하다 보면 이름은 저절로 기억된다. 또 야생화와 식물을 처음 공부할 때처럼 식물 관련 용어를 익히고 산이나 들을 탐방하면 산나물과 더욱 쉽게 친해질 수 있다.

식물 용어는 한자와 일본식 한자, 우리말 등이 뒤죽박죽 혼용되고 있어 다소 어렵게 느껴지는 게 사실이다. 요즘에는 우리말 용어가 많이 쓰이고 있다. 그림을 보면 어렵고 낯선 용어를 좀 더 쉽게 이해하고 기억할 수 있다. 산나물을 공부하는 데 알아두면 좋은 용어를 그림과 함께 구성했다.

잎

잎 모양은 산속에서 산나물인지 독초인지 구분하는 데 큰 도움이 된다. 잎은 어릴 때와 완전히 자랐을 때의 모습이 확연히 다른 산나물이 많다. 게다가 뿌리잎(근생엽)과 줄기잎(경생엽)은 시기에 따라 생김새 등이 다르므로 생육 주기별로 익혀두는 것이 좋다. 또 자라는 토질과 광조건 등의 환경에 따라 잎의 크기와 색깔 등이 다르다.

잎은 엽록소를 함유하고 있어 대개 녹색을 띠고, 잎자루(엽병)와 잎몸(엽신)으로 구성되어 있다. 잎자루는 잎몸과 줄기를 연결하는 부분이며, 잎자루 아래쪽에 발달하는 작은 잎 모양의 부속물은 턱잎(탁엽)이다. 잎몸은 크게 세 부분으로 나뉘는데, 위쪽 잎끝(엽선), 아래쪽 엽저, 가장자리 잎갓(엽연) 등이다.

잎은 줄기에 한 개만 달리기도 하고 헤아릴 수 없이 많이 나기도 한다. 홀잎(단엽)은 한 장의 잎사귀로 된 잎(머위), 겹잎(복엽)은 한 잎자루에 여러 개의 홀잎이 달린 잎(화살나무), 날개 모양 겹잎(깃꼴겹잎, 우상복엽) 잎자루의 양쪽에 여러 개의 작은 잎이 새 날개 모양처럼 붙은 잎(고사리) 등이 있다.

잎 명칭

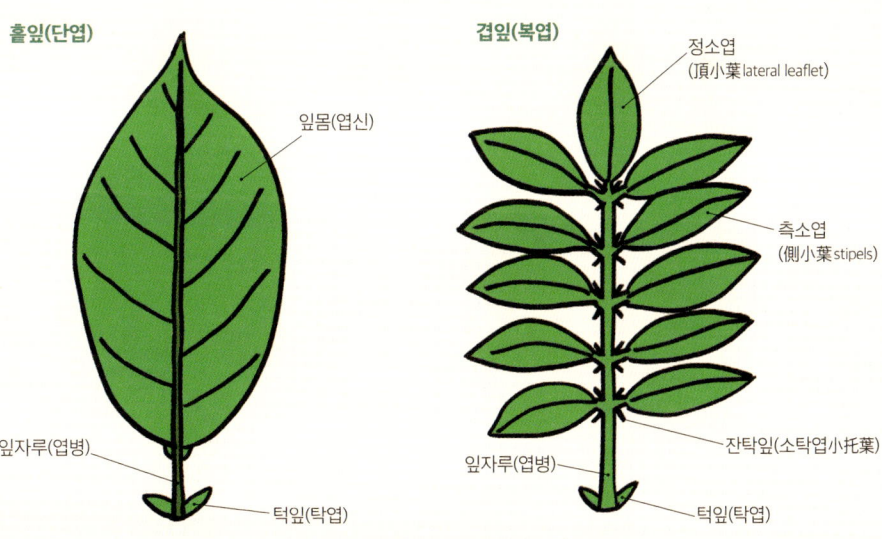

잎 모양

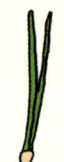
바늘 모양
(침형針形)

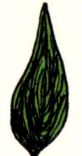
창 모양
(피침형彼針形)

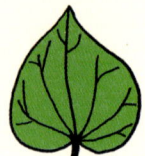
심장 모양
(심장형心臟形)

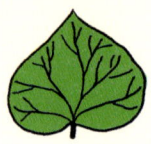
신장 모양
(신장형腎臟形)

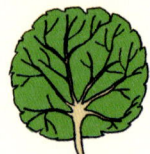
둥근 모양
(원형圓形)

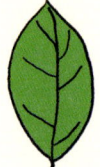
타원 모양
(타원형橢圓形)

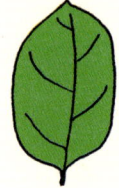
긴 타원 모양
(장타원형長橢圓形)

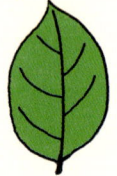
넓은 타원 모양
(광타원형廣橢圓形)

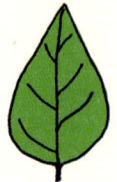
달걀 모양
(난형卵形)

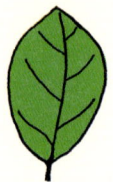
거꿀 달걀 모양
(도란형倒卵形)

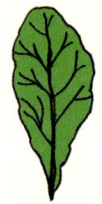
주걱 모양
(주걱형)

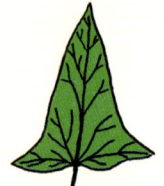
창날 모양
(극형戟形)

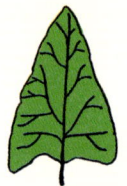
화살촉 모양
(전형箭形)

잎 차례

잎차례는 잎이 줄기에 배열되어 붙어 있는 모양이다. 줄기나 가지에서 잎이 나는 모양은 다르다.

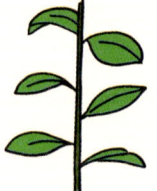
어긋나기
(호생互生)

영아자, 미역취,
섬쑥부쟁이

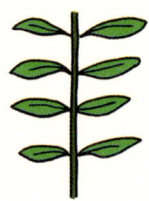
마주나기
(대생對生)

잔대

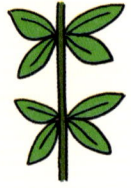
돌려나기
(윤생輪生)

도라지

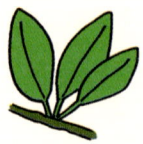
뭉쳐나기

화살나무, 다래,
음나무

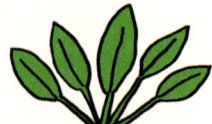
뿌리나기

돌단풍

손꼴 겹잎(손 모양 겹잎, 장상복엽)
한 개의 잎자루에 여러 개의 작은 잎이 손바닥처럼 방사상으로 붙은 잎이다.

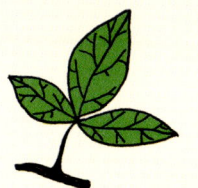 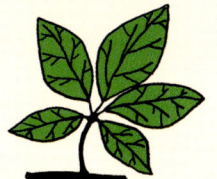 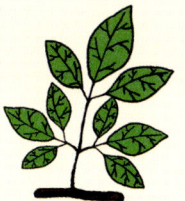 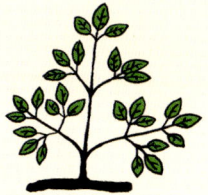

3출엽(三出葉)　　5출엽(五出葉)　　2회3출엽(二回三出葉)　　3회3출엽(三回三出葉)

깃 모양 겹잎(羽狀複葉우상복엽)

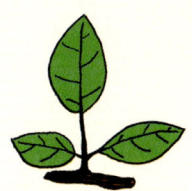 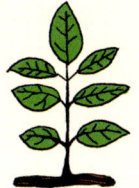 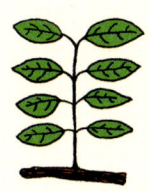 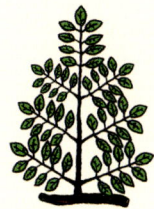 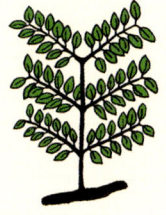

홀수한쌍 깃 모양 겹잎
(기수1쌍우상복엽
奇數一雙羽狀複葉)

홀수한번 깃 모양 겹잎
(기수1회우상복엽
奇數一回羽狀複葉)

짝수한번 깃 모양 겹잎
(우수1회우상복엽
偶數一回羽狀複葉)

홀수두번 깃 모양 겹잎
(기수2회우상복엽
奇數二回羽狀複葉)

짝수두번 깃 모양 겹잎
(우수2회우상복엽
偶數二回羽狀複葉)

잎 가장자리 모양

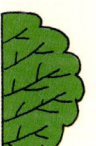 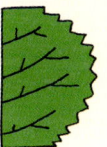 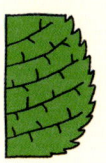 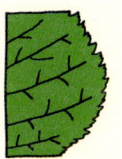 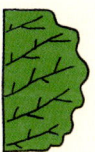

둔한
톱니 모양
(둔거치鈍鋸齒)

이빨 모양
(치아상거치
齒牙狀鋸齒)

뾰족한
톱니 모양
(예거치銳鋸齒)

뾰족한
이중 톱니 모양
(복거치複鋸齒)

물결 모양
(파상波狀)

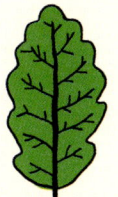 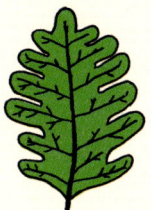 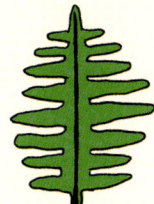 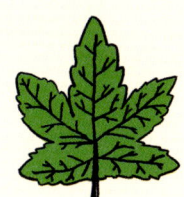

얕게 패인 모양
(천열淺裂)

깊게 패인 모양
(전열全裂)

날개 모양
(우열羽裂)

손바닥 모양
(장상열掌狀裂)

잎이 줄기에 붙는 형태

잎이 줄기에 붙는 형태는 여러 가지다. 잎자루가 없는 것과 있는 것, 잎자루가 줄기를 감싸는 것이 있다.

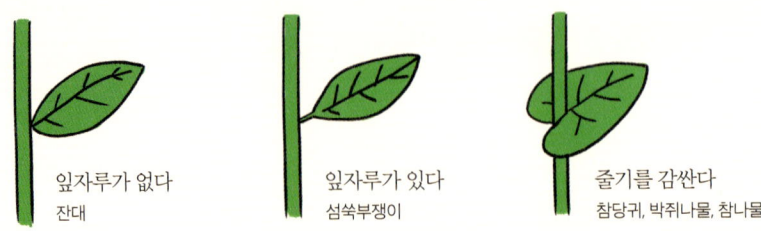

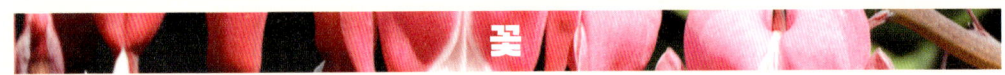

떡잎 구조에 따른 꽃 모양

쌍떡잎식물
(쌍자엽식물雙子葉植物, dicotyledon)

외떡잎식물
(단자엽식물單子葉植物, monocotyledones)

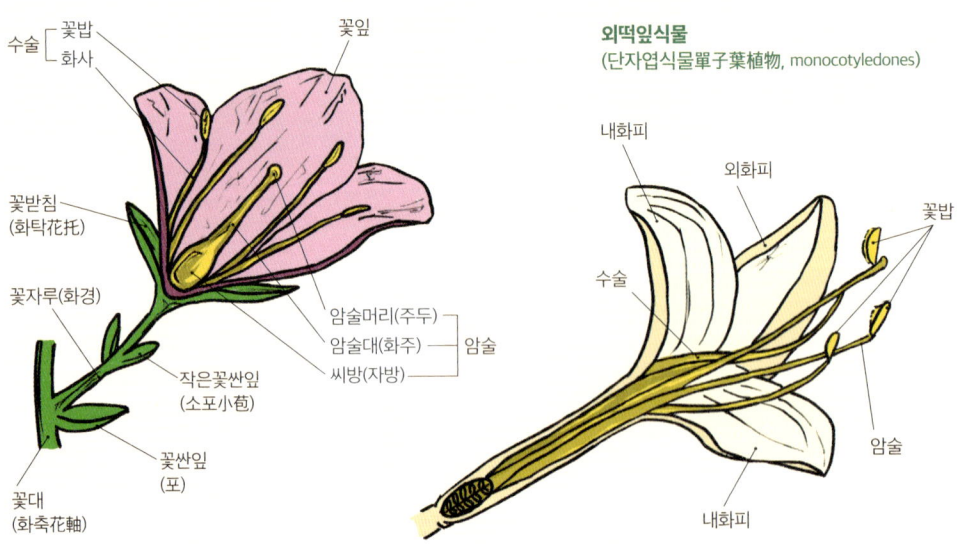

꽃 모양

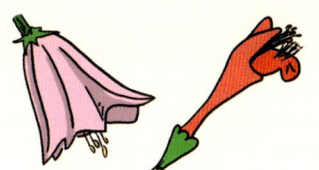
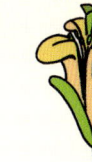
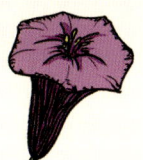
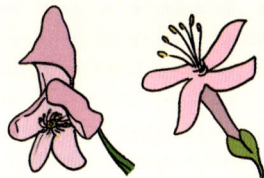

종 모양 (종형鐘形)　입술 모양 (순형脣形)　십자 모양 (十字花形)　깔대기 모양 (누두형漏斗形)　투구 모양　화분 모양 (분형盆形)

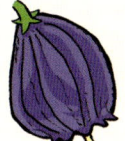
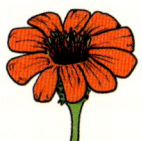

단지 모양 (호형壺形)　혀 모양 (설형舌形)

꽃잎 형태

꽃은 꽃의 형태에 따라 크게 통꽃과 갈래꽃으로 구분된다.

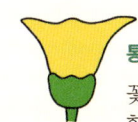

통꽃 꽃잎이 서로 붙어서 한 개의 꽃잎을 이룬다.
잔대, 영아자, 도라지

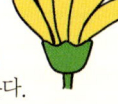

갈래꽃 꽃잎이 낱낱이 서로 갈라져 있다.
참취, 어수리

꽃차례

꽃이 줄기나 가지에 붙어 있는 상태를 말하며, 화서(花序)라고도 한다.

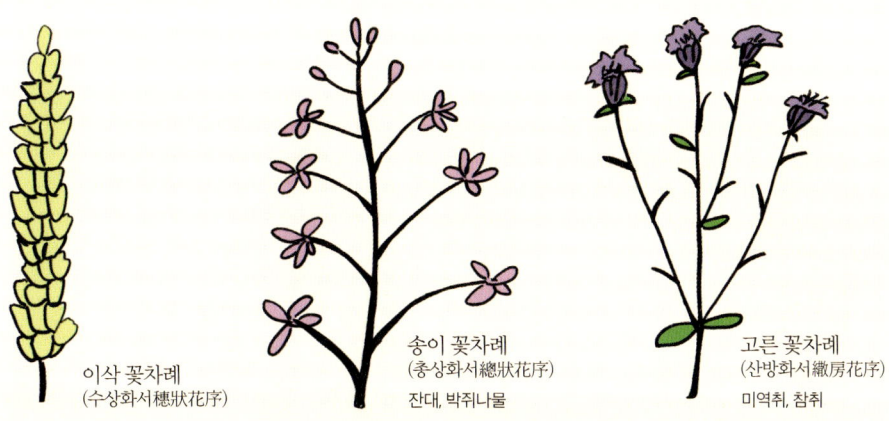

이삭 꽃차례 (수상화서穗狀花序)

송이 꽃차례 (총상화서總狀花序)
잔대, 박쥐나물

고른 꽃차례 (산방화서繖房花序)
미역취, 참취

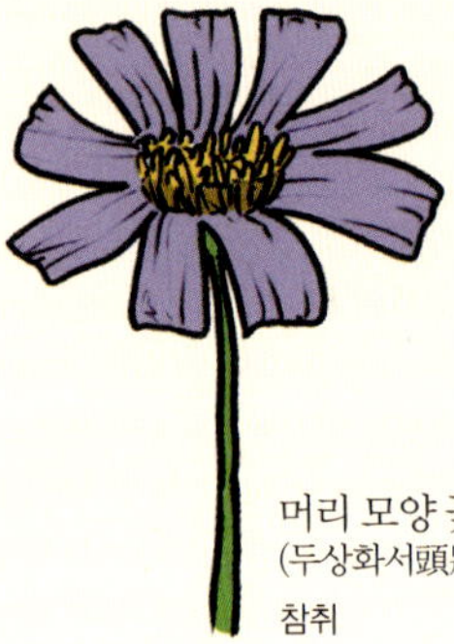

머리 모양 꽃차례
(두상화서頭狀花序)
참취

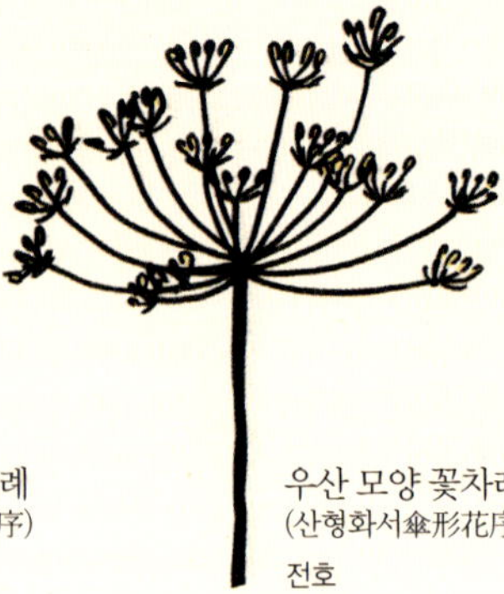

우산 모양 꽃차례
(산형화서傘形花序)
전호

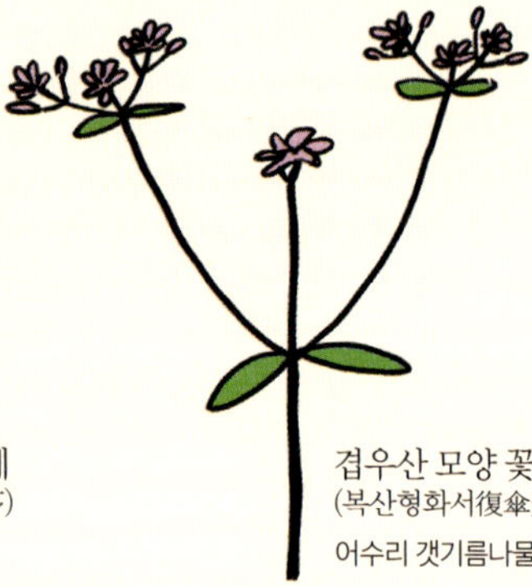

겹우산 모양 꽃차례
(복산형화서複傘形花序)
어수리 갯기름나물

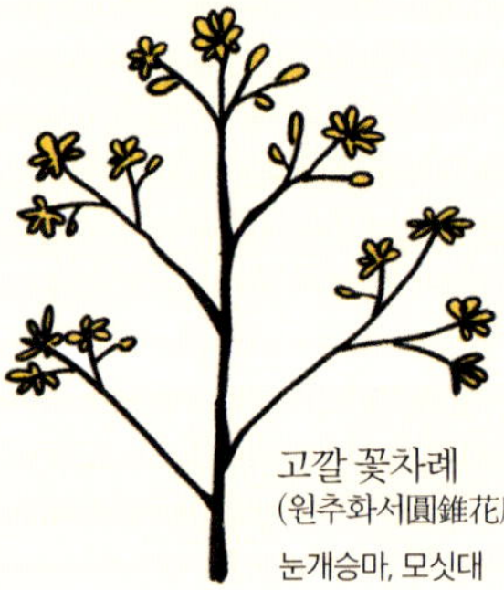

고깔 꽃차례
(원추화서圓錐花序)
눈개승마, 모싯대

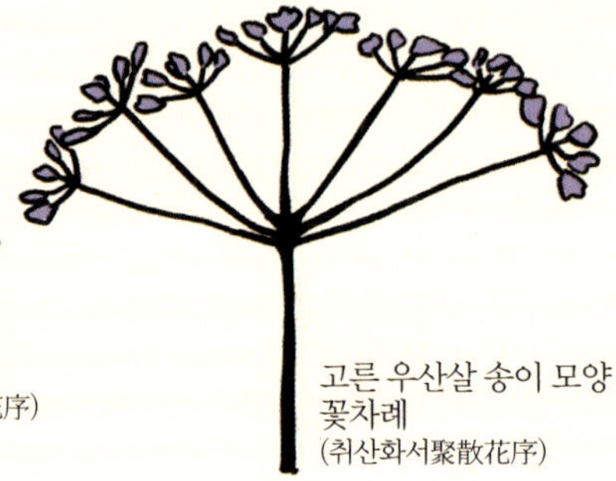

고른 우산살 송이 모양 꽃차례
(취산화서聚散花序)

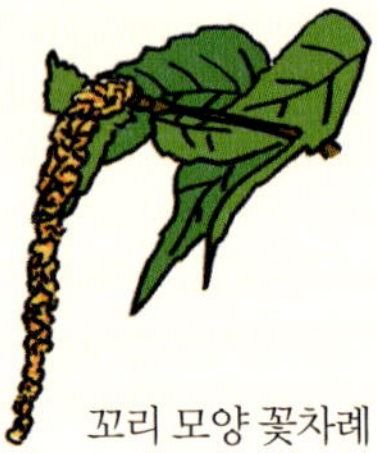

꼬리 모양 꽃차례
(미상화서尾狀花序)

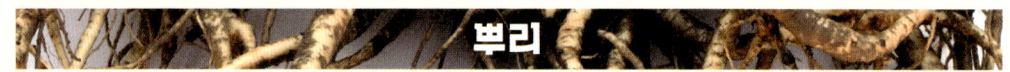

뿌리

떡잎 구조에 따른 뿌리의 모양

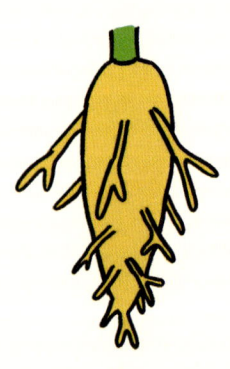

쌍떡잎식물

한가운데에
굵고 곧은 원뿌리가 있고,
원뿌리에 가늘고
옆으로 퍼져 나가는
곁뿌리가 있다.
잔대, 도라지, 더덕

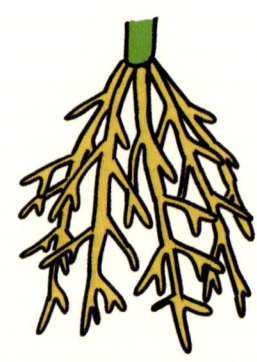

외떡잎식물

줄기 밑에
많은 가는 뿌리가
수염처럼 나서
수염뿌리라고 한다.
곰취, 곤달비

열매

 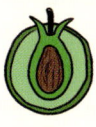

취과(聚果)
한 꽃 안에 있는 여러 개의 심피가 발달하여 이루어져 하나처럼 보이는 열매.

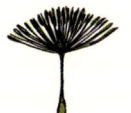 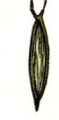

수과(瘦果)
씨는 하나로 모양이 작고 익어도 터지지 않는다.
머위, 갯기름나물

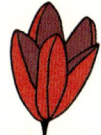 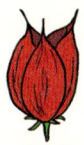

삭과(蒴果)·포과(胞果)
익으면 과피(果皮)가 말라 쪼개지면서 씨를 퍼뜨리는, 여러 개의 씨방으로 된 열매. 산부추

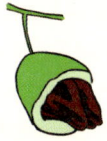 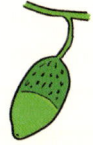

개과(蓋果)
삭과의 하나. 열매가 완전히 익은 뒤 껍질이 저절로 벌어져 위쪽이 뚜껑처럼 된다.

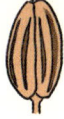 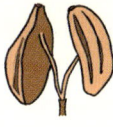

분열과(分裂果)
꼬투리가 익으면 벌어지고, 그 속에서 날개가 있는 씨가 바람에 의해 멀리 날아가는 열매.

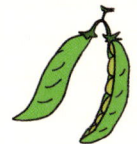

협과(莢果)
열매가 꼬투리로 맺히며 성숙한 열매가 건조하여지면 심피 씨방이 두 줄로 갈라져 씨가 튀어 나온다.

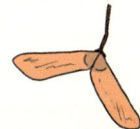

익과(翼果)
열매의 껍질이 얇은 막 모양으로 돌출하여 날개를 이루어 바람을 타고 멀리 날아 흩어지는 열매.

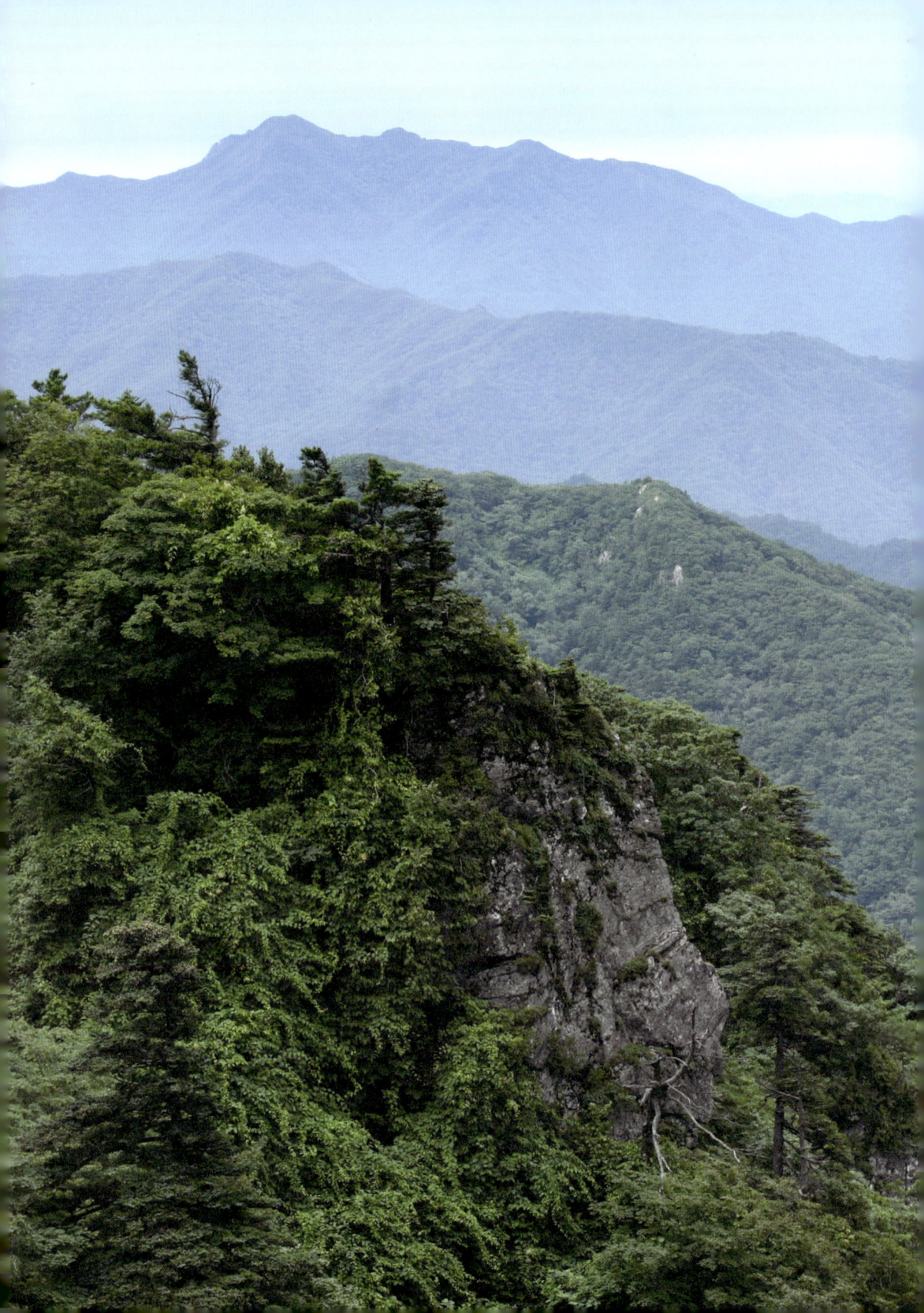

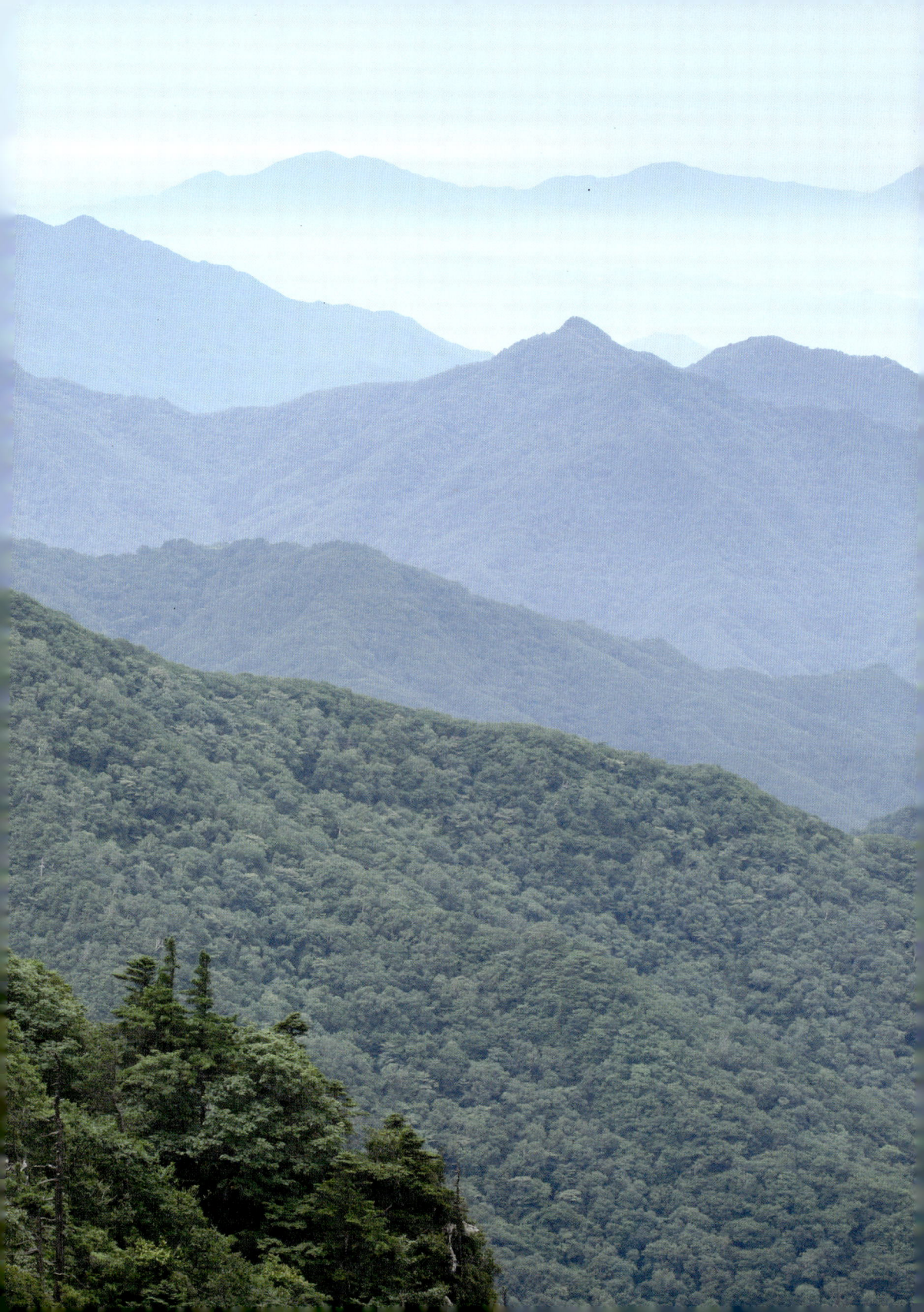

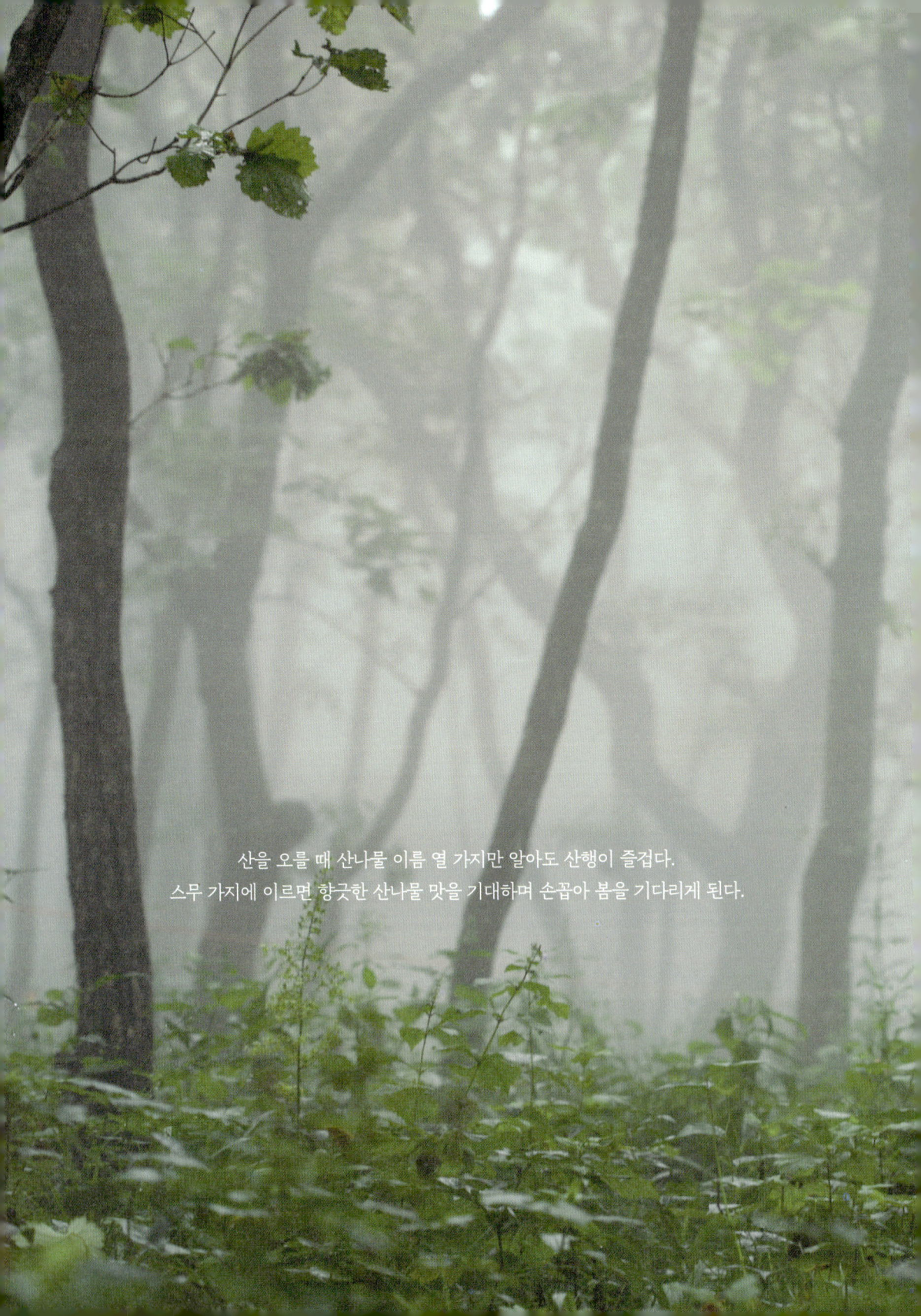

산을 오를 때 산나물 이름 열 가지만 알아도 산행이 즐겁다.
스무 가지에 이르면 향긋한 산나물 맛을 기대하며 손꼽아 봄을 기다리게 된다.

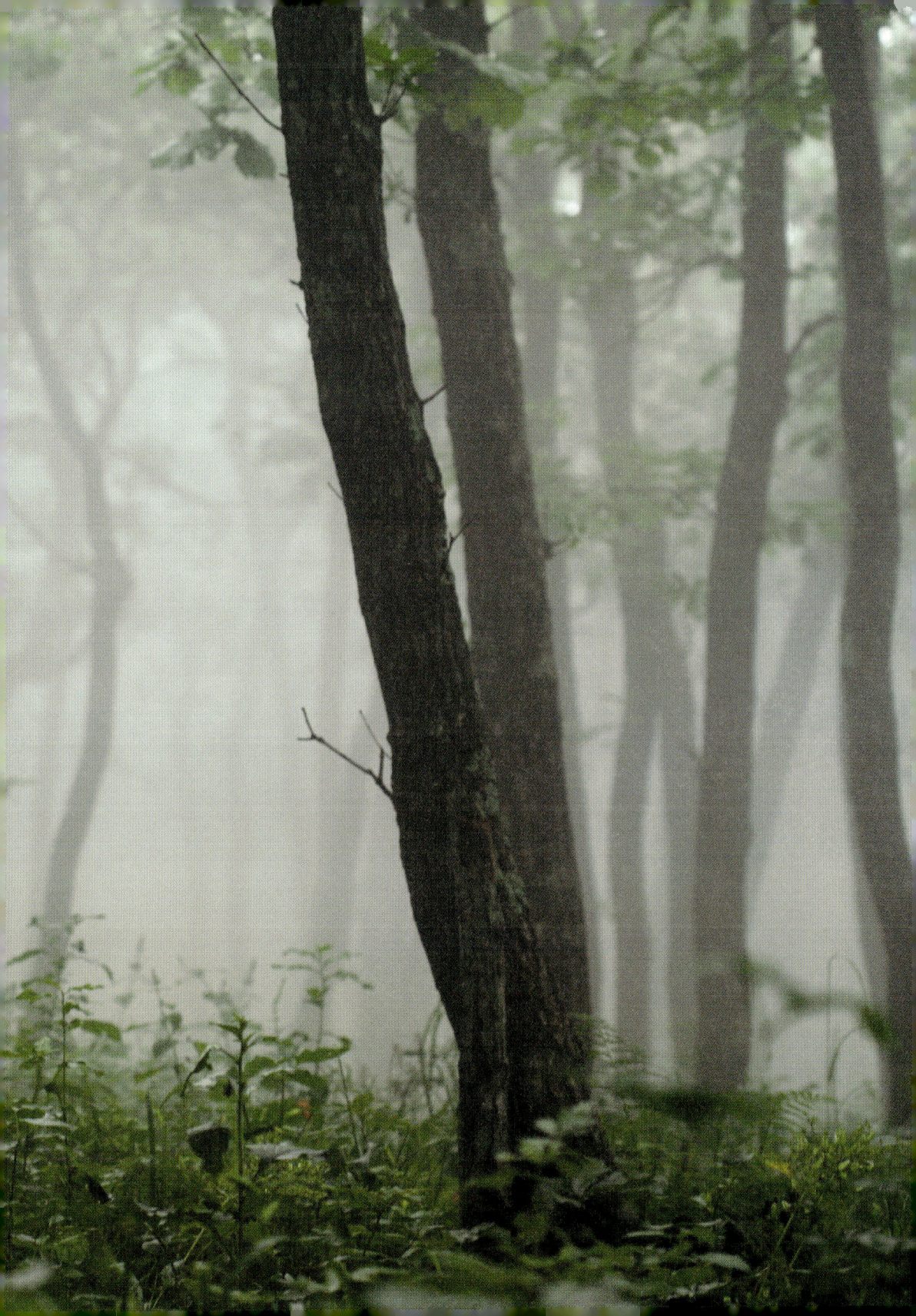

잊고 지내던 친구 같은
개미취

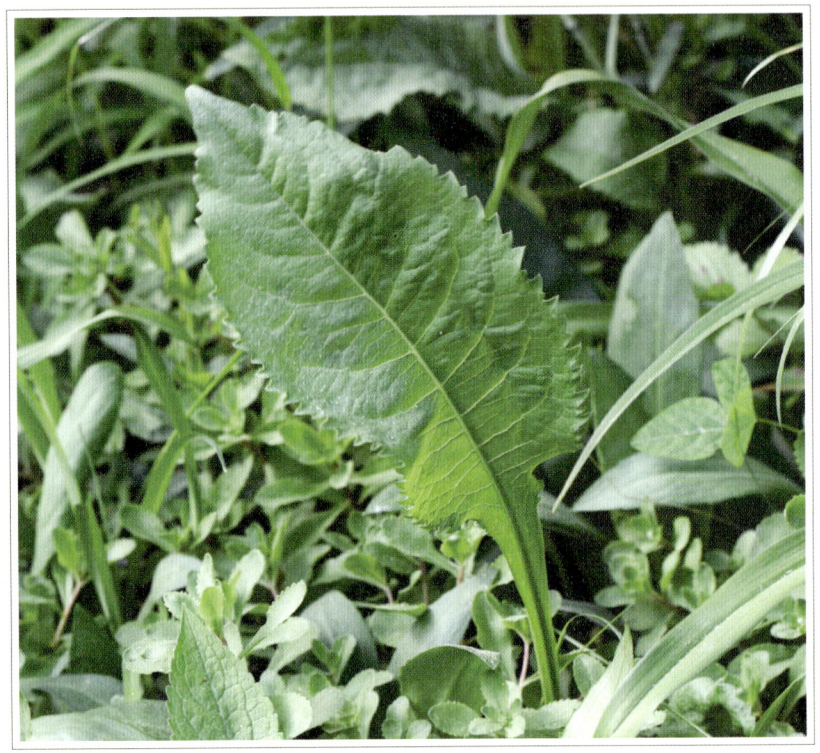

Aster tataricus L.f.
국화과 여러해살이풀, 높이 1~1.5미터, 개화기 7~10월,
물이 잘 빠지고 비옥한 산속 양지바른 곳.

사람들은 대개 그게 그거 같다고 말하지만 산나물은 저마다 특색이 있다. 개미취는 특히 잎과 꽃이 눈길을 잡아끄는 매력이 있다. 나태주 시인이 "자세히 보아야 예쁘다 오래 보아야 사랑스럽다"고 노래한 것처럼 자세히 살펴볼수록 특징이 드러나고 곧 정감이 간다. 백합 같은 원예용 꽃은 금방 시들고 식상하기 마련이지만 개미취는 시간이 지날수록 정이 들고 가까이 두고 싶어진다.

잎은 독특한 구석이 많다. 뿌리잎 잎자루에는 날개 같은 잎이 있는 게 특징이다. 뿌리에서 여럿 올라와 길쭉한 주걱 모양으로 자라는데 날씬한 맵시가 있다. 줄무늬처럼 드러나 있는 주맥과 측맥이 잎의 맵시를 더한다. 이같이 생긴 잎이 많지 않아 산속에서 한눈에 알아볼 수 있다.

잎몸은 질감이 독특하다. 세상에 이런 산나물이 있을까 싶을 정도로 표면이 마분지마냥 꺼칠꺼칠하다. 잎이 오그랑오그랑한 데다 눈에 잘 보이지 않을 만큼 솜털 같은 털이 빽빽이 나 있어서다. 털은 작지만 나름 중요한 구실을 한다. 곤충들이 함부로 잎이나 줄기에 빨대 같은 주둥이를 꽂고 영

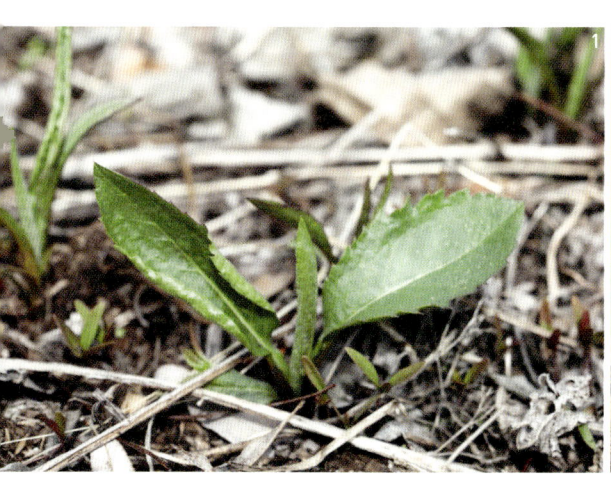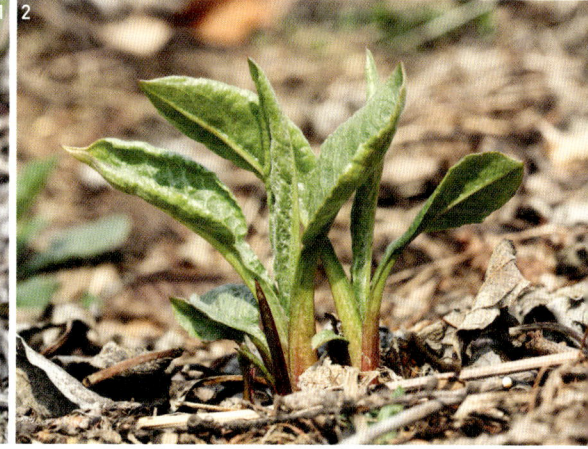

1 새싹은 약간 희끄무레한 색을 띠다가 자라면서 점차 연녹색과 녹색으로 변한다.
2 줄기는 연한 자주색을 띠고 어린잎은 솜털 같은 털이 있어 꺼칠꺼칠하다.

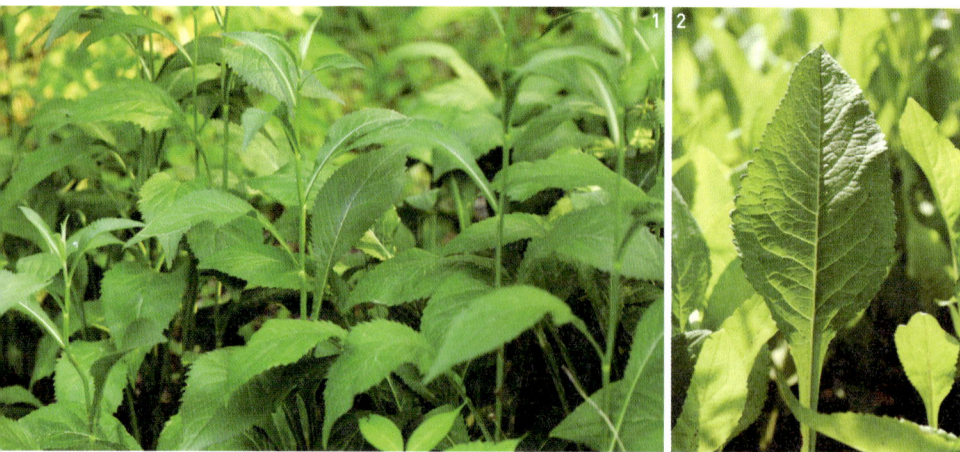

1 해가 적당히 들고 물 빠짐이 좋은 산기슭 풀숲이나 등산로 가장자리에서 무리를 지어 자란다.
2 잎이 마분지처럼 오그랑오그랑하고 잎맥이 드러나 보이고 줄기잎은 어긋난다.

양분을 빨아먹지 못하도록 방해를 한다.

개미취를 가까이하면서 '오그랑오그랑'하다는 말을 알게 됐다. 잎이 우글쭈글하다고 설명하는 것이 마뜩치 않아 사전을 뒤지다가 찾은 말이다. 우글쭈글하다는 말보다 더 정감이 가고 개미취 잎을 설명하는 데 이보다 적확한 게 없다. 그 뒤 개미취 하면 오그랑오그랑하다는 말이 머릿속에 제일 먼저 떠오른다. 장미 하면 아름다운 꽃보다 날카로운 가시가 먼저 떠오르는 것처럼…….

잎은 겉모습과 달리 예상 밖으로 습자지처럼 얇다. 기억에 남을 만한 특별한 맛은 없다. 어린 생잎을 뜯어 먹어보면 의외로 쓴맛이 약하고 여느 풀같이 풋풋한 향과 맛이 난다. 잎과 줄기는 데쳐 무쳐 먹거나 묵나물로 이용하기 알맞다.

개미취와 이름과 생김새가 비슷한 벌개미취가 있다. 산과 들에서 자라는 벌개미취는 주로 화단이나 수목원에 심어 기르는 관상용으로 인기다. 꽃잎은 개미취와 비슷하지만 찬찬히 살펴보면 다른 점이 한두 가지가 아니다. 개미취 꽃이 연한 자줏빛 보라색이라면 벌개미취 꽃은 보라색이다. 개미취 잎은 긴 타원형이고, 벌개미취는 버드나무 나뭇잎과 모양과 크기가 거의 비슷하다. 벌개미취 잎은 개미취 잎에 비해 작지만 두꺼운 게 차이점이다.

또 일부 지방에서는 개미취와 미역취(돼지나물이라고도 함. 산과 들의 볕이 잘 드는 풀밭에서 자란다)를 구분하지 않고 같은 산나물로 취급한다. 산나물 박사라고 할 만한 산촌에서 사시는 할머니들께 여쭤 봐도 개미취와 미역취를 혼동하는 경우가 있다. 어떤 할머니는 개미취를 미역취라고 하고, 이와 반대로 부르기도 한다. 또 어떤 할머니는 먹지 못한다고 하고, 어떤 할머니는 즐겨 먹는 산나물이라고 주장한다.

개미취는 주로 산기슭 풀밭이나 등산로 가장자리에서 자란다. 식물도감에서는 습한 곳에서 자란다고 설명하고 있지만 필자 탐방 경험으로는 꼭 그렇지 않다. 해가 잘 들고 촉촉한 느낌이 들 정도로 토양 수분이 적당한 풀숲에서 자주 눈에 띈다.

산으로 들어서면 초입에서부터 개미취와 자주 마주친다. 특히 산불 방지와 산 관리를 위해 닦아놓은 임도 가장자리에서 줄지어 자란다. 무덤 주위에서 다른 풀이 얼씬도 못하게 무리를 지어 자라기도 한다. 지관이 명당으로 손꼽는 무덤

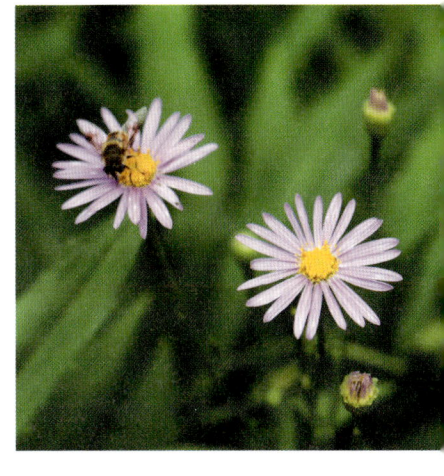

개미취와 생김새가 비슷한 벌개미취는 잎이 버드나무 나뭇잎처럼 좁고 꽃잎은 오밀조밀하고 보라색을 띤다.

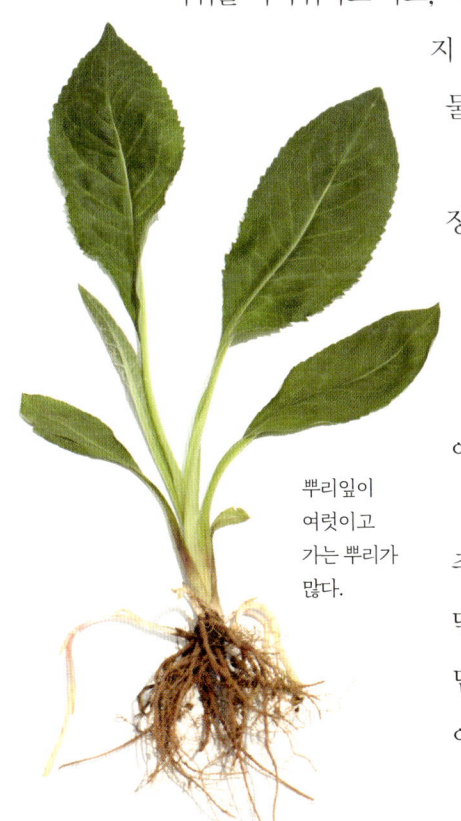

뿌리잎이 여럿이고 가는 뿌리가 많다.

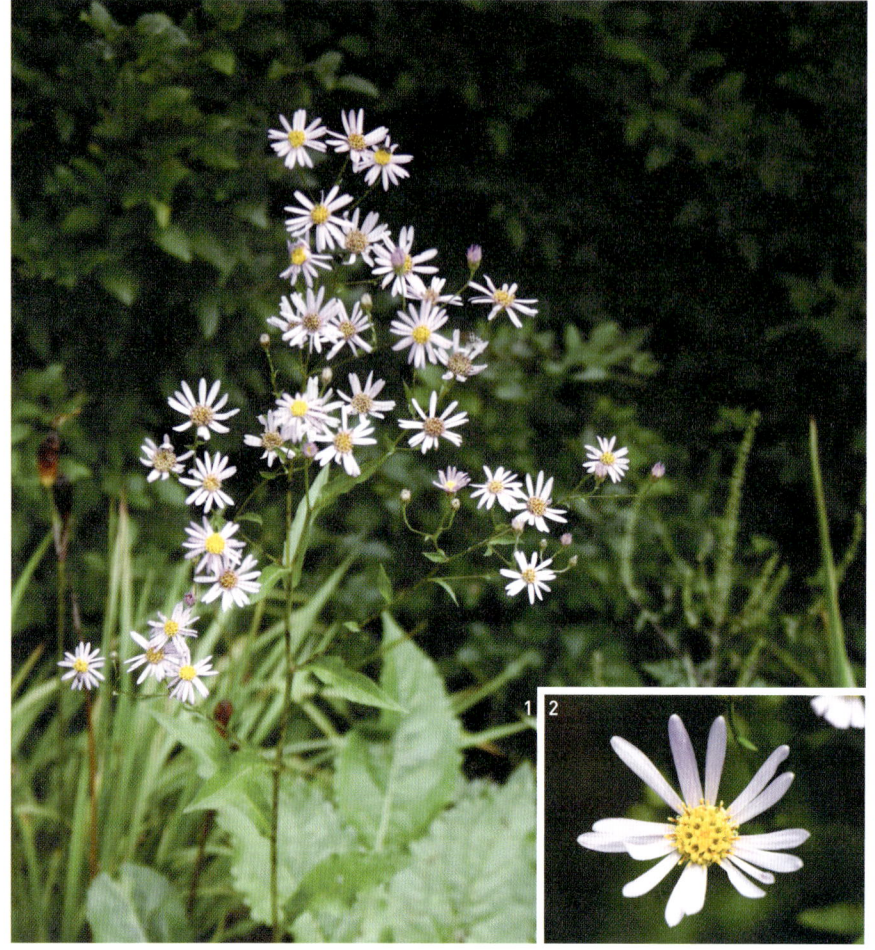

1 줄기 위쪽에서 가지와 꽃대가 많이 발생하고 그 끝마다 꽃봉오리를 맺는다.
2 꽃은 줄기와 가지 끝에 한 송이씩 달리며 지름 4~5센티미터 연한 자줏빛 보라색이다.

주위는 해가 잘 들고 흙살이 두터운 환경이다. 이처럼 사람 발길이나 간섭이 닿는 곳에 널찍하게 터를 잡고 무리를 지어 자라는 게 특징이다.

번식력이 강해 순식간 터전을 넓혀간다. 이른 봄 뿌리에서 잎이 여럿 나와 자라고 다른 풀과 경쟁에서 밀리지 않는 강인함이 있다. 뿌리잎이 나오고 곧이어 줄기가 뿌리에서 길게 나와 곧게 자란다. 줄기는 사람 키만큼 높이 자라고 그 끝마다 꽃망울을 맺어 눈길을 한 번 더 사로잡는다.

여름 무렵에는 연한 자줏빛 보라색을 띠는 꽃이 흐드러지게 핀다. 억새가 장관인 강원 정선에 있는 민둥산(1,119미터)을 오르다가 우연히 마주친 개미취 꽃에 반해 가던 발걸음을 멈추고 섰다. 여름 내내 풀에 가려 눈에 잘 띄지 않던 것이 살갑게 다가왔다. 새싹이 올라올 때는 큰 관심을 갖다가 여름 내내 무심코 잊고 지내던 개미취가 꽃을 피워 아름다운 모습으로 다시 손짓을 했다. 키가 커 바람에 일렁이는 모습이 코스모스를 꼭 빼닮았다.

꽃잎 모양이 별스럽다. 여느 꽃처럼 반듯하거나 일정하지 않고 약간 꼬불꼬불하고 불규칙하다. 꽃말은 '먼 곳의 벗을 그리다'와 '기억'이다. 가을 산행 중 개미취를 마주하면 잊고 지내던 고향친구가 머릿속을 스친다. 소꿉놀이를 하면서 친형제처럼 지내던 친구들이 어디서 어떻게 살고 있는지 궁금해진다. 봄이 되면 소꿉친구와 함께 개미취 같은 산나물을 뜯으러 다니던 시절이 엊그저께 같은데……. 가을바람에 일렁이는 개미취 꽃을 바라보면 꽃말처럼 잊혀가는 고향 정취와 추억이 절로 소환된다.

재배   해가 적당히 들고 물 빠짐이 좋은 곳이 적지다. 무리를 지어 자라므로 전원주택 절개지나 화단에 심으면 안성맞춤이다. 한번 터를 잡으면 다른 풀이 얼씬도 못하게 하므로 다양하게 이용할 수 있다. 봄에 연녹색을 띠는 잎이 눈길을 끌고 가을에는 연한 자주색 꽃이 피어 관상 가치가 높다.

요리   어린잎은 데쳐 양념을 넣고 무쳐 먹거나 말려서 묵나물로 이용한다. 데친 다음 식용유를 약간 두른 다음 볶아 먹어도 맛이 좋다.

효능   예부터 뿌리와 땅속줄기(근경)는 토혈이나 천식 등을 치료하는 약재로 쓰였다. 최근에는 발암 물질 활성을 억제하는 효능이 밝혀졌다.

한눈팔 새 없이 자라는
고비

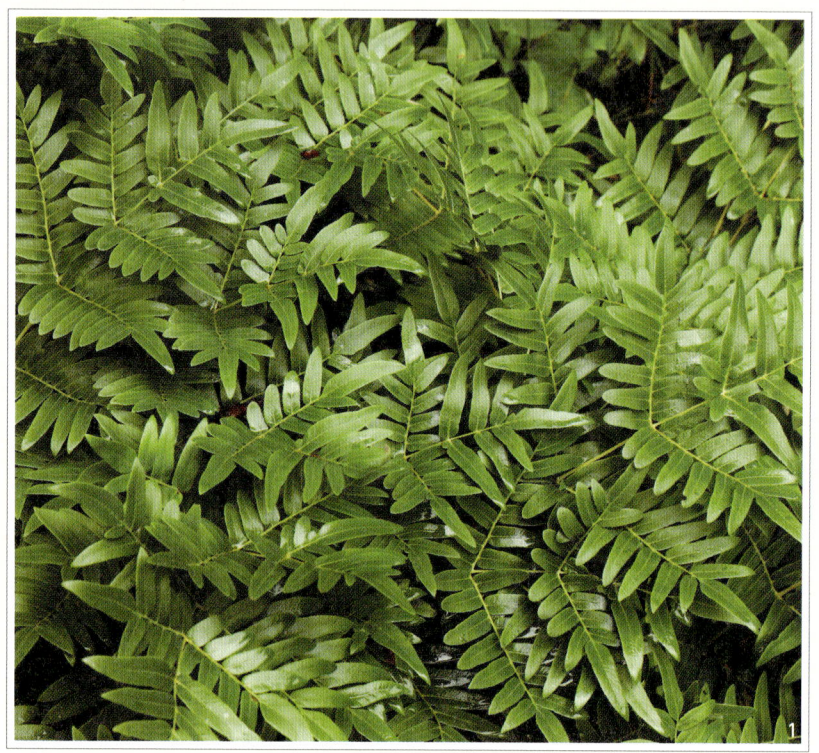

Osmunda japonica Thunb.

고빗과 여러해살이풀, 높이 80센티미터,
산중턱 약간 그늘진 비탈면.

산나물에 관심을 가진 지 꽤 시간이 흘렀지만 고비 자생지를 직접 보지 못해 한동안 애를 태웠다. 고비라는 이름에서 풍기는 뉘앙스 탓에 왠지 잘못된 선입견이 생겨서다. 아주 높은 산에서 자랄 것으로 지레짐작하고 높은 산에 갈 때마다 눈에 불을 켜고 찾아봤지만 좀처럼 눈에 띄지 않았다.

　그러던 어느 날 경기 하남에 있는 남한산(522미터, 남한산성) 중턱에서 정말 우연하게 고비를 만났다. 처음에는 내 눈을 의심할 수밖에 없었다. 높고 깊은 산에서 자라는 줄 알았던 고비가 해발 400미터 될까 말까한, 낮은 데다 도심에서 아주 가까운 곳에서 자라고 있어서다. 그동안 고비를 찾기 위해 나뭇가지에 팔과 얼굴이 긁히면서 산을 헤매던 생각이 나서 헛웃음이 절로 나왔다. 집 가까이 있어 주말에 자주 오르던 남한산에서 그토록 보고 싶었던 고비를 만날 줄이야.

　그 뒤 남한산에서 고비 서식지 몇 곳을 더 발견했다. 어처구니없게 처음 만난 곳보다 훨씬 낮은 산 숲속이었다. 그동안 험한 산을 헤매고 다니던 것을 생각하면 너무 어이없었다. 평탄하고 온통 흙인 등산로를 따라 무심

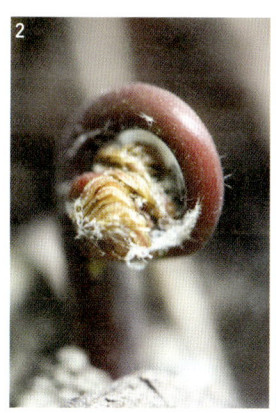 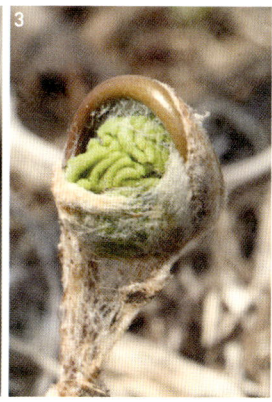 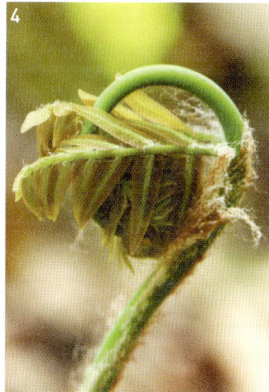

1　작은 잎은 반들반들 윤이 나고 길이 5~10센티미터, 폭 1~2.5센티미터로 앙증스럽다.
2　어린 줄기는 스프링처럼 돌돌 말고 있다가 날씨가 따뜻해지면 폭풍 생장을 한다.
3　어린 줄기는 연한 갈색을 띠고 그 끝에서 연녹색을 띠는 잎이 점점 발달한다.
4　잎은 줄기 끝에서 연녹색을 띠며 자라다가 차츰 진녹색으로 변한다.

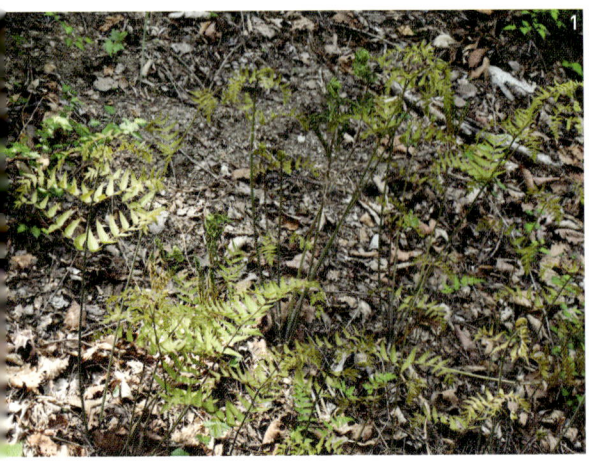 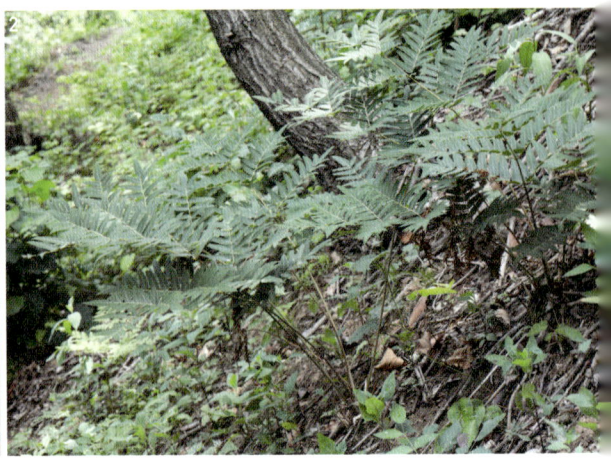

1 토심이 깊고 물 빠짐이 잘되는 산비탈에서 무리를 지어 자란다.
2 잎과 줄기는 곧게 자라다가 성숙하면서 고사리처럼 비스듬하게 드러눕는다.

코 걷는데 약간 비탈진 곳에서 무더기로 자라고 있었다. 아쉽게도 잎이 완전히 자라서 어린 모습을 볼 수 없었다. 이듬해 봄 잊지 않고 그 자리를 찾아가 보니 고맙게도 새싹이 올라오고 있었다. 흙이 거름흙처럼 부들부들하고 토양 수분이 적당한 곳이었다.

한번 눈에 익히고 나니 그다음부턴 눈에 고비밖에 들어오지 않았다. 제주 서귀포에 있는 사려니숲 탐방로를 따라 걷던 중 계곡 근처에서 자라는 고비와 또 마주쳤다. 흙이 거의 없는 바위와 돌 틈에 뿌리를 내려 자라고 있었다. 해발 500미터 안팎 숲길 가장자리 해가 잘 드는 환경이었다. 사려니숲 탐방로를 걷는 반나절 동안 비가 내렸다 그치기를 반복하며 날씨가 변화무쌍했다. 비가 자주 내리는 덕에 고비는 메마른 돌 틈에서 말라 죽지 않고 자랄 수 있을 것 같았다. 또 안개 같은 보슬비가 자주 내려 고비는 목이 마를 새가 없어 보였다.

고비는 대개 토양 수분이 적당하고 켜켜이 쌓인 낙엽이 썩어 부슬부슬한 부엽토에서 자란다. 토심이 얕고 메마른 산등성에서는 거의 보이지 않고, 강한 햇빛을 싫어하는 듯 북쪽 경사면에서 종종 눈에 띈다. 동남쪽 사면에 자라는 것은 대개 줄기가 가늘고 자람새가 약해 고비처럼 보이지 않는다.

고비는 다른 산나물에 비해 가뭄에 강하다. 돌과 바위틈 같은 열악한 환경에서 끄떡없이 자라는 것은 뿌리에서 비롯된다. 뿌리는 거무스름한 색을 띠고 머리카락처럼 가는 뿌리가 셀 수 없이 많다. 또 잘 끊어지지 않고 나무뿌리처럼 강하다. 체내 수분을 가능한 한 잃지 않기 위한 생존 전략으로 보인다.

전국 산에는 고비와 생김새가 비슷한 산나물과 식물이 많다. 고비는 어릴 때 꿩고비를 비롯해 음양고비, 섬고사리 등과 많이 닮았다. 또 풀고사

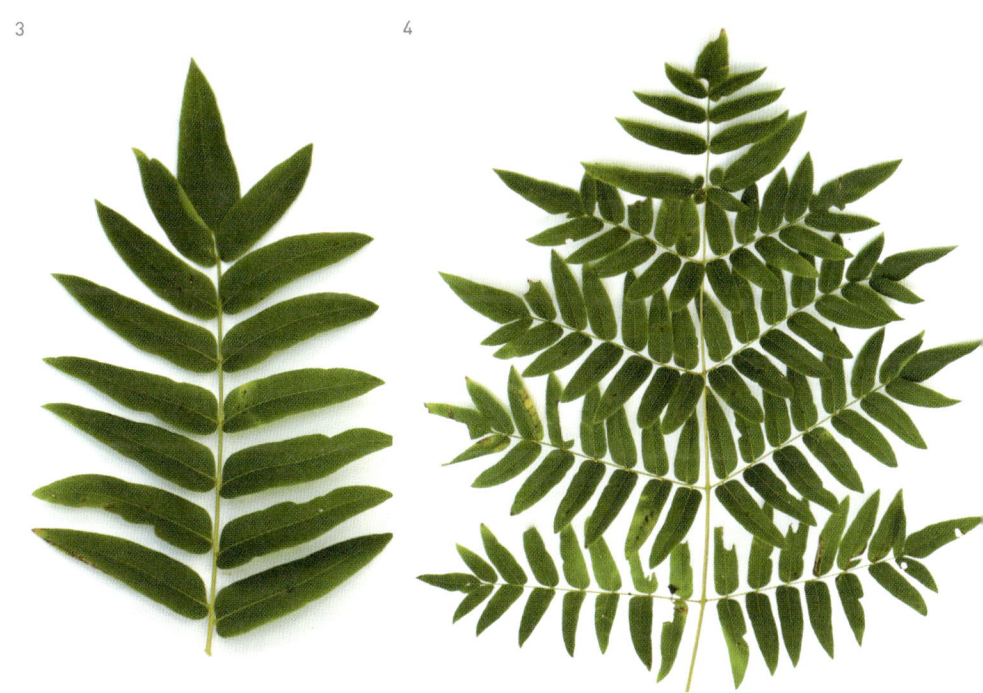

3 작은 잎은 피침형 또는 긴 타원형이고 가장자리는 잔 톱니 모양이다.
4 잎은 땅이 보이지 않을 만큼 빽빽하게 나며 날개 모양 겹잎이고 길이 60~80센티미터다.

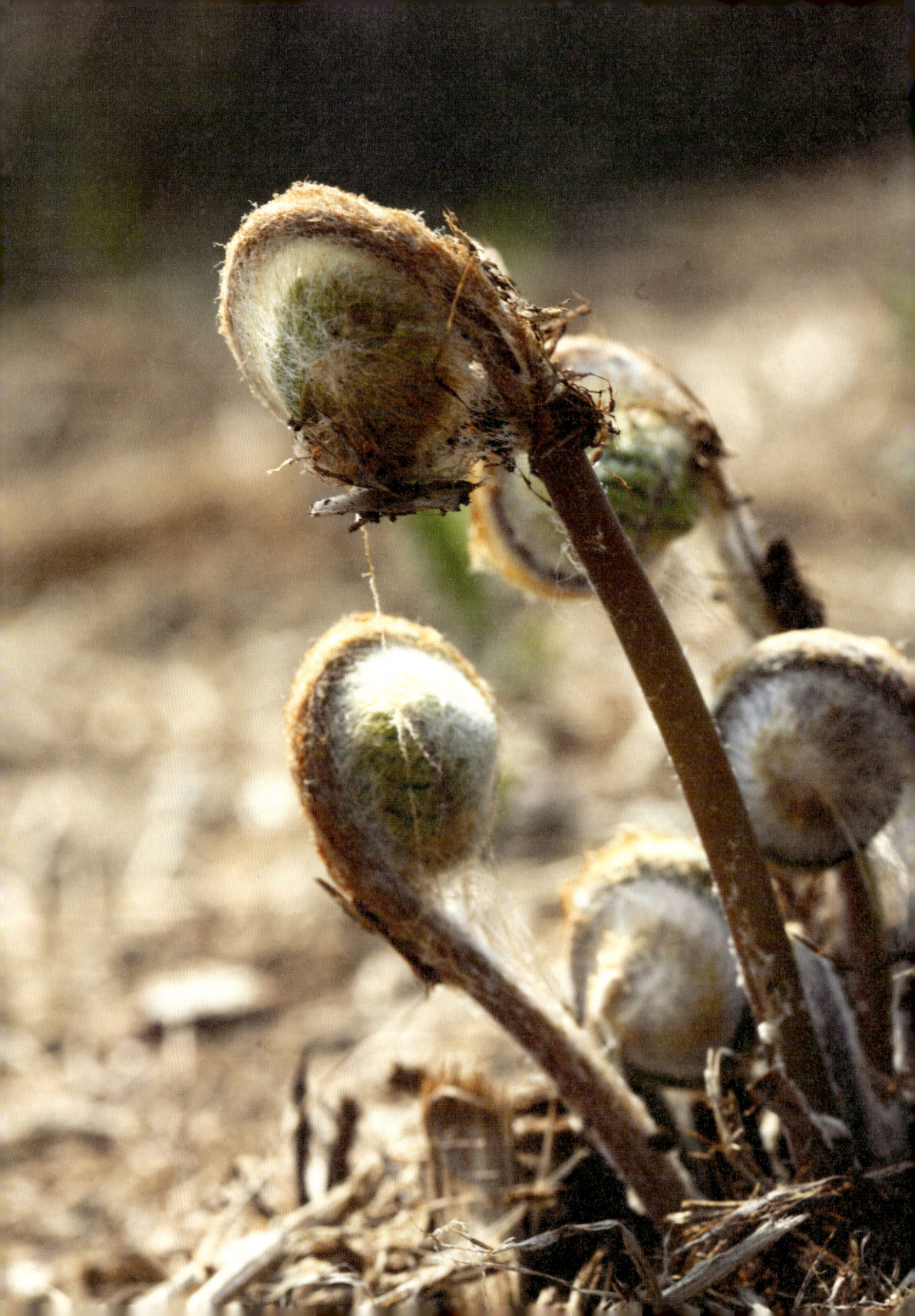

릿과의 풀고사리 또한 고비와 생김새가 비슷하다. 이들은 잎 생김새가 닮아서 유심히 살피지 않으면 그게 그거 같다. 일부 지방에서는 고비와 고사리를 구분하지 않고 부르고 있어 혼동을 부채질한다.

고비는 영양엽과 포자를 만드는 생식엽이 전혀 다른 모습이다. 꿩고비와 가장 큰 차이점은 고비는 잎몸이 세모꼴이고 날개 모양으로 갈라진다. 또 잎이 빳빳하고 반들반들 윤이 나서 나뭇잎 같다. 이에 비해 꿩고비는 영양엽의 잎 조각 끝이 뾰족하고 가장자리에 털이 조금 있다. 꿩고비 어린잎은 나물로 이용되지만 맛은 고비가 낫다.

고비는 어릴 때 폭풍 성장한다. 새싹이 올라올 때는 꼭 동물이 새끼를 잉태한 모습이다. 누에고치처럼 흰색 줄로 둘러싸여 있고 연약해 보인다. 하지만 어린줄기 끝은 스프링같이 돌돌 말고 있다가 순식간에 자랄 정도로 생장 속도가 빠르다. 날씨가 따뜻해지면 살아 움직이는 듯이 몰라보게 자란다. 며칠 뒤 어느새 줄기 끝이 갈색에서 연녹색, 녹색으로 변하고 어릴 때 모습은 온데간데없다. 고비가 자라는 모습을 바라보면 봄이 얼마나 짧고 빨리 지나가는지 새삼 느껴진다.

잎은 관엽 식물 못지않게 관상 가치가 있다. 그늘에서 무성하게 자라므로 전원주택이나 아파

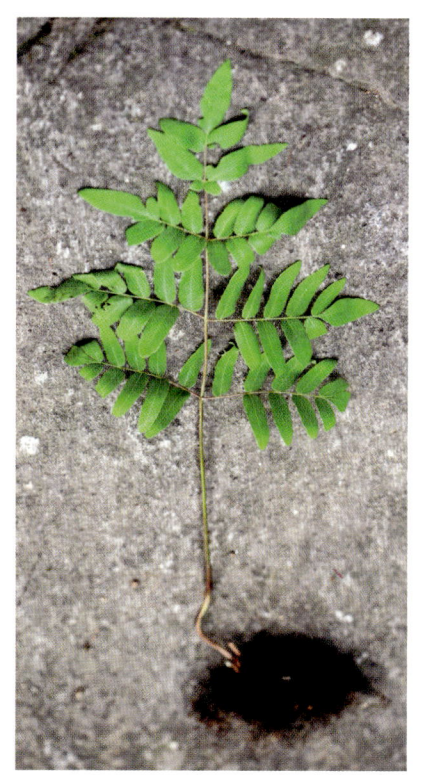

머리카락처럼 가늘고 거무스름하고 단단한 뿌리가 서로 뒤엉켜 자란다.

트 화단에 심을 만하다. 땅이 보이지 않을 정도로 무성하게 자라고 잡초가 얼씬도 못하게 하므로 일석이조다. 선선한 가을바람이 불면 잎과 줄기는 샛노란 색으로 단풍 들어 한 번 더 눈길을 사로잡는다.

고비는 봄부터 가을까지 한시도 한눈팔지 못하게 한다. 생육기마다 생김새가 독특하고 특징이 많아서다. 어릴 때와 완전히 자란 때 모습이 너무 달라 눈을 의심하게 한다. 생육기마다 관상 가치가 높고 새싹이 돋아날 때부터 단풍이 들 때까지 끊임없이 변화무쌍하게 아름다움을 선사하므로 화단에 기르면 반려 식물로 그만이다.

재배 봄에는 해가 잘 들고 여름에는 그늘지는 곳이 좋다. 보수력이 좋고 물 빠짐이 잘되는 모래 진흙이 알맞다. 공중 습도가 높고 토양 통기성이 좋으면 금상첨화. 주로 뿌리 나누기로 증식하는데 봄보다 가을이 적기다. 심고 이듬해부터 수확이 가능하지만 3년째 하는 것이 바람직하다.

요리 쓴맛이 있어 데치고 물에 여러 번 우려낸 다음 무치거나 프라이팬에 볶아서 먹는다. 또 육개장이나 소고깃국에 넣으면 누린내를 잡아줘 깔끔한 국물 맛을 더한다. 고기를 구워 먹을 때 불판에 올려놓고 고깃기름이 베어들게 해 놀놀하게 익히면 부들부들 씹히는 맛이 좋다.

효능 한방에서는 뿌리줄기를 약재로 쓰며 임질, 수종, 마비증과 허리 및 등 통증을 완화하는 효과가 있다. 어린잎 줄기는 장의 연동 작용을 자극해 변비를 예방하며 장 속의 독소를 흡수해 몸 밖으로 배출되도록 한다. 잎자루에는 단백질과 비타민이 들어 있고 특히 회분이 많아 이빨이 부서지는 등 치아 관련 질병에 예방 효과가 있다.

고생대부터 살아온

고사리

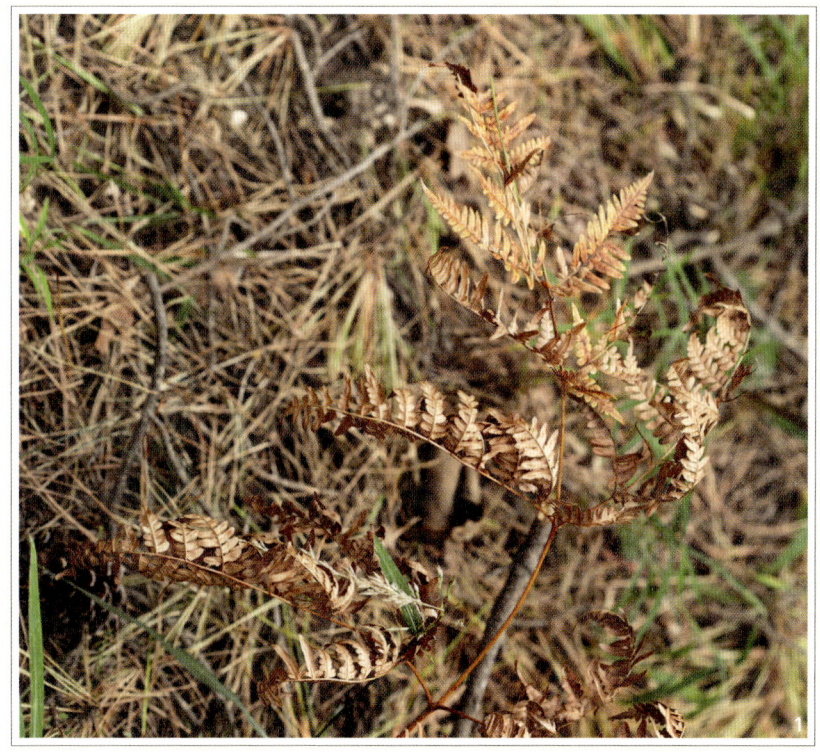

Pteridium aquilinum var. *latiusculum* (Desv.) Underw. ex A. Heller

잔고사릿과 여러해살이풀, 높이 20~80센티미터,
햇빛 잘 드는 산이나 들녘.

•• 얼마 전까지만 해도 산나물을 하러 산에 가면 고사리는 덤이었다. 참취와 수리취를 뜯으러 가면 야트막한 산에 고사리가 어김없이 자라고 있었다. 운 좋게 군락지를 만나면 한자리에서 한 끼 먹을 양을 꺾을 수 있었다. 어릴 때 누나와 함께 싸리나무로 만든 바구니를 들고 산으로 고사리 꺾으러 다니던 아련한 추억이 봄이 되면 절로 생각난다.

고사리는 꺾는 재미가 쏠쏠했다. 줄기를 한 손에 잡고 아래로 향하게 하는 순간 나뭇가지처럼 똑 소리가 나며 잘 끊어졌다. 연분홍색 진달래와

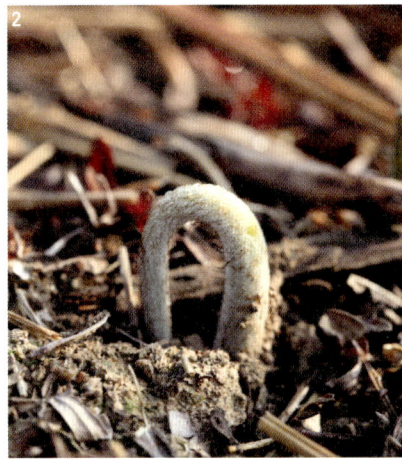 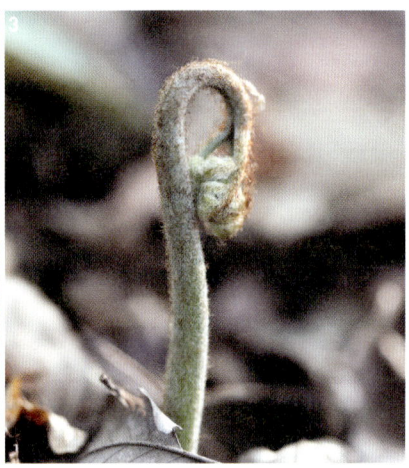

1 잎과 줄기는 가을이 되면 녹색에서 밝은 갈색으로 변하며 부지런히 겨울을 준비한다.
2 어린 줄기는 연한 황토색을 띠며 털이 빽빽이 나 있고 끝을 땅속에 처박고 있다.
3 줄기가 허리를 펴듯이 곧게 자라고 땅에 처박고 있던 잎이 슬며시 모습을 드러낸다.

샛노란 개나리꽃이 흐드러지게 피고지면 차례를 기다렸다는 듯이 고사리가 얼굴을 내밀었다. 꺾고 돌아서면 다시 자라나는 고사리를 채취하느라 봄이 언제 가는 줄 몰랐다.

제주도를 여행하면 고사리와 자주 마주친다. 제주 조천에 있는 거문오름 탐방로 곳곳에는 고사리가 많이 자란다. 제주 고사리는 육지보다

2~4주 먼저 자라는 데다 줄기가 토실토실하고 부드러워 인기다. 또 경남 남해와 전남 진도와 같이 남해 섬에서 나고 자라는 고사리는 줄기가 굵고 부드러워 품질이 좋은 것으로 정평이 나 있다.

경남 남해 바래길 4코스에는 '고사리밭길'이 있어 걸어볼 만하다. 전체 14.6킬로미터 구간 중 동대만 간이역에서 세심사에 이르는 바닷가 9킬로미터 코스 곳곳에 고사리 밭이 장관이다. 봄에 새싹이 올라오고 가을에 불그스름하게 단풍이 들면 이색 풍경에 눈길이 절로 간다. 시나브로 고사리

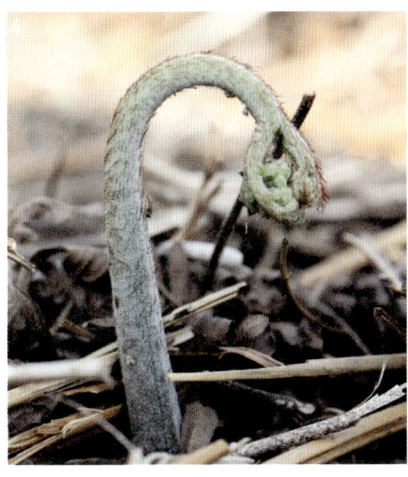 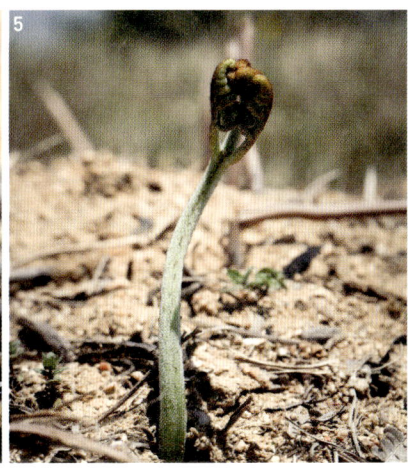

4 어린잎은 아기가 주먹을 쥔 듯한 모습이다.
5 줄기가 바로 서면서 잎이 순식간에 전개된다.

가 경관 식물로 거듭나고 있다.

어릴 때는 모습이 하루하루 다르다. 잎보다 자잘한 털이 빽빽이 난 줄기가 제일 먼저 모습을 드러낸다. 줄기는 끝을 땅속에 처박고 있어 컵을 거꾸로 엎어놓은 것처럼 ∩ 모양이다. 곧이어 허리를 펴듯 하늘을 향해 자라고 곱슬곱슬한 갈색 어린잎이 보인다. 줄기는 곧게 자라다가 잎이 크면서

비스듬하게 드러눕는다. 줄기와 잎이 완전히 자라면 독수리가 날개를 활짝 펼친 모습이다. 고사리 종소명 아퀼리눔(aquilinum)은 잎 모양이 독수리 같다는 뜻의 그리스어에서 비롯했다.

예부터 우리 밥상에서 자주 오르던 고사리가 하마터면 사라질 뻔했다. 독성물질이 있다고 해서 갑론을박 한바탕 소동이 벌어졌다. 암을 유발하는 성분이 들어 있다는 출처 불명의 소문이 순식간에 장안에 퍼져 하루아침에 기피 음식으로 내몰렸다. 근거 없는 소문은 다행히 해프닝으로 끝났다.

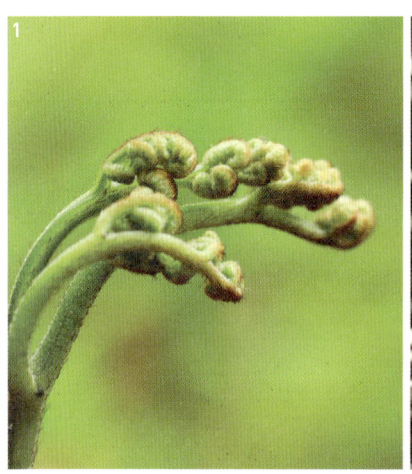 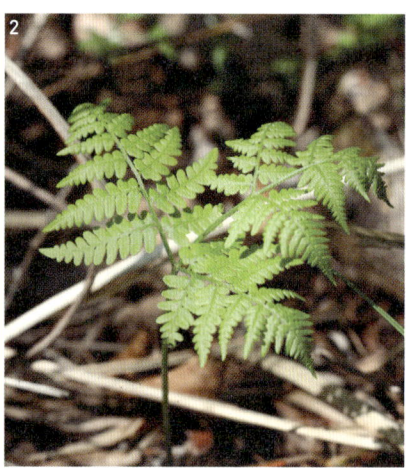

1 잎은 갈색을 띠다가 자라면서 점차 녹색으로 변한다.
2 작은 잎 조각은 긴 타원 모양이며 약간 뒤로 말리며 자란다.

고사리는 곤충이나 초식 동물이 함부로 뜯어먹지 못하도록 몸을 스스로 방어한다. 어릴 때는 시안(cyaan) 성분을, 성숙기에는 텁텁한 맛이 나는 타닌 성분을 지니고 있다. 곤충이나 초식 동물이 먹으면 탈이 나거나 입맛이 떨어지는 물질이다. 이 같은 물질은 이용하는 방법에 따라 우리 몸에 약이 되거나 독이 된다. 감꼭지에 많이 들어있는 타닌은 수렴 작용이 있어 설사를 멈추게 하는 효과가 있다. 하지만 변비를 앓는 사람이 타닌 성분이 든

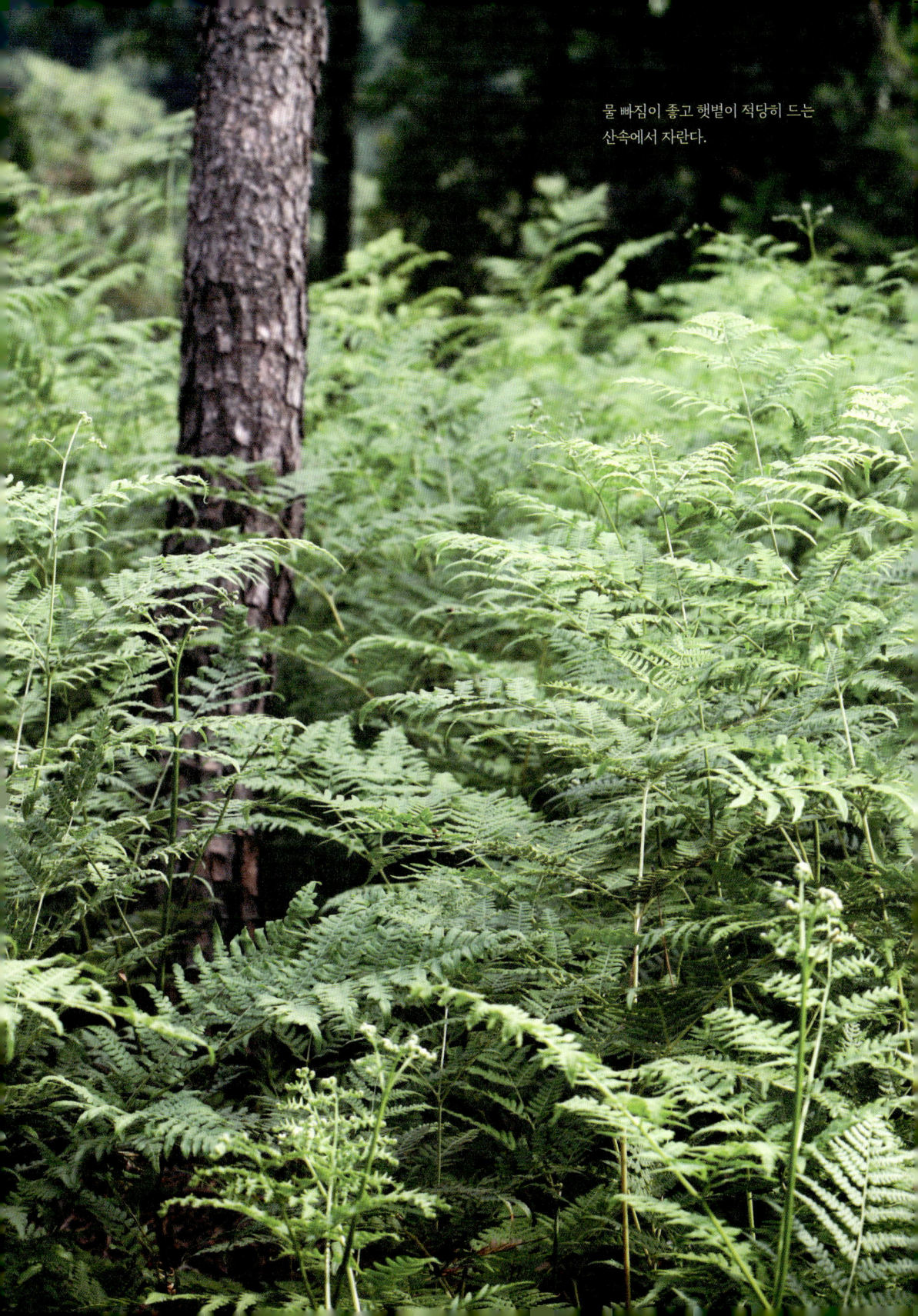

물 빠짐이 좋고 햇볕이 적당히 드는 산속에서 자란다.

감꼭지를 많이 먹으면 증세가 악화되므로 독이 된다.

고사리는 독성이 약간 있지만 생것을 먹지 않으면 안전하다. 독성이 극소량인 데다 데치고 말리거나 물에 불리고 요리하는 과정에서 자연스럽게 제거되므로 건강에 타격을 줄 정도는 아니다. 또 비타민 B_1을 파괴하는 고사리의 티아미나아제 성분은 데치고 물에 불리는 과정에서 자연스럽게 제거된다. 우리 선조는 몸에 해로운 성분을 제거해 가족 건강을 지키며 밥상을 풍성하게 하는 요리법을 터득한 셈이다.

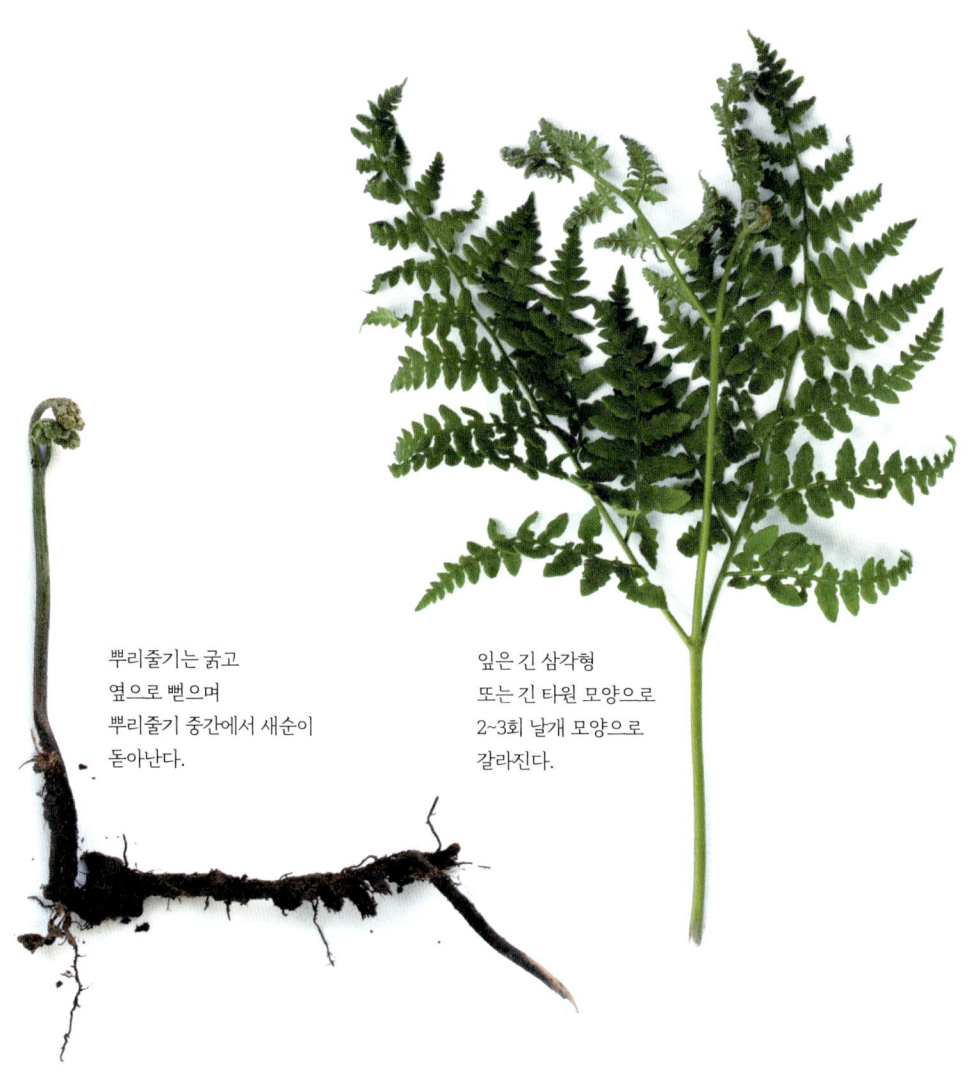

뿌리줄기는 굵고 옆으로 뻗으며 뿌리줄기 중간에서 새순이 돋아난다.

잎은 긴 삼각형 또는 긴 타원 모양으로 2~3회 날개 모양으로 갈라진다.

고사리는 오래전부터 우리 음식 문화와 함께했다. 생활 주변에서 나고 자라므로 모르는 사람이 없을 만큼 친숙한 산나물 중의 하나다. 하지만 요즘 산에 나무와 풀이 무성하게 자라면서 개체수가 급격히 줄어들고 있다. 햇볕이 들지 않는 나무 그늘 아래에서는 맥을 못 추는 잔디처럼 고사리가 키큰나무에 가려져 신음하고 있다. 고사리는 산불이 난 곳에서 많이 난다는 말이 전해 내려오는 것처럼 해가 잘 드는 환경을 좋아한다.

고생대 석탄기, 3억 6천만 년 전 나타나 온갖 비바람과 환경 변화에 끄떡하지 않고 버텨온 고사리가 위기를 맞고 있어 안타깝고 걱정이 된다. 적절한 통제나 관리를 통해 키큰나무와 풀이 우거지는 것을 막아줄 필요가 있다. 자연 보호를 위해 숲을 그대로 보존해야 한다는 환경 보호주의자들의 높아지는 목소리에 고사리는 파르르 떨고 있을지 모른다.

재배 물 빠짐이 좋고 비옥한 땅이 적합하다. 한번 뿌리를 내리면 잘 번식하므로 종잣값이 추가로 들지 않는다. 심은 뒤 2년간 풀을 뽑아주면 바닥이 안 보일 만큼 빽빽이 자라므로 제초 효과가 기대된다.

요리 육개장을 끓일 때 넣으면 고기 잡내를 잡아줘 국물에 깔끔한 맛과 시원한 맛을 더한다. 다진 마늘과 들기름 등을 넣고 볶으면 구수한 맛이 일품이다. 들깨가루를 넣고 볶으면 살강살강 씹히는 맛과 구수한 깊은 맛이 난다. 비빔밥에 넣으면 음식맛과 식감을 더한다. 삼겹살을 구울 때 물에 충분히 불린 다음 불판에 구워 먹으면 겉은 고들고들하고 속은 부드럽게 씹히는 맛이 천하일품이다.

효능 한방에서는 궐채(蕨菜) 또는 궐기근(蕨基根)이라 하며, 야뇨, 설사, 황달, 대하증 등을 치료하는 데 이용한다. 특히 뿌리는 해열과 불면증 완화 효과가 있다.

매운맛 대신 달콤함 가득
고추나무

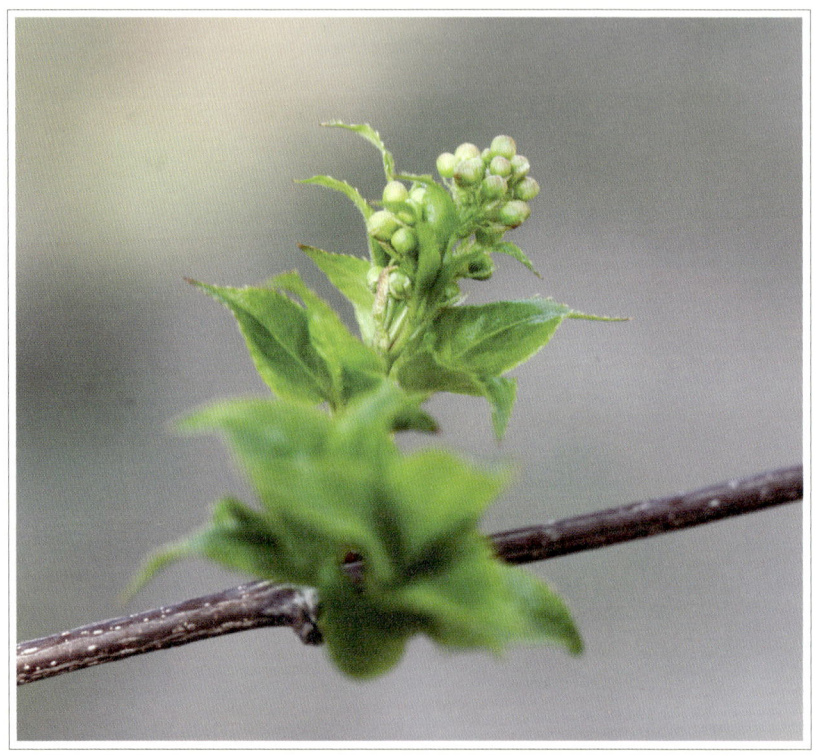

Staphylea bumalda DC.
고추나뭇과 낙엽 관목, 높이 3~5미터, 개화기 5~6월,
양지바른 산기슭과 임도 주위.

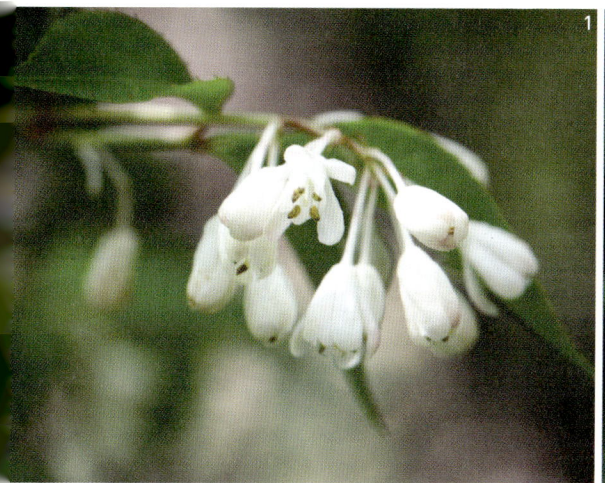 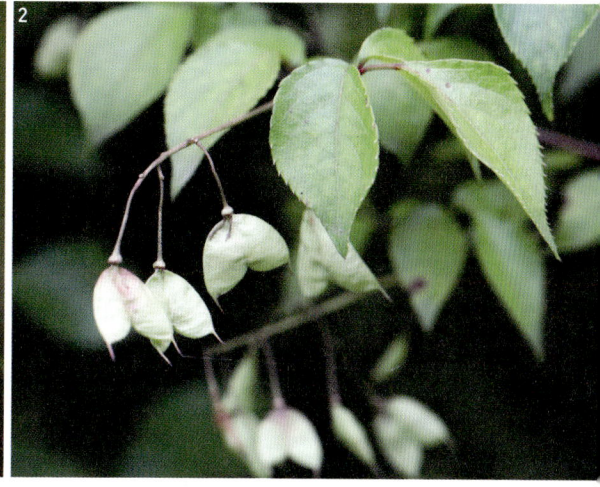

1 쌀을 튀겨놓은 것 같은 흰색 꽃이 5~6월에 피고 길이는 5~8센티미터다.
2 열매는 풍선처럼 부풀어 위쪽이 2조각으로 갈라지고 노란색 광택이 난다.

••   봄에는 산과 들에 야생화가 연달아 피어 눈이 즐겁다. 산수유와 생강나무, 개나리 등이 때를 기다렸다는 듯이 잎보다 먼저 꽃이 피어 겨우내 온통 회색빛이던 산을 울긋불긋하게 하며 생기를 돋운다. 이들 꽃은 고운 색과 자태로 눈길을 사로잡지만 대개 향기가 약해 아쉬움을 자아낸다.

고추나무는 달콤한 향기와 흰색 꽃이 매력이다. 꽃은 아까시나무 같은 그윽한 향기와 달콤한 꿀을 잔뜩 품고 있다. 어릴 때 봄이 되면 꽃을 따 먹던 기억이 생생하다. 또 고추나무는 꿀벌의 식량 보고 노릇을 한다. 벌이 겨울잠에서 깨어나 활동하는 시기에 마침 꽃을 피워 꿀벌에게 식량을 제공한다.

꽃은 아주 작은 초롱 모양 흰색이다. 어떤 이는 튀긴 쌀알 같다고 한다. 언뜻 보면 튀밥이 나무에 주렁주렁 달려 있는 모습이다. 여느 꽃처럼 꽃잎과 수술이 암술을 호위하듯 빙 둘러싸고 있다. 꽃받침과 꽃잎, 수술이 무슨 사연이 있는 것처럼 각각 다섯 개다. 꽃이 5월에 핀다고 해서 모두 다섯 개

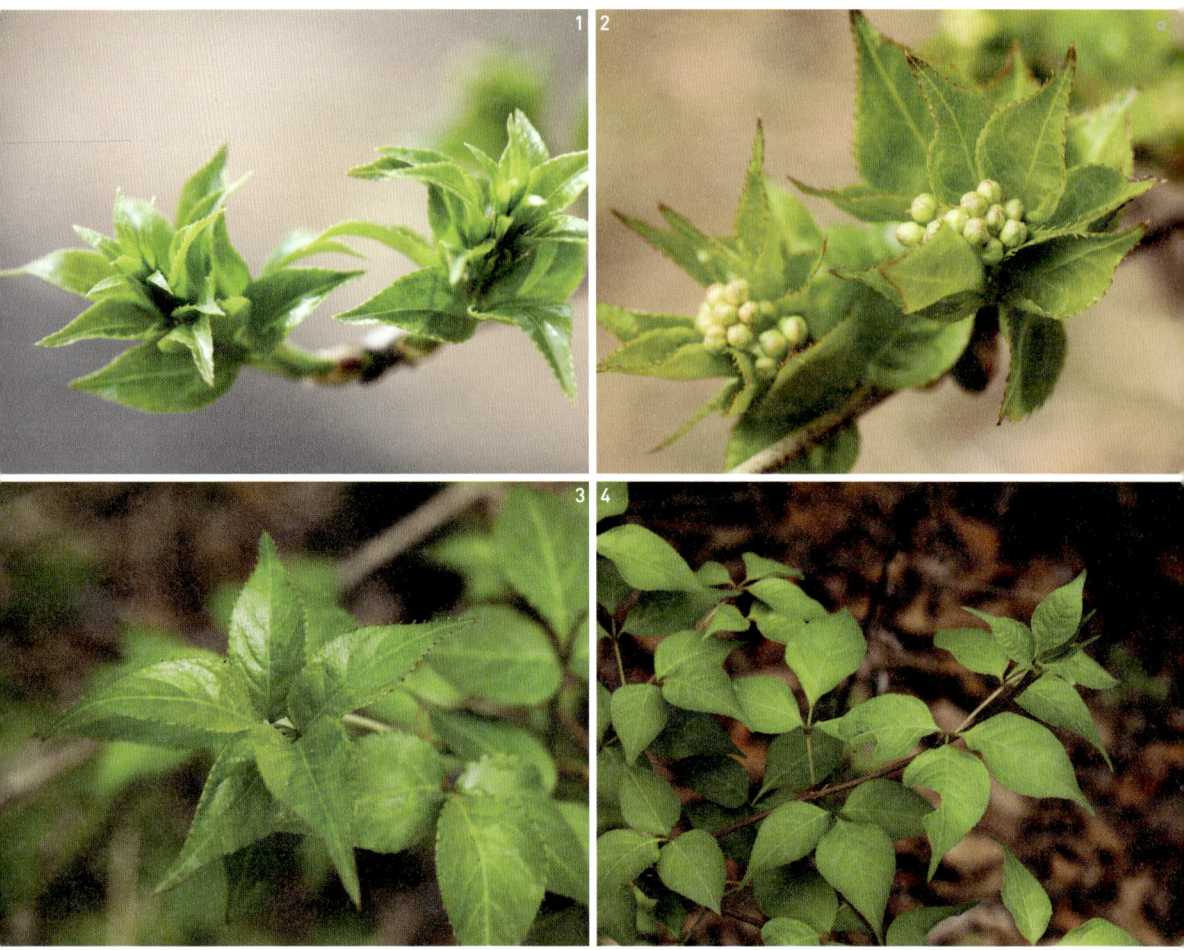

1 새싹은 연녹색을 띠고 어린잎 앞면은 기름을 두른 것처럼 반들반들 윤이 난다.
2 새싹이 나오고 곧이어 좁쌀만 한 꽃망울이 선보인다.
3 잎은 타원형 또는 달걀 모양 타원형이며, 길이 4~8센티미터, 폭 2~5센티미터며 끝이 좁다.
4 잎은 고춧잎만 하고 가장자리는 잔 톱니 모양이다.

가 아닐까 하는 상상을 한다.

　잎 또한 예사롭지 않다. 사이좋게 마주나고 아주 어릴 때는 기름을 두른 듯 반들반들 윤이 난다. 봄기운을 잔뜩 머금은 연녹색 잎은 여느 관엽 식물 못지않게 눈길을 사로잡는 관상 가치가 있다. 잎은 꽃에 견줘도 전혀 손

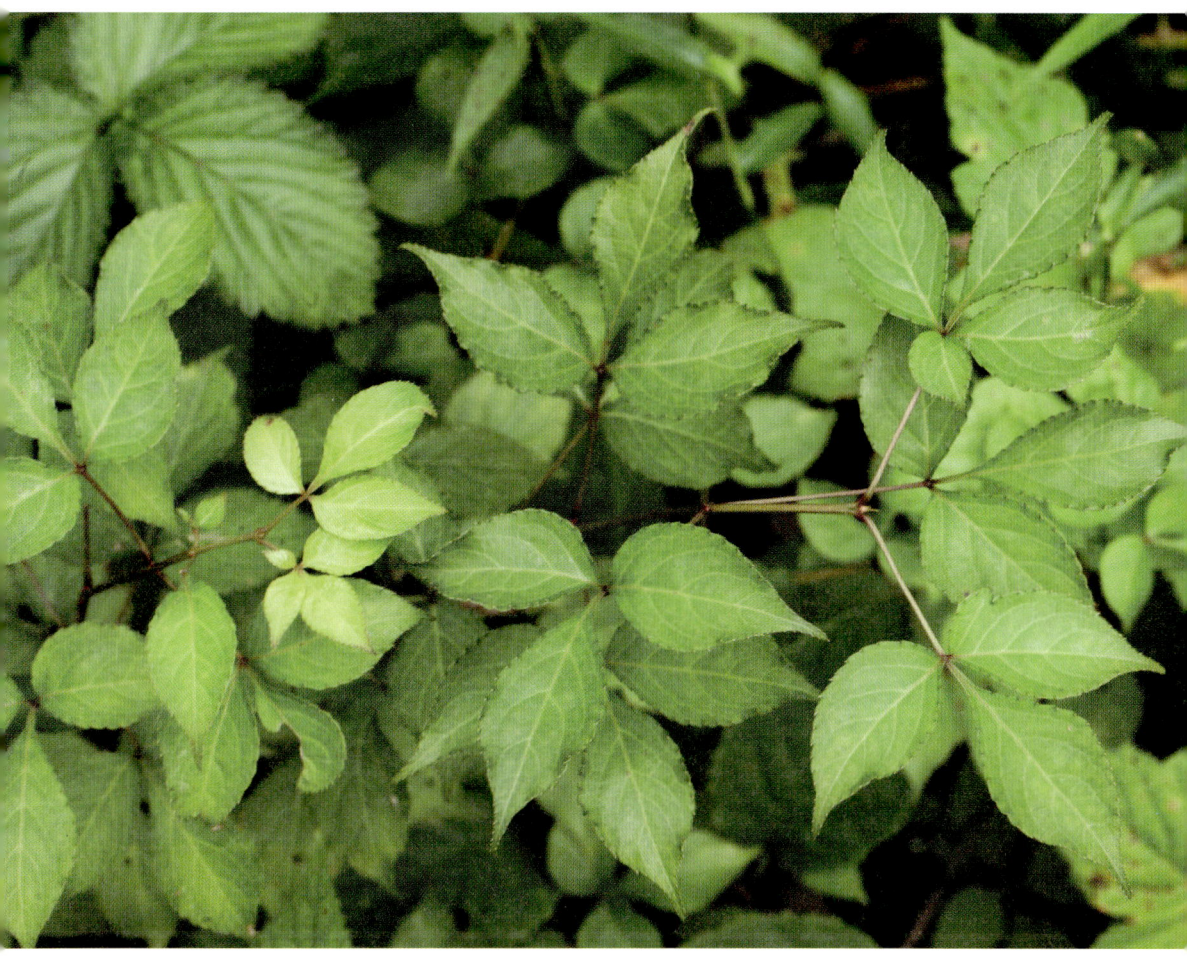

잎은 3출 겹잎이고 연녹색에서 진녹색으로 변하면서 자란다.

색이 없다. 하루하루 쑥쑥 자라는데 달걀 모양 또는 달걀 모양 바소꼴(잎이나 꽃잎 따위의 모양을 나타내는 말의 하나. 가늘고 길며 끝이 뾰족하고 중간쯤부터 아래쪽이 약간 볼록한 모양)이고 가장자리는 잔 톱니 모양이다.

고추나무 이름은 나뭇잎과 관련이 있다. 나뭇잎이 고춧잎과 비슷하게 생겨 이 같은 이름이 붙었다고 한다. 일부 자료에서는 꽃이 고추 꽃과 비슷하다고 해서 붙여진 이름이라고 설명하지만 설득력이 떨어진다. 고추 꽃은

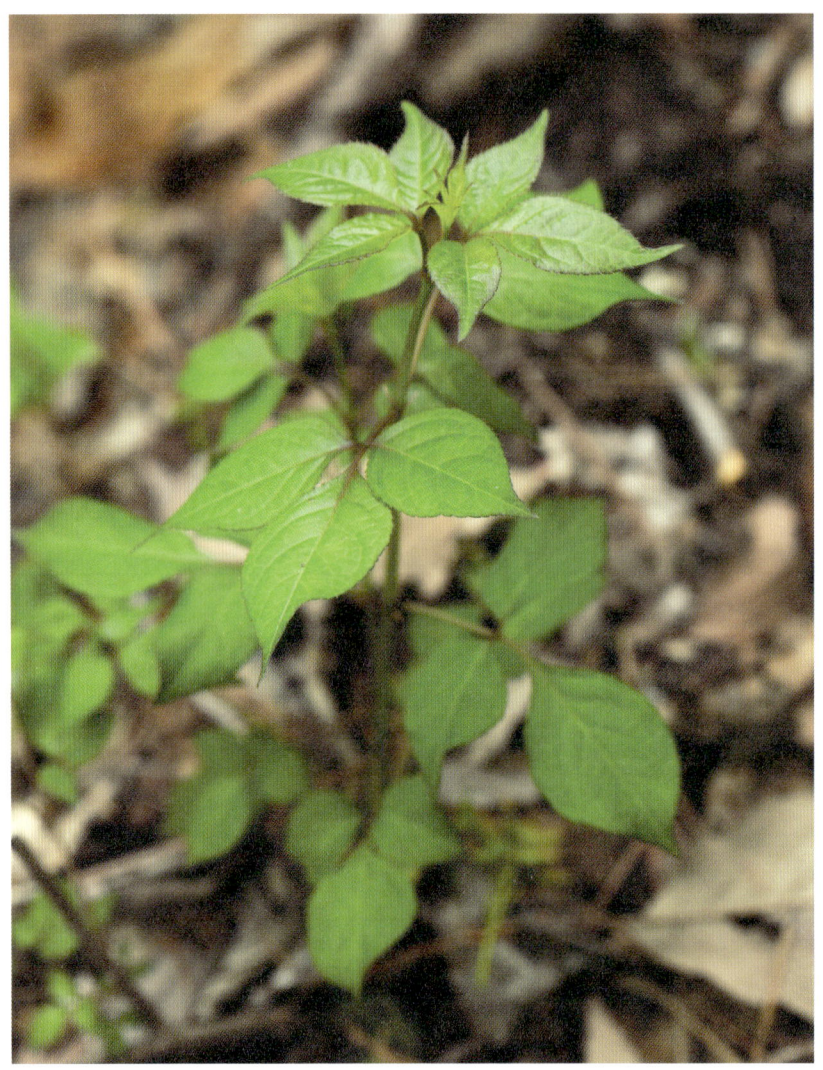

양지바른 산기슭이나 해가 잘 드는 등산로와 임도 가장자리가 주요 서식지다.

별 모양에 가깝다. 잎이 꽃보다 고춧잎을 많이 닮았다. 식물 이름은 발견한 사람이 기억하기 좋게 생김새나 쓰임새를 바탕으로 짓는데, 고추나무도 예외가 아니다.

　　나무는 재질이 단단해 예부터 나무젓가락과 나무못으로 쓰인다. 나무가 굵고 높이 자라지 않는 게 아쉽다. 하지만 잎과 꽃, 나무 등 쓸모없는 게 없을 정도로 우리 생활에 도움을 주며 늘 함께하고 있다.

산기슭에서 자라므로 힘들이지 않고 만나 볼 수 있는 게 장점이다. 강원 강릉 햇살이마을 음나무 축제에 갔다가 헛걸음하고 산기슭에서 우연히 만난 것이 고추나무다. 축제 마지막 날 간 탓에 음나무 새순은 동난 지 오래고, 그해 이상 난동으로 새순이 예상보다 일찍 올라와 축제는 일찌감치 파장 분위기였다.

하는 수 없이 축제장을 벗어나 임도를 따라 산으로 들어서자 흐드러지게 핀 고추나무 꽃이 음나무 축제를 허탕 친 허허로운 마음을 달래주었다. 그때 맡았던 달콤한 진한 향기가 아직 코끝에 남아 있는 듯하다. 그래서 봄이 되면 햇살이마을에서 만난 고추나무와 그 향기가 생각난다. 다시 한 번 가봐야지 하고 봄마다 벼르고 있지만 마음뿐이다. 이상기후로 점점 짧아지는 봄이 아쉽고 원망스럽다.

탐방 팁 햇볕이 적당히 드는 산기슭이나 길 가장자리를 살펴본다. 해가 잘 드는 임도나 등산로 주위에서 자주 마주친다. 가을엔 납작하고 약간 부풀어 오른 듯한 주머니처럼 생긴 열매가 달려 있어 눈에 잘 띈다.

요리 비타민과 미네랄이 풍부하다. 어린잎은 데쳐 양념을 넣고 무쳐 먹으면 쌉싸래한 맛이 잃었던 입맛을 되살려준다. 어린잎은 튀기거나 소금물에 살짝 데쳐 무치거나 기름에 볶아 먹어도 맛있다. 약간 억센 것은 된장국 등 국거리용으로 이용하면 된다. 데치고 말려 묵나물로 이용해도 좋다. 꽃이 피기 직전 향기가 가장 좋으므로, 때를 놓치지 말고 채취해 그늘에 말려 차로 끓여 마신다.

효능 지혈, 이뇨, 거담 등의 효능이 있다. 특히 뿌리와 열매는 기관지염 치료와 이뇨 효과가 있어 약재로 쓰인다. 최근 연구 결과 암 예방과 항산화 작용, 염증 감소, 혈중 콜레스테롤 저하 등의 효능이 밝혀졌다.

척박한 곳에서 왕성하게 크는
곤달비

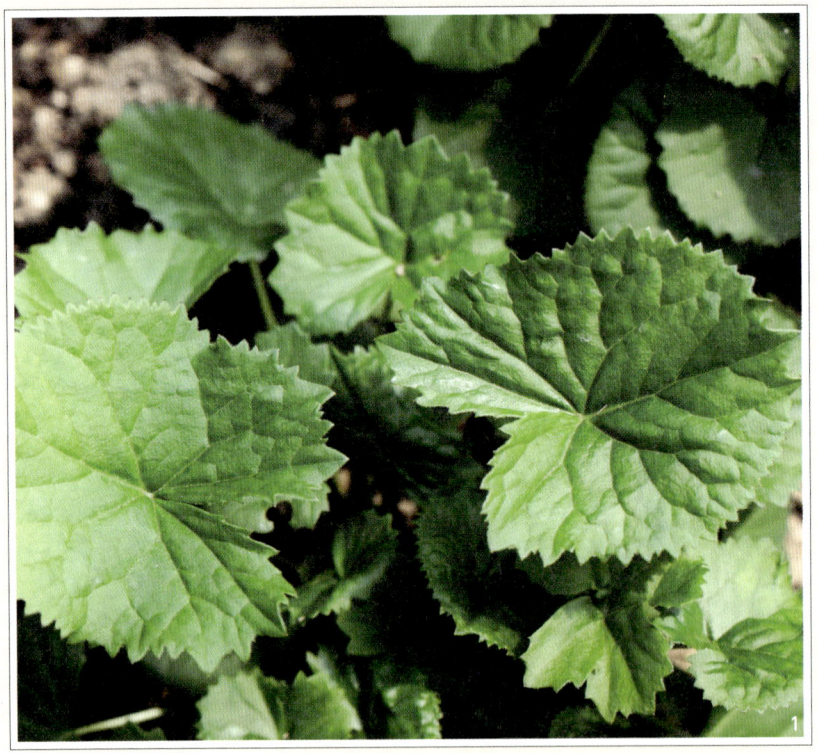

***Ligularia stenocephala* (Maxim.) Matsum. & Koidz**

국화과 여러해살이풀, 높이 1미터, 개화기 8~9월,
섬 지역이나 높은 산 습한 곳.

•• 　　산나물 재배 현장을 취재하다가 우연히 곤달비를 알게 됐다. 좁은 우리나라에서 참으로 많은 산나물이 나고 자란다는 생각이 들었다. 산촌에서 나고 자랐지만 그때까지 곤달비가 이 땅에서 나고 자라는 줄 까마득히 몰랐다. 좁은 땅덩어리에서 지역에 따라 다양한 산나물이 자라는 게 신기하고 놀랍다.

　　곤달비 자생지를 찾기 위해 오랫동안 전국 산속을 헤집고 다녔다. 산행 때마다 노력을 기울였지만 번번이 허사였다. 곤달비와 생김새가 비슷한 식물이 많아 더욱 힘이 들었다. 특히 독초로 분류되는 동의나물이 곤달비와 비슷해 긴장이 됐다. 게다가 곤달비는 곰취와 비슷해 동정(同定)하기까지 많은 시간과 노력이 필요했다.

　　꿈은 이루어진다는 말이 있듯이 겨우 자생지를 찾았다. 물이 졸졸 흐르는 계곡 근처 약간 비탈진 곳이었다. 땀이 날 만큼 더운 날씨에도 서늘한

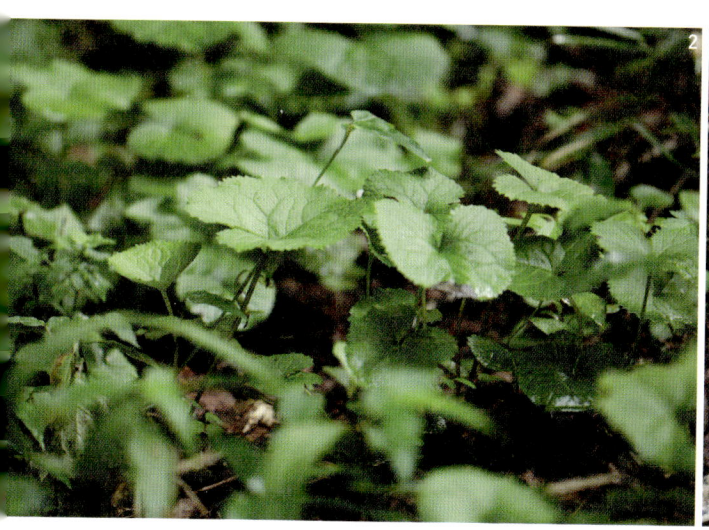 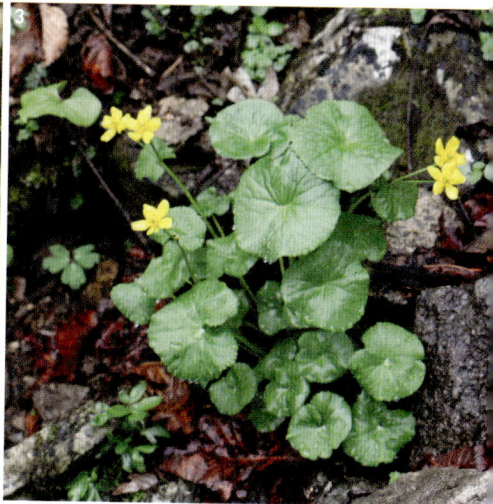

1 토양 수분이 적당하고 약간 그늘진 곳에서 자라고 있다.
2 줄기잎은 어긋나게 나고 하늘을 향해 자란다.
3 동의나물은 독초이며 잎은 심장 모양 원형 또는 달걀 모양 심원형이고 가장자리는 둔한 톱니 모양이거나 밋밋하다. 4~5월에 노란 꽃이 피고 꽃줄기 끝에 한두 개씩 달린다.

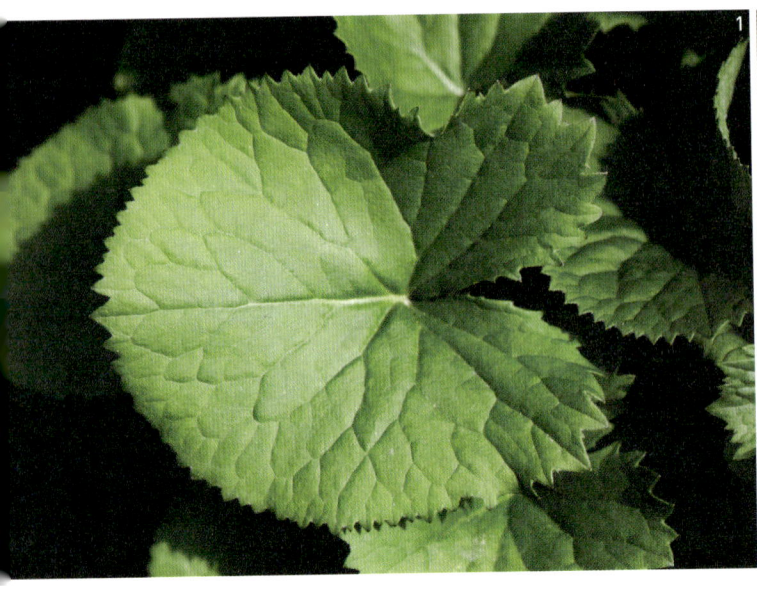
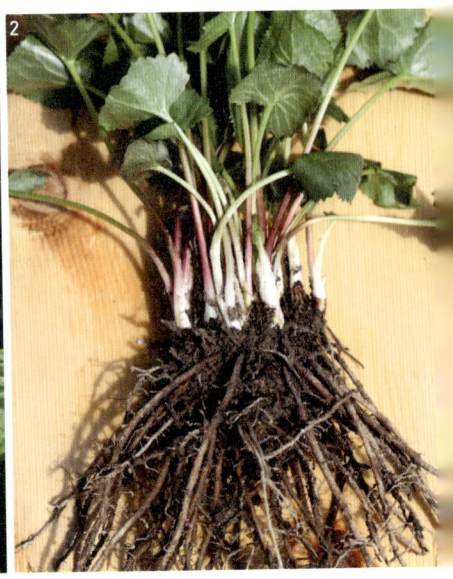

1 잎몸은 심장 모양이며 끝이 모종삽처럼 뾰족한 게 특징이다.
2 줄기는 연한 자주색을 띠고 수염뿌리가 많은 게 특징이다.

느낌이 들 정도로 공중 습도가 높고 나무가 우거져 낮에도 어두컴컴해 으스스했다. 약간 습하고 그늘진 곳을 좋아하는 반음지성 특성이 고스란히 드러났다. 또 켜켜이 쌓인 낙엽이 썩어 토질이 아주 비옥하고 토심이 깊은 곳이었다.

뿌리는 굵은 실 같은 것이 여러 가닥이며 땅속 깊이 내린다. 가뭄과 추위에 견디는 힘이 뿌리에서 비롯된다. 곤달비는 곰취보다 생장력이 왕성하고 뿌리잎이 봄내 쉴 새 없이 올라온다.

또 어린이가 좋아할 정도로 쓴맛이 약한 게 장점이다. 또 잎과 줄기는 예상 밖으로 연하다. 게다가 수분이 많고 식감이 부드러워 샐러드로 요리해 먹어도 좋고 고기와 함께 쌈을 싸먹어도 좋다. 깻잎처럼 손바닥 크기만 해서 쌈용으로 더없이 좋다. 묵나물로 먹기에는 너무 아깝고, 생으로 먹어야 제맛이 난다.

같은 국화과인 곤달비와 곰취는 생김새가 비슷하다. 그래서 시장이나 마트에서는 곤달비가 곰취로 판매되고 있다. 오래전부터 곤달비와 곰취를 엄밀히 구분하지 않고 생산, 판매한 탓이다. 전문가가 아니면 곰취와 곤달비를 단박에 구별할 수 없기 때문에 잘못된 관행이 아직 고쳐지지 않고 있다.

하지만 찬찬히 뜯어보면 생김새가 차이 난다. 곤달비 잎은 우선 방패처럼 긴 사각형에 가깝다. 또 잎 가장자리는 조각칼로 다듬어 놓은 것처럼 가지런한 톱니 모양이다. 줄기는 연녹색을 띠고 빨대처럼 둥그스름하다. 곰취 줄기는 연한 자주색을 띠고 U자 모양으로 골이 나 있는 게 곤달비와 큰 차이점이다.

꽃은 자세히 살펴보면 다른 구석이 많다. 꽃잎은 모두 노란색으로 비슷하지만 개수는 곤달비 1~3개, 곰취 5~9개다. 곤달비는 꽃잎 개수가 곰취보다 적어 이빨 빠진 것처럼 좀 엉성한 모양새다. 꽃차례는 꽃대에 송이송이 달리는 송이 꽃차례다. 냉이나 아까시나무 꽃차례와 같은 모양새다.

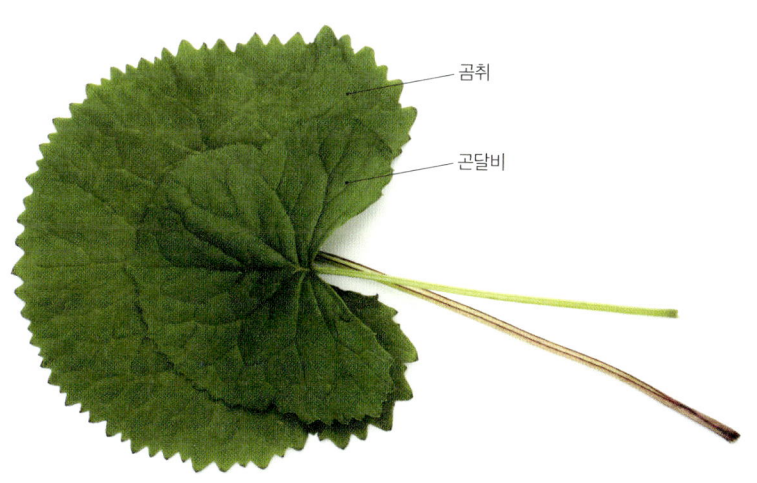

곤달비 잎은 곰취보다 작고 줄기는 녹색을 띤다.

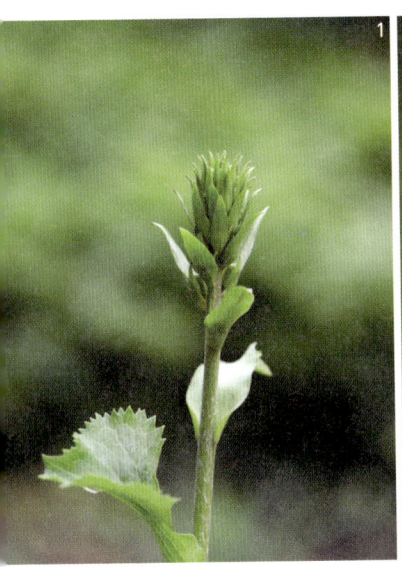 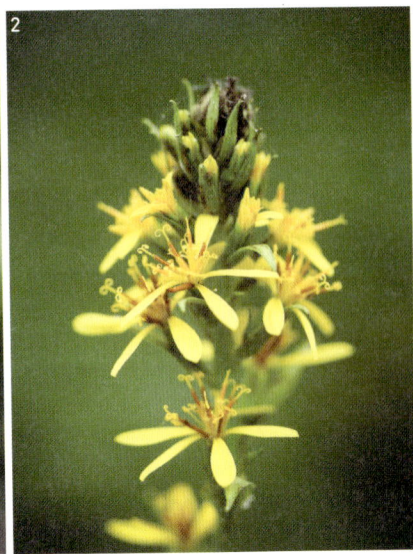 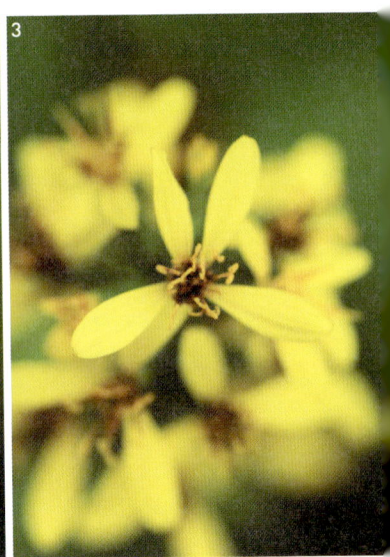

1 줄기잎은 잎자루가 짧거나 없으며 잎몸은 뿌리잎보다 좁은 모양이다.
2 꽃은 머리 모양이고 줄기 끝에서 송이 꽃차례로 달린다.
3 꽃은 8~9월 노란색으로 피며, 길이 8~12밀리미터다.

한 개의 작은 꽃은 머리 모양 두상화(頭狀花)이다. 작은 꽃은 대롱같이 생긴 수꽃과 맨끝이 두 갈래로 갈라지는 암꽃이 있는 암수한몸 양성화다. 하지만 수꽃이 먼저 피고 암꽃이 나중에 피어 딴꽃가루받이를 하는 웅예선숙(雄蕊先熟)이다.

이 같은 꽃은 경쟁하지 않고 자라기 좋은 구조다. 위쪽 꽃이 피기 전 밑에서부터 꽃이 피므로 서로 방해가 되지 않는다. 또 수꽃과 암꽃이 피는 시기가 다르므로 근친 교배를 피해 열성유전자가 짝지어질 가능성이 없다. 이는 갑작스런 지각 변동이나 기후 변화 같은 환경 변화에 살아남기 위해 오랫동안 진화한 생존 전략이 아닐까 싶다.

식물학자들에 따르면 식물은 주어진 환경에 순응하고 주위 환경에 맞춰 스스로 변화를 도모한다. 그 변화의 결과는 형태나 특성으로 나타난다. 생물학자 다윈이 "가장 강한 자가 살아남는 것도 아닐뿐더러 가장 현명한

자가 오래 사는 것도 아니다. 변화하는 자만이 유일하게 살아남는다"라고 주장한 것처럼 곤달비는 숱한 급작스런 환경 변화에 대응하며 종족을 유지해온 것으로 추측된다.

곤달비를 비롯해 산나물을 마주할 때마다 경외감을 느낀다. 산속 날씨는 상상 밖으로 변화가 심하다. 낮에는 기온이 높지만 해가 떨어지면 거짓말처럼 금방 싸늘해진다. 농작물은 하룻밤만 서리가 내려도 거무스름하게 변하고 시름시름 앓다가 말라 죽지만 곤달비는 웬만한 서리와 추위를 거뜬히 이겨낸다. 요즘 기후 변화로 세계 곳곳에서 물난리와 살인 더위와 추위 등을 겪고 있지만 곤달비가 변화무쌍한 자연환경에 인내하며 순응한 것에 비하면 아무것도 아니지 않을까.

재배	씨앗은 발아율이 아주 낮아 주로 뿌리 나누기로 증식한다. 10월 뿌리를 채취해 영하 2도 안팎 저장고에 보관하다가 가을이나 봄에 심는다. 뿌리 나누기를 해서 심은 경우 2년째부터 잎 수확이 가능하다. 해가 적당히 들고 배수가 잘되고 부식질이 많은 토질이 적지다. 장마철에는 배수로를 철저히 관리해 습해를 입지 않도록 주의한다.
요리	은은한 향이 나고 쓴맛이 약해 고기와 함께 쌈을 싸먹으면 맛이 좋다. 잎은 데쳐 믹서에 갈아 국수나 떡, 찐빵 등을 반죽할 때 넣으면 쑥처럼 음식의 맛깔스러운 푸른 빛깔과 맛을 더한다. 전을 부쳐 먹거나 썰어 비빔밥에 넣어 먹어도 맛있다.
효능	한방에서는 뿌리를 신경통과 유종 등의 치료에 이용한다. 부인병 치료에도 이용한다.

취한 듯 바람에 흔들리는
곤드레

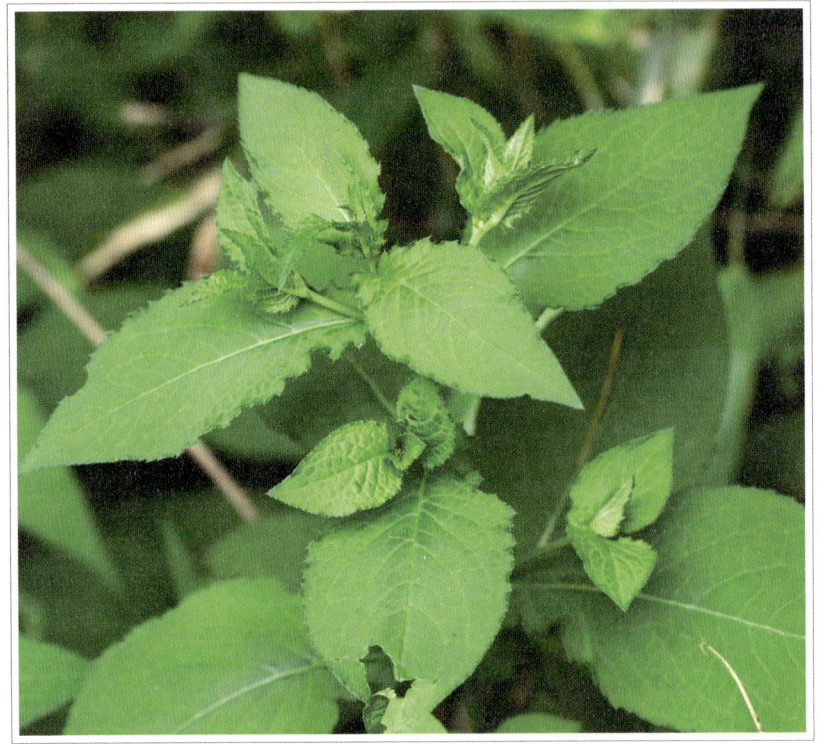

Cirsium setidens (Dunn) Nakai.
국화과 여러해살이풀, 높이 1미터, 개화기 7~10월,
해가 적당히 드는 높은 산 숲속.

•• 산에 가면 금방 눈에 띄는 산나물이 있지만 그렇지 않은 것이 더 많다. 온종일 이 산 저 산 헤매고 다녀도 원하는 산나물을 찾지 못하는 경우가 있다. 산나물은 흔한 것 같지만 아무 곳에서 자리를 잡고 자라지 않는다. 사전 정보나 준비 없이 산을 오르면 빈손으로 내려올 가능성이 높다.

곤드레는 자세를 낮추고 자세히 살펴봐야 눈에 띈다. 여기저기 흩어져 자라는 데다 풀과 생김새와 색깔이 아주 비슷해서다. 게다가 대개 800미터 이상 높은 산에서 자라므로 웬만큼 땀방울을 흘려야 한다. 하지만 나무가 우거진 높고 깊은 산속으로 들어서면 산등성이나 정상이 보이지 않아 해발을 가늠하기 쉽지 않다.

앱 같은 첨단 장비를 이용하면 현재 위치와 높이를 금방 알 수 있다. 하지만 편리한 첨단 장비는 산속 깊이 들어가면 무용지물이 될 수 있다. 정

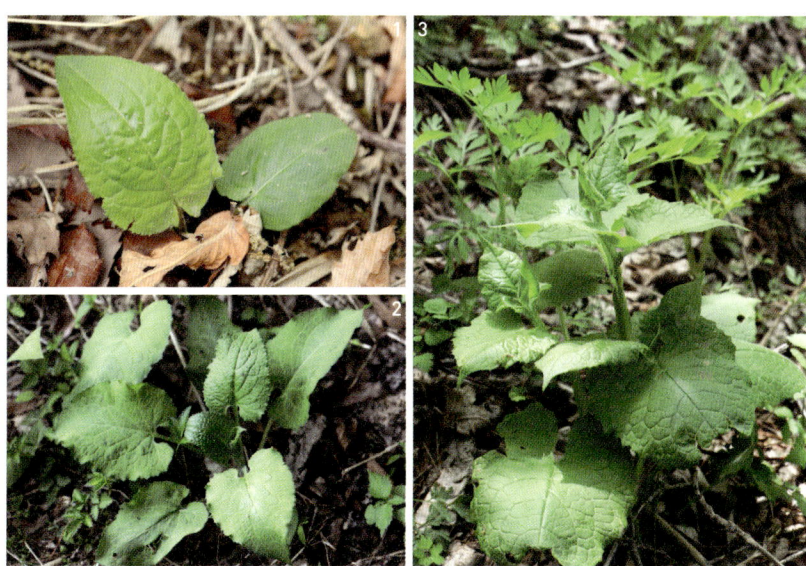

1 어린잎은 연녹색을 띠고 자라면서 점점 진녹색으로 변한다.
2 뿌리잎은 차례로 5~6개 올라와 자라고 꽃이 필 무렵 말라 죽는다.
3 줄기잎은 줄기에 어긋나게 달리고 타원 모양 피침형이며 끝이 뾰족한 모양이다.

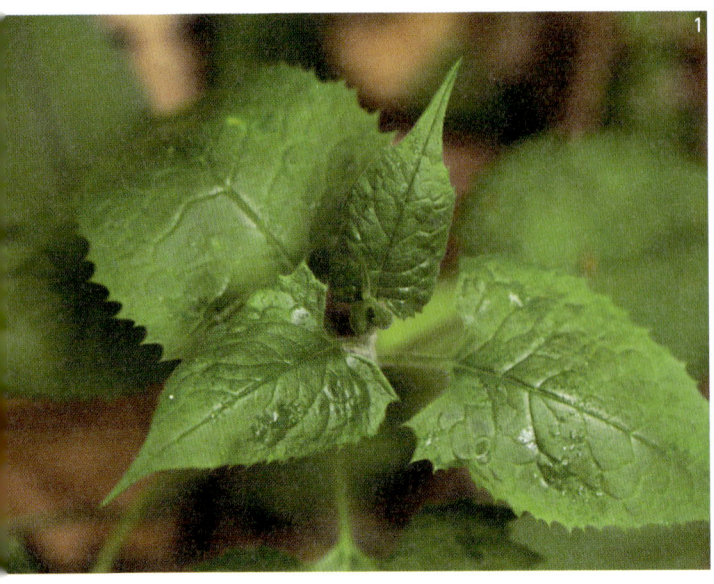 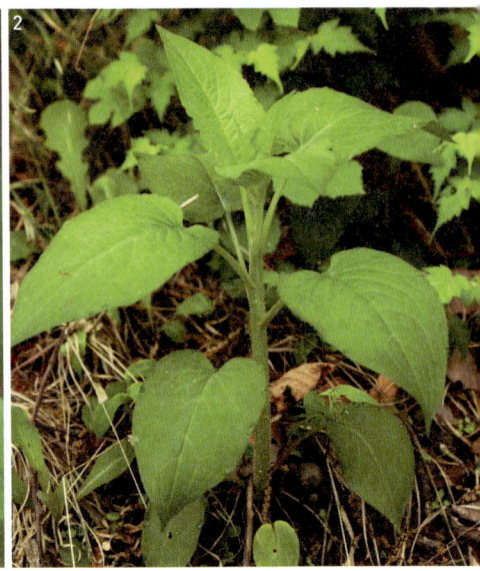

1 줄기잎은 길이 5~25센티미터며 줄기 위쪽으로 갈수록 폭이 좁고 작다.
2 원줄기는 곧게 자라고 표면에 털이 있다.

작 꼭 필요할 때 먹통이 되거나 배터리가 방전돼 애를 태울 수 있으므로 믿을 게 안 된다. 깊은 산속에서 고장 나거나 작동 안 될 염려가 전혀 없는 경험이나 직감이 아주 중요하다. 등산로는 대개 정상이 가까워질수록 계곡과 점점 멀어지고 계곡 물소리가 들리지 않는다. 또 머리카락처럼 가느다란 잎이 특징인 산거울 같은 사초과 식물이나 조릿대 군락지가 있다. 이쯤이면 해발 800~900미터 이상 높은 산으로 곤드레가 눈에 띄기 시작한다.

산에서 곤드레를 직접 본 것은 전국 산을 탐방한 지 시간이 많이 지난 뒤였다. 어느 날 경북 영양에 있는 일월산(1,219미터)에서 임도를 따라 걷다가 동행자가 "산나물이 많이 날 것 같은 예감이 든다"면서 개척 산행을 하자고 제의했다. 5월 날씨답지 않게 더운 데다 꼬불꼬불한 임도를 따라 걷느라 체력이 거의 바닥나 마음이 썩 내키지는 않았다. 하지만 동행자의 달콤한 제의를 뿌리치지 못하고 산속으로 들어섰다. 풋풋한 풀 향기에 갑자기 기분이 좋아지고 기운이 생기는 듯했다. 숲속으로 발걸음을 더할 때마다 참나물과 단풍취, 모싯대 등의 산나물이 마치 마중을 나온 듯이 앞에 나타나 반가웠다. 산나물 천국 같았던 산속은 곧 이름 모를 풀이 계속 나타나서 맥이 빠져버렸다. 나뭇가지를 헤치면서 가파른 산을 계속 탐방했지만 수고한 만큼 소득이 없었다. 날씨까지 더워 이마에 땀이 줄줄 흘려 내리고 옷이 흠뻑 젖었다.

앞서 가던 동행자가 힘이 부치는지 "잠시 쉬었다 가자"고 해 체면 불구하고 큰 나무 밑에 털썩 주저앉았다. 아침 일찍 집을 나서느라 잠이 부족해 한숨 자고 싶은 마음이 굴뚝같았다. 시원한 산바람에 땀을 식히고 자리를 털고 일어서는데 곤드레가 "나 여기 있어요" 하고 말을 건네는 듯 바로 앞에서 자라고 있었다. 여느 풀보다 키가 조금 클 뿐, 풀과 함께 섞여 있어 하마터면 그냥 지나칠 뻔했다.

곤드레는 풀과 생김새나 색깔이 거의 비슷해 눈에 잘 띄지 않는다. 게다가 대개 홀로 풀과 함께 섞여 자라므로 해변에서 바늘 찾듯이 유심히 살펴야 한다. 이같이 여기저기 흩어져 자라는 것은 씨앗 산포(散布) 전략에서 비롯된다. 산나물을 포함해 식물은 동물처럼 마음대로 움직일 수 없는 한계를 씨앗을 멀리 보내는 방법으로 극복한다. 생존과 개체 증식을 위해 씨앗을 멀리 퍼트리는 산포 전략은 동물이나 바람, 물 등을 이용한다.

곤드레는 바람을 이용해 멀리까지 후손을 퍼트린다. 씨앗은 단단한 껍질로 싸여 있는 폐과(閉果)이며 민들레나 버드나

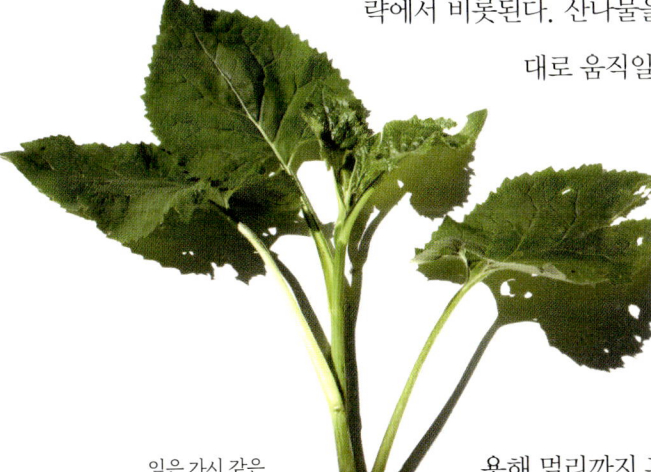

잎은 가시 같은
작은 털이 나 있고
가장자리는 밋밋하다.

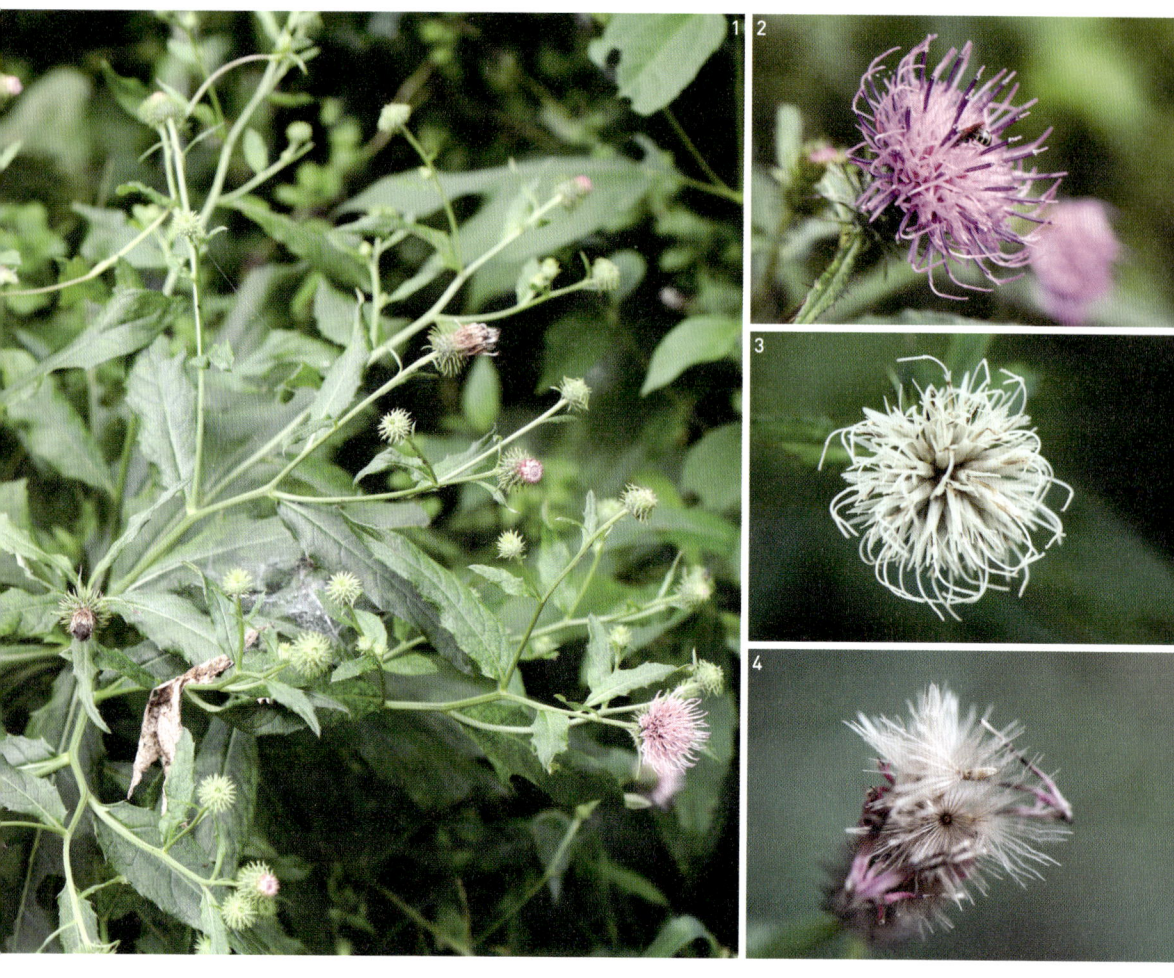

1 원줄기 끝에서 가지를 많이 치고 그 끝마다 꽃봉오리를 맺는다.
2 꽃은 대부분 자주색이고 지름 3~4센티미터다.
3 7~8월 피는 꽃은 대부분 자주색이지만 흰색을 띠는 것은 종이 다르다.
4 씨앗은 민들레처럼 낙하산 같은 날개가 있어 바람을 타고 멀리까지 날아간다.

무처럼 씨앗에 낙하산 같은 털이 나 있다. 털을 이용해 바람을 타고 멀리 날아갈 수 있는 구조다. 가능한 한 멀리 날아가 햇빛을 비롯해 토양 수분과 영양분 등을 어미식물과 서로 경쟁하지 않고 홀로 살아간다.

곤드레는 바람과 인연이 많다. 잎이 손바닥만큼 커서 바람에 잘 흔들린다. 잎이 줄기에 어긋나게 달리는데 길이 5~25센티미터며 산나물 가운데 큰 편이다. 잎은 줄기 아래 것은 심장형이지만 위로 갈수록 좁아지는 피침형이다. 또 잎 끝이 뾰족하고 가장자리는 톱니 모양이다. 줄기 위쪽 잎일수록 가장자리는 날카로운 톱니 모양이다.

곤드레라는 이명(異名)은 바람과 잇닿아 있다. 바람에 이리저리 흔들리는 모습이 유행가 가사처럼 곤드레만드레 술에 취한 사람과 비슷하다고 해서 곤드레라는 이름이 붙여졌다고 한다. 하지만 곤드레 정식 이름은 고려엉겅퀴다. 또 줄기 끝에 꽃봉오리가 수없이 많이 달리고, 꽃이 피면 그 무게를 이기지 못하고 비스듬하게 드러눕는다. 어릴 때는 대나무처럼 꼿꼿하게 자라지만 시간이 지날수록 다른 풀에 기대어 자라는 모습은 늙고 다리에 힘이 빠지면 지팡이에 의지하는 우리네 삶과 많이 닮았다.

재배 씨앗은 7일 정도 물에 불린 다음 파종하면 발아율이 높다. 봄보다 가을에 파종하면 조기 수확에 유리하다. 물 빠짐이 잘되고 보수력이 좋은 토질이 적지다. 뿌리가 땅속 깊이 내려 가뭄에 강한 편이다. 파종하고 3개월 후부터 수확이 가능하고, 연중 4~5회 베어 먹을 수 있다. 파종 뒤 3년째부터 수확량이 서서히 줄고 꽃이 피면 말라 죽는다.

요리 어린잎과 줄기는 데친 다음 쌀과 섞어 밥을 해먹으면 은은한 향이 있어 밥맛이 좋다. 국이나 볶음, 무침 등 다양하게 요리해 먹을 수 있다. 비린내가 나는 고등어나 갈치 등을 요리할 때 넣으면 음식 맛을 더한다. 데친 다음 급속 냉동하면 녹색이 그대로 살아 있어 생나물처럼 맛있다. 좀 억센 것은 데친 다음 말려 묵나물로 이용하면 좋다.

효능 예부터 지혈, 소염, 이뇨 등의 효과가 있는 것으로 알려졌다. 또 혈액 순환을 잘되게 하므로 당뇨병과 고혈압 등 생활 습관병이나 노인성 질환 예방에 좋다.

동아시아의 식물

곰취

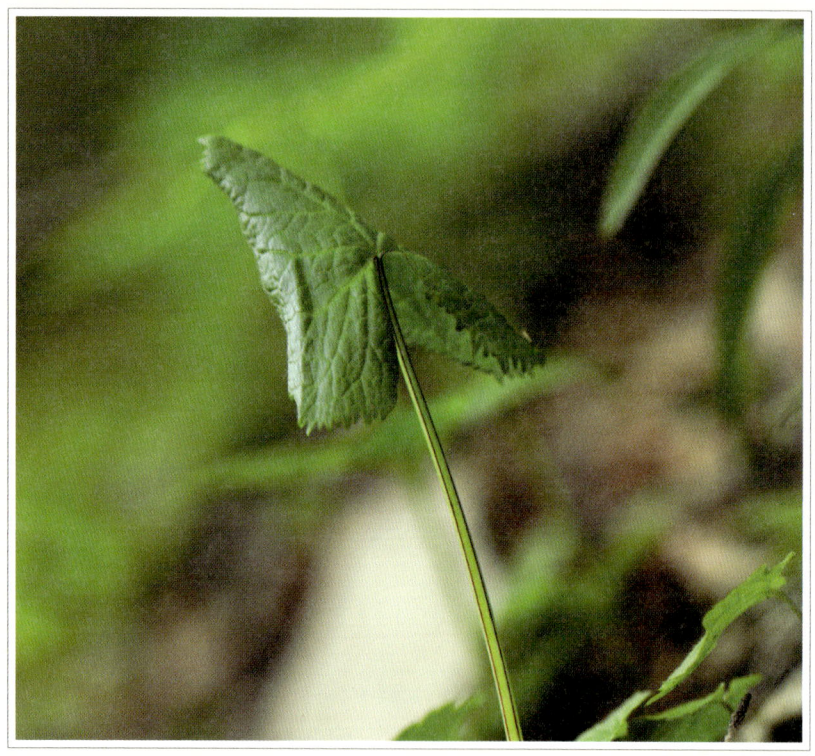

Ligularia fischeri (Ledeb.) Turcz.
국화과 여러해살이풀, 높이 100~200센티미터, 개화기 7~10월,
높고 깊은 부엽토 산속.

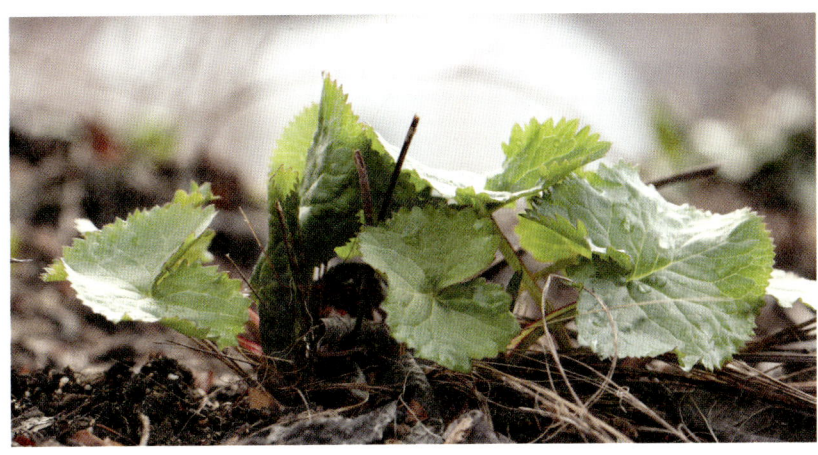

뿌리에서 어린잎이 여럿 올라와 자란다.

•• "세계는 넓고 할 일은 많다"고 하지만 산나물을 공부하면서 세상이 좁다는 생각이 든다. 우리나라에서 나고 자라는 산나물이 대부분 이웃나라 중국과 일본에서 자생한다. 곰취 분포지는 우리나라를 비롯해 중국과 일본 등 동북아시아다. 기후대가 비슷해서인지 생김새가 거의 같다.

몇 년 전 우리나라 사람이 자주 여행하는 중국 황산(黃山, 1,873미터)을 오르던 중 곰취가 자라는 것을 발견하고 놀랐다. 케이블카를 타고 황산 등산로 들머리 중 하나인 원구사(云谷寺)에서 내려 스신봉(始信峰)을 향하던 중이었다. 숨이 가쁘고 땀이 나서 잠시 쉬는 중 무심코 바라본 풀숲에서 산나물의 제왕이라는 곰취가 자라고 있었다.

낯선 곳인 만큼 첫눈에 곰취인지 확신이 서지 않았다. 찬찬히 살펴보니 잎 가장자리가 톱니처럼 생겼고 줄기는 U자형 홈이 있었다. 잎자루 쪽은 둥글지만 끝은 뾰족해 곰취로 확신했다. 또 잎자루는 길고 줄기에서 난 잎은 줄기 위쪽으로 갈수록 작고 잎자루가 짧았다. 곰취 특색을 고스란히 지니고 있었다. 잎이 우리나라 곰취보다 좀 더 둥그스름한 것이 차이점이었다.

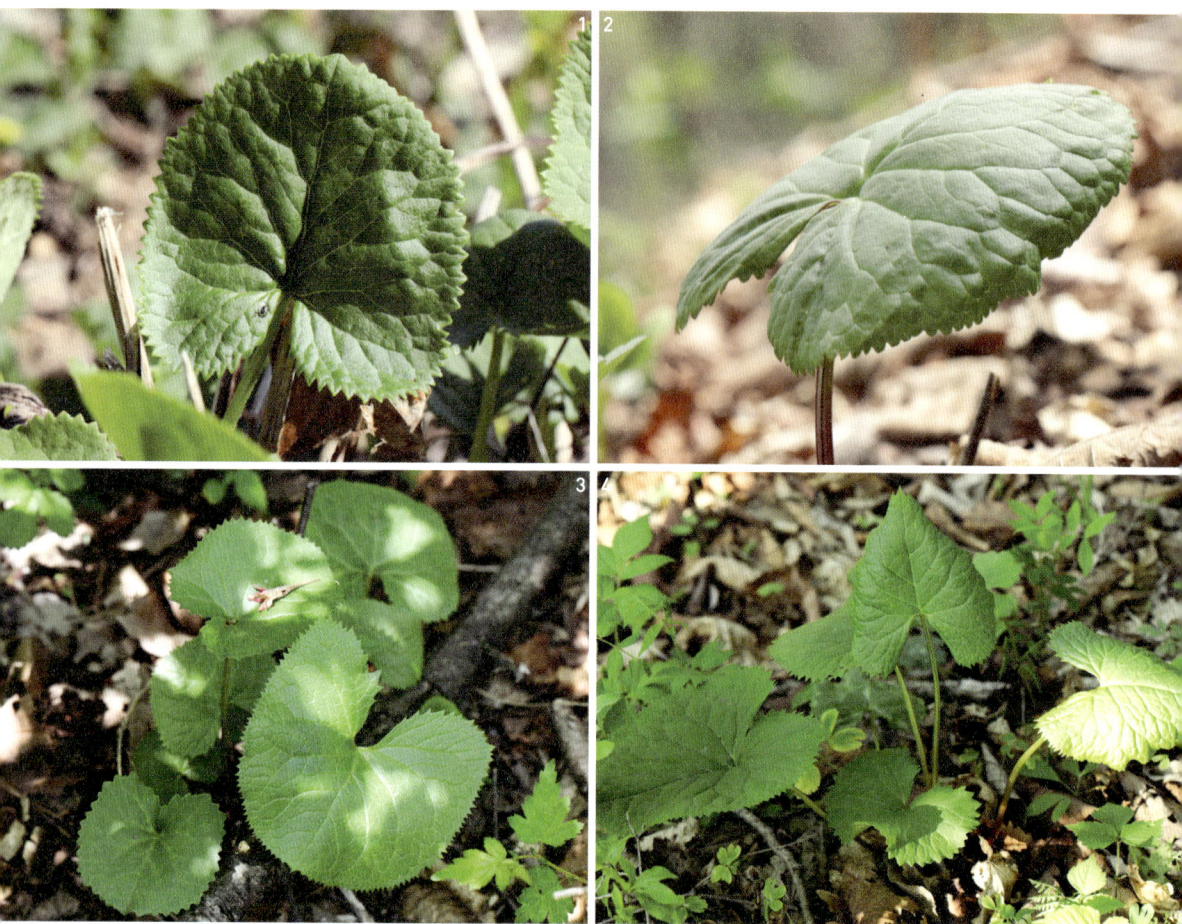

1. 잎맥이 줄무늬처럼 드러나 보이고 잎 앞면은 녹색이고 뒷면은 약간 흰빛이 돈다.
2. 뿌리잎은 심장 모양이고 잎자루는 연한 자주색을 띤다.
3. 잎은 잎자루에 하나씩 달리고 하늘을 향해 자란다.
4. 잎자루가 길고 잎은 대개 어른 손바닥만 하다.

    곰취로 확인하는 순간 오랜만에 소꿉친구를 만난 것처럼 반가웠다. 이역만리 떨어진 중국 황산에서 곰취가 자란다는 사실이 믿기지 않았다. 중국과 일본이 분포지라는 것은 식물도감에서 여러 번 봤지만 직접 눈으로 확인한 것은 이번이 처음이었다. 동포가 많이 사는 중국 지린(吉林)이나 옌지(延吉) 등에 곰취가 난다는 소문은 여러 번 들었지만 중국 땅에서 직접 볼 줄은 꿈에도 몰랐다.

　9월 하순이라서 그런지 벌써 겨울 준비에 여념이 없었다. 잎이 누르스름하게 단풍 들고 씨앗이 익어가고 있었다. 일부 씨앗은 낙하산처럼 생긴 날개를 이용해 바람을 타고 날아갈 태세였다. 가방에서 카메라를 꺼내 사진을 찍고 또 찍었다. 거미줄 같은 잎맥이 카메라 뷰파인더를 통해 더욱 선명하게 보였을 땐 감탄이 절로 나왔다. 우리나라와 같이 벌레가 갉아먹어 구멍이 숭숭 난 잎이 많았다. 곤충이 맛있는 나물인 줄 아는 것은 중국이나 우리나라나 마찬가지였다.

　숲속을 살피면서 등산로를 따라 걷자 미역취, 엉겅퀴, 우산나물, 마가목 등이 연이어 나타나 우리나라 산속을 탐방하는 것 같았다. 제주도보다 위도가 낮은 황산에 우리나라에서 자라는 산나물이 많을 줄은 상상도 못했다. 뜻밖에 산나물을 여럿 만난 덕분에 중국 여행이 더욱 알차고 즐거웠다.

　김종원 계명대 식물사회학 교수는 "곰취 속은 동아시아 식물이라 해도 지나친 말이 아니다. 중국 쓰촨 성 동부 지역에서부터 화중 지구를 가로질러 우리나라를 거쳐 일본 열도까지 분포한다. 지구상 전체 종 가운데 98퍼센트에 이르는 119종이 이 일대에서 산다. (중략) 차나무 분포 중심지가 그곳에서 멀지 않다는 사실도 무척 흥미롭다"고 말한다.

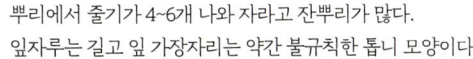
뿌리에서 줄기가 4~6개 나와 자라고 잔뿌리가 많다.
잎자루는 길고 잎 가장자리는 약간 불규칙한 톱니 모양이다.

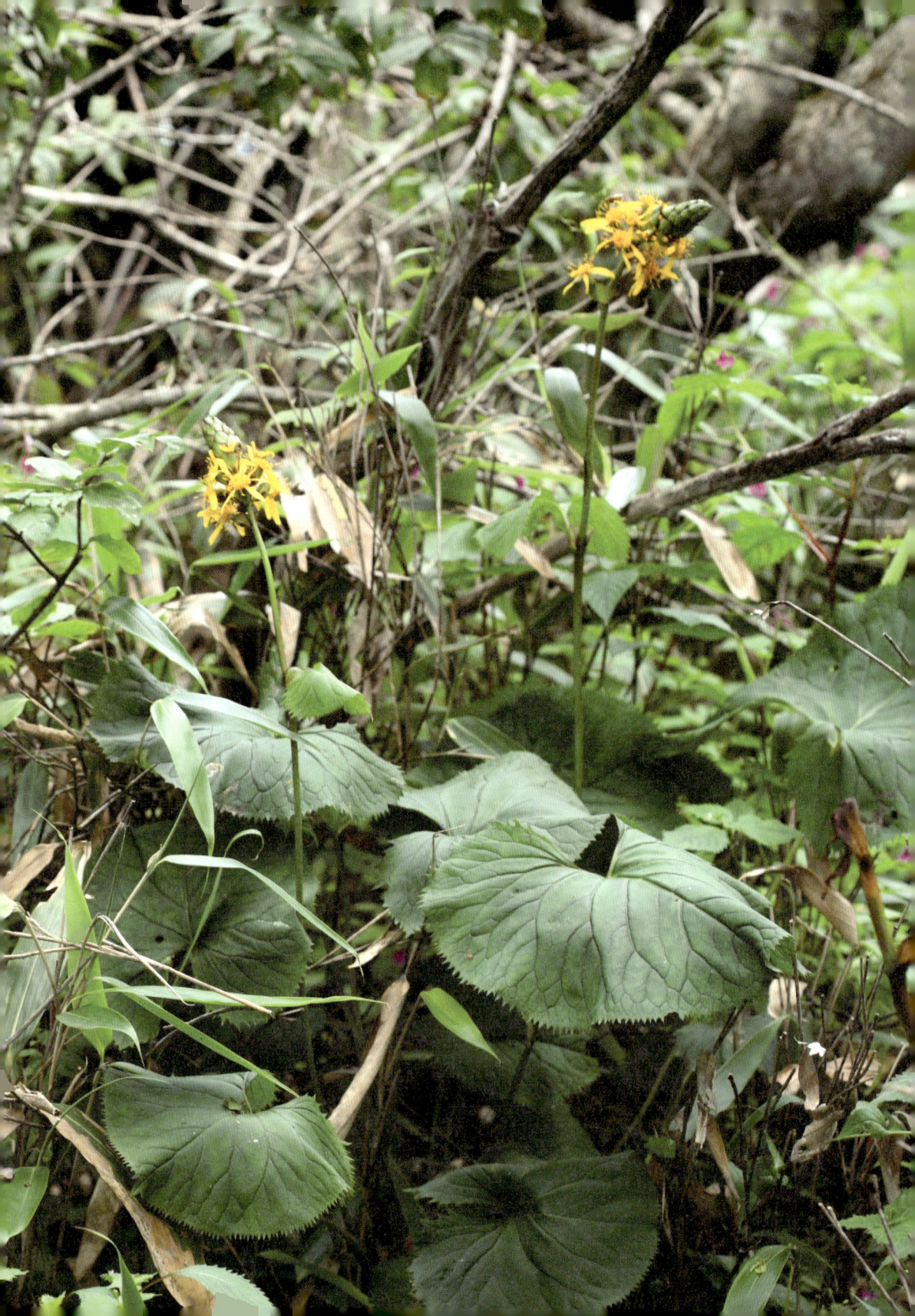

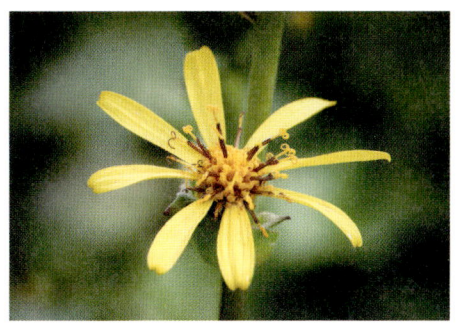

꽃은 줄기 끝 부분에서 송이 모양 꽃차례로 달린다.
꽃은 노란색이며 혀 모양 꽃잎이 5~9개 있다.

차나무가 자라는 곳은 대개 공중 습도가 높다. 곰취가 나고 자라는 자생지 특성과 많이 닮았다. 필자 경험으로는 곰취가 자생하는 곳은 해발 800미터 이상으로 여름이 시원하고 공중 습도가 높다. 또 산의 북사면으로 흙이 부슬부슬하고 약간 축축한 느낌이 들 정도로 토양 수분이 적당한 곳이다.

우리나라에서 나고 자라는 곰취 종은 수없이 많다. '긴잎곰취' '왕곰취' '갯곰취' 등은 잎이 머위 잎만큼 크다. 설악산 자락 한대리에서 많이 난다고 해서 '한대리곰취'라고 하는 것은 잎이 크고 두꺼운 게 특징이다. 또 이름에서 특징이 드러나는 '어리곰취' '새뿔곰취' '화살곰취' '왕가시곰취' 등이 있다. 같은 종이라 해도 지역과 토질에 따라 잎 크기 등이 많이 다르므로 정확

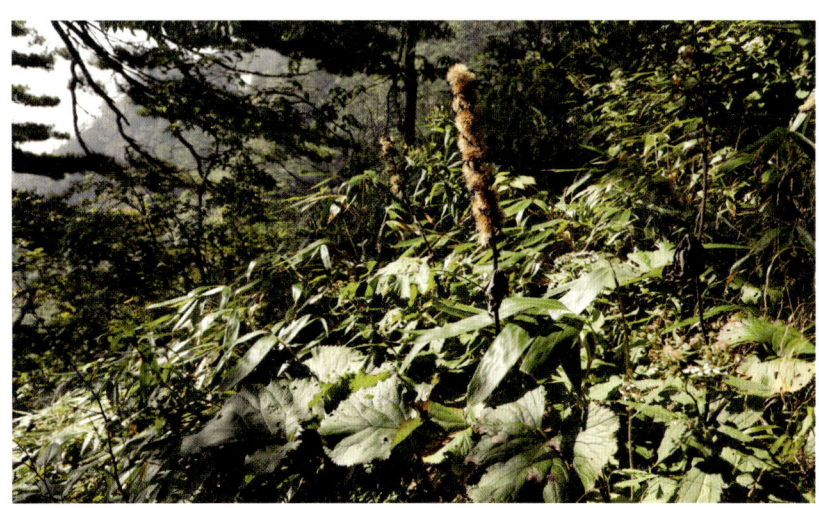

씨앗은 털이 있어 바람에 날려 멀리 날아간다.

히 구분하는 게 쉬운 일이 아니다.

    곰취는 최근 들어 다양한 효능이 속속 밝혀지면서 건강식품으로 진가가 더욱 높아지고 있다. 곰취의 베타카로틴과 비타민 C는 항암 작용을 돕는다고 한다. 특히 곰취 추출물이 암세포를 억제한다는 사실이 국내 연구에 의해 밝혀지고 있다. 예부터 혈액 순환 촉진과 통증 및 기침 완화 효능이 있는 것으로 전해지고 있다.

    그래서인지 마구잡이 채취 때문에 자생지가 훼손되고 있다. 한 뿌리에서 한두 잎만 채취하고 나머지는 이듬해와 후손을 위해 남겨둬야 한다. 남획으로 인해 자생지가 훼손되면 멸종 위기에 놓이지 않을까 걱정이 앞선다. 멸종되고 나면 복원이 어려운 만큼 지금부터 자생지를 보전하고 곰취를 아끼는 노력과 마음가짐이 필요하다.

재배 배수가 잘되고 토심이 깊고 비옥한 땅이 좋다. 씨앗은 물에 충분히 불린 다음 4도에서 15일간 보관했다가 뿌리면 발아율이 높다. 가을이나 봄에 뿌리 나누기를 해도 된다. 또 모를 길러 옮겨 심는 것이 잡초 방제, 일손 절감 등 여러모로 유리하다. 생육 중에는 가뭄이 들지 않도록 물을 자주 준다. 하지만 여름에 물 빠짐이 나쁘면 멀쩡하게 자라다가 말라 죽으므로 배수를 철저히 관리한다.

요리 어린잎은 생것으로 쌈을 싸먹는다. 좀 억센 것은 데쳐서 김처럼 쌈밥으로 요리해 먹거나 냉동고에 보관해 두고 필요할 때마다 꺼내 먹으면 신선 나물처럼 푸른색이 그대로 살아있어 맛과 눈맛이 좋다. 가루를 내어 국수나 빵, 떡 등을 만들 때 반죽에 넣으면 쑥처럼 푸르스름한 색깔과 향이 음식 맛을 더한다.

효능 칼륨과 칼슘, 철 등 무기질이 많이 들어 있어 이빨이나 뼈 등 골격 형성에 좋다. 한방에서는 뿌리 말린 것을 호로칠(胡蘆七)이라고 하며, 천식, 백일해, 관절통 등을 치료하는 데 이용한다. 또 신경계, 소화계, 생식계, 호흡기계, 비뇨기계 등의 장애 예방 효과가 있다. 최근 연구 결과 항염증 작용과 피부 잔주름 개선, 피부 자극 완화 등의 효과가 밝혀졌다.

보고나면 정상에 오를 마음도 사라지는

금낭화

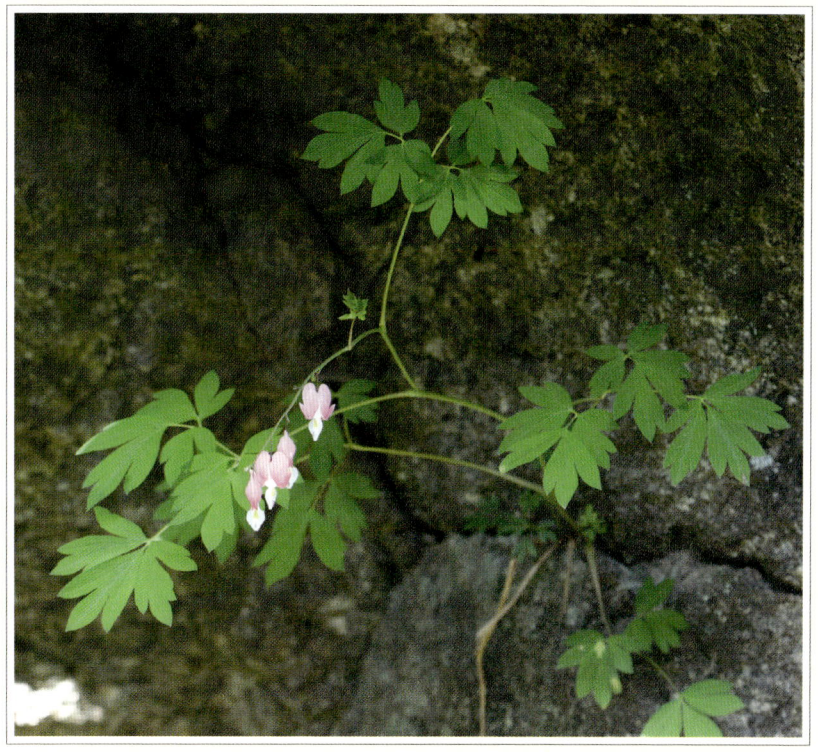

Dicentra spectabilis (L.) Lem.
현호색과 여러해살이풀, 크기 60~100센티미터, 개화기 5~6월,
물 빠짐이 잘되는 양지바른 계곡 근처.

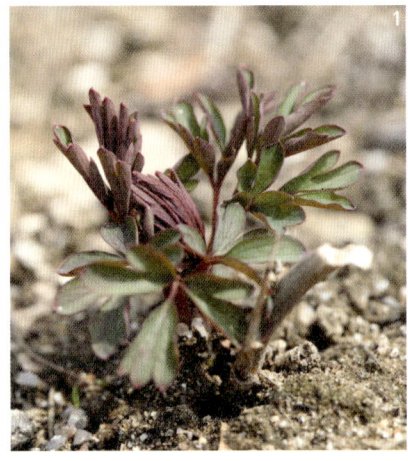 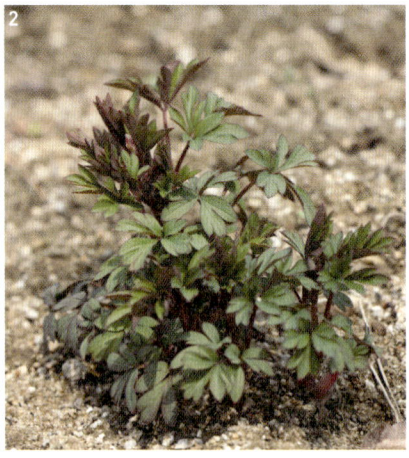

1 어린잎과 줄기는 진한 자주색을 띠다가 자라면서 차츰 연녹색과 진녹색으로 변한다.
2 뿌리잎과 줄기는 여럿 나와 싱싱하게 자라므로 꽃 못지않게 관상 가치가 있다.

•• 전원주택에서 살면 꼭 길러보고 싶은 것이 금낭화다. 불그스름한 새싹이 돋아나면 곧 꽃망울을 맺고 연달아 꽃을 피우는 모습을 바로 곁에 두고 바라보면 얼마나 좋을까. 앙증스런 꽃은 생각만 해도 즐겁다. 복주머니를 닮은 꽃은 매일 봐도 새롭고 질리지 않을 것 같다. 다홍치마처럼 붉은색과 흰색, 노란색을 띠는 꽃은 얼마나 예쁜지……. 금낭화가 자라고 꽃이 피는 모습을 바라보고 있으면 봄이 있어 좋고 잠깐 스치듯이 지나가는 봄이 아쉽다.

경남 합천과 경북 성주에 걸쳐 있는 가야산을 탐방하기로 마음먹었다. 문득 주위 풍광을 한눈에 볼 수 있는 높은 산을 오르고 싶은 생각이 들어서다. 등산객은 대개 고찰 해인사가 있는 합천을 들머리로 잡지만 성주에 있는 백운동탐방지원센터에서 출발했다. 생태 복원을 위해 오랫동안 출입이 금지됐던 만물상을 거쳐 가야산 최고봉 칠불봉(1,433미터)을 오른 뒤 용기골로 원점 회귀하는 코스를 잡았다.

만물상 코스는 처음부터 된비알이 끊임없이 이어져 땀이 비 오듯 했지만 기암괴석과 확 트인 조망이 힘들게 오른 수고를 충분히 보상해 줬다. 온통 돌과 바위인 칠불봉 정상을 오른 뒤 성주와 합천의 갈림길인 서성재를 거쳐 용기골로 내려서니 걱정했던 오금이 당기기 시작했다. 만물상 된 비알에서 바닥을 드러낸 체력이 제일 먼저 오금에서 증세가 나타났다. 하산 등산로에는 계단이 끊임없이 이어져 그냥 주저앉고 싶을 정도로 무릎이 아프고 지루했다.

몹시 갈증이 나고 지쳐서 터벅터벅 산을 내려오는데 금낭화가 눈에 띄었다. 돌이 많고 약간 비탈진 곳에서 한 가족처럼 모여서 자라고 있었다. 꽃망울을 품고 있는 것이 더 많을 정도로 조금 일렀다. 다행히 줄기 아래쪽에는 꽃이 한두 송이 피고 있었다. 마치 순서를 기다리는 듯이 꽃망울이 한 줄에 매달려 있는

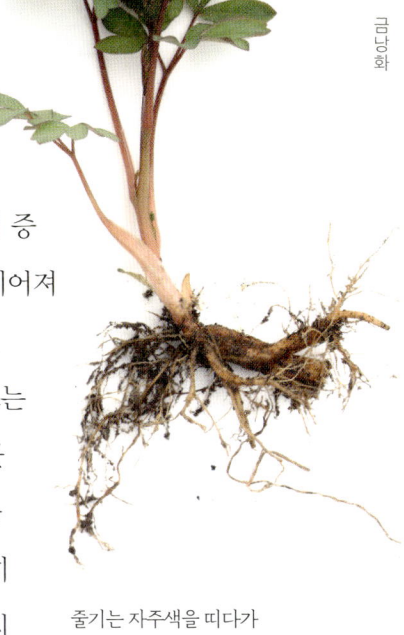

줄기는 자주색을 띠다가 점차 녹색으로 변하고 뿌리는 잔뿌리가 많고 땅속 깊이 내린다.

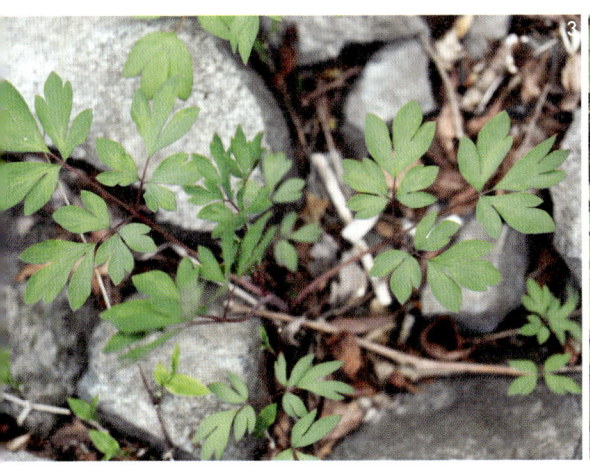
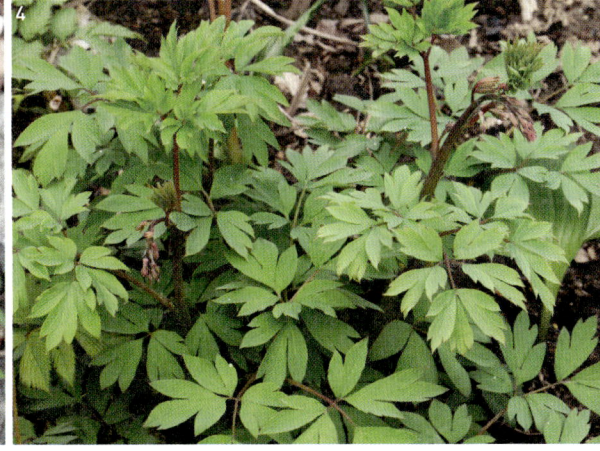

3 어린잎은 약간 반들반들 윤이 나고 2~3회 날개 모양으로 갈라지는 겹잎이다.
4 줄기는 어릴 때는 곧게 자라다가 끝에서 가지를 많이 친다.

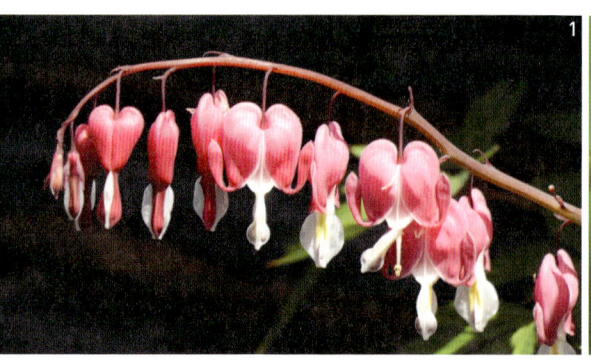 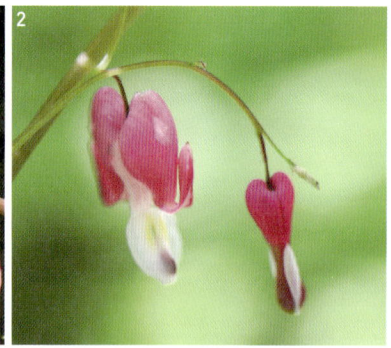

1 꽃은 줄기 안쪽부터 차례대로 피고 오랫동안 아름다운 모습을 간직한다.
2 꽃잎은 큰 것은 분홍색, 작은 것은 흰색을 띠며 전체 생김새는 복주머니를 닮았다.

모습이 신기하고 재밌다. 연분홍색 꽃이 주렁주렁 매달린 모습이 오랫동안 발길을 잡아 해가 지는 줄 몰랐다.

주요 서식지는 계곡 근처 약간 습한 곳이다. 하지만 척박한 곳은 웬만큼 견디지만 물 빠짐이 나쁜 환경은 싫어한다. 돌이 많아 물 빠짐이 좋고 해

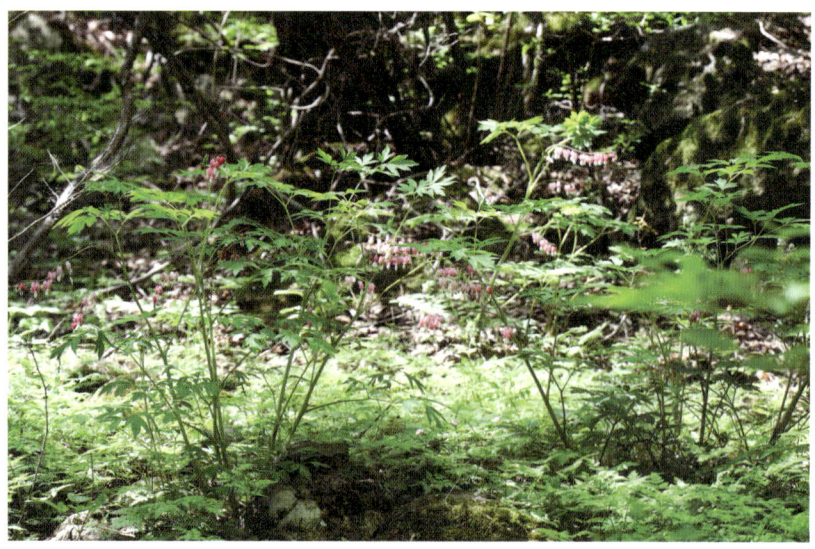

돌이 많은 척박한 곳에서 자리를 잡고 한 가족처럼 자라고 있다.

가 잘 드는 곳이 적지다. 토심이 깊고 토양이 비옥한 곳보다 약간 메마른 곳에서 자주 눈에 띈다.

금낭화는 복통을 일으키는 독성이 조금 있어 독초로 분류된다. 한동안 못 먹는 것인 줄 알고 꽃만 열심히 사진을 찍었다. 알고 보니 일부 지방에서는 데치고 찬물에 오랫동안 우려내 나물로 먹는 산나물이었다. 금낭화처럼 독성이 약한 것은 데치고 찬물에 충분히 우려내면 매일 많이 먹지 않는 이상 탈이 없다고 한다.

전국으로 여행하다 보면 금낭화와 자주 마주친다. 특히 깊은 산속에 있는 사찰 화단에는 금낭화가 어김없이 한자리를 차지하고 있다. 언제 보아도 연분홍색 꽃이 반갑고 사랑스럽다. 그래서 봄철 산에 갈 때는 등산로 입구에 있는 사찰을 꼭 들러본다. 그런데 금낭화 꽃을 보고나면 목적을 달성한 것처럼 정상까지 가고 싶은 마음이 사라져버린다. 언제부턴가 산행 전에 사찰을 갈까 뒤에 갈까 하는 즐거운 고민이 생겼다.

재배 씨앗이나 뿌리 나누기로 증식한다. 씨앗은 채취한 뒤 곧바로 뿌려도 무방할 만큼 발아율이 높다. 뿌리 나누기는 가을이나 봄에 하는 게 좋다. 해가 적당히 들고 물 빠짐이 잘되는 곳이 적지다. 6~7월 잎과 줄기 등의 지상부가 말라 죽기 시작하므로 꽃이나 관상식물과 섞어 심는 것이 좋다.

요리 어린잎과 줄기는 데친 다음 찬물에 충분히 우려내고 요리해 먹는 게 안전하다. 뿌리는 독성이 강하고 마비를 일으키는 성분이 있으므로 반드시 법제한 다음 한약사의 지시에 따라 이용해야 한다.

효능 성질이 따뜻해 몸에 열이 많은 사람은 피하는 게 좋다. 한방에서는 전초를 말린 것을 금낭(錦囊)이라고 하며, 타박상과 종기 치료에 쓴다. 금창(예리한 금속에 의한 상처), 창독(부스럼), 위통 등을 치료하는 효과가 있다. 최근 연구 결과 잔주름 개선 효과가 입증돼 화장품 소재로 관심을 모으고 있다.

구릿한 맛과 향을 내는
누룩치

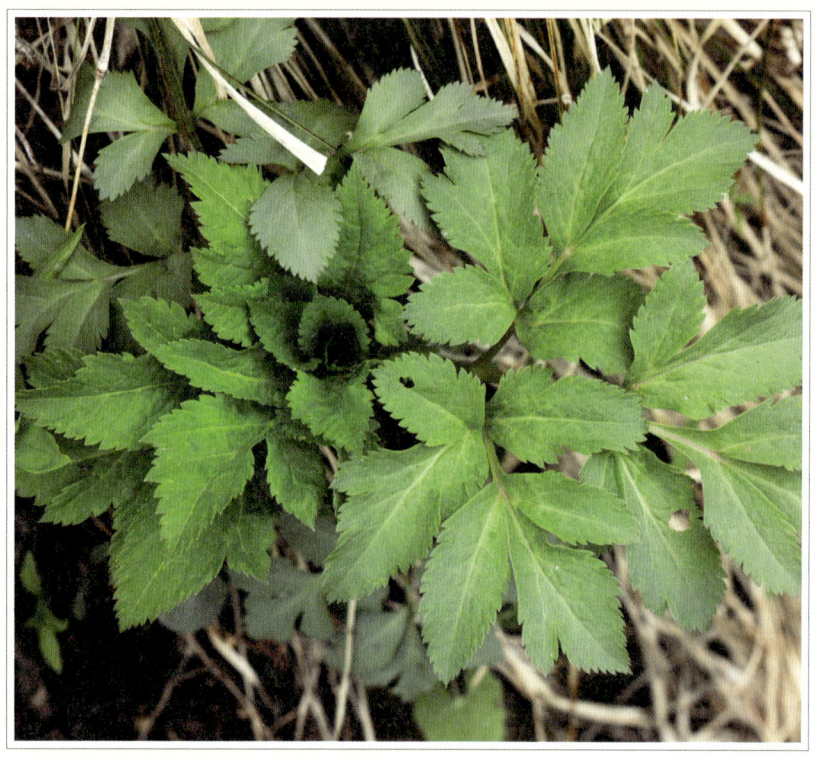

Pleurospermum uralense Hoffm.
미나릿과 여러해살이풀, 높이 50~100센티미터, 개화기 6~7월,
토심이 깊고 비옥한 높고 깊은 산.

산에 자주 가지만 꼭 정상 오르는 것을 목표로 하지 않는다. 등산로나 능선을 따라 걸으면서 그 주위를 탐방하다가 해가 서쪽으로 뉘엿뉘엿 넘어가면 미련 없이 산을 내려온다. 정상까지 가지 않아도 아쉬운 생각이 들지 않는다. 천천히 산을 오르면서 산나물을 찾아보고 사진을 찍는 게 정상을 가는 것보다 더 재미있다.

경북 김천과 전북 무주에 걸쳐 있는 대덕산(1,290미터)을 산행할 때는 왠지 달랐다. 둥굴레와 삽주 등이 연달아 얼굴을 내밀었지만 정상을 향한 마음이 앞섰다. 그러다 보니 등산로가 가팔라 곧 숨이 가쁘고 땀이 많이 났다. 등산로는 산중턱부터 더욱 가팔랐다. 목까지 차오르는 가쁜 숨을 참고 발걸음을 재촉하자 갑자기 초원 같은 조릿대 밭이 나타났다. 나무와 풀이 앞을 가려 답답하던 숲속이 갑자기 훤해지고 하늘이 열리는 듯했다. 예감대로 산 정상이 바로 눈앞에 나타났다.

정상 부근에는 흙길이 이어졌다. 발을 내디딜 때마다 땅에 닿는 촉감이 부드럽고 가벼워 발이 아주 편안했다. 이런 곳에는 산나물이 많이 자랄 것이란 직감이 들어 숲속으로 들어섰다. 예상대로 수리취와 둥굴레 등이 새싹을 살포시 내밀고 있었다. 좀 더 깊숙한 수풀로 들어서자 누룩치가 메마른 억새를 헤치고 새싹을 밀어올리고 있었다. 억새는 새싹이 보일 듯 말 듯 하지만 누룩치는 벌써 잎을 나풀거리고 있었다.

누룩치가 맞는지 한 번 더 확인하기 위해 잎을 따 먹어봤다. 역시 구릿한 맛이 나는 걸 보니 누룩치가 틀림없었다. 남도 지방

뿌리잎은
길이 20~40센티미터고
잎자루가 길고
잎은 날개 모양으로
갈라진다.

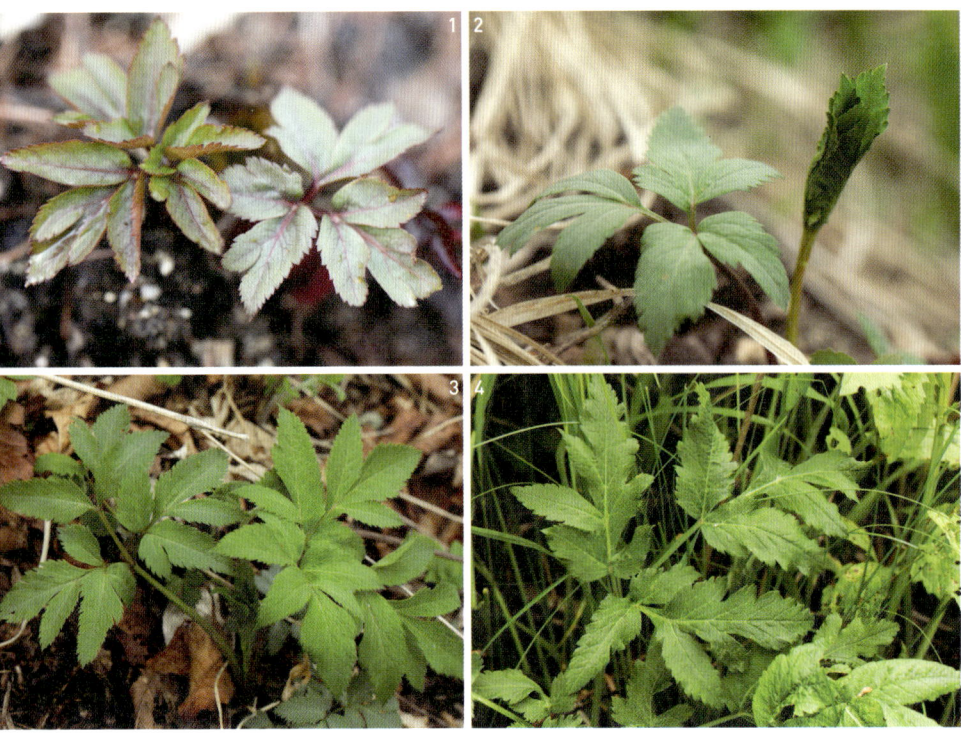

1. 아주 어린잎과 줄기는 자주색을 띠고 독성이 약간 있다.
2. 새싹이 뿌리에서 여럿 나와 금방 쑥쑥 자란다.
3. 뿌리잎과 줄기 밑 부분 줄기잎은 잎자루가 긴 게 특징이다.
4. 잎 가장자리는 깊이 패어 있으며 톱니 모양이다.

에서 추어탕 등에 넣어 즐겨 먹는 방아풀이나 베트남쌀국수에 넣어 먹는 고수와 맛이 비슷했다. 중부이남 지역 산에서 누룩치가 자라는 것을 직접 본 것은 이번이 처음이었다. 주로 강원도 높은 산에서 자라는데, 대덕산에서 누룩치가 자랄 줄 미처 몰랐다. 뜻밖에 누룩치를 만나고 나니 힘들게 정상을 오른 보람이 크게 느껴졌다.

누룩치는 빈대에서 나는 누린내와 비슷하다고 해서 이 같은 이름이 붙여졌다고 한다. 강원도 지방에서 주로 부르는 이름이다. 국가표준식물목록에는 왜우산풀로 등록돼 있다. 지역에 따라 누리대, 누룩취, 개우산풀, 왜

우산나물 등으로 부르지만 정식 식물명은 왜우산풀이다. 꽃대가 자라면 우산 모양 같다고 해서 붙은 이름이다.

산나물은 대부분 새싹이나 새순이 맛있지만 누룩치는 다르다. 아주 어릴 때는 독성이 약간 있어 먹으면 탈을 일으킨다. 일부 사람은 알레르기와 구토 증세를 만난다. 자랄수록 독성이 줄어들고 독특한 맛과 냄새도 약해지는 특성이 있다. 이때 잎과 줄기를 채취해 데친 다음 찬물에 우려내 요리해 먹으면 탈이 없다.

누룩치는 미나리와 닮은 점이 있다. 미나리처럼 줄기 속이 비어 있어 손에 잡고 꺾으면 잘 끊어진다. 줄기는 연해 잎과 함께 생것으로 먹을 만하다. 서양채소 셀러리처럼 연하고 아삭아삭 씹히는 식감이 일품이다. 강원도를 여행하다 보면 마트에서 판매하는 생나물을 볼 수 있다. 금방 시들어 버리므로 장거리 유통이 불가능한 것이 단점이다.

웬만한 사람은 생것을 그대로 먹기 곤란하다. 산나물 마니아는 생것을

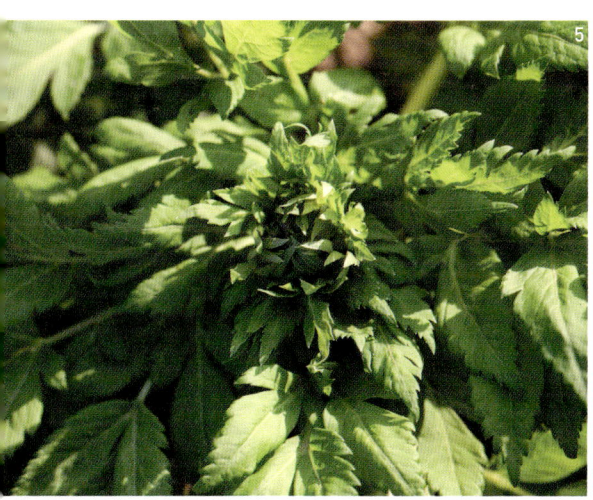
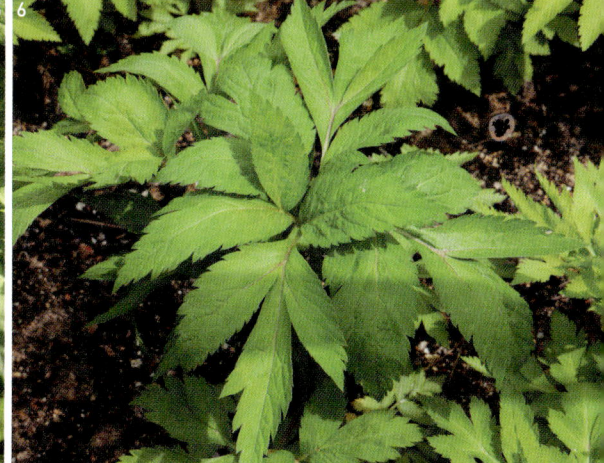

5 5월 무렵 원줄기와 가지 끝에 꽃봉오리를 맺는다.
6 잎맥이 거미줄처럼 드러나고 주맥은 연한 자주색, 잎은 녹색을 띤다.

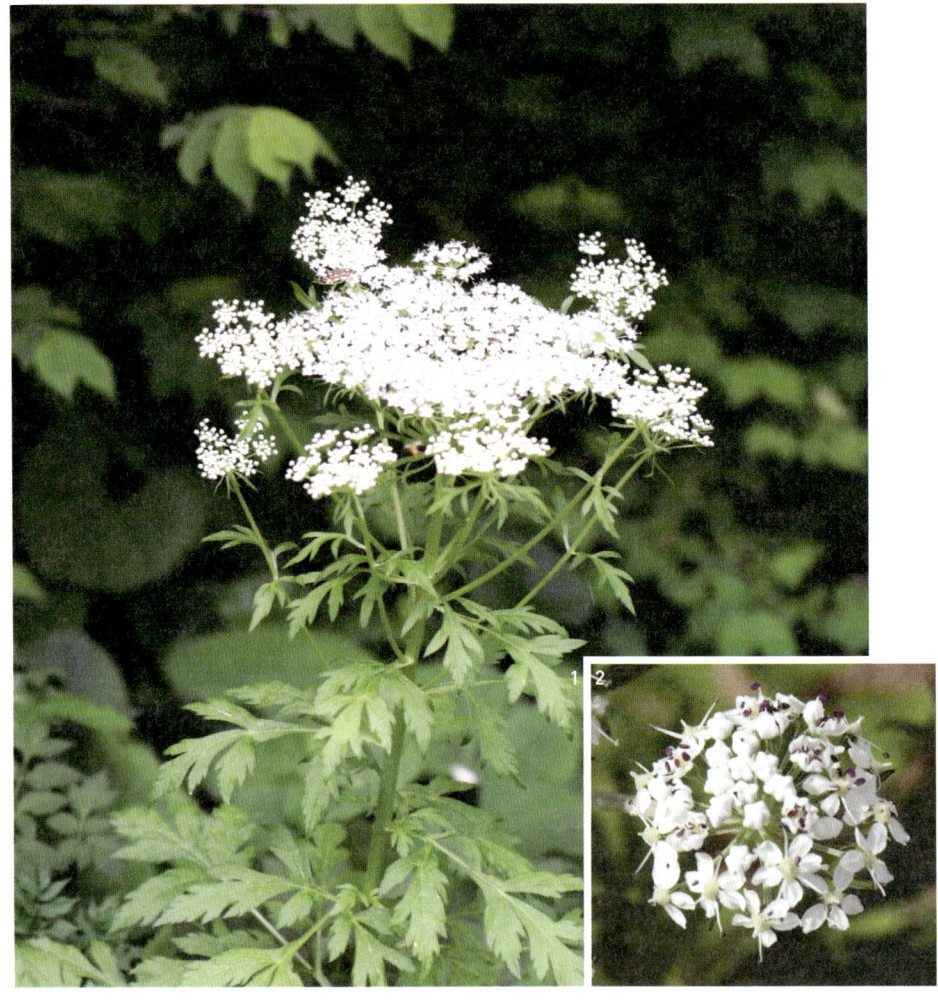

1 원줄기와 가지 끝에 흰색 꽃이 겹우산모양 꽃차례로 달린다.
2 꽃은 6~7월 피고 꽃잎은 5~6개이며 수술 끝은 자주색이다.

된장에 찍어 맛있게 먹지만 처음 맛보는 사람은 삼키지 못하고 뱉어낼 가능성이 높다. 구릿한 맛과 향이 강해 입맛을 들이는 데 시간이 필요하다. 하지만 산나물 마니아는 그 맛과 향기를 잊지 못하고 봄소식이 전해지면 입맛을 다시며 산으로 달려간다.

잎은 어릴 때 연한 자주색을 띠고 자라면서 연녹색에서 녹색으로 변한다. 잎은 날개 모양이고 가장자리는 불규칙한 톱니처럼 생겼다. 줄기는 잎처럼 어릴 때 진한 자주색을 띠고 자라면서 연녹색에서 녹색으로 변한다.

6월 중순 누룩치가 제대로 자라는지 궁금해 대덕산을 다시 찾았다. 어느새 허리에 닿을 만큼 성큼 자란 억새와 키 큰 풀에 가려 누룩치가 잘 보이지 않았다. 풀숲을 헤치자 햇빛을 제대로 받지 못한 탓에 연약하게 자라고 있었다. 이른 봄 다른 풀보다 일찍 자라던 모습은 온데간데없이 사라지고 몹시 힘겨운 모습이었다.

누룩치는 경쟁이 심한 풀숲에서 살아남는 남다른 전략이 있다. 다른 풀보다 일찍 새싹을 밀어올리고 6~7월이면 벌써 흰색 꽃을 피운다. 씨앗은 여름 내내 여물고 가을에 접어들면 다음해 준비를 마친다. 다른 풀이 자라기 이전 새싹을 밀어올리고 빨리 꽃을 피우고 씨앗을 맺는 생장 과정을 보면 '짧고 굵게'라는 말이 문득 생각난다. 누룩치 같은 산나물이 자라는 모습을 지켜보면 일기 쓸 일이 많아진다.

재배 씨앗은 발아율이 아주 낮다. 채종 즉시 모래와 섞어 땅에 묻거나 냉장고에 보관하다가 이듬해 봄에 뿌린다. 제초 작업을 줄이기 위해 60~70일 모를 길러 옮겨 심는 것이 현명하다. 해를 적당히 가려주면 잘 자라고 잎과 줄기가 부드러워 식용 가치가 높다. 건강하게 오래 자라도록 파종 첫해에는 수확하지 않는 게 바람직하다.

요리 꽃대가 생기기 전 잎과 줄기를 먹는다. 아주 어릴 때는 독성이 있으므로 피하고, 줄기와 잎은 데쳐 찬물에 우려내 요리해 먹으면 맛있다. 꽃망울이 맺힐 정도로 완전히 자란 것은 셀러리처럼 된장이나 소스에 찍어 먹어도 무방하다. 된장이나 고추장에 박아 뒀다가 먹어도 좋다. 독특한 맛과 향이 거북살스러우면 전을 부쳐 먹으면 된다. 전을 식혀 먹으면 독특한 향이 줄어들어 먹기가 좀 더 편하다.

지천에 널린 고급 산나물

눈개승마

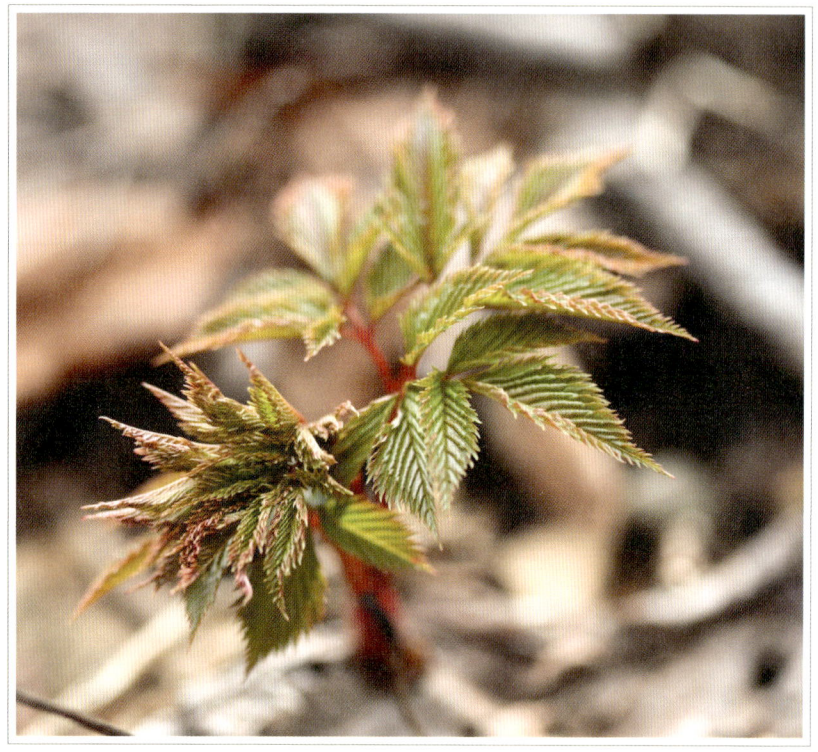

Aruncus dioicus (Walter) Fernald

장밋과 여러해살이풀, 높이 30~100센티미터, 개화기 6~8월,
해가 잘 드는 높은 산 비탈면.

•• 산나물 자생지를 탐방하다 보면 가끔 맥이 풀릴 때가 있다. 이같이 힘들게 했던 산나물 중 하나가 눈개승마다. 재배 농장에서 잎과 줄기 등의 생김새와 특징을 눈에 익히고 산에 갈 때마다 자생지를 찾아봤지만 번번이 실패했다. 고급 산나물이라는 자료를 보고 전국 웬만한 산에서는 자라지 않는 줄 짐작하고 한동안 잊고 지냈다.

5월 하순 큰마음 먹고 모처럼 지리산 자락으로 들어섰다. 아침 일찍 백무동에서 출발해 해발 1천 미터 이상으로 고도를 높이자 이색 산 풍경이 펼쳐졌다. 해발에 따라 새싹이 자라는 속도와 꽃이 피는 시기가 달라 산 풍경이 등고선처럼 뚜렷이 구분되었다. 산기슭은 온갖 나뭇잎이 돋아나 연녹색을 띠었지만 산중턱 이상 높은 곳은 아직 겨울잠에서 완전히 깨어나지 못한 회색빛이었다. 산 높이에 따라 봄의 진행 속도가 확연히 차이 나는 풍경을 자주 봤지만 이날 느낌이 새삼스러웠다.

천왕봉이 빤히 올려다 보이는 능선에 이르러 땀을 식힐 겸 너럭바위에 걸터앉았다. 등산로 입구에 들어설 때만 해도 쌀쌀하게 느껴지던 날씨는 어느새 여름처럼 더웠다. 나뭇잎이 아직 돋아나지 않은 데다 그늘이 없어 내리쬐는 햇볕이 몹시 따가웠다. 배낭에서 생수병을 꺼내 물을 한 모금

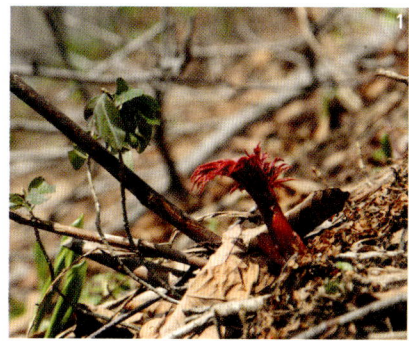 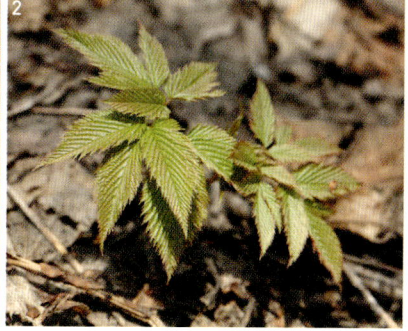

1 새싹이 여느 풀이 나기 전 해가 잘 드는 산 경사면에서 자라고 있다.
2 어린잎은 불그스름한 색을 띠고 잎맥이 훤히 드러나 보이는 게 특징이다.

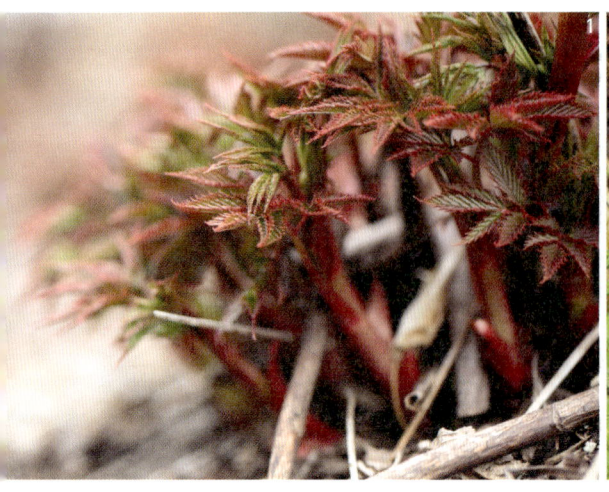
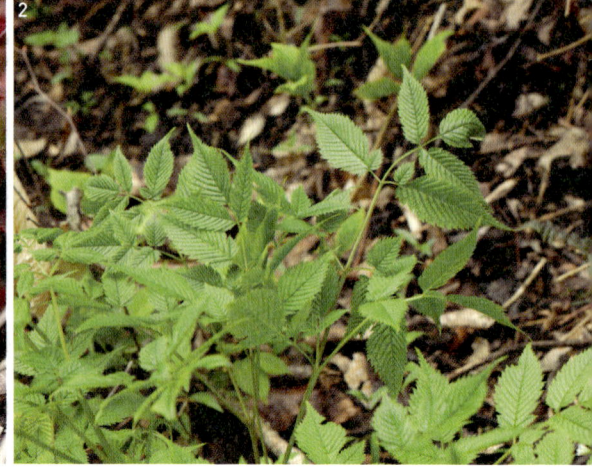

1 줄기는 털이 없고 붉그스름한 색에서 녹색으로 변하면서 하늘높이 자란다.
2 잎은 2~3회 날개 모양 겹잎이며 길이 3~10센티미터, 너비 1~6센티미터다.

마시고 다시 산을 오르려고 몇 발자국 내딛자 등산로 바로 옆에 눈개승마가 자라고 있었다.

처음에는 눈개승마인지 확신이 서지 않았다. 줄기와 잎을 뜯어 먹어보니 약간 씁싸래한 맛이 났다. 혹시 눈개승마와 생김새가 비슷한 노루오줌이 아닐까 의심이 들었다. 노루오줌은 줄기에 솜털이 있고 쓴맛이 강하지만 그렇지 않아 눈개승마로 확신했다. 깊은 산속에서 자라는 줄 알았던 눈개승마가 등산로 주위에서 자라는 게 믿어지지 않았다. 그동안 자생지를 찾지 못해 몹시 애가 탔지만 우연히 발견하고 나니 왠지 억울한 생각이 들었다.

그 뒤 거짓말처럼 산에 가기만 하면 눈개승마만 눈에 띄었다. 그 이듬해 충북 단양과 경북 영주에 걸쳐 있는 소백산 묘적봉(1,149미터)을 향했다. 등산객들은 소백산 옛날 고갯길 죽령에서 대개 연화봉과 비로봉 방향으로 등산하지만 그 반대쪽인 묘적봉 등산로로 들어섰다. 묘적봉 코스는 등산로가 잘 정비돼 있지 않아서인지 등산하는 동안 마주치는 사람이 없어 한적해서 좋았다.

묘적봉 코스는 기억에 남을 만한 것이 많았다. 요즘 눈에 잘 띄지 않는 할미꽃을 여러 번 봤고 특히 눈개승마를 원 없이 보고 사진을 찍었다. 눈개승마는 해발 1천 미터 남짓 되는 곳부터 정상 부근까지 끊이지 않고 나타나 산행이 즐겁고 신이 났다. 다른 풀이나 산나물보다 추위에 강해 보였다. 처녀치마는 밤새 내린 서리에 삶긴 것처럼 잎이 축축 늘어졌지만 눈개승마는 멀쩡한 모습이었다.

새싹이 자라는 모습이 힘차다. 땅속에서 마치 붉은 불꽃이 솟아오르는 것 같다. 멀리서 보면 붉은색 닭 볏 같다. 거무스름한 흙속에서 어찌 저리 고운 색깔을 내며 자랄 수 있는지 놀랍고 신기하다.

새싹은 불그스름한 색에서 짙푸른 색으로 변하면서 쑥쑥 자란다. 줄기는 어느새 윗부분에서 가지를 치고 쉴 새 없이 잎을 틔운다. 자람새가 워낙 왕성해 나무가 아닌가 하는 생각이 들지만 여느 풀과 같은 초본 식물이다.

꽃은 여름에 황록색으로 흐드러지게 피고 초본 식물 중 드물게 암수딴그루 이가화(二家花)다. 근친 교배를 피하기 위한 생존 전략에서 비롯된 것

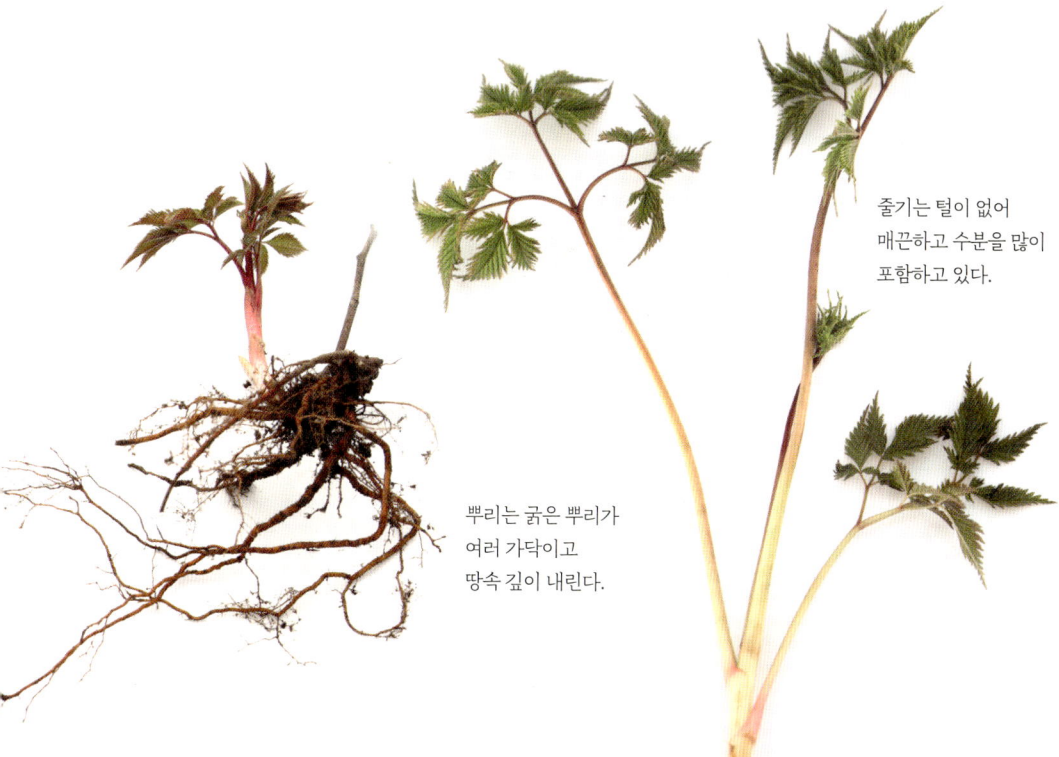

줄기는 털이 없어 매끈하고 수분을 많이 포함하고 있다.

뿌리는 굵은 뿌리가 여러 가닥이고 땅속 깊이 내린다.

이 아닐까 싶다. 꽃잎은 다섯 개이며 달걀을 거꾸로 세운 모양이다. 길이 1밀리미터에 불과해 눈에 잘 띄지 않는다. 암꽃은 씨방이 있어 수꽃과 쉽게 구분된다.

우리나라에서 나는 눈개승마는 크게 육지종과 울릉도종으로 나뉜다. 경북 울릉도에서 자생하는 울릉도종은 육지종보다 잎이 넓고 줄기가 굵어 산나물 가치가 높다. 울릉도에서는 눈개승마를 삐뚝발이나물이라고 한다. 또 삼(麻) 잎을 닮았다고 해서 삼나물이라고 부른다. 육지종은 대개 높은 산에서 자생하지만 울릉도종은 울릉도 곳곳에서 나고 자랄 정도로 흔하다. 눈개승마는 북한 사람들은 눈산승마, 중국에 사는 동포는 쉬나물이라고 할 만큼 예부터 우리 민족이 즐겨 먹는 산나물이다.

눈개승마는 새싹을 데쳐 초고추장에 찍어 먹거나 무쳐 먹으면 맛이 좋다. 데치고 말려 묵나물로 이용해도 맛이 일품이다. 쇠고기처럼 쫄깃쫄깃한 식감이 좋고 고깃국에 넣으면 누린내를 잡아줘 깔끔한 국물 맛을 더한다.

눈개승마는 휴대전화 덕분에 단숨에 알려졌다. 몇 년 전만 해도 주로

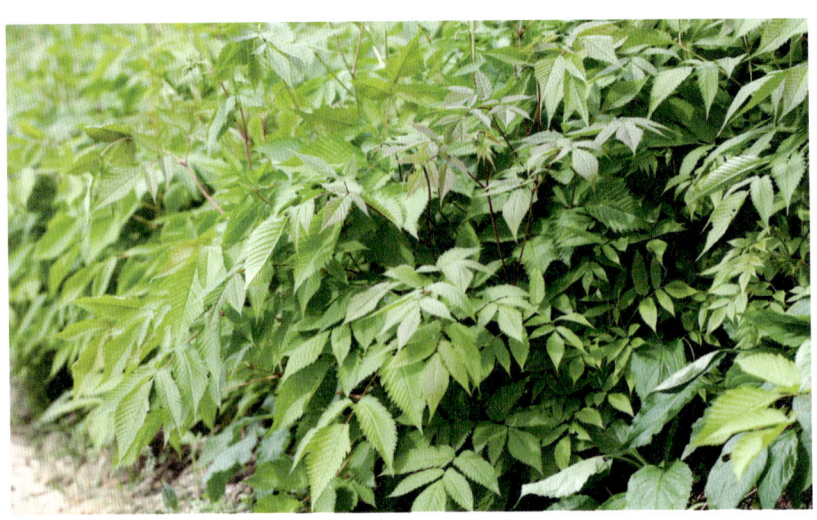

완전히 자란 잎은 연녹색을 띠며 가장자리는 톱니 모양이다.

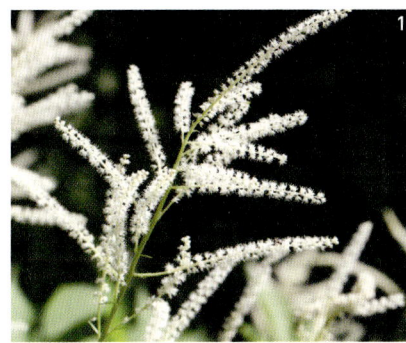 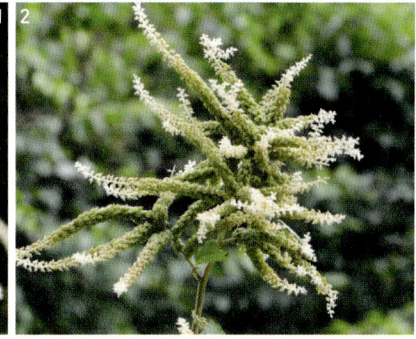

1 꽃은 암수딴몸이며 6~8월 흰색으로 핀다.   2 씨앗은 7~8월 갈색으로 익고 길이 2.5밀리미터다.

높은 산이나 육지와 멀리 떨어진 울릉도에서 나고 자라는 탓에 널리 알려지지 않았다. 사람들이 휴대전화로 사진을 찍어 서로 공유하면서 모르는 사람이 없을 정도로 인기를 얻고 있다. 일부 지자체에서는 둔치나 유휴지에 심어 채취 체험장 또는 관광자원으로 활용하고 있다. 바야흐로 산나물도 휴대전화 덕을 보는 세상이다.

재배 씨앗은 아주 작아 모래와 섞어 파종하면 손쉽다. 봄보다 8월에 뿌리는 것이 발아율 향상에 도움이 된다. 파종 뒤 흙을 덮지 말고 롤러 등으로 살짝 눌러주기만 하면 발아가 좀 더 잘된다. 그 뒤 한 달가량 겉흙이 마르지 않을 정도로 물을 자주 준다. 토질은 유기물이 풍부하고 물 빠짐이 좋은 사질 양토가 알맞다.

요리 한 뼘 정도 자랐을 때 줄기째 베고 데쳐 무쳐 먹거나 묵나물로 이용한다. 프라이팬에 식용유를 두르고 볶거나 부침개 등으로 요리해 먹으면 맛있다. 묵나물은 물에 충분히 불려 볶거나 해장국과 닭곰탕, 육개장 등에 넣어 먹으면 고사리처럼 쫄깃쫄깃한 맛이 나고 고기의 누린내를 잡아줘 국물의 깔끔한 맛을 더한다.

효능 해독, 지혈, 해열 등의 효과가 있다. 편도선염을 앓을 때 전초를 달여 마시면 증세가 완화된다. 최근 연구 결과 추출액이 뇌경색과 심근경색 같은 현대병 예방과 치료에 효과가 있는 것으로 밝혀졌다.

키위와 같은 조상을 가진
다래

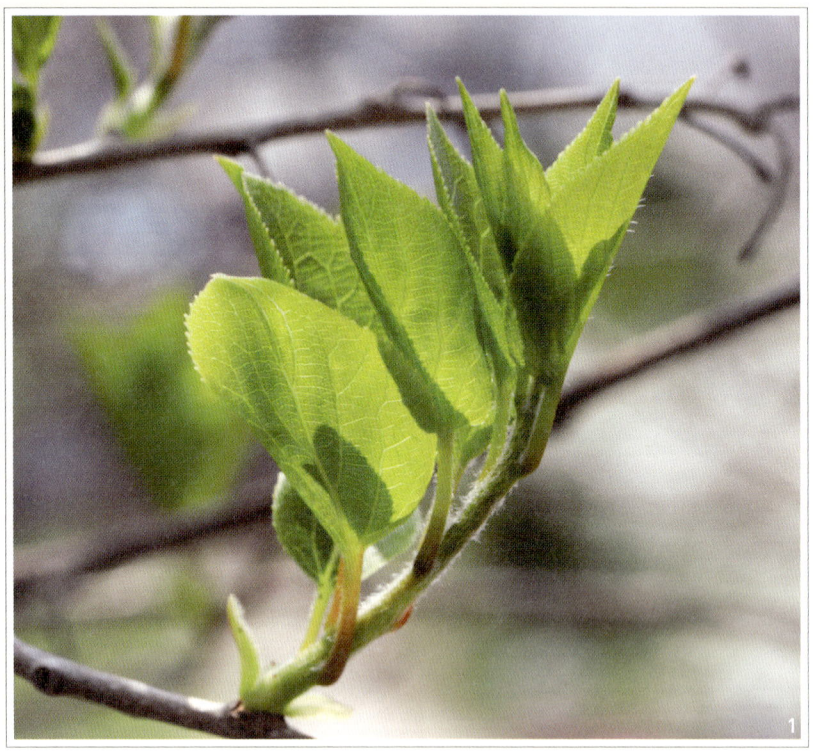

Actinidia arguta (Siebold & Zucc.) Planch. ex Miq.
다래나뭇과 낙엽 덩굴나무, 길이 7미터, 개화기 5~6월,
햇볕이 드는 산속 계곡 주위.

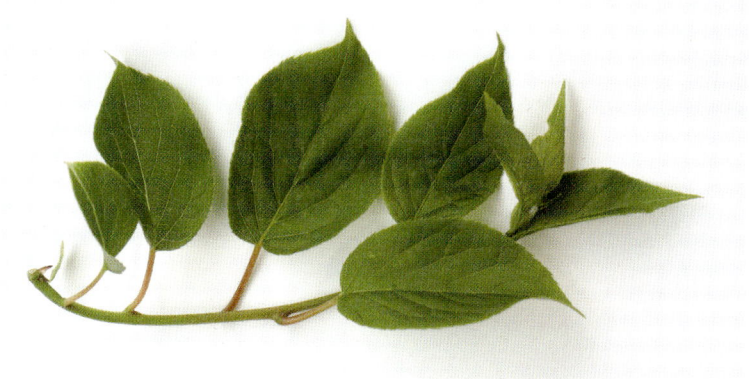

2

1 묵은 가지에서 새잎과 거의 동시에 새 가지가 자라나고 있다.
2 잎은 어긋나고 넓은 달걀 또는 넓은 타원형이며 길이 6~12센티미터, 너비 3.5~7센티미터다.

•• 다래 하면 왠지 토끼와 거북이 동화가 머릿속에 떠오른다. 토끼는 거북이보다 훨씬 빨리 달릴 수 있지만 시합을 하면 거북이를 당하지 못한다. 토끼는 발이 빠른 대신 지나친 자만심 때문에 거북이에게 추월당하고 만다. 거북이는 토끼보다 발이 느리지만 쉬지 않고 달리는 성실함으로 토끼보다 먼저 결승선을 통과한다.

다래는 주위 나무나 언덕을 타고 올라가면서 자라는 덩굴 식물이다. 나무 같은 것을 이용하지 않고서는 스스로 하늘 높이 자랄 재간이 없다. 다양한 나무와 풀이 자라는 숲에서 햇빛 경쟁을 하면 밀릴 수밖에 없는 태생적 한계를 지니고 있다. 다래는 생장에 필요한 광합성 작용을 위해 햇빛을 결코 포기하지 않는다.

다래는 거북이와 비슷한 처지다. 어릴 땐 땅 위를 기면서 자랄 수밖에 없다. 그러다가 나무나 바위가 있으면 얼른 타고 올라가 인정사정 볼 것 없이 자라야 숲속에서 살아남을 수 있다. 초기에는 그늘에 가려 맥을 못 추지만 해를 거듭할수록 폭풍 생장해 기어코 나무 꼭대기까지 도달하고 만다. 나무 꼭대기에 닿기만 하면 세력을 확장해 나무 위를 지붕처럼 덮어버리고

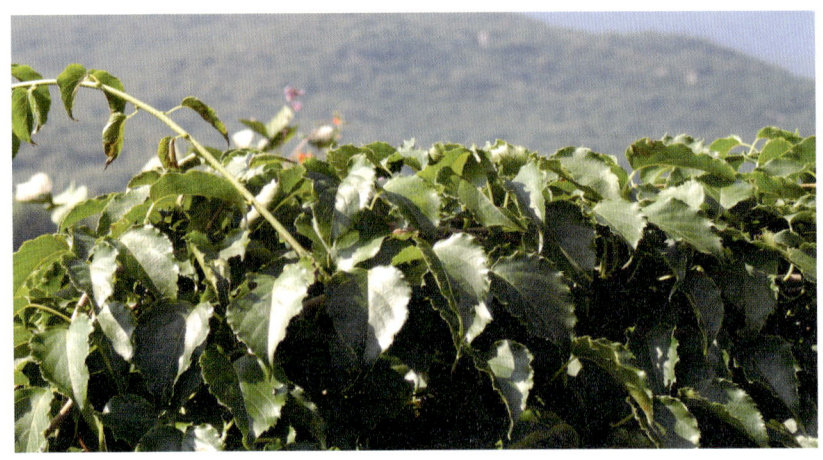
어릴 때는 땅을 기면서 자라다가 큰키나무나 바위를 타고 올라가 하늘높이 왕성하게 자란다.

자기 세상인양 자란다.

　다래는 나무 꼭대기에 이르면 거침이 없다. 그러다 보니 하늘을 향해 쑥쑥 높이 자라던 나무는 다래 그늘에 가려 시름시름한다. 햇빛을 받아 광합성 작용을 하고 생장해야 할 나무의 운명은 불을 보듯 뻔하다. "숲이 조용하고 평온한 것처럼 보이지만 식물이 저마다 살아남기 위해 처절한 경쟁을 한다"는 식물학자들의 주장이 다래와 나무 관계에서 여실히 드러난다.

　다래는 여느 나무보다 일찍 새싹을 내민다. 전국에서 산나물 축제가 열릴 무렵 경기 양평에 있는 용문산(1,157미터)으로 들어서니 다래가 자라고 있었다. 나무를 타고 자라는 모습이 계곡 근처에서 자주 눈에 띄었다. 봄 햇살을 받아 밝은 연두색으로 빛나는 새잎이 정녕 봄을 실감나게 했다. 어린잎이 얼마나 예쁜지 생장을 그만 멈추면 좋겠다는 엉뚱한 생각이 들 정도였다.

　새잎은 눈 깜짝할 사이 성숙한다. 새순이 나온 지 얼마 지나지 않아 쥐눈이콩만 한 연노란 색 꽃망울을 맺는다. 잎은 서너 개 나왔을 때 채취하면 나물로 먹기 가장 좋다. 채취 시기를 놓쳐 좀 억센 것은 데쳐 말려뒀다가 묵나물로 이용하면 된다. 약간 쌉싸래한 맛과 부드럽게 씹히는 식감이 신선

산나물 못지않다. 비빔밥에 넣으면 은은한 향이 나고 밥맛을 더한다.

다래는 암수딴그루다. 암꽃과 수꽃은 쉽게 구분된다. 암꽃은 꽃잎 속에 분수대같이 생긴 암술머리(주두)가 돌출되어 있어 금방 눈에 띈다. 이에 비해 수꽃은 꽃밥을 머리에 이고 있는 고만고만한 수술대가 꽃잎 속에 오밀조밀하게 자리 잡고 꽃가루를 옮겨줄 벌을 기다리고 있다.

지인이 "다래 묘목 몇 주 사다 심었는데 열매가 열리지 않는데 도대체 이유를 모르겠다"고 볼멘소리를 했다. 수나무나 암나무만 심은 탓이라고 하니까 그제야 고개를 끄덕였다. 다래는 초피나무와 은행나무처럼 암수딴그루이므로 수나무와 암나무를 섞어 심어야 열매를 얻을 수 있다.

다래는 키위와 같은 조상이다. 키위 원산지는 예상 밖으로 우리 이웃인 중국이다. 뉴질랜드 선교사가 중국 파견을 마치고 돌아갈 때 중국 다래를 본국으로 가져갔다. 뉴질랜드 사람이 선교사가 정원에 관상용으로 심기 위해 중국에서 가져온 다래의 가치를 간파하고 육종에 힘써 맛좋은 열매를 얻었다. 열매 모양이 뉴질랜드 텃새인 키위 새를 닮았다고 해서 키위라고 이름을 붙이고 본격 재배한 것이 오늘날 세계적인 과일로 성장한 발단이 됐다.

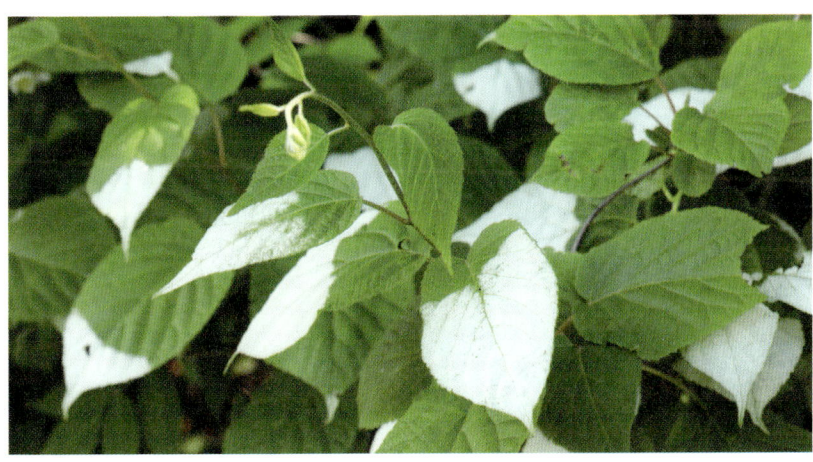

개다래 잎이 꽃이 필 무렵 꽃가루를 옮겨줄 곤충을 유인하기 위해 꽃처럼 흰색으로 변한다.

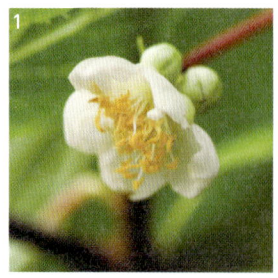 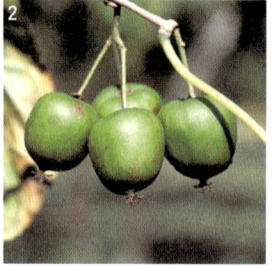 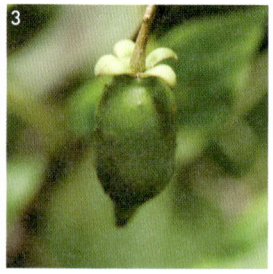

1 꽃은 잎겨드랑이에 3~10송이 달리고 꽃잎과 꽃받침은 각각 다섯 장이다.
2 가을에 연녹색으로 익는 열매는 달걀 모양이다.
3 개다래 열매는 달걀 모양 타원형이며 끝이 뾰족한 게 특징이다.

목화씨를 중국에서 가져온 것처럼 우리 선조가 좀 더 일찍 다래의 가치를 알았다면 키위 원산지가 바뀌었을지도 모를 일이다. 최근 우리나라에서 토종 다래를 모본으로 신품종 육종이 활발하다. 열매가 엄지손가락만 한 '청산'을 비롯해 '대보' '오팀센스' 등 신품종이 이미 수십 종에 이른다.

이 땅의 토종 다래는 '다래' '개다래' '쥐다래' '섬다래' 4종이다. 개다래는 열매 끝이 뾰족한 것이 특징이다. 개다래는 약성이 좋은 것으로 알려져 있으며, 특히 벌레 먹은 것은 목천료 또는 충영이라고 하여 한방에서 통풍

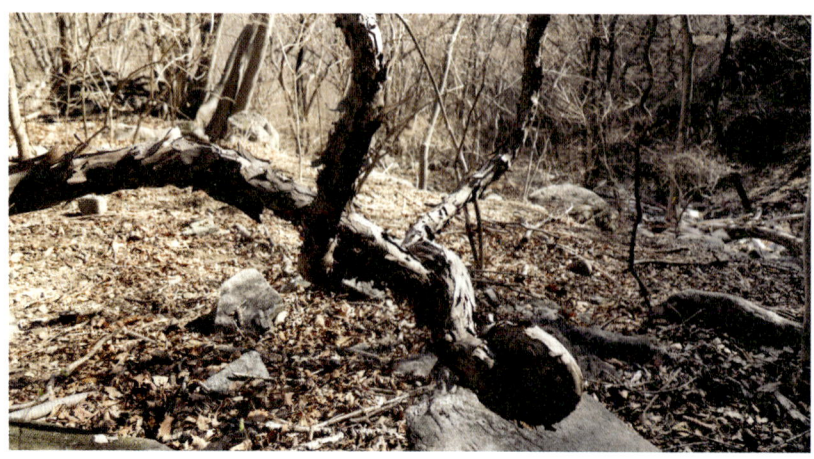

줄기는 나무를 타고 올라가 자라고 허물을 벗듯이 종이같이 얇은 겉껍질을 벗는다.

을 치료하는 약재로 이용한다. 개다래는 벌을 유인하기 위해 꽃이 필 무렵 잎 일부가 페인트를 칠해 놓은 것처럼 흰색으로 변해 눈에 잘 띈다. 쥐다래는 꽃가루를 옮겨줄 벌을 유인하기 위해 잎이 연분홍 또는 흰색을 띤다.

자연계에서는 영원한 것이 없는 것 같다. 큰키나무를 말라 죽게 할 만큼 기세등등하게 자라는 다래의 운명은 속절없다. 다래 그늘에 가려 나무가 더 이상 높이 자라지 못하고 말라 죽으면 다래도 같이 생장 동력을 잃어 버린다. 주위 나무가 높이 자라 햇빛을 차단해 다래가 더 이상 높이 자라지 못하도록 방해를 한다. 말라 죽은 나무가 비바람에 쓰러지면 다래는 나무와 함께 땅바닥으로 떨어지고 시름시름하다가 죽음을 맞이할 수밖에 없는 노릇이다. 너무 지나치면 모자라는 것보다 못하다는 말이 말라 죽은 나무와 운명을 함께하는 다래를 보면서 실감이 난다. 큰키나무를 타고 올라가 적당히 자란다면 공존이 가능하련만…….

요리	어린 새순은 데쳐 양념을 넣고 무쳐 먹으면 쌉싸래한 맛이 일품이다. 억센 것은 데쳐 말려 묵나물로 이용한다. 묵나물은 비빔밥에 넣거나 볶아 먹으면 제격이다. 열매는 과실주나 잼을 만들어 먹으면 달콤 쌉쌀한 맛이 난다. 열매는 말랑말랑할 정도로 키위처럼 상온에서 후숙해야 단맛과 과즙이 좋아진다.
효능	새순은 간경화, 소갈증, 고혈압 개선 효과가 있다. 한방에서는 가슴이 답답하고 열이 많은 증상을 치료하는 데 이용한다. 식욕 부진과 소화 불량에 말린 열매를 물에 넣고 달여 마시면 증상이 개선된다. 개다래 어린 열매가 해충 공격을 받아 기형이 된 것은 삶의 질을 떨어뜨리는 통풍 치료 효과가 있다. 수액은 고로쇠나무 수액처럼 위산을 중화해 위장병을 예방한다. 최근 연구 결과 다래 추출물이 탈모와 지루성 피부를 개선하는 것으로 밝혀졌다.
활용	전원주택 같은 곳에 퍼걸러(pergola, 뜰이나 편평한 지붕 위에 나무를 가로와 세로로 얹어 놓고 등나무 따위의 덩굴성 식물을 올리어 만든 서양식 정자나 길. 장식과 차양 역할을 함)를 설치해 키우면 운치를 더하고 여름에 집 안을 시원하게 한다. 등나무처럼 담장이나 지붕을 타고 올라가 잘 자라므로 관리가 손쉽다.

한걸음 앞서 피고 지는
단풍취

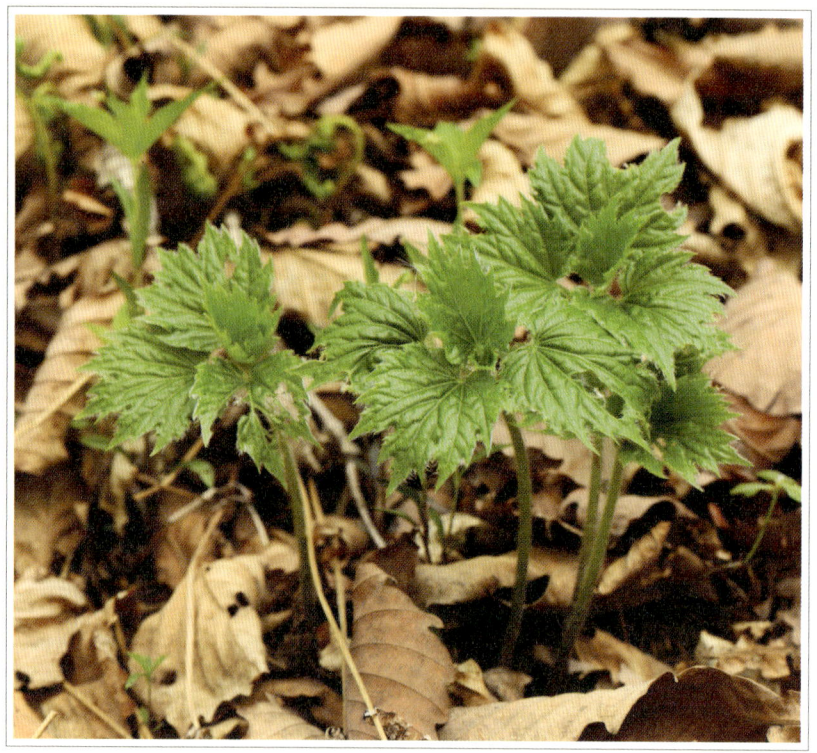

Ainsliaea acerifolia Sch.Bip.

국화과 여러해살이풀, 높이 35~80센티미터, 개화기 6~8월,
산중턱 이상 경사면.

산나물은 산에서 자라는 공통점이 있지만 저마다 좋아하는 토질이나 환경이 다르다. 낮은 산이나 높은 산이나 고도를 가리지 않는 것이 있는가 하면 몹시 까다롭게 가리는 것이 있다. 또 질척한 토질에서 잘 자라는 것이 있는 반면 물 빠짐이 나쁜 토질에서는 발도 못 붙이는 것이 있다. 긴 세월 동안 산에서 나고 자라면서 나름 터득한 적응력과 생존 전략이 다른 셈이다.

　웹서핑 중 "단풍취는 산이 높고 깊은 곳에서 자라는 귀한 산나물이다"라는 블로그의 글에 고개를 갸우뚱했다. 산을 수없이 탐방한 경험으로는 수긍이 가지 않았다. 단풍취는 전국 웬만한 산에서 자주 봤던 산나물 중의 하나다. 높고 깊은 산은 물론 산중턱 이상 산속에서 심심찮게 마주쳤다.

　주요 서식지는 큰키나무가 우거지고 약간 비탈진 산 북사면이다. 나무가 무성하게 자라 해가 잘 들지 않고 한낮에도 어두컴컴해 으스스한 느낌이 드는 곳이 적잖았다. 나무보다 키가 작은 산나물이나 풀이 자라기에는 불리

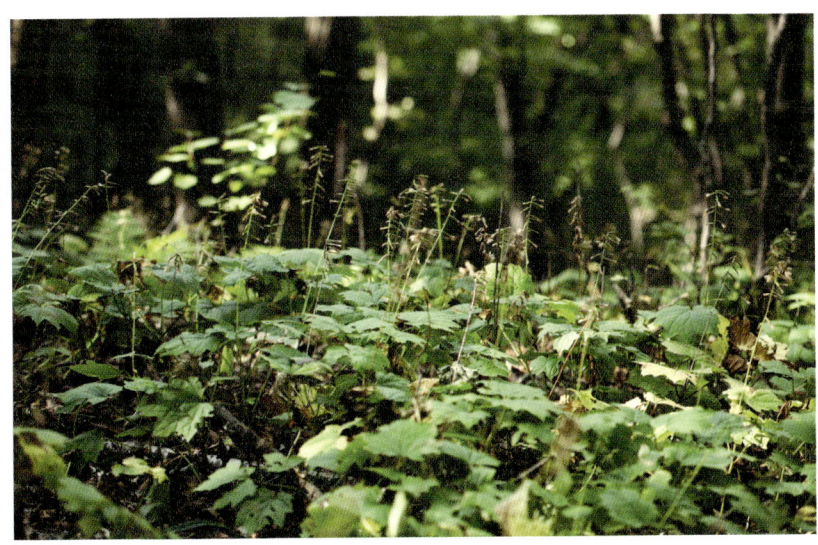

뿌리에서 길게 올라온 꽃대 끝에 꽃이 피고 씨앗을 맺는다.

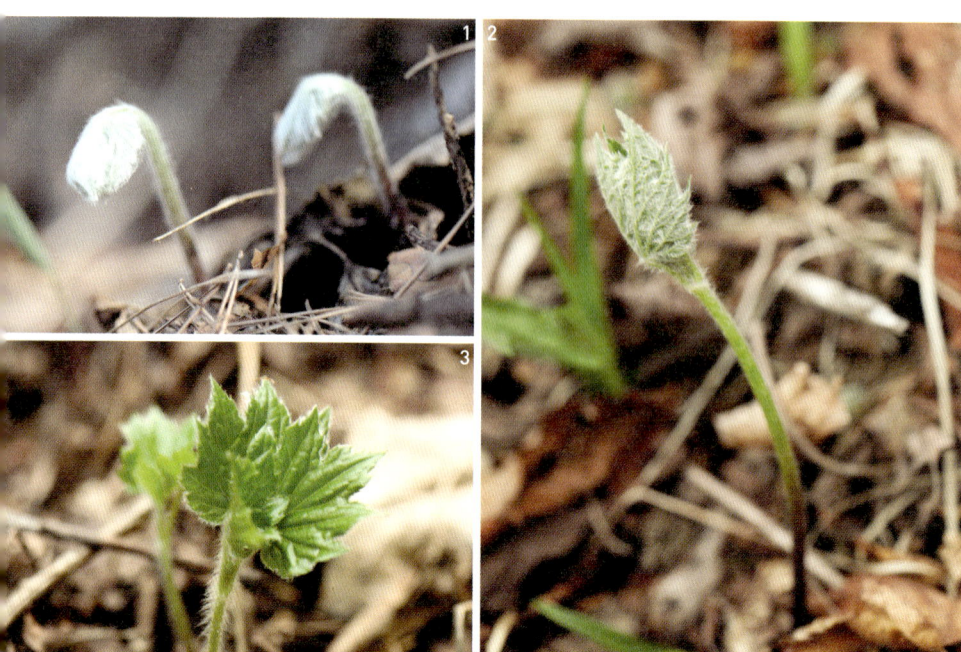

1 어린잎과 줄기는 은빛 나는 수많은 털로 싸여 있다.
2 어린잎이 서서히 허리를 펴듯 하늘을 향해 자란다.
3 줄기는 곧게 자라며 끝 부분에서 잎이 2~5개 달린다.

한 환경이다.

산을 탐방하다 보면 단풍취와 자주 마주친다. 특히 갈참나무와 상수리나무 등 낙엽 활엽수가 자라는 숲속에서 심심찮게 만난다. 간혹 독립적으로 자라기도 하지만 군집성이 강한 듯 무리를 지어 자란다. 다른 풀이 얼씬도 못하게 빽빽이 자라는 특성이 있다. 산속에 아담한 정원 같은 군락지가 자주 눈에 띈다.

새싹은 다른 풀과 나무는 겨울잠에서 깨어나 기지개를 켤 무렵 한걸음 앞서 나온다. 큰키나무나 풀이 해를 가리기 전 좀 더 일찍 나와 폭풍 생장한다. 산에는 미치광이풀을 비롯해 박새, 여로, 앉은부채 등 독초가 산나물보다 일찍이 먹음직스럽게 자란다. 그래서 독초를 산나물인 줄 잘못 알고 먹는 사고가 발생한다. 이들 독초처럼 봄 일찍 새싹이 올라와 자라는 산나물은 단풍취가 거의 유일하다.

새싹이 자라는 모습이 이채를 띤다. 털이 보호하듯 온몸을 감싸고 있다. 털이 햇빛을 받아 반짝반짝 빛날 땐 신비감을 자아낸다. 산나물 중 털이 많기로 단풍취가 단연 꼽힌다. 털보 산나물이라는 별명을 붙여줘도 지나치지 않는다. 털은 겨울잠에서 막 깨어난 곤충의 공격을 막는 방어 수단이다. 곤충이 빨대 같은 긴 주둥이를 어린 줄기나 잎에 꽂아 영양분을 빨아먹지 못하도록 방해를 한다.

어린 줄기와 잎이 자라는 모습이 참으로 역동적이다. 땅을 향해 있던 어린 줄기와 잎이 서서히 허리를 펴듯 하늘을 향해 자란다. 잎은 산신령에게 신고식이라도 하듯 손을 고이 모아 쥔 모습이다. 잎은 금세 연녹색에서 녹색으로 변하고 싱그러움을 자아낸다. 얼마나 빨리 자라는지 마치 살아서 움직이는 듯하다.

줄기는 아래쪽일수록 짙은 갈색을 띠고 곧게 자란다. 줄기 끝에는 단풍

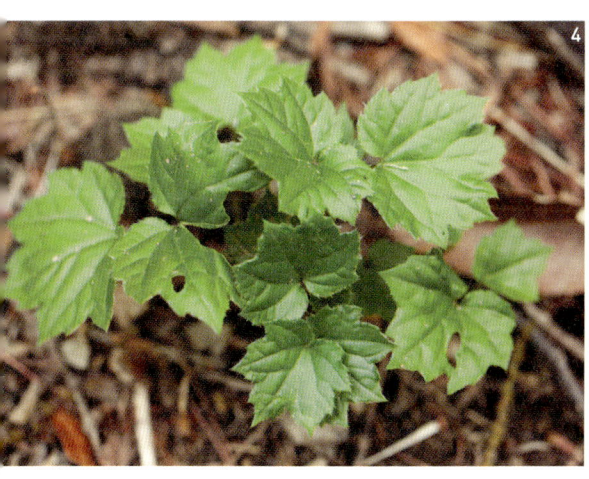
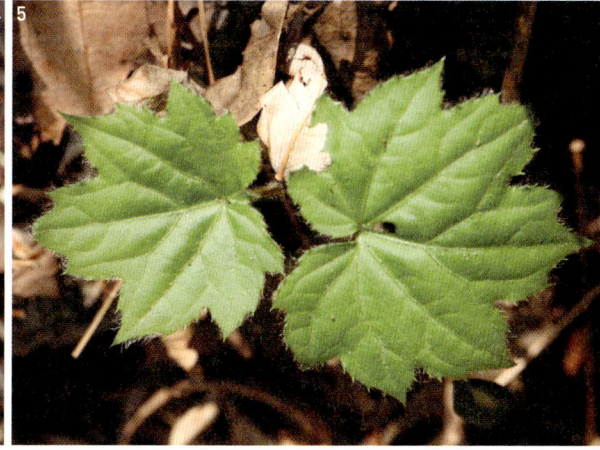

4 줄기는 뿌리에서 여럿 나와 자라고 잎은 손바닥 모양을 많이 닮았다.
5 잎은 가장자리가 7~11개로 얕게 갈라지고 갈라진 조각은 다시 2~3개로 얕게 갈라진다.

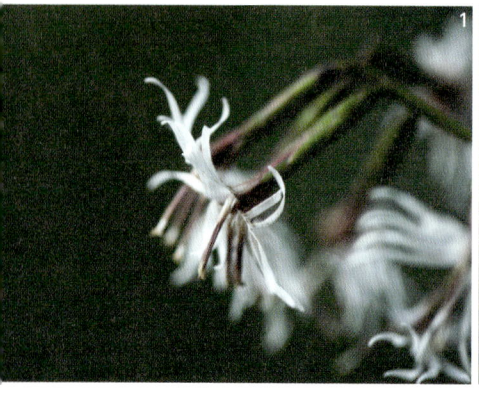 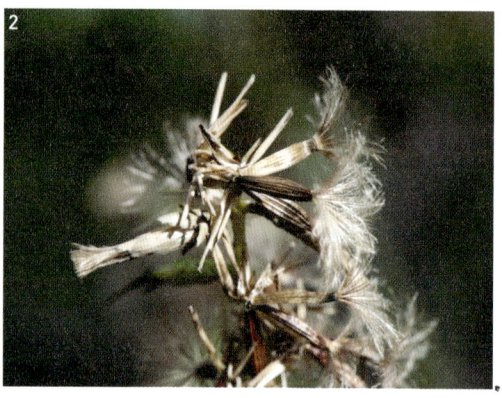

1 꽃은 줄기 끝에 여러 개 모여 흰색으로 피고 꽃잎은 대바늘처럼 가늘다.
2 씨앗은 길이 9밀리미터 넓은 타원 모양이며 관모가 있어 바람을 타고 멀리 날아간다.

나무 나뭇잎 같은 잎이 2~5개 달리는데, 세 개인 것이 가장 많다. 잎은 오리발 모양으로 얕게 갈라지고 갈라진 조각은 다시 세 개로 얕게 갈라져 전체 모양은 삼각형이다. 단풍나무나 음나무 나뭇잎을 축소한 것 같은 모양새다. 잎 끝은 뾰족하고 가장자리는 둔한 톱니 모양이다. 줄기와 잎에는 눈에 잘 띄지 않을 만큼 작은 잔털이 있다.

단풍취는 지역마다 부르는 이름이 괴발딱취를 비롯해 괴불딱취, 장이나물 등 다양하다. 우리나라에는 '단풍취'와 '가야단풍취' 두 종이 있다. 가야단풍취는 잎 가장자리가 단풍취보다 좀 더 얕게 갈라진 것이 특징이다. 주로 경남 합천과 경북 성주에 걸쳐 있는 가야산에서 자란다고 해서 이 같은 이름이 붙여졌다.

줄기 끝에서 잎자루가 있는 잎이 돌려난다.

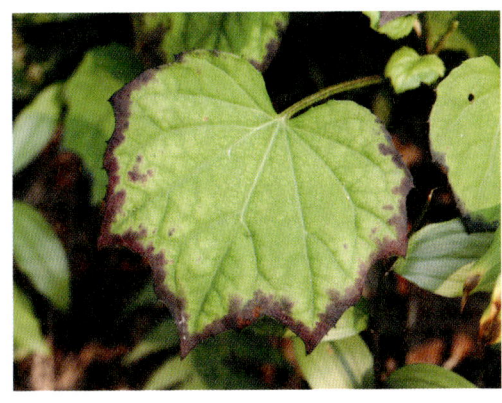

늦여름에 벌써 잎이 가장자리부터 무늬처럼 갈색으로 단풍이 든다.

단풍취류는 일찍 봄을 맞는 만큼 단풍도 빠르다. 늦여름이면 벌써 붓으로 색칠을 해놓은 듯이 잎 가장자리부터 짙은 갈색으로 변한다. 여름에 벌써 씨앗이 여물고 낙하산 같은 털이 있어 멀리 사방으로 흩어진다. 단풍취가 자라는 모습을 지켜보면 기후 변화로 점점 짧아지는 봄이 더욱 빨리 지나가는 것 같아 아쉽다.

재배 씨앗으로 증식한다. 햇볕이 강한 곳에서는 잎이 타는 현상이 나타나므로 큰키나무 밑에 심는 것이 좋다. 물 빠짐이 좋고 비옥한 토질에서 자란다. 그늘진 곳에서 불평 없이 자라므로 해가 잘 들지 않는 아파트나 도심 공원 화단에 지피 식물로 적합하다.

요리 어린잎과 줄기는 데쳐 양념을 넣고 무쳐 먹거나 장아찌를 담가 먹으면 좋다. 데치면 더욱 밝은 녹색을 띠고 금방 진녹색으로 변하므로 한 끼 먹을 만큼 요리한다. 데쳐 말려 묵나물로 먹어도 맛이 일품이다.

효능 쌉싸래한 맛이 나는 세스퀴테르펜 락톤 성분이 숙취 해소와 항염증 효과를 낸다. 또 관절통, 근육통, 타박상 등의 치료와 내출혈, 장열, 기침 등의 개선 효과가 있다. 최근 연구 결과 추출물이 알코올 대사 효소와 종양 세포에 유의미한 효과가 있는 것으로 밝혀져 관심을 끈다.

향을 숨기지 못하는
더덕

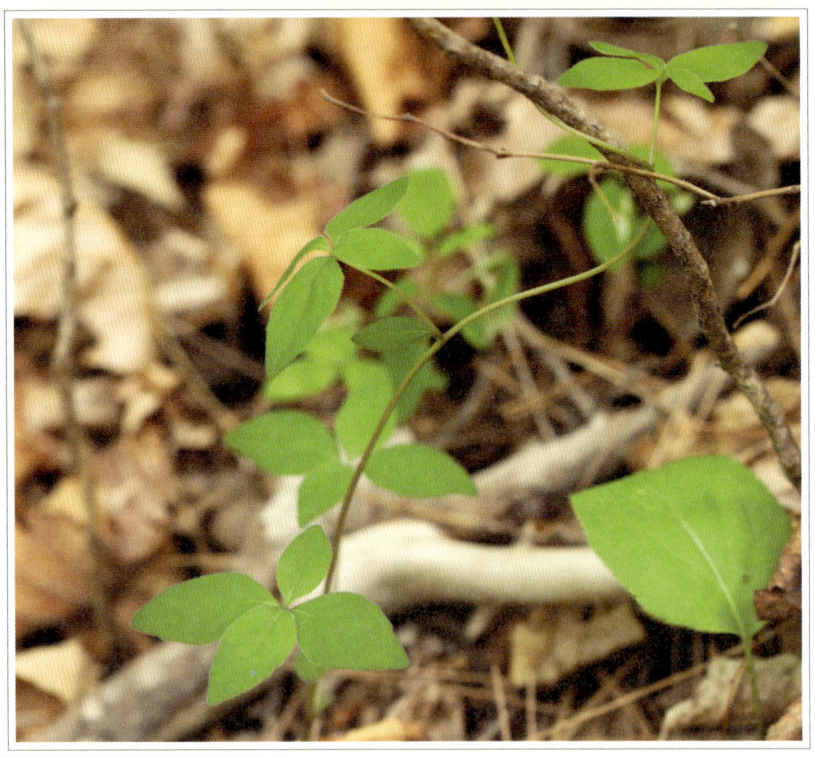

Codonopsis lanceolata (Siebold & Zucc.) Benth. & Hook.f. ex Trautv.

초롱꽃과 여러해살이풀, 길이 2~3미터, 개화기 8~9월,
토심이 깊고 물 빠짐이 좋은 약간 그늘진 산 숲속.

맛과 향이 더덕만 한 게 있을까 싶다. 더덕은 약성까지 지니고 있어 자연이 우리에게 주는 최고의 선물이다. 주위 사람들이 "산에 자주 가는데 자연산 더덕 맛 좀 볼 수 있게 해달라"고 진담 섞인 농담을 자주 건넨다. 산나물 하면 더덕이 가장 먼저 머릿속에 떠오를 만큼 인기가 높다.

언제부턴가 더덕이 귀해지고 있다. 어쩌다가 산속에서 만나는 것은 실망스러울 정도로 씨알이 작다. 산나물을 채취하면서 산에 기대어 사는 사람들조차 "요즘 더덕 씨가 말랐다"면서 자주 푸념을 늘어놓는다. 그동안 너나없이 남획한 탓이 크다. 너도나도 눈에 띄는 대로 작은 것 큰 것 가리지 않고 캐는 탓에 남아나질 않는다. 더덕은 모르는 사람이 없을 정도로 잘 알려져 손을 타기 십상이다.

뭐니 뭐니 해도 산속 광환경이 변한 것이 개체 감소의 중요한 원인이다. 요즘 산에 나무와 풀이 우거지면서 더덕이 힘겨워하고 있다. 나무와 풀

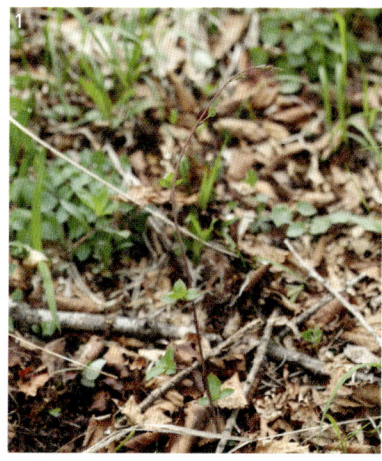
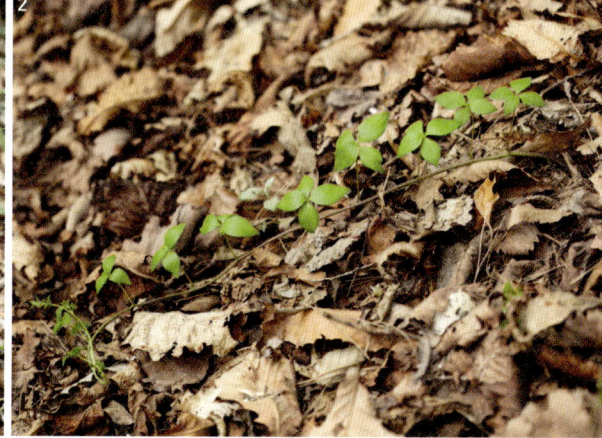

1 어린 줄기는 연한 자주색을 띠다가 점차 녹색으로 변한다.
2 어린 줄기는 하늘을 향하다가 칡처럼 풀이나 나무를 타고 올라가 자란다.

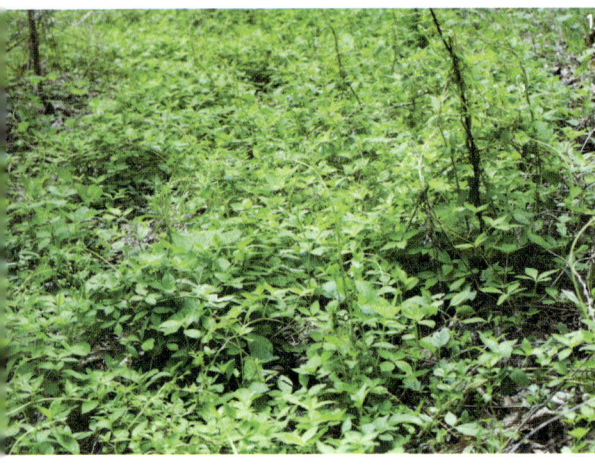 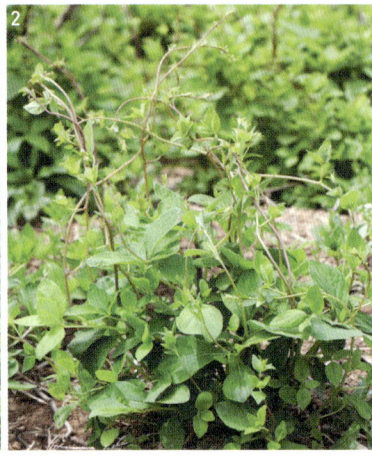

1 씨앗이 멀리 날아가지 못하고 근처에 모여서 자라고 있다.
2 산이 높고 해가 잘 드는, 약간 비탈져 물 빠짐이 잘되는 곳에서 자란다.

에 가려 그늘 속에서 신음을 한다. 예전에는 농촌이나 산촌 사람들이 나무와 풀을 베어 땔감과 퇴비로 이용하면서 절로 간벌이 되어, 해가 숲속 깊숙이 잘 들었다. 하지만 나무와 풀을 이용하는 사람이 거의 없어 산속은 어두컴컴할 정도로 햇빛이 들지 않는다.

더덕은 해가 드는 환경에서 잘 자라는 양지성 식물이다. 광조건이 불량하면 씨알이 작을 뿐 아니라 맛과 향이 크게 떨어진다. 특히 소나무가 우거진 곳에서는 더덕이 발을 붙이지 못한다. 소나무는 타감 물질(他感物質, 식물이나 미생물이 자신을 방어하거나 주변의 생물을 공격하고자 분비하는 화학 물질)을 생산해 풀이나 나무의 발아와 생장을 방해한다. 그래서 소나무가 우거진 산에는 더덕뿐 아니라 산나물이 잘 자라지 않는다.

더덕은 나무나 키 큰 풀을 기어 올라가 자라는 덩굴성이므로 햇빛을 확보하는 데 아주 불리한 구조다. 나무나 풀과 햇빛 경쟁에서 밀릴 수밖에 없는 태생적 한계가 있다. 산속 그늘에서 힘겹게 자라는 더덕을 볼 때마다 안타까운 생각이 든다. 영화 〈라이언 일병 구하기〉처럼 어두컴컴한 숲속에서 신음하는 더덕을 구해주고 싶은 마음이 굴뚝같다.

　실제로 더덕과 도라지, 잔대 같은 양지성 또는 반양지성 산나물이 눈에 띄게 줄어들고 있다. 음지 적응력이 좋은 머리카락처럼 잎이 가느다란 산거울 등 사초과 식물이 터전을 점점 넓혀가고 있다. 시나브로 양지 식물에서 음지 식물로 천이가 진행되고 있다. 천이가 진행되면 식물군이 초본류, 관목 군락, 양수림 순으로 바뀌고 최후에는 음수가 우점한다고 한다. 산속 종 다양성을 위해서는 간벌 등 자연을 크게 훼손하지 않는 범위에서 적당한 관리가 필요하다.

　식물은 대부분 건드리거나 상처를 주면 역겨운 냄새를 풍긴다. 몸을 보호하려고 방어 물질을 발산하는 것이다. 그런데 더덕은 오히려 향긋한 향을 내뿜으며 자신의 위치를 드러낸다. 요즘 개체수가 급격히 늘어나는 멧돼지 같은 산짐승이 좋아하므로 위험에 노출되고 있다. 실제로 산짐승이 뿌리를 캐먹은 흔적이 산속에서 자주 발견된다. 몸을 꼭꼭 숨겨야 할 처지에 건드

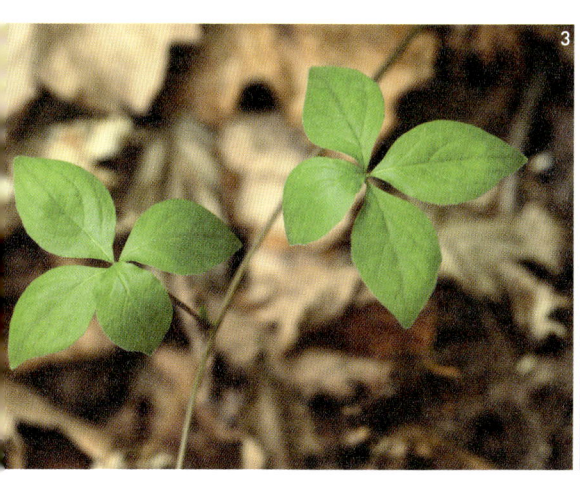
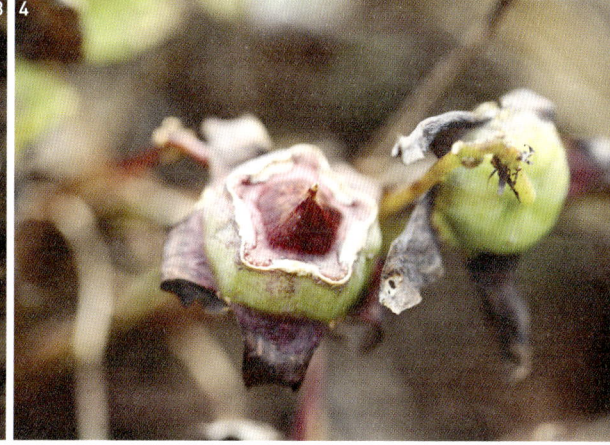

3 잎은 대개 줄기에 네 개씩 돌려나고 타원형 또는 긴 타원형이다. 잎은 앞면은 녹색이고 뒷면은 흰빛이 돌며 길이 3~10센티미터, 너비 1.5~4센티미터다.
4 씨앗은 삭과이며 꼬투리 위가 뚜껑 열리듯이 열리면 사방으로 흩어져 자란다.

리면 향긋한 향을 내뿜는 더덕이 안타깝다.

선선한 가을바람이 불면 꽃이 피고 씨앗을 맺는다. 꽃은 자세히 살펴봐야 매력이 드러난다. 자그마한 종 모양인데, 꽃봉오리가 풍선 터지듯이 열리면 꽃잎 끝이 다섯 갈래로 갈라져 나팔처럼 바깥쪽으로 벌어진다. 끝쪽은 연한 녹색이지만 안쪽은 색이 다채롭다. 안쪽 끝은 신부가 연지를 바른 것처럼 짙은 보라색이지만 중간 부분은 띠 모양의 흰색이다. 그보다 좀 더 안쪽은 보라색 점이 무늬같이 박혀 있다. 맨 안쪽은 연녹색이다. 작지만 있을 것은 다 있고, 아름다움까지 지녔다.

꽃은 수줍은 듯 땅을 향해 핀다. 덩굴이나 수풀 속을 자세히 살펴봐야 눈에 띈다. 벌이 꽃 속으로 들어간 지 한참 만에 나오더니 온몸에 꽃가루를 뒤집어쓰고 숲속으로 사라졌다. 벌이나 곤충에 의해 수분이 되는 충매화다. 씨앗은 뚜껑이 열리듯이 터지면 사방으로 퍼지는 삭과다. 이 같은 씨앗을 포과 또는 캡슐 열매라고 한다.

삭과는 씨앗이 멀리 가지 못하고 주위에 떨어져 자란다. 그래서 더덕은 한 뿌리만 발견하면 그 주위에서 여러 개체를 만날 수 있다.

전초는 2~3미터며 뿌리는 굵고 가로로 주름이 있는 게 특징이다.

힘들게 산을 오르다가 더덕을 만나면 뿌듯하고 기분이 좋다. 산뜻한 향이 가슴속에 오래 남아 매연에 찌든 심신을 어루만져주는 듯해서다. 더덕의 신선한 향은 언제 어디서 맡아도 변함없이 상큼함을 선사한다.

더덕은 전 세계에 30여 종이 있고, 우리나라에서 나고 자라는 것은 색상에 따라 크게 청더덕, 백더덕, 홍더덕 등으로 나뉜다. 약간 붉은색을 띠는

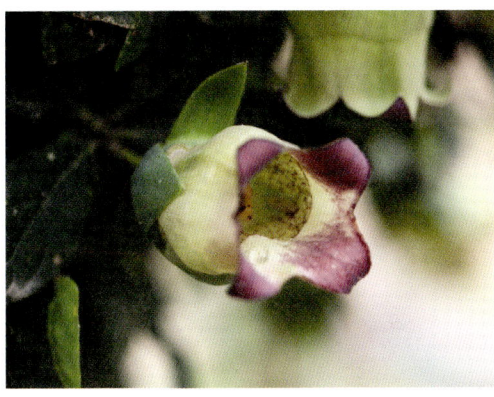

꽃은 종 모양이며 길이 2.7~3.5센티미터, 끝이 다섯 갈래로 갈라져 뒤로 말린다.

홍더덕은 안토시아닌 등 생리 활성 물질이 좀 더 많이 들어 있어 약성이 좋다. 향과 약성이 좋은 더덕이 선조로부터 물려받은 값진 유산이었듯이 후손에게 온전하게 물려줘야 할 귀중한 자원이다.

재배 씨앗은 물에 불려 20일간 2도에서 저온 처리한 다음 뿌리면 발아율이 높다. 씨앗 크기보다 흙을 서너 배 이상 덮어주면 발아율이 크게 떨어진다. 돌이나 모래가 많거나 물 빠짐이 나쁜 토질은 피한다. 햇빛이 강하고 기온이 높으면 말라 죽으므로 여름이 서늘한 지역이 적지다. 비옥한 토질을 좋아하므로 천연 퇴비를 많이 넣어주는 것이 좋다. 줄기가 타고 올라가 자랄 수 있도록 줄을 쳐주거나 덕을 설치하면 잘 자란다.

요리 어린잎은 데쳐 무쳐 먹거나 쌈용으로 이용한다. 뿌리는 겉껍질을 벗긴 다음 간이 잘 배어들도록 나무방망이로 두들겨 고추장을 발라 굽거나 양념을 넣고 무쳐 먹으면 맛이 좋다. 말린 뿌리는 사포닌 성분이 들어 있어 달여 마시거나 빻아 미숫가루처럼 물에 타 마시면 미세 먼지와 황사 등으로 혹사당하는 기관지 보호에 탁월하다.

효능 맛은 달고 쓰며 성질은 약간 차다. 폐와 신장 등에 작용해 거담, 강장, 해열 효과가 뛰어나다. 우리 몸에 필수 지방산인 리놀렌산을 비롯해 칼슘, 인, 철분 등이 풍부해 뼈와 혈액 건강에 좋다. 최근 연구 결과 피로와 기억 장애 개선 효과가 밝혀졌다. 또 항산화, 항암, 항당뇨 등 성인병 예방 효과가 입증됐다.

약보다 꽃

도라지

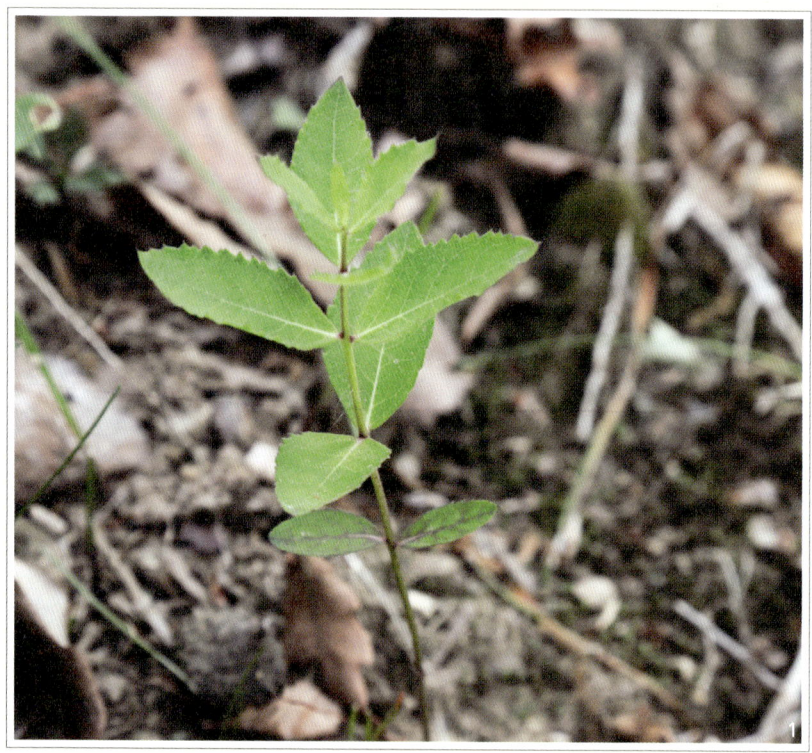

Platycodon grandiflorus (Jacq.) A.DC.
초롱꽃과 여러해살이풀, 높이 40~100센티미터, 개화기 7~8월,
양지바른 산기슭이나 임도, 등산로 주변.

산을 타면서 일기 예보에 자주 귀를 기울이게 됐다. 예전에는 황사 예보를 대수롭지 않게 생각했지만 최근 미세 먼지까지 더해지면서 몹시 신경이 쓰인다. 산을 오르면 숨이 가쁘고 이때 미세 먼지와 황사가 호흡기를 통해 몸 깊숙이 들어갈 것 같아서다. 산나물 탐방을 위해선 호흡기 건강이 중요한데 날로 미세 먼지와 황사 위험이 높아지고 있어 걱정스럽다.

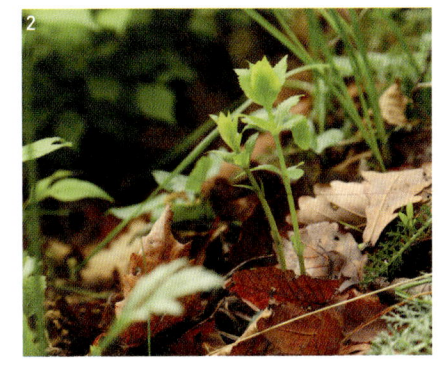

1 바위나 돌이 많은 곳을 마다하지 않고 자랄 만큼 가뭄에 강하다.
2 어린 것이 물 빠짐이 잘되는 약간 비탈진 산에서 자라고 있다.

필자는 감기 기운이 감지되면 도라지청과 유자청을 뜨거운 물에 타 마시면서 건강을 되찾는다. 면역력 증강과 호흡기 건강에 좋은 도라지의 사포닌과 유자청의 비타민이 감기를 잡는 데 특효인 것 같다. 또 도라지와 배, 생강을 넣고 푹 달인 물을 마시면서 양약 항생제를 먹지 않고 웬만한 초기 감기를 잡을 수 있다.

오래전부터 시판되고 있는 감기와 기침, 인후통 치료약인 '용각산'의 주원료는 다름 아닌 도라지다. 포장지에 쓰여 있는 주요 재료를 살펴보면 길경가루(도라지) 비중이 가장 높다. 길경(桔梗)은 도라지의 한자명인데, 옛 한의서에서는 진정, 진통, 해열, 소염 등의 효과를 전하고 있다. 특히 13세기 초 발간된 《향약구급방鄕藥救急方》과 고려 말의 《향약간이방鄕藥簡易方》은 도라지 약성과 음식 재료 우수성을 기록해 전하고 있다.

어릴 땐 도라지를 보고 자랐다. 어머니는 텃밭에 도라지를 심어놓고 자주 밥상에 올렸다. 특히 겨울에는 햇볕이 잘 드는 마루나 처마 밑에 뿌리를 말렸다. 집집마다 겨울 농한기에 이산저산 돌아다니며 뿌리를 캐고 겉껍질

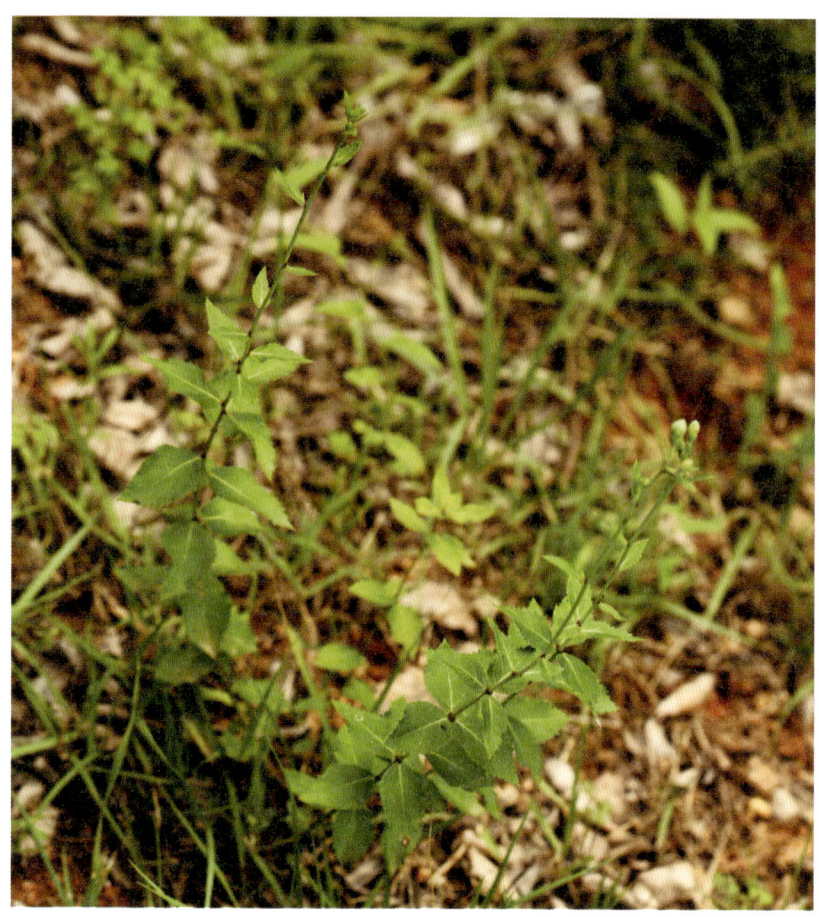

줄기는 곧게 자라며 도톰한 잎이 어긋나게 달린다.

을 벗겨 말려서 오일장에 내다팔아 적잖은 수입을 올렸다. 요즘에는 약성 좋은 10년근 이상의 도라지를 재배해 뿌리를 팔거나 도라지청으로 가공해 판매하는 곳이 많다.

    도라지의 주요 서식지는 해가 잘 드는 곳이다. 도라지는 양지성 식물이므로 그늘에서는 왕성하게 자라지 못한다. 예전에는 산기슭 수풀에서 자주 눈에 띄었지만 요즘에는 개체수가 많이 줄어든 것 같다. 나무와 숲이 우거져 해가 잘 들지 않아서다. 산에 나무가 빽빽이 자라는 것은 환영할 일이지

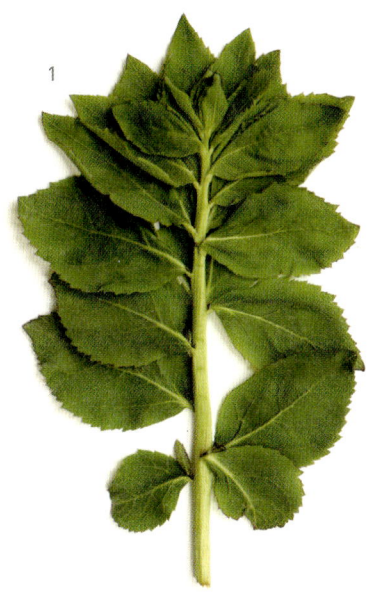
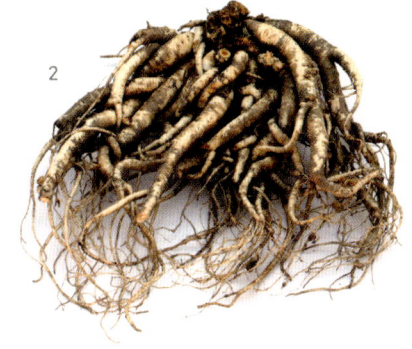

1 잎은 달걀 또는 달걀을 거꾸로 세운 모양이며 길이 4~7센티미터, 너비 1.5~4센티미터다.
2 뿌리가 썩지 않도록 옮겨 심으며 재배한 10년생 도라지 뿌리.

만 도라지 같은 산나물이 줄어들고 있어 안타깝다.

    무더위가 한풀 꺾인 여름 끝자락 어느 날 도라지꽃을 촬영하기 위해 강원 춘천에 있는 대룡산(899미터)으로 달려갔다. 산 정상 주위를 이 잡듯이 뒤져봤지만 괜히 땀만 흘렸다. 해가 잘 드는 동쪽 사면을 집중 탐방했지만 기대했던 것과 달리 빈손이었다. 크게 실망하고 임도를 따라 터벅터벅 산을 내려오다가 '꿩 대신 닭'이란 말이 있듯이 쑥부쟁이와 구절초 등 야생화를 촬영하며 헛한 마음을 달랬다.

    산을 거의 다 내려왔을 무렵 도라지꽃이 눈에 들어왔다. 기다렸다는 듯이 수풀에서 얼굴을 쭉 내밀고 있어 정말 반갑고 고마웠다. 해가 잘 드는 임도 가장자리에서 풀과 함께 자라고 있었다. 꽃대는 허리에 닿을 만큼 크지만 연약해 다른 풀에 기대어 반쯤 드러누워 있었다. 흰색과 보라색 꽃이 여기저기 피고 있었다. 흰색과 보라색 꽃을 한자리에서 만난 덕에 아침 일찍 서울에서 멀리 춘천까지 달려온 보람이 컸다. 평소 자주 다니던 등산로를 이용하지 않고 임도를 따라 하산한 것이 천만다행이었다.

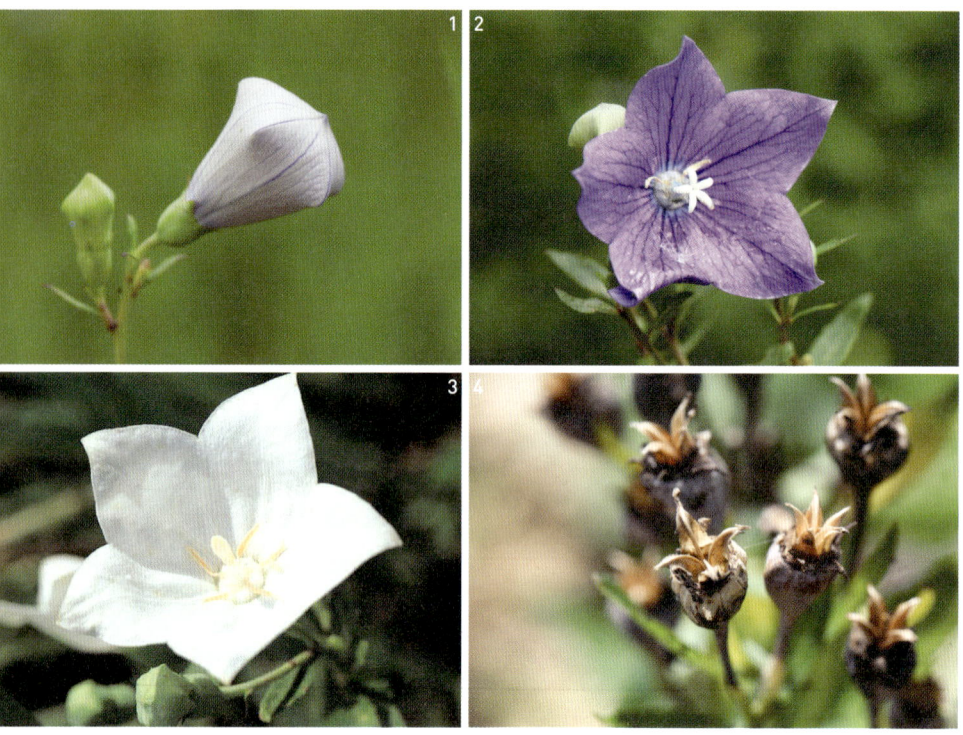

1. 꽃봉오리가 풍선처럼 한껏 부풀어 곧 꽃이 필 모양새다.
2. 꽃은 지름 4~5센티미터며, 끝이 퍼진 종 모양으로 다섯 갈래로 갈라진다.
3. 꽃잎 속에서 수술 다섯 개가 암술 한 개를 보호하듯이 둘러싸고 있다.
4. 열매는 여러 칸 속에 들어 있는 삭과이며 꽃받침 조각이 단단해 오랫동안 남아 있다.

    꽃은 이미 진 것이 있었지만 풍선처럼 터질 듯이 한껏 부풀어 오른 꽃봉오리가 눈길을 끌었다. 꽃봉오리를 촬영하다 보니 어릴 적 생각이 났다. 풍선처럼 부풀어 오른 꽃봉오리를 살짝 누르면 퍽 하는 소리가 나며 터졌는데, 너무 신기하고 재미있어 친구들이 서로 먼저 터트리려고 경쟁을 했다. 당시에는 장난감처럼 갖고 놀았지만 지금 생각하면 꽃이 몹시 고통스러웠을 것 같아 미안한 마음이 든다.

    꽃잎 속을 찬찬히 살펴보면 매혹 덩어리다. 꽃잎 끝 부분이 다섯 갈래로 갈라져 있어 나팔 모양이다. 보라색 꽃잎 안쪽에는 짙은 보라색 줄무늬가 나 있는데, 꽃가루를 옮겨줄 벌을 안쪽으로 안내하는 표지판 같은 역할을 한다. 꽃잎은 흰색이 가끔 있고 밝은 보라색이 대부분이다. 종소명 그란디플로루스(grandiflorus)는 아주 돋보이는(grand), 꽃(florus)이라는 뜻의 라틴어다. 꽃잎이 커 돋보이고 아름다운 것에서 비롯된 종소명이다.

도라지는 암수한몸 양성화이지만 수술과 암술이 시차를 두고 성숙한다. 수술이 암술보다 먼저 피는 웅예선숙이다. 사람이 같은 집안끼리 결혼을 피하는 것처럼 딴꽃가루받이를 한다. 또 꽃받침과 수술이 다섯 개지만 암술은 한 개이므로 일처다부제인 셈이다.

도라지는 식용과 약용뿐 아니라 관상용으로 가치가 있다. 꽃이 한 달가량 피어 있어 경관 식물로 손색이 없다. 서양에서는 식용이나 약용보다 관상용으로 많이 재배한다. 봄에는 연녹색을 띠는 잎과 줄기, 여름과 가을에는 흰색 또는 보라색 꽃이 흐드러지게 피어 눈을 즐겁게 한다. 꽃말 '영원한 사랑'처럼 세계 곳곳에서 끊임없이 사랑을 받고 있다.

재배 가뭄과 병충해에 강하다. 씨앗은 발아율이 높고 밀식 재배해도 탈 없이 자란다. 파종한 지 2~3년 뒤 뿌리를 캐먹을 수 있다. 한자리에서 계속 재배하면 파종한 지 4~5년부터 뿌리가 썩으므로 3~4년 뒤 옮겨 심어야 한다. 10년근 이상 약성 좋은 도라지를 재배하려면 3~4년마다 계속 옮겨 심는 게 안전하다.

요리 어린잎은 살짝 데쳐 무쳐 먹는다. 뿌리는 쇠고기, 마늘과 함께 꼬챙이에 꽂아 달걀을 풀어 입힌 뒤 기름에 살짝 튀기면 맛이 좋다. 잘게 찢어 기름을 살짝 두른 뒤 볶아 먹으면 아삭아삭 씹히는 맛이 그만이다. 또 오이를 어슷하게 썰고 고추장과 고춧가루, 풋고추 등을 넣고 무쳐 먹어도 좋다.

효능 맛은 맵고 쓰며 성질은 평이하다. 겉껍질에 약리 성분이 많으므로 깨끗이 씻어 통째 먹는 게 좋다. 뿌리는 기침이나 가래를 멎게 하는 약성이 있다. 한방에서는 폐열과 편도염, 설사 등을 치료하는 약재로 이용한다. 최근 암 전이 억제를 비롯해 퇴행성 뇌 질환 예방 및 치료, 기억력 증진, 피부 노화 및 주름 개선, 당뇨병 예방 등의 효과가 입증됐다.

봄부터 가을까지 쉴 새 없이 아름다운
돌단풍

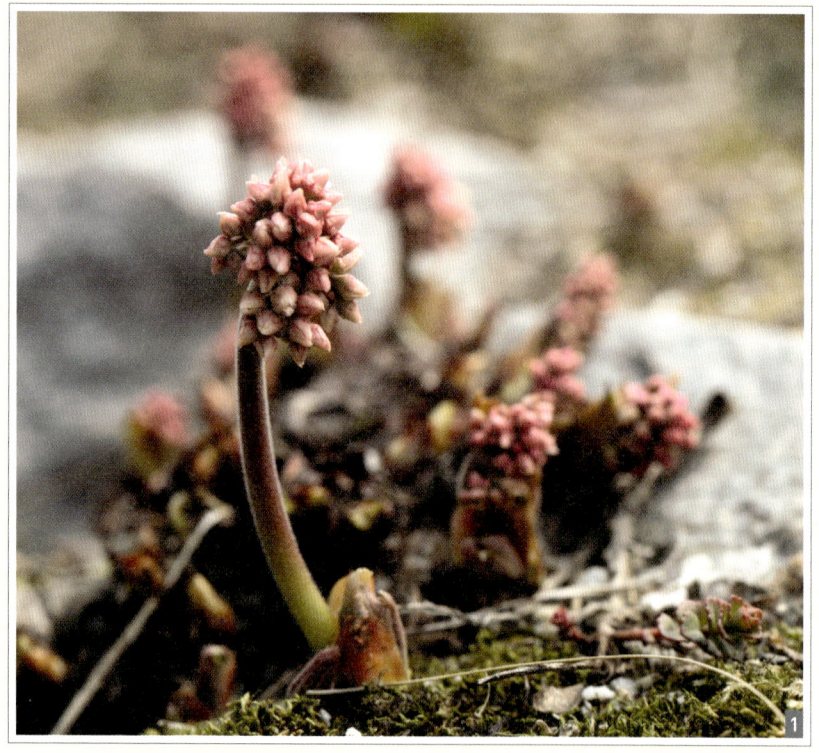

Mukdenia rossii (Oliv.) Koidz.
범의귓과 여러해살이풀, 높이 30센티미터, 개화기 4~5월,
해가 잘 드는 계곡 주변.

•• 돌단풍은 봄부터 가을까지 쉴 새 없이 눈을 즐겁게 한다. 우선 꽃이 잎보다 먼저 피어 시선을 잡아끈다. 특히 흰색 또는 분홍색 꽃망울이 예쁘다. 이에 뒤질세라 잎이 돋아나 관상 가치를 더한다. 잎은 싱그럽게 자라 꽃 못지않게 눈길을 잡아끄는 매력이 있다. 돌단풍을 바라보면 겨우내 봄을 기다린 보람이 크게 느껴진다. 선선한 가을바람이 불면 일찍 곱게 단풍이 들고 다시 한 번 아름다움을 선사한다.

돌단풍은 이름에서 특성과 성격을 고스란히 드러낸다. 돌이나 바위틈에서 잘 자란다고 해서 돌단풍이란 이름이 붙여졌다. 또 잎이 단풍나무 나뭇잎을 닮아서 돌단풍이라는 이름이 붙여졌다.

실제로 계곡 근처나 절벽에서 자란다. 강원 홍천과 평창에 걸쳐 있는 계방산(1,579미터) 곳곳에는 서식지가 있다. 계방산은 높고 골이 깊어 가뭄에도 물이 마르지 않는 계곡이 있어 돌단풍 군락지가 곳곳에 있다. 등산로

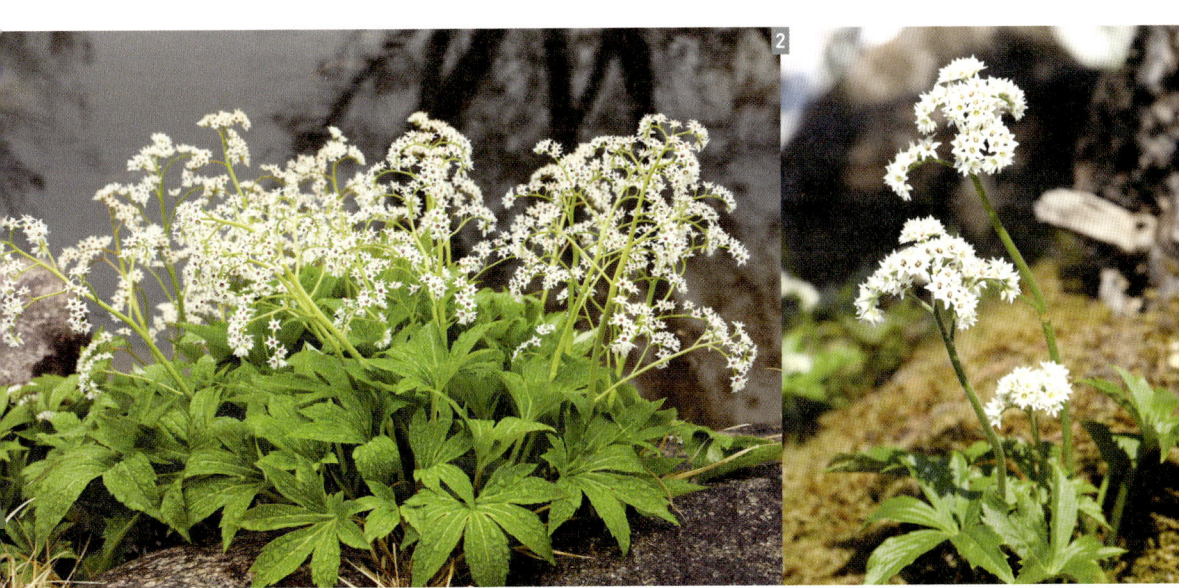

1 봄 일찍 꽃대와 꽃봉오리가 잎보다 먼저 모습을 드러낸다.
2 꽃은 별 모양이며 대개 흰색이고 밝은 분홍색인 것이 있다.

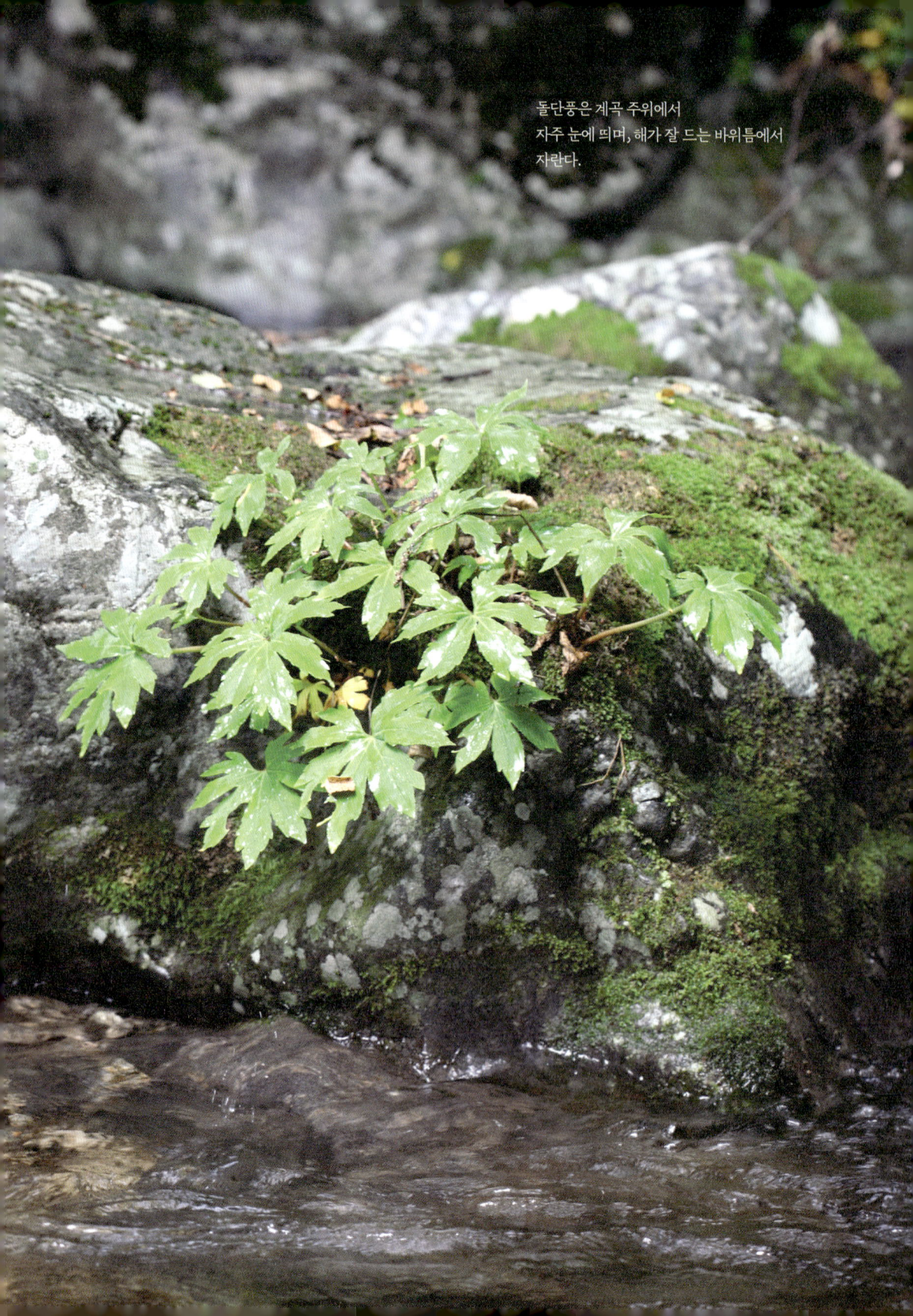

돌단풍은 계곡 주위에서 자주 눈에 띄며, 해가 잘 드는 바위틈에서 자란다.

를 따라 걷다가 계곡 근처 돌과 바위틈에 뿌리를 내리고 자라는 모습에 넋을 빼앗겨 한참 동안 바라봤다. 어떻게 흙 한 줌 없는 손톱만 한 바위틈에 뿌리를 내리고 자랄까 궁금하고 신기했다.

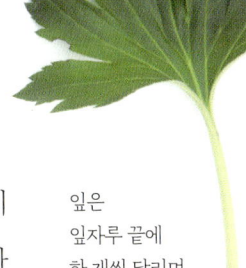

돌단풍이 바위틈 같은 열악한 환경에서 자라는 것은 짧은 뿌리에서 비롯한다. 뿌리는 무처럼 윗부분이 땅 밖으로 드러나 있고 굵고 짧다. 소나무가 절벽이나 바위틈에 뿌리를 내리고 자라는 모습과 같다. 가뭄에 견디는 힘이 산나물 가운데 가장 강한 것 같다. 이 같은 생태 특성에 따라 꽃말은 '생명력'과 '희망'이다.

잎은 잎자루 끝에 한 개씩 달리며 잎 가장자리는 5~7개로 깊게 갈라진다.

돌단풍은 연분홍색 또는 연녹색 꽃대와 꽃봉오리가 제일 먼저 모습을 드러낸다. 꽃대와 꽃봉오리는 뭉쳐 있는 듯한 모양새다. 꽃대는 점점 녹색으로 변하면서 하늘 높이 자라고 꽃봉오리

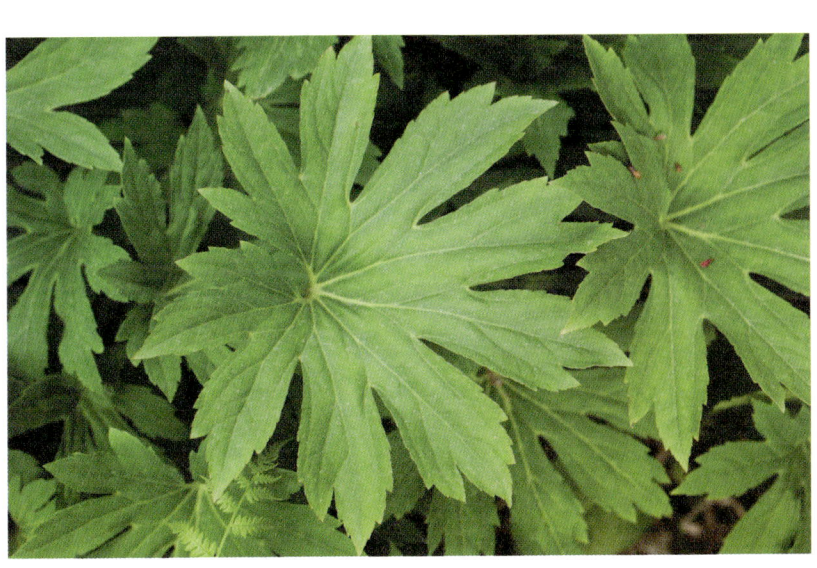

잎은 손바닥 모양이고 앞면은 반들반들 윤이 나며 잎맥이 드러나 보인다.

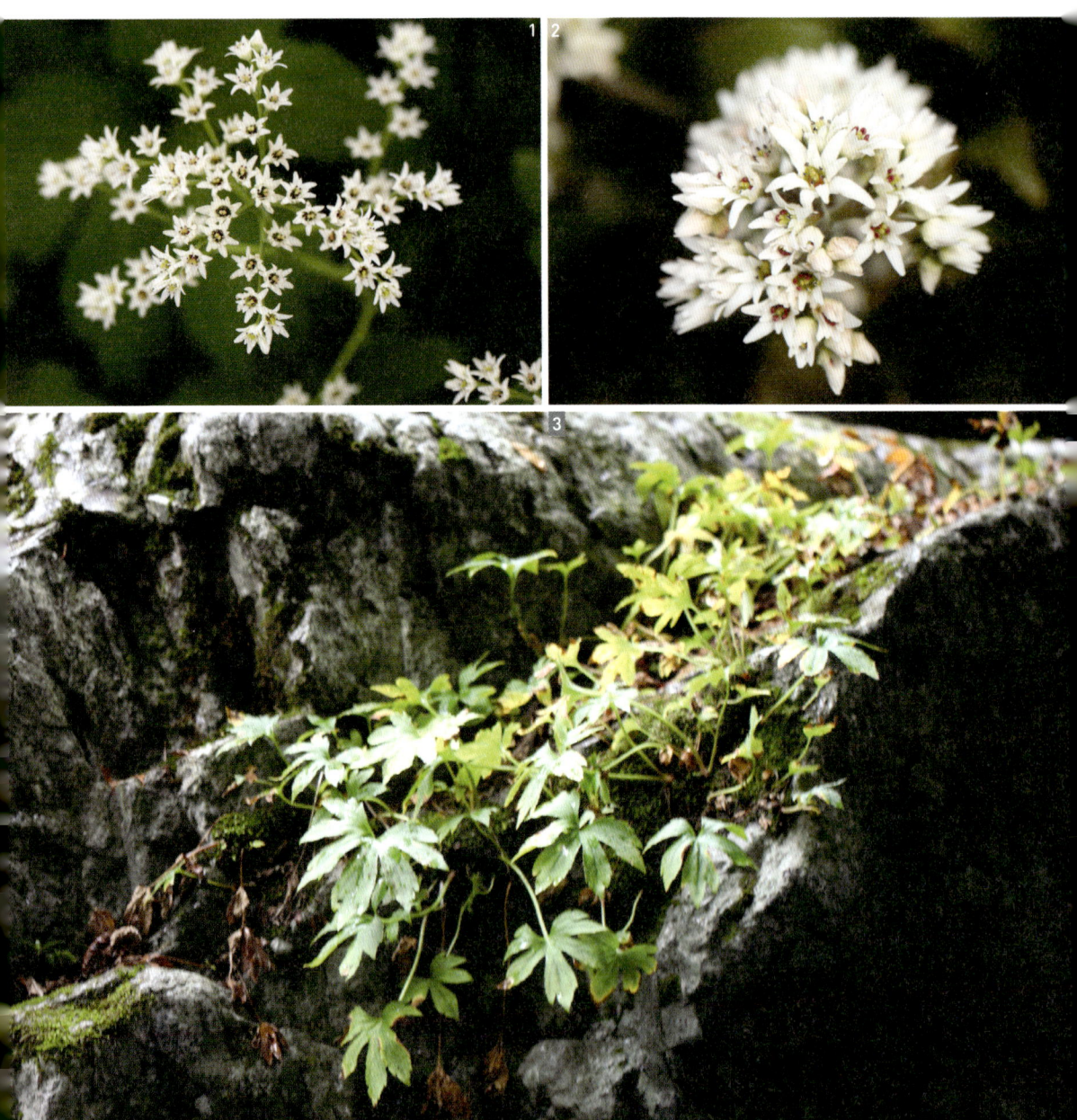

1 꽃대는 윗부분에서 가지를 많이 치며, 그 끝마다 꽃이 피어 탐스럽다.
2 꽃잎은 5~6개이며 거꾸로 세운 달걀 모양으로 끝이 날카롭고 꽃받침 조각보다 짧다.
3 잎이 이른 봄부터 가을까지 싱싱하게 자라다가 선선한 가을바람에 단풍이 들면 꽃 못지않게 관상 가치가 있다.

는 흰색 또는 분홍색 꽃으로 핀다. 꽃대에 우산살 송이 모양으로 달리는 자잘한 꽃봉오리는 꽃으로 착각을 일으킬 정도로 모양과 색깔이 앙증스럽고 예쁘다.

잎은 뿌리에서 여럿 올라와 순식간 땅을 뒤덮을 만큼 무성하게 자란다. 어린잎은 밝은 갈색을 띠다가 금방 연녹색, 진녹색으로 변한다. 잎은 기다란 잎자루 끝에 하나씩 달리고 털이 없어 매끈하다. 가장자리는 6~8갈래로 갈라져 단풍나무 나뭇잎과 비슷한 모양새다. 뿌리잎이 계속 올라와 왕성하게 자라므로 관상 가치가 있다. 특히 무더운 여름 내내 싱싱함을 잃지 않고 계곡 풍경을 시원하고 운치 있게 한다.

하지만 일찍 봄을 맞이하느라 기력이 쇠한 듯 여느 풀보다 단풍이 빨리 든다. 매미 울음소리가 점점 가늘어지는 여름 끝자락에 벌써 샛노랗고 곱게 단풍이 든다. 봄 일찍 예쁜 꽃망울을 선보이고 곧이어 잎이 돋아나고 왕성하게 자라는 돌단풍의 생육 과정은 한 편의 파노라마 같다. 바위와 절벽, 돌 틈을 가리지 않고 가뭄에도 끄떡없이 왕성하게 자라는 돌단풍의 기개가 한없이 부럽다.

재배 뿌리 나누기나 씨앗으로 증식한다. 씨앗은 7월 무렵 채취해 바로 뿌리거나 이듬해 파종하면 발아율이 높다. 추위에 강해 봄 일찍 꽃대와 새싹이 자라난다. 파종한 첫해 물을 자주 주고 풀을 제거해 주면 이듬해부터는 저절로 잘 자라므로 거의 손이 들지 않는다.

요리 어린잎과 줄기는 데쳐 물에 충분히 우려낸 다음 양념을 넣고 무쳐 먹는다. 뿌리와 잎을 말려서 차로 끓여 마셔도 좋다.

효능 맛은 쓰고 성질은 차다. 비만과 당뇨, 인슐린 저항성, 비알콜성 지방간 등 대사성 질환 예방과 치료 효과가 있다. 또 병원성 세균과 내성균 또는 충치 유발균의 예방 및 치료에 유용하다. 최근 연구 결과 항암 물질이 들어 있는 것으로 밝혀졌다.

부지런 떨어야 맛볼 수 있는

두릅

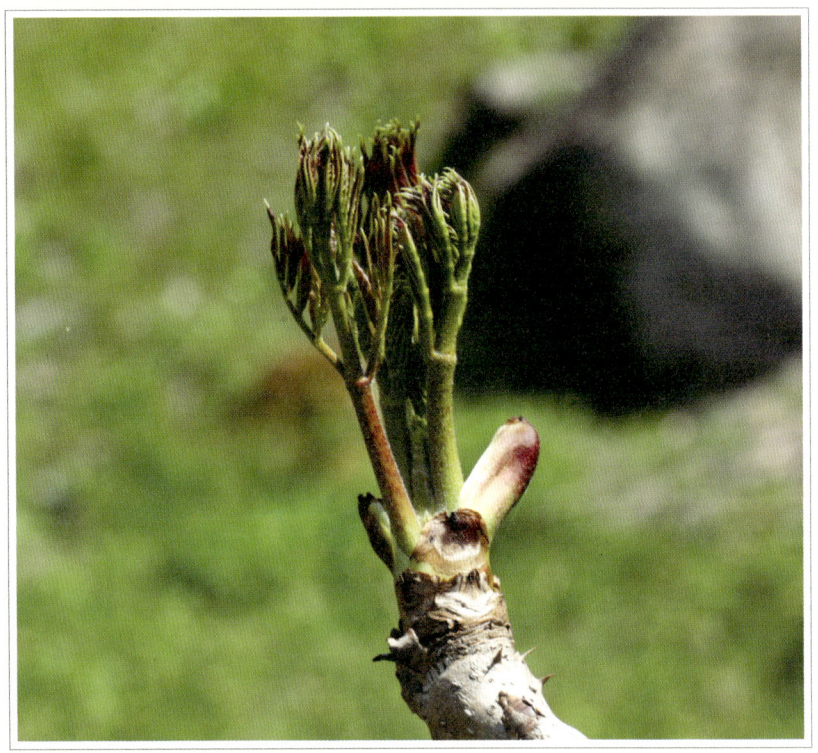

Aralia cordata Thunb.

두릅나뭇과 낙엽 활엽 관목, 높이 3~4미터, 개화기 7~8월,
해가 잘 들고 약간 비탈진 산속.

•• 찬바람 끝이 무뎌지고 남녘에서 매화가 피었다는 봄소식이 들려오면 절로 입맛을 다시게 된다. 봄기운을 잔뜩 머금은 싱싱한 산나물을 먹을 수 있어서다. 겨우내 거칠어진 입맛 탓에 몸과 마음이 절로 산을 향한다. 줄기 끝에서 하늘을 향해 자라는 두릅나무 새순은 해마다 자연으로부터 받는 봄 선물이다.

새순이 4월 무렵 슬며시 모습을 드러낸다. 훈훈한 봄바람에 겨울잠에서 깨어난 비늘잎이 먼저 부풀어 오른다. 이윽고 비늘잎 틈새로 끈적끈적한 수액이 흘러나오는 듯하고, 새순이 서서히 모습을 드러낸다. 갈색 빛을 띠던 새순은 차츰 연녹색으로 변하면서 자란다. 한 몸처럼 뭉쳐 있던 것이 잎과 잎자루로 분리되고 몸집이 순식간 커진다.

양지와 음지에 따라 새순이 자라는 속도가 며칠씩 차이 난다. 나무와

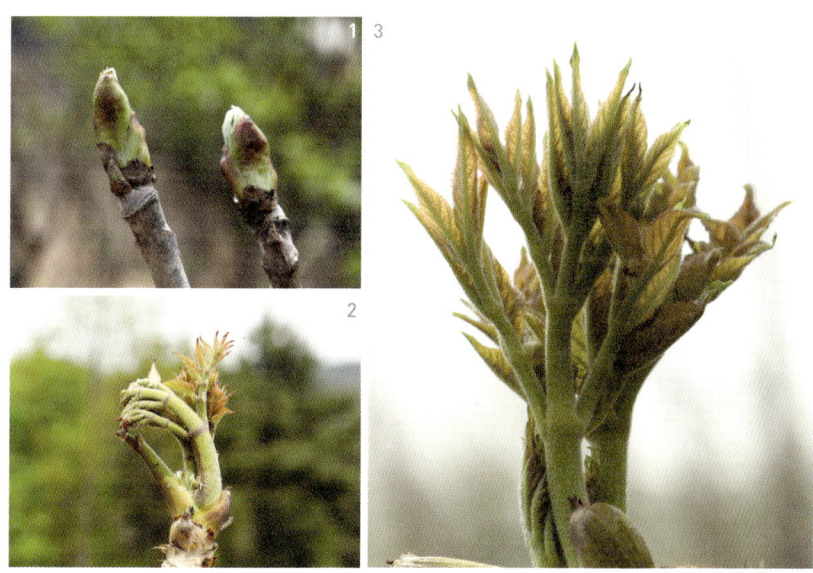

1 따뜻한 봄 햇살에 비늘잎 속에서 새싹이 모습을 드러내고 있다.
2 비늘잎에 갇혀 있던 새싹이 몸부림치듯이 빠르게 자라고 있다.
3 잎과 잎자루가 서서히 분리되고 잎은 불그스름한 색을 띠다가 점점 연녹색으로 변한다.

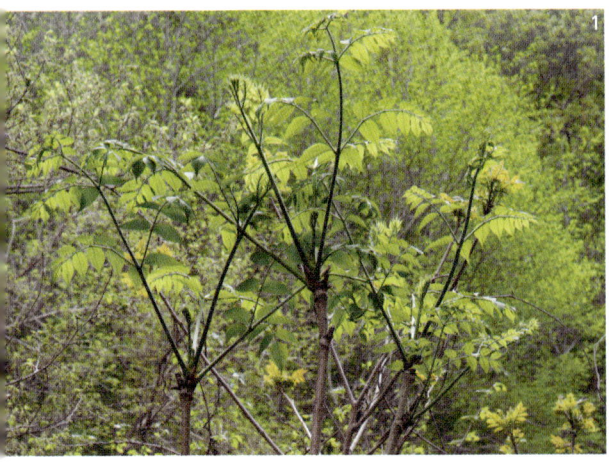 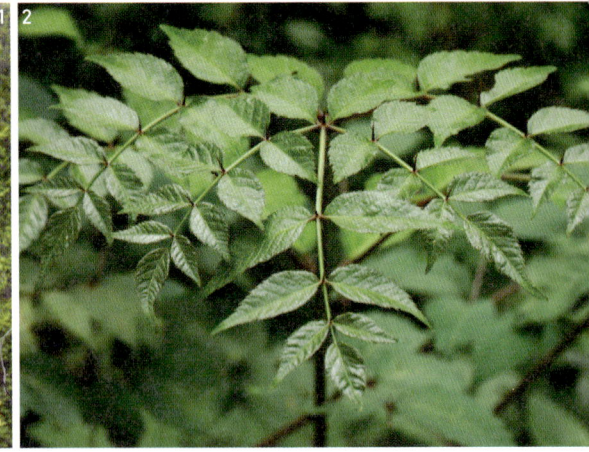

1 새순은 억센 털과 가시가 있으며 넓은 달걀 모양으로 자란다.
2 작은 잎은 마주나며 2회 날개 모양이며, 길이 5~12센티미터다.

풀이 대개 그렇듯이 두릅나무는 햇볕에서 잘 자라는 양지성 식물이다. 온종일 그늘진 음지보다 해가 잘 드는 양지에서 새순이 좀 더 일찍 돋는다. 같은 지역이라 해도 양지와 음지의 산을 순서대로 탐방하면 헛걸음하지 않고 두릅 맛을 좀 더 오래 즐길 수 있다.

서식지 환경에 따라 새순 생김새와 맛이 다르다. 양지에서 자란 새순은 불그스름한 색깔이 짙고, 길이가 짧고 단단하다. 이에 비해 북서쪽 음지나 높고 깊은 산속에서 자란 새순은 기다랗고 녹색을 띤다. 잠깐 숲속으로 드는 해를 조금이라도 더 받기 위해 잎과 잎자루가 크게 자라는 데다 엽록소가 많아서다.

높고 깊은 산속에서 자란 새순은 데쳐 초고추장에 찍어 먹으면 고유의 쌉싸래한 맛과 텁텁한 맛이 적당하다. 일부 사람들은 텁텁한 맛을 꺼리지만 산나물 마니아들은 이 같은 맛이 나지 않으면 싱겁다고 타박을 한다. 산에서 저절로 자란 새순은 재배한 것보다 아린 맛이 좀 더 강하게 난다.

두릅은 산나물로 인기 많은 만큼 품종이 다양하다. 가시가 거의 없는 것은 대부분 일본에서 건너온 품종이다. 이들 품종은 추위에 약해 주로 우리나라 남부 지방에서 재배되고 있다. 새순이 크고 먹음직스럽지만 쌉싸래한 맛이 토종보다 약하다. 꽃샘추위에 자주 냉해를 입는다면 일본에서 들여온 품종일 가능성이 높다. 새순이 곁가지에서 초여름까지 계속 자라나므로 수확량이 많은 것이 장점이다. 우리 산야에서 나고 자라는 것은 일본 품종보다 가시가 줄기와 잎자루에 촘촘하고 향과 맛이 진하다. 추위에 강해 냉해 피해가 거의 없다. 하지만 최근 봄 날씨가 워낙 변덕스러워 두릅이 몸살을 앓는 실정이다. 수확량이 들쭉날쭉해 시세마저 널뛰기를 한다.

두릅은 뜻밖에 잘 말라 죽는다. 여름에 입고역병과 더뎅이병 등에 걸리

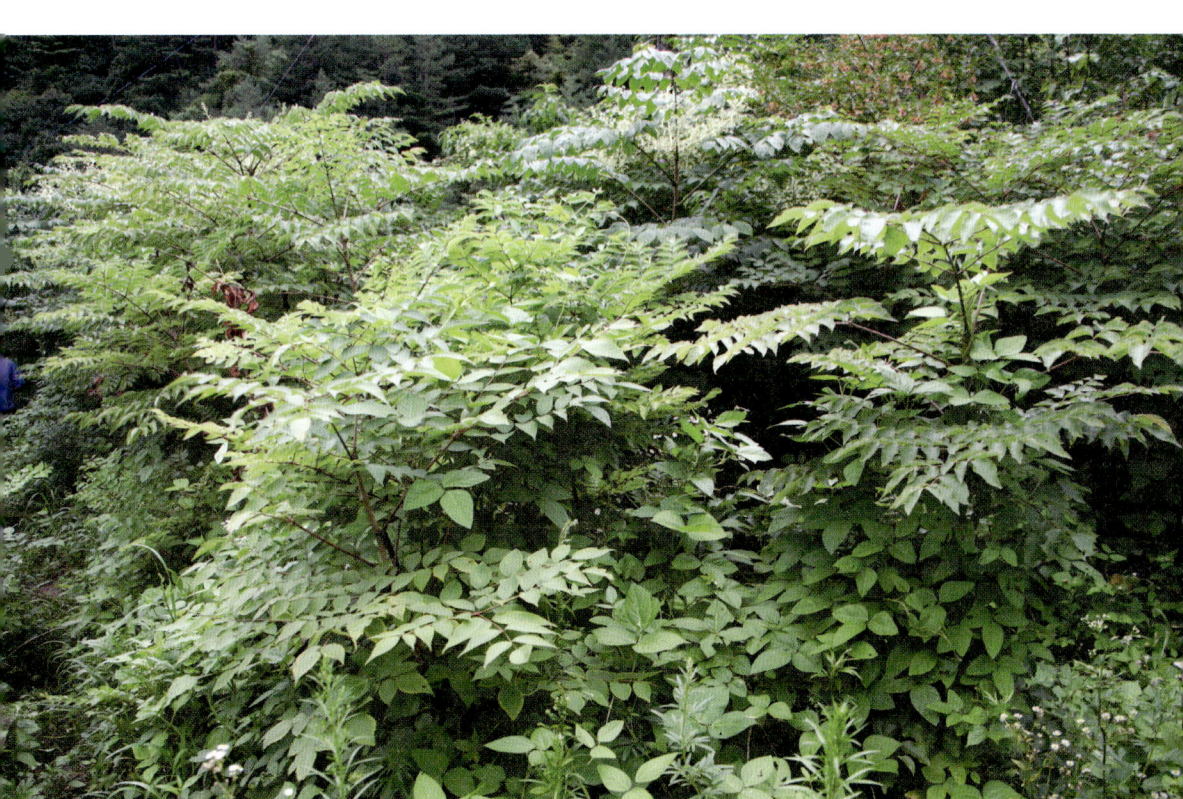

줄기는 높이 3~4미터로 자라고 가시가 온몸에 촘촘히 나 있다.

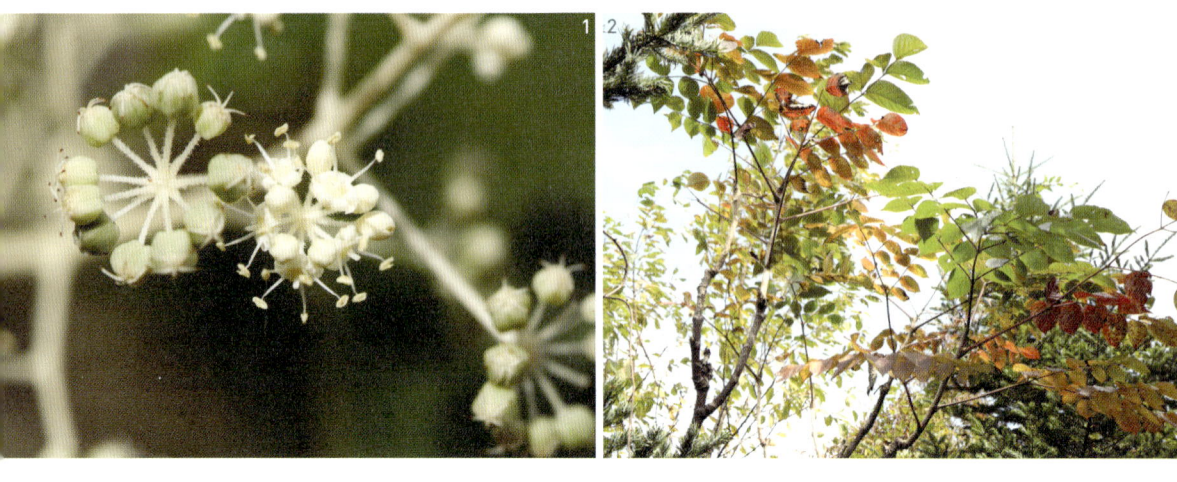

1 꽃은 암수한몸 양성화이고 7~8월 햇가지 끝에 녹색이 도는 흰색으로 핀다.
2 원줄기는 곧게 자라며, 잎은 가을이 되면 불그스름하게 단풍이 든다.

면 치명적이다. 태풍이 자주 발생한 해에는 관리에 주의해야 한다. 강풍에 잎이 서로 부딪히고 뿌리와 줄기가 흔들려 상처를 입으면 병해에 노출된다. 상처 부위를 통해 병균이 침투할 수 있다. 또 새순을 채취한 뒤 곧바로 비가 내리면 좋지 않다.

두릅은 산의 높낮이를 까다롭게 가리지 않는다. 논밭 둑 같은 낮은 곳부터 해발 1천 미터 이상 높고 깊은 산에 이르기까지 넓게 분포한다. 들과 산으로 나서면 어렵잖게 두릅을 만날 수 있다. 돌이 많은 척박한 곳에서도 자란다. 하지만 물 빠짐이 나쁘거나 온종일 그늘진 환경에서는 몸살을 앓는다. 해가 적당히 들고 물 빠짐이 잘되는 약간 비탈진 곳이 주요 서식지다.

두릅은 뿌리가 땅속 얕게 내리는 천근성이므로 메마른 토질에서는 생육이 불량하다. 가뭄이 심하게 들면 말라 죽기도 한다. 하지만 습지 같은 물 빠짐이 나쁜 토질에는 아예 발을 붙이지도 못한다. 습지 주위보다 약간 메마른 듯한 산등성이에서 잘 자라는 편이다.

새순은 한꺼번에 돋아나지 않고 시차를 두고 차례대로 올라온다. 새순은 시기가 조금만 빨라도 작고 너무 늦으면 억세 나물 가치가 떨어진다. 웬만큼 부지런을 떨지 않고서는 두릅을 맛볼 수 없다. 또 띄엄띄엄 떨어져 자라므로 온 산을 하루 종일 헤매고 다녀야 웬만큼 채취할 수 있다. 산에 자주 갈 수 없는 도시민이나 샐러리맨에겐 하늘의 별 따기 만큼 두릅 맛을 보기 어렵다.

요즘 산을 탐방하다 보면 말라 죽은 두릅나무가 눈에 띈다. 줄기 끝 새순만 채취하는 배려와 양심이 필요하다. 곁순까지 모조리 따면 나무가 시름시름하다가 말라 죽는다. 최근 산에 기대어 사는 사람이나 등산객이 늘어나 두릅이 몸살을 앓고 있다. 산주의 허락 없이 채취하는 것은 물론 불법이고, 곁순까지 모조리 따는 것은 동물을 학대하면 처벌 받듯이 형량 제한 없는 양심불량죄다.

○○

재배 씨앗은 발아율이 아주 낮아 주로 뿌리로 번식한다. 지름 4~6밀리미터 이상 뿌리를 10~15센티미터 길이로 잘라서 비스듬히 눕히고 흙을 덮어주면 새싹이 돋아난다. 뿌리가 아주 얕게 내리므로 지하수위가 낮거나 가뭄이 타는 토질은 피한다. 해가 적당히 들고 물 빠짐이 잘되는 약간 경사지가 최적지다.

요리 새순은 데쳐서 초고추장에 찍어 먹거나 양념을 넣고 무쳐 먹으면 맛있다. 또 베이컨으로 돌돌 말아 요리하면 고기와 산나물이 어우러져 맛이 좋다. 억센 것은 고추장 항아리에 박거나 장아찌로 요리해 먹으면 좋다. 또 밀가루를 입혀 튀기면 살캉살캉 씹히는 식감과 향이 일품이다.

효능 맛은 맵고 성질은 평이하다. 정유 성분이 있어 두통이나 스트레스를 풀어주는 효과가 있다. 한방에서는 발한, 이뇨 작용제와 감기나 통풍을 치료하는 약재로 사용한다. 또 신경통 완화 효과가 있다. 최근 연구 결과 간암 세포 억제와 혈압 강하 효과가 있는 것으로 밝혀졌다. 또 혈당을 떨어뜨리므로 당뇨병 환자와 신장이 약하거나 만성 신장병으로 몸이 자주 붓고 소변을 잘 못 보는 사람에게 좋다.

우리나라에만 있는 특산종
두메부추

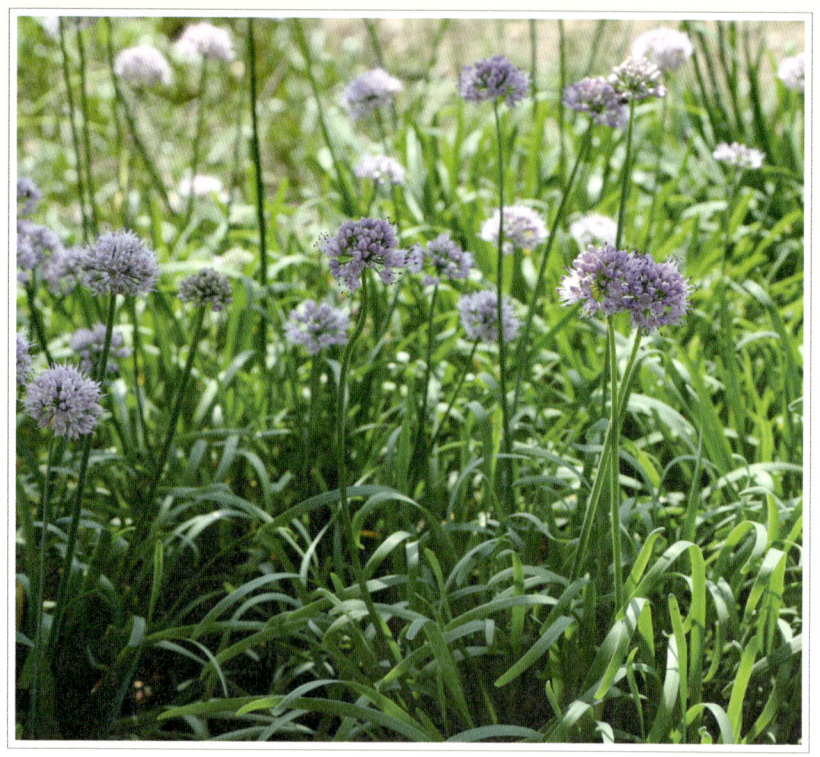

Allium senescens L.

백합과 여러해살이풀, 높이 20~30센티미터, 개화기 8~9월,
해안 절벽이나 산속.

•• 　　두메부추는 이름만 들어보면 높고 깊은 산속에서 홀로 자랄 것 같은 착각을 일으킨다. 주요 서식지는 예상 밖으로 깎아지른 듯한 해안 절벽이다. 대부분 식물도감에서는 '산에서 자라는 다년초'라고 간단하게 설명하고 있다.

　　우연한 기회에 "인기 있는 산나물이 될 것"이라는 어느 농민의 말을 듣고 두메부추에 관심을 갖게 됐다. 경북 울릉 성인봉(986미터)에서 자생한다는 소문을 듣고 울릉행 카페리에 몸을 실었다. 울릉도 동쪽 도동에서 출발해 성인봉과 나리분지를 거쳐 북쪽 천부항까지 온종일 두메부추를 찾아봤지만 허탕을 쳤다. 이튿날 다행히 도동에서 행남등대로 이어지는 해안 둘레길을 걷던 중 두메부추를 발견했다.

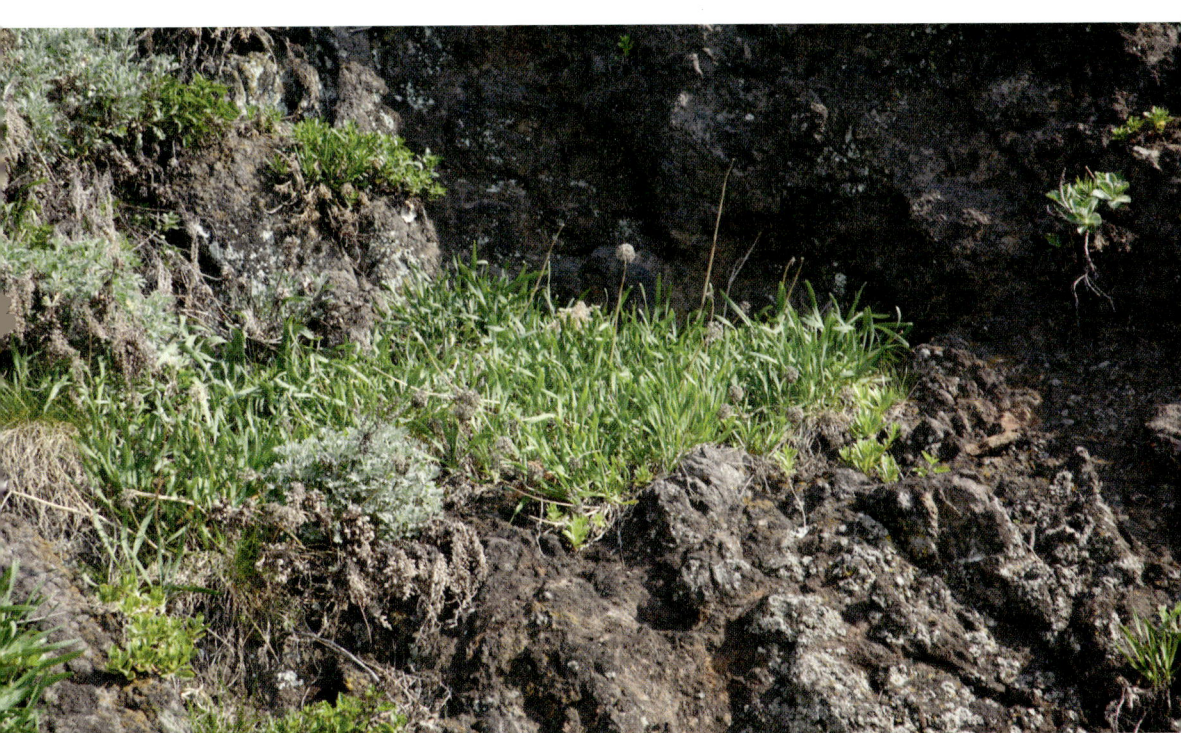

바람이 쉴 새 없이 강하게 부는 해안 절벽에서 자랄 만큼 생명력이 강하다.

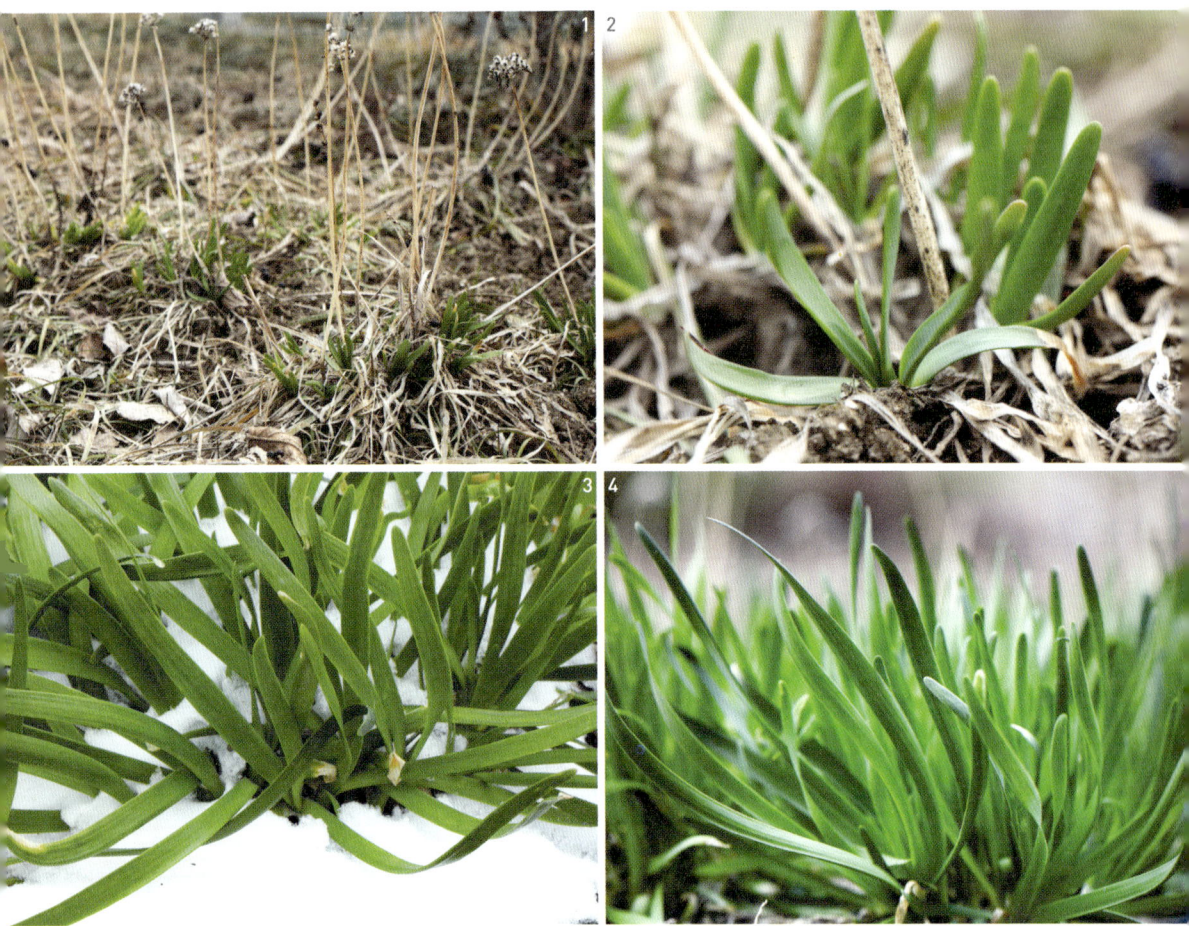

1 새싹이 이른 봄 메마른 땅을 헤치고 슬며시 모습을 드러내고 있다.
2 비늘줄기는 쪽파와 비슷한 달걀 모양 타원형으로 지름 3센티미터 정도다.
3 잎은 눈이 내려도 얼어 죽지 않고 끄떡없이 자라며 길이 20~30센티미터, 너비 2~9밀리미터다.
4 잎은 한 뿌리에서 여럿 올라오고 두세 번 베어 먹어도 멀쩡하게 자란다.

　두메부추는 깎아지른 듯한 절벽에서 자라고 있었다. 웬만한 풀이나 산나물은 발붙일 수 없을 정도로 흙 한 줌 없고 바람이 세차게 부는 열악한 환경이었다. 평평하고 기름진 땅을 마다하고 척박한 절벽에서 자라는 두메부추의 속마음은 무엇일까. 이름처럼 속세를 멀리하고 사람들이 함부로 접근할 수 없도록 해안 절벽을 선택한 것일까.

절벽에서 꿋꿋하게 자라는 것은 도톰한 잎 덕분이다. 잎이 잔뜩 수분을 머금고 있어 웬만한 가뭄에도 끄떡하지 않는다. 잎은 칼로 자르면 알로에처럼 금방 끈적끈적한 수액이 흘러내린다. 또 체내 수분 증발을 방지하는 체표(體表)가 있다. 잎이 반들반들 윤이 나는 것이 체표의 증표다.

두메부추는 세계에서 하나밖에 없는 우리나라 특산종이다. 우리나라 자생 두메부추는 러시아, 몽골, 중국에 분포하는 '알리움 세네스켄스(Allium senescens)'와 같은 종으로 분류되었지만 새로운 특산종으로 인정받았다. 최혁재 창원대 교수와 산림청 국립수목원이 공동 연구해 '알리움 두메부추움(Allium dumebuchum)'으로 명명하고 2001년 국제 전문 학술지에 발표한 덕분이다. 꽃이 연분홍색을 띠고 크며 개화가 조금 늦는 것이 세계 여러 나라에서 자라는 두메부추와 차이점이다.

토종 두메부추 주요 서식지는 울릉도다. 특히 울릉도 동남쪽에 있는 사동과 통구미 지역 해안 절벽이다. 요즘 전국에서 재배되는 두메부추는 울릉

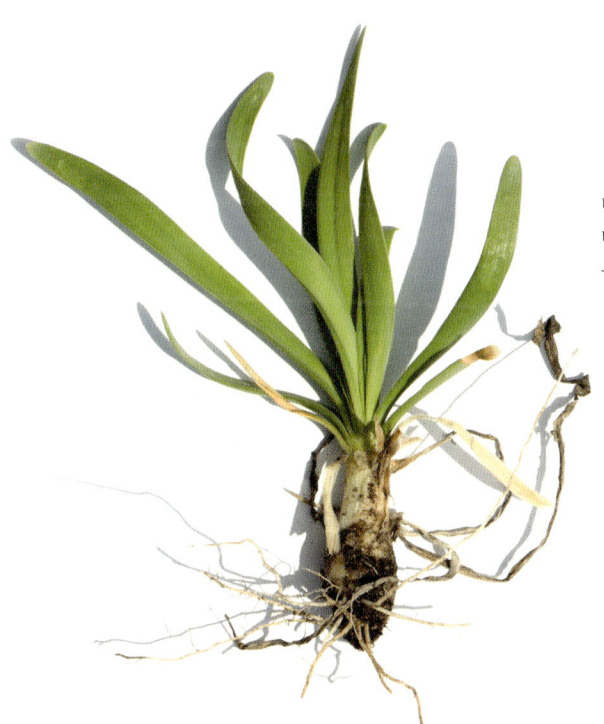

비늘줄기는 쪽파와 비슷한 모양이고 뿌리 끝에는 수염뿌리가 많다.

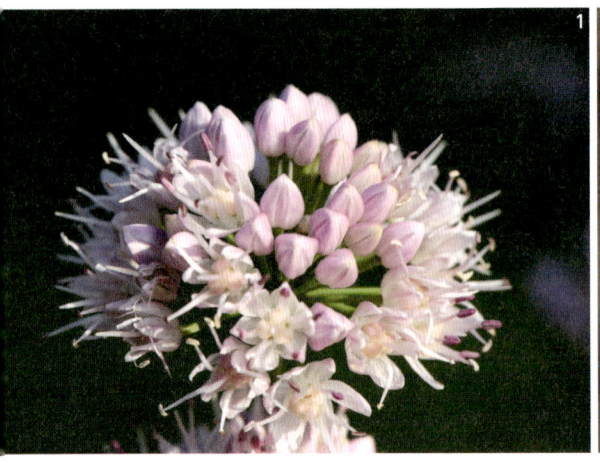 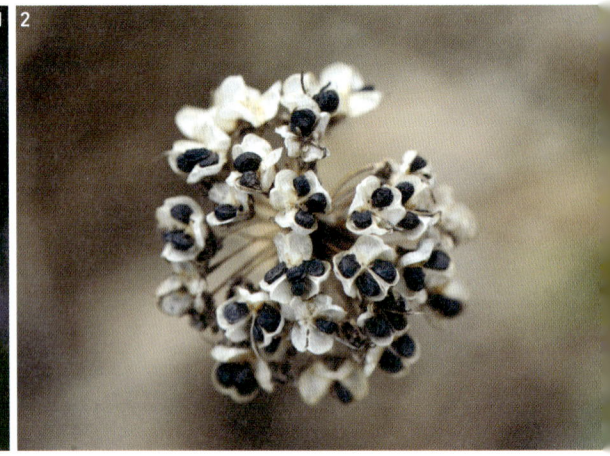

1 꽃은 꽃대 끝에 헤아릴 수 없이 많이 모여 피어 한 송이처럼 보인다.
2 씨앗은 부추 씨앗처럼 검은색을 띠며 꼬투리 속에 여럿 들어 있다.

도에서 씨앗이나 종구가 반출된 것으로 짐작된다. 한때 인기 야생화로 관심을 끌면서 육지종보다 잎과 꽃이 큰 울릉도 두메부추가 전국으로 급속히 퍼져나갔다.

맛은 부추와 비슷하게 매운맛이 약간 난다. 잎이 부드럽고 땅속 비늘줄기는 쪽파 뿌리를 많이 닮았고 대파처럼 흰색을 띤다. 잎은 뿌리에서 여러 가닥이 자라나고 부추 잎과 비슷하다. 잎 단면은 평면인 부추와 달리 반달 모양이고 좀 더 두꺼운 편이다.

여느 식물보다 봄에 일찍 자라는 잎은 관엽 식물 못지않게 맵시가 있다. 진눈깨비나 서리를 맞아도 멀쩡할 정도로 추위에 강하다. 요즘 웬만한 식물원이나 수목원에서 심어 가꿀 만큼 관상 가치를 인정받고 있다.

특히 꽃이 예쁘다. 부추처럼 꽃대가 뿌리에서 여럿 올라오고 그 끝마다 연분홍색 꽃이 흐드러지게 핀다. 별 모양 수많은 작은 꽃이 달리므로 복스럽다. 밝은 연분홍색 꽃이 피는 게 흰색 꽃이 피는 부추와 큰 차이점이다. 수술은 화피(꽃받침과 꽃잎)보다 길어 밖으로 튀어나와 있어 눈에 잘 띈다. 수술 끝에 분가루처럼 매달린 꽃밥은 자주색을 띠고 꽃의 화사함을 더한다. 비옥한 땅에서 자라는 것은 꽃이 좀 더 탐스럽다.

두메부추는 야생화로 먼저 알려졌다. 야생화 애호가들과 동호인들이 해안가 절벽에서 꼭꼭 숨어 자라는 잎과 꽃을 촬영해 전시회를 열면서 세상에 알려졌다. 수수한 아름다움이 사람들의 마음을 단박에 사로잡았다. 사람 발길이 닿지 않는 해안 절벽이나 산에서 자라는 사실이 알려지면서 더욱 관심을 끌었다.

두메부추는 전 세계에 단 1속 1종이 있는 만큼 귀하고 소중한 유전자원이다. 멸종되면 복원이 불가능하므로 서식지 보전에 힘써야 한다. 선대로부터 온전히 물려받았듯이 고스란히 후손에게 전해줘야 할 귀중한 이 땅의 자산이다. 다행히 바닷가 절벽이나 인적 드문 산에서 자라므로 남획으로 인한 멸종 위험이 적어 안심이 된다.

재배	씨앗이나 뿌리 나누기로 증식한다. 해가 잘 들고 물 빠짐이 잘되는 곳이 적지다. 추위와 가뭄에 강하다. 물을 자주 주고 거름을 충분히 넣어주면 잎과 꽃이 튼실하게 자라 식용과 관상 가치가 높다.
요리	미네랄과 비타민 등이 풍부한 알칼리성 식품이다. 살짝 데쳐 초장에 찍어 먹거나 달걀찜 등에 넣어 먹으면 좋다. 장아찌나 샐러드로 요리해 먹어도 맛이 그만이다. 강한 매운맛을 싫어하는 어린이를 위해 마늘 대신 음식에 넣으면 안성맞춤이다.
효능	성질이 따뜻해 몸이 차 속이 늘 불편한 사람에게 좋다. 피를 맑게 하고 위장을 튼튼하게 한다. 비늘줄기는 이뇨와 강장, 항균, 항염 등의 효능이 있다. 최근에는 다이어트 등 비만 방지 효과가 있는 것으로 밝혀졌다.

예사롭지 않은 맵시를 지닌

둥굴레

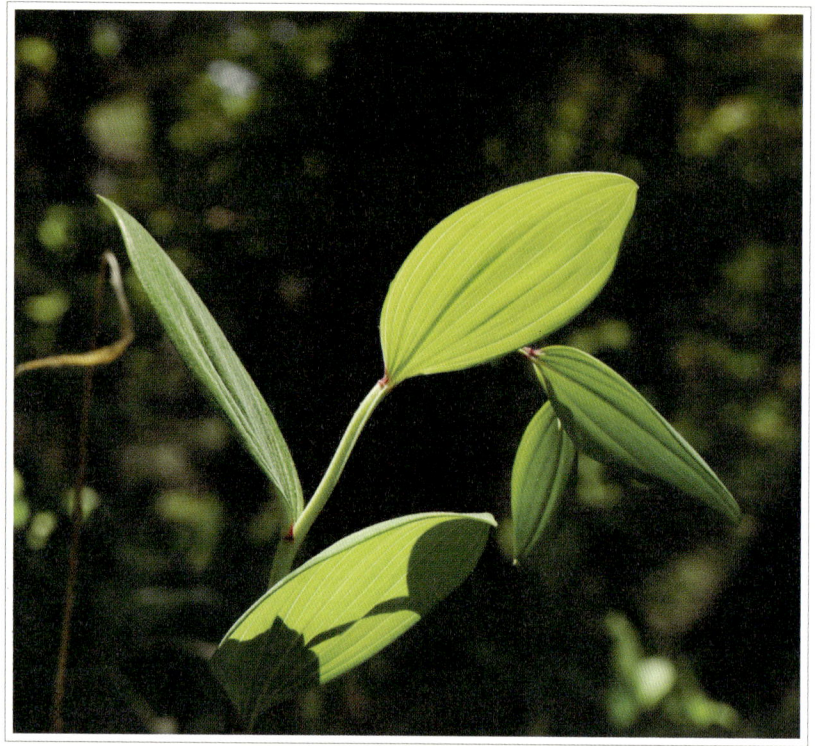

Polygonatum odoratum var. *pluriflorum* (Miq.) Ohwi.
백합과 여러해살이풀, 높이 30~60센티미터, 개화기 6~7월,
양지바른 산.

•• 새싹 모습이 신비스럽다. 거친 흙을 뚫고 올라오는 새싹은 무슨 비밀이라도 감추고 있는 듯 돌돌 말고 있다. 붓 모양 어린 줄기는 연한 분홍색에서 점차 연녹색으로 변하면서 자란다. 잎은 줄기 끝 부분에서 양옆으로 오밀조밀하게 달린다. 줄기와 잎은 눈 깜짝할 새 폭풍 생장하며 관심을 끈다.

산속에는 둥굴레와 생김새가 비슷한 것이 많이 자란다. 비비추와 나리꽃, 독초인 은방울꽃 등 헤아릴 수 없다. 잎과 줄기가 어릴 때는 다른 식물과 생김새가 비슷비슷해 구분이 쉽지 않다. 둥굴레는 연한 분홍색, 비비추는 연한 자주색, 나리꽃과 은방울꽃은 연녹색을 띠는 게 차이점이다. 하지만 잎과 줄기가 웬만큼 자라기 전에는 그게 그것 같아서 얼른 구분하기 어렵다.

둥굴레는 반양지성 식물이다. 해가 잘 드는 등산로나 임도, 무덤 등의

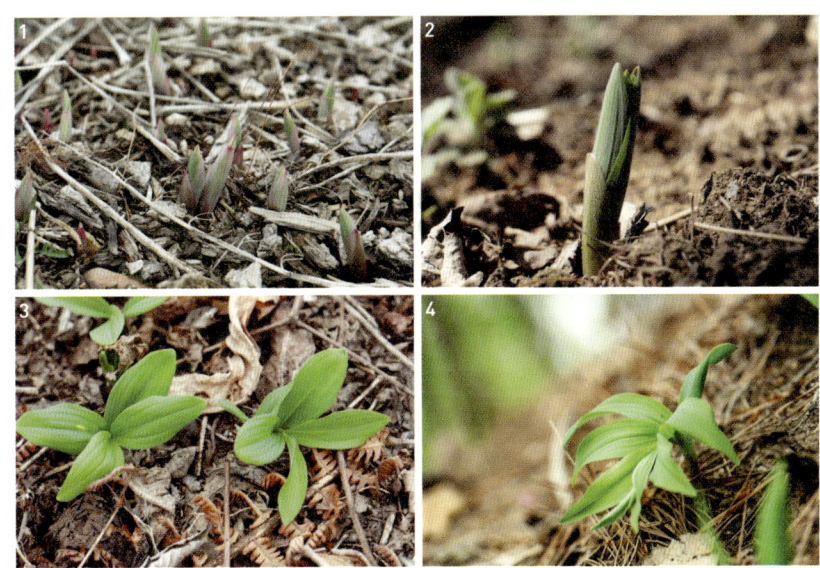

1 연한 분홍색을 띠는 새싹이 땅 위로 모습을 드러내고 있다.
2 잎과 줄기가 돌돌 말고 있다가 기지개를 펴듯 저마다 모양새를 갖춰간다.
3 잎은 긴 타원형이고 길이 5~10센티미터, 너비 2~5센티미터다.
4 줄기는 고사리처럼 옆으로 비스듬히 자라고, 잎은 연녹색에서 진녹색으로 변하며 자란다.

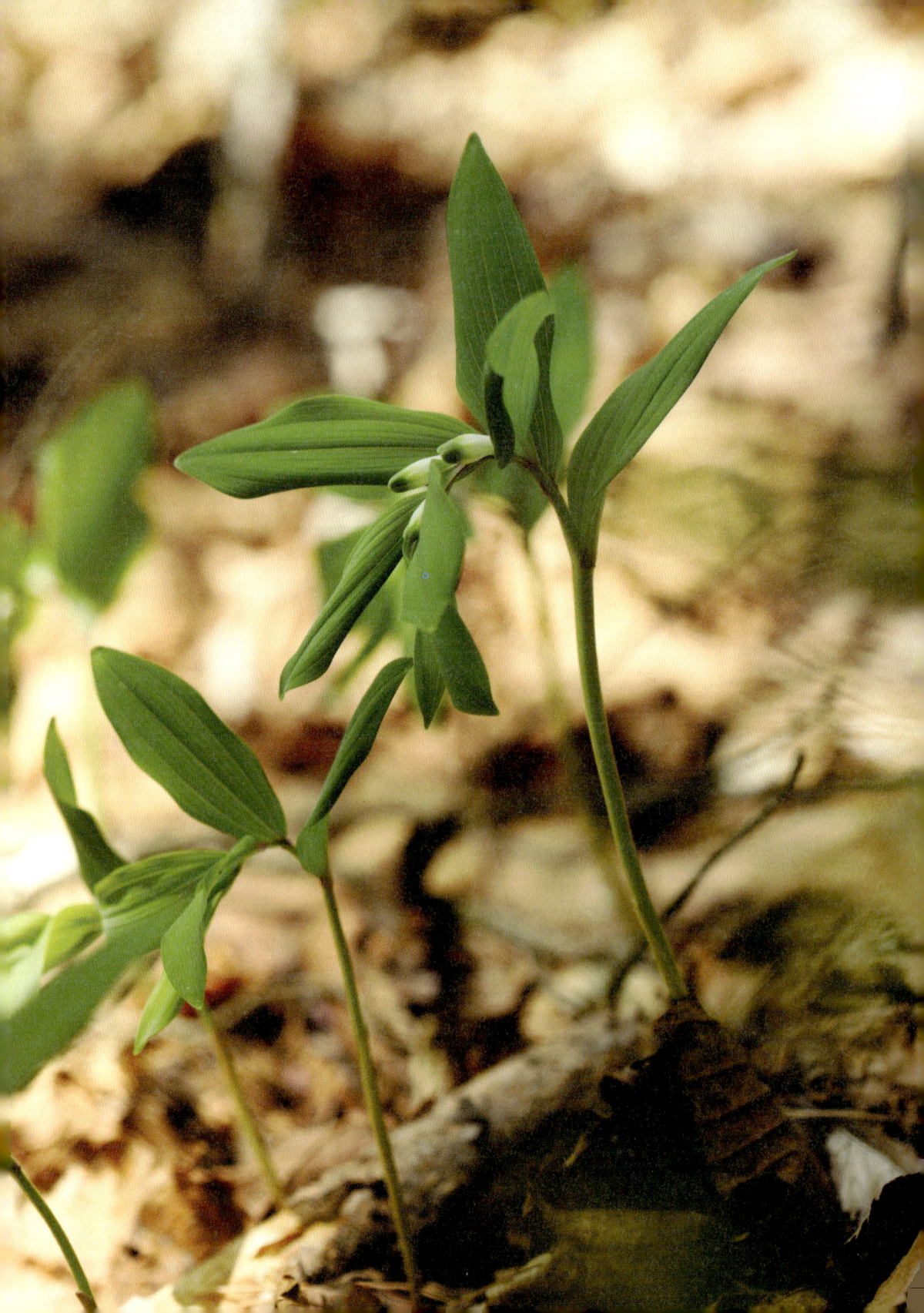

가장자리에 자리를 잡고 자란다. 대개 흙살이 두텁고 보수력이 좋은 곳이다. 산등성이 주위같이 돌이 많고 보수력이 없는 곳에서 자라는 것은 생육이 저조하다. 땅이 비옥하고 흙살이 두터운 곳에서는 허리에 닿을 정도로 높이 자란다.

뿌리줄기는 고사리처럼 옆으로 뻗고, 그 중간에서 새싹이 나와 자란다.

둥굴레는 손에 다 못 꼽을 없을 정도로 종류가 많다. 식물도감에 따르면 잎 뒷면에 길이 2~2.5센티미터 꽃이 달리는 것은 '산둥굴레', 잎 뒷면 맥에 돌기가 많고 꽃이 1~4개씩 달리는 것은 '큰둥굴레', 잎 길이 16센티미터에 너비 5센티미터고 꽃이 네 개씩 달리는 것은 '맥도둥굴레', 잎 뒷면에 털이 있고 꽃이 2~5개씩 달리는 것은 '왕둥굴레'다. 이 밖에 산과 들에는 종을 구분하기 어려울 정도로 생김새가 비슷비슷한 것이 많이 자란다.

주로 뿌리를 이용하는 둥굴레는 한자로 옥죽(玉竹)이다. 뿌리는 말려 물을 끓일 때 넣으면 숭늉처럼 구수한 맛이 난다. 추운 겨울에 차로 끓여 마

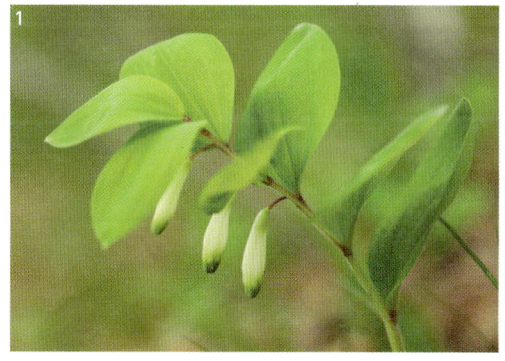
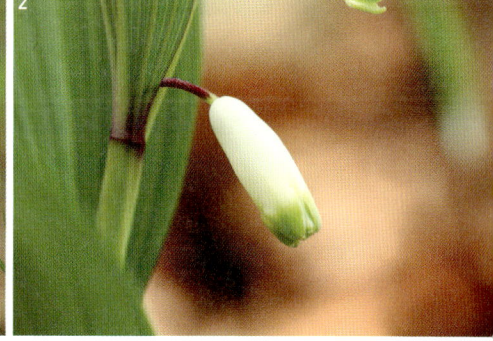

1 꽃봉오리가 줄기 끝 부분 잎겨드랑이에 한 개씩 달린다.
2 꽃은 녹색 빛을 머금은 흰색으로 피고 길이 15~20밀리미터다.

시면 몸을 따뜻하게 하므로 건강 유지에 도움이 된다. 한의학에서는 마른 기침과 갈증을 멈추게 하고 허약 체질을 개선하는 효능이 있다고 한다.

잎은 대개 달걀 모양이며 맵시가 예사롭지 않다. 어릴 때는 반들반들 윤이 나고 연두 빛 색깔이 곱다. 산마늘처럼 잎맥이 줄무늬처럼 결대로 드러나 있어 관상 가치가 높다. 잎 가장자리가 흰색이나 연한 베이지색 테두리를 두른 것같이 무늬가 있는 게 있다. 잎 맵시가 좋고 별 탈 없이 잘 자라므로 관상용 신품종이 선보이고 있다.

늦봄 무렵 종 모양 흰색 꽃이 핀다. 꽃은 구기자 열매만 하고 꽃자루에 대롱대롱 달려 있는 모습이 앙증맞다. 꽃말은 구수한 맛과 아름다움을 선사하는 것처럼 '고귀한 봉사'다. 그래서 봉사단체들이 '둥굴레'를 넣어 모임이나 단체 이름을 즐겨 짓는다. 꽃이 지면 작은 베어링만 한 열매가 대롱대롱 열리고 가을에 빨간색에서 검은색으로 익어가며 관상 가치를 더한다.

둥굴레는 모나지 않고 둥글둥글해서 둥굴레라는 이름이 붙여졌다고

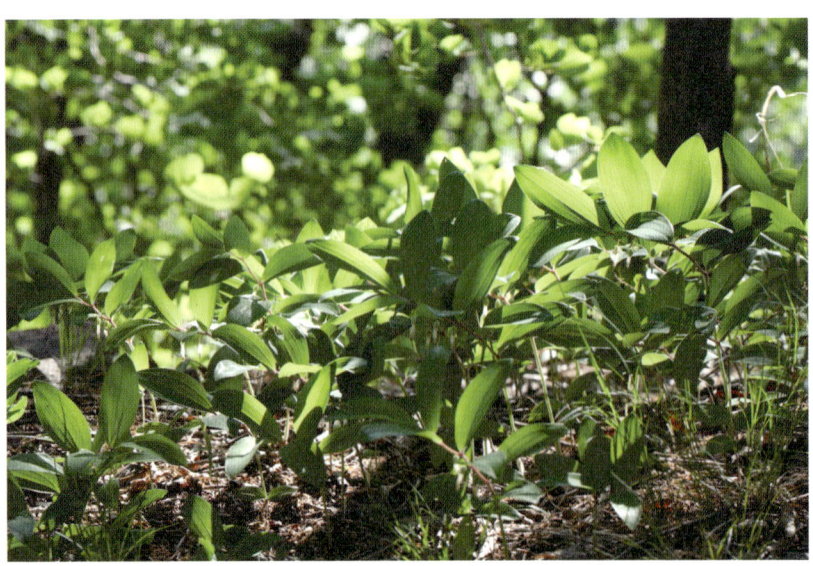

토심이 깊고 해가 적당히 드는 산속에서 무리를 지어 자라고 있다.

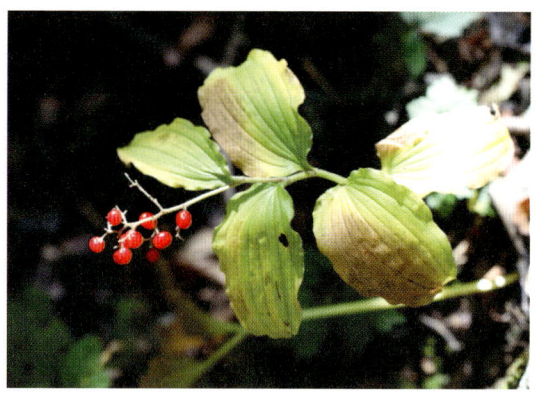

열매는 녹색, 붉은색, 검은색 순서로 익어간다.

한다. 실제로 꽃과 열매, 잎이 모두 둥그스름한 모양새다. 둥글둥글한 생김 새마냥 쓰임새도 다양하다. 꽃과 잎은 관상용과 산나물, 뿌리는 약재와 식자재로 쓰일 만큼 버릴 게 없는 둥굴레 가치는 밝혀진 것만 해도 무궁무진하다.

재배	씨를 뿌리거나 뿌리줄기를 잘라 심어 증식한다. 약간 그늘지고 토심이 깊고 비옥한 토양이 적지다. 물 빠짐이 잘되는 사질양토가 알맞다. 뿌리썩음병 등 습해를 입지 않도록 두둑을 만들어 재배한다.
요리	어린잎과 줄기는 데쳐 양념을 적당히 넣고 무쳐 먹는다. 튀김이나 샐러드로 요리해 먹어도 맛이 좋다. 뿌리는 된장이나 고추장 항아리에 박아 장아찌로 해먹어도 된다. 또 술을 담가 마시면 자양 강장제로 손색이 없다. 뿌리는 사포닌 성분이 들어 있고, 볶은 다음 물을 끓일 때 넣어 마시면 숭늉처럼 구수한 맛이 나고 건강에 좋다.
효능	맛은 달고 성질은 약간 차다. 머리가 지끈지끈 아프고 어지러울 때 뿌리를 넣고 물을 끓여 마시면 좋다. 뿌리줄기 6~12그램을 물 800밀리리터에 넣고 달여 반으로 나누어 아침저녁으로 마시면 된다. 뿌리줄기는 당분과 회분 등이 들어 있어 특히 노인에게 좋다. 또 피로 해소와 원기 회복 효과가 있다. 최근 연구 결과 지질 및 혈당 강하 작용이 입증됐으며, 당뇨병 환자 건강식으로 주목받고 있다.

풀이냐 나무냐
땅두릅

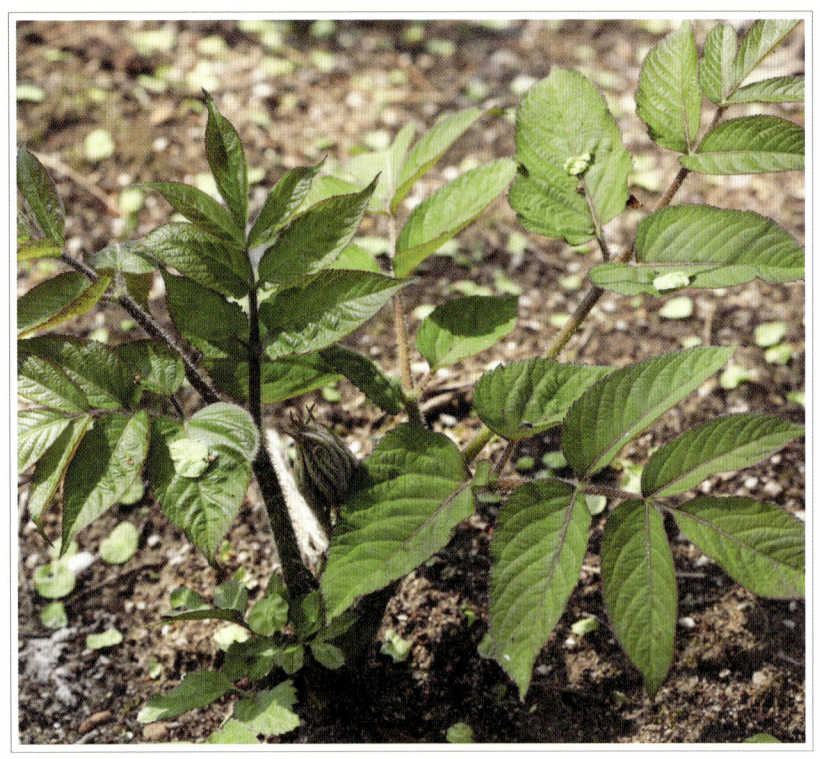

Aralia cordata Thunb.
두릅나뭇과 여러해살이풀, 높이 150센티미터, 개화기 7~9월,
햇볕이 들고 물 빠짐이 잘되는 산속.

•• 땅두릅은 다른 산나물에 비해 일찍 선보인다. 이름과 생김새가 비슷한 참두릅(두릅나무)과 개두릅(음나무)보다 한 발짝 앞서 자란다. 2~3월이면 벌써 겨울잠에서 깨어나 땅속에서 기지개를 켜며 꿈틀거리고 있다.

식물학자들에 따르면 식물은 따뜻한 봄이 되면 싹을 틔우는 것이 아니라 이미 겨울에 싹을 틔운다. 일정한 저온 지속 시간(겨울)이 지나면 봄을 예견하고 겨울부터 싹을 틔운다는 것이다. 겨울 다음 반드시 봄이 온다는 것을 오랜 세월 동안 경험하면서 터득한 생육 방식이다. 이처럼 일정한 저온 지속 시간이 지나면 현재 기온에 상관없이 생육을 재개하는 것을 휴면 타파(dormancy breaking)라고 한다. 우리 '배꼽시계'가 점심시간을 정확하게 알듯이 식물은 겨울에 벌써 봄이 언제쯤 온다는 것을 알고 준비하는 셈이다.

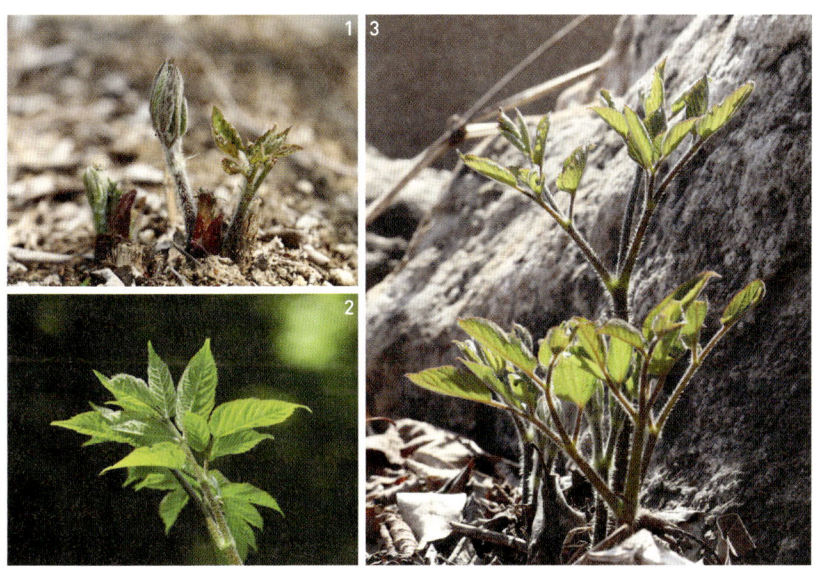

1 어린잎과 줄기가 밝은 갈색을 띠며 땅 위로 모습을 드러내고 있다.
2 줄기와 잎은 가시 같은 솜털이 빽빽이 나 있는 게 특징이다.
3 줄기가 뿌리에서 여럿 올라와 사람 키만큼 높이 곧게 자란다.

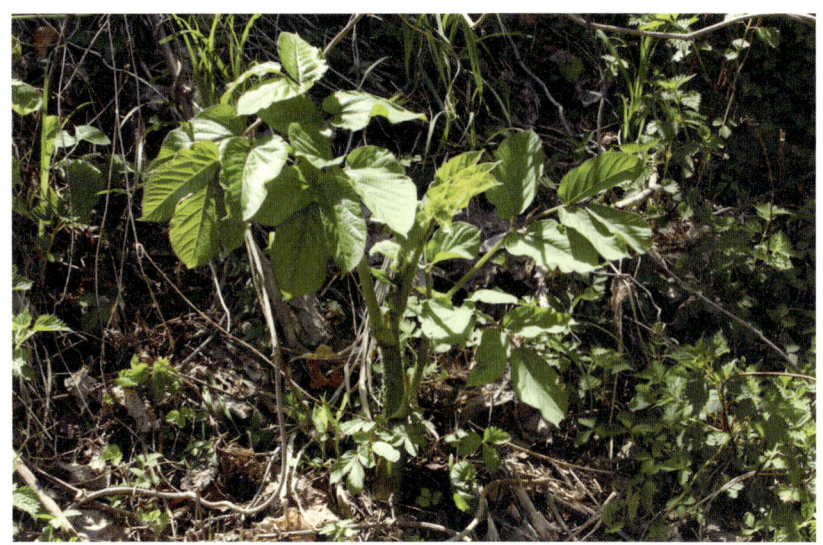

해가 잘 들고 물 빠짐이 잘되는 곳에서 생육이 왕성하다.

봄 날씨 같은 2월 어느 날 겉흙을 걷어내자 땅속에서 땅두릅 새순이 자라고 있었다. 벌써 살이 올라 통통했다. 바람이 여전히 매섭지만 차디찬 땅속에서 벌써 자라는 것이 신기하고 놀라웠다. 기온이 조금 떨어지면 옷을 껴입으며 호들갑을 떠는 우리네 모습에 비하면 얼마나 어엿하던지…….

땅두릅은 한자로 독활(獨活)이다. 이 같은 이름은 일경직상(一莖直上, 하나의 줄기가 곧게 서서), 득풍불요(得風不搖, 바람이 불어도 움직이지 않고), 고왈독활(故曰獨活, 예부터 독활이라 했다)에서 비롯됐다. 비바람에 강한 것은 튼튼한 뿌리 덕분이다. 뿌리는 나무뿌리처럼 굵고 옆으로 넓게 자란다.

날씨가 최근 들어 변덕스러워 땅두릅이 수난을 겪고 있다. 특히 2021년 봄 날씨는 기상청을 비웃기라도 하듯 예보와 전혀 딴판이었다. 3월에 반소매 옷을 입어도 춥지 않을 정도로 초여름 같은 날씨가 많았다. 3월의 전국 평균 기온이 평년보다 2도가량 높은 7.9도를 기록했다. 최고 기온과 최저 기온이 모두 평년보다 2.6도 높았고 1973년 관측 이후 최고였다. 하지만 4월에는 겨울같이 쌀쌀한 날이 많았다. 또 5월에는 흐린 날이 많고 비가 자주 내려 평균 기온이 1995년 16도 이후 가장 낮은 16.6도를 찍었다.

이같이 널뛰기하듯 변덕스러운 날씨에 땅두릅이 심한 몸살을 앓았다. 얼어 죽는 피해가 전국에서 발생했다. 특히 강원 춘천 지역에서는 4월 14~15일 2일간 기온이 영하로 떨어져 수확을 바로 앞둔 새순이 냉해를 입었다. 된서리를 맞아 거무스름하게 변한 새순이 며칠 시름시름하다 말라 죽어 버렸다.

그 뒤 산에서 자생하는 것은 괜찮을까 궁금해 강원 평창에 있는 금당산(1,173미터)으로 들어섰다. 기대하지도 않았던 파드득나물이 등산로 초입 가장자리에서 자라고 있었다. 촬영을 마치고 장비를 챙기는데 등산로 바로 아래 계곡에서 자라던 땅두릅이 눈에 띄었다. 계곡으로 내려가려다가 하마터면 등산로 가장자리 풀숲에서 자라는 땅두릅을 밟을 뻔했다. 키가 작고 풀에 가려 눈에 잘 띄지 않아서다. 땅두릅은 풀과 색깔이 비슷해 유심히 살피지 않으면 그냥 지나치기 십상이다.

계곡 부근에서 자라는 것은 땅심이 좋아 벌써 허리에 닿을 만큼 키가 크고 저온 피해 없이 멀쩡하게 자라고 있었다. 줄기에는 작은 가시 같은 솜털이 빽빽이 나 있었다. 솜털은 줄기 위쪽으로 갈수록 빽빽하고 아래쪽은 좀 듬성듬성했다. 아래쪽 털은 짧지만 좀 더 빳빳해 보였다. 줄기는 나무처럼

잎은 달걀 모양 타원형이며 길이 5~30센티미터, 너비 3~20센티미터다.

잎이 완전히 피기 전 줄기째 채취해 요리해 먹으면 연해서 좋다.

엄지손가락보다 굵고 진녹색을 띠었다. 언뜻 보면 나무로 착각할 정도로 왕성하게 자라고 있었다.

땅두릅은 양지성 또는 반양지성 식물이다. 해가 잘 드는 임도나 등산로, 무덤 주위에서 자란다. 임도 절개지 주위처럼 토심이 깊고 해가 적당히 드는 곳에선 자람새가 더욱 왕성하다. 산나물이 대개 그렇듯이 햇빛이 너무 강한 곳은 꺼린다. 해가 적당히 드는 북사면 개활지나 물 빠짐이 좋고 보수력이 좋은 계곡 근처가 땅두릅의 서식지다.

땅두릅은 생육 속도가 엄청 빠르다. 줄기는 사람 키보다 높이 자라고 위쪽에서 잔가지를 많이 친다. 목본 식물인 줄 착각할 만큼 자람새가 왕성하다. 하지만 가을이 되면 줄기가 누렇게 말라 죽고 뿌리만 살아 겨울을 나는 초본 식물이다. 땅두릅은 두릅과 같은 두릅과이지만 두릅은 목본 식물, 땅두릅은 초본 식물인 것이 가장 큰 차이점이다.

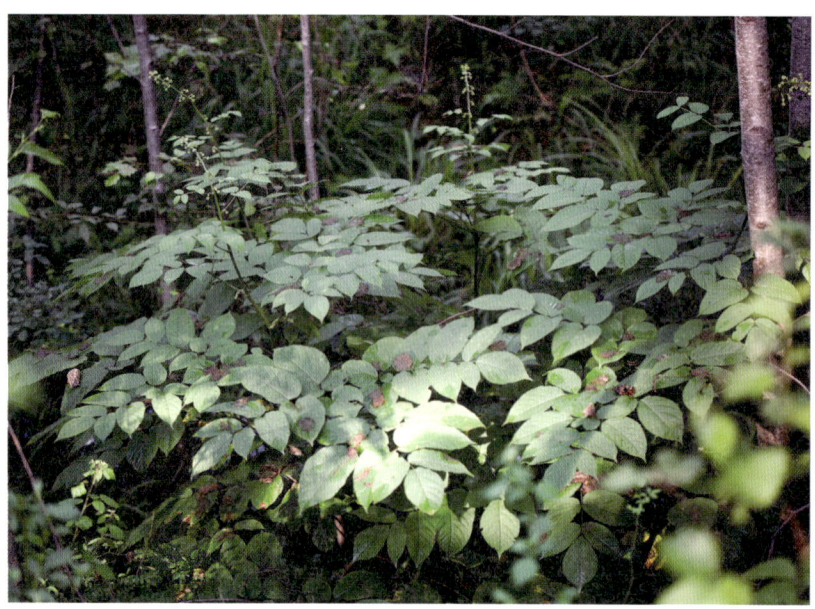

잎은 어긋나게 나고 여름으로 접어들면 진녹색으로 변한다.

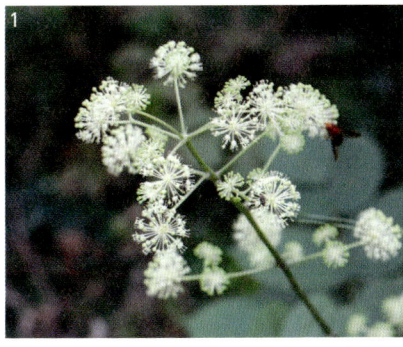
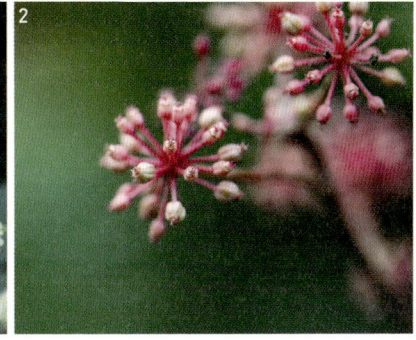

1 꽃봉오리는 가지와 원줄기 끝에 여러 개 원뿔 모양으로 달린다.
2 꽃은 대부분 연한 녹색이나, 밝은 자주색을 띠는 것이 가끔 있다.

땅두릅은 산에서 흔하지도 귀하지도 않다. 낮은 곳부터 높은 산에 이르기까지 분포대가 아주 넓다. 씨앗이 수없이 많이 달리지만 싹을 틔우고 풀이나 나무와 경쟁해 살아남는 것은 소수에 불과하다. 숲에서 가까스로 살아남은 땅두릅을 볼 때마다 소중함이 더욱 느껴진다.

재배   물 빠짐이 좋고 유기질이 풍부한 곳이 적지다. 씨앗 발아율이 아주 낮으므로 주로 뿌리 꺾꽂이로 증식한다. 줄기 꺾꽂이로 증식하기도 한다. 6월 중순 새 줄기를 15센티미터 길이로 자르고 발아촉진제 루톤 등을 처리해 깨끗한 강모래에 심고 시원하게 관리하면 된다. 주로 나물로 먹는 줄기 부위(연백부)를 좀 더 길게 자라게 하려면 새순이 올라오기 전 밭에 왕겨나 우드칩을 깔아준다.

요리   새순은 약간 쌉싸름한 맛과 아린 맛이 난다. 한 뼘 정도 자랐을 때 줄기째 데쳐 초고추장에 찍어 먹으면 맛있다. 튀김이나 전으로 요리해 먹어도 일품이다. 뿌리는 돼지고기나 닭고기 등을 삶을 때 넣으면 누린내를 잡아주고 깔끔한 국물 맛을 더한다.

효능   약성은 온화하고 맛은 쓰고 달다. 뿌리는 사포닌 성분을 함유하고 있어 기관지 계통 질환을 다스리는 데 좋다. 또 두통과 중풍 치료 효과가 있다. 최근 연구 결과 뇌혈관 질환과 동맥경화, 관절염 등의 예방과 치료에 효과가 있다.

고약한 냄새가 나는
뚝갈

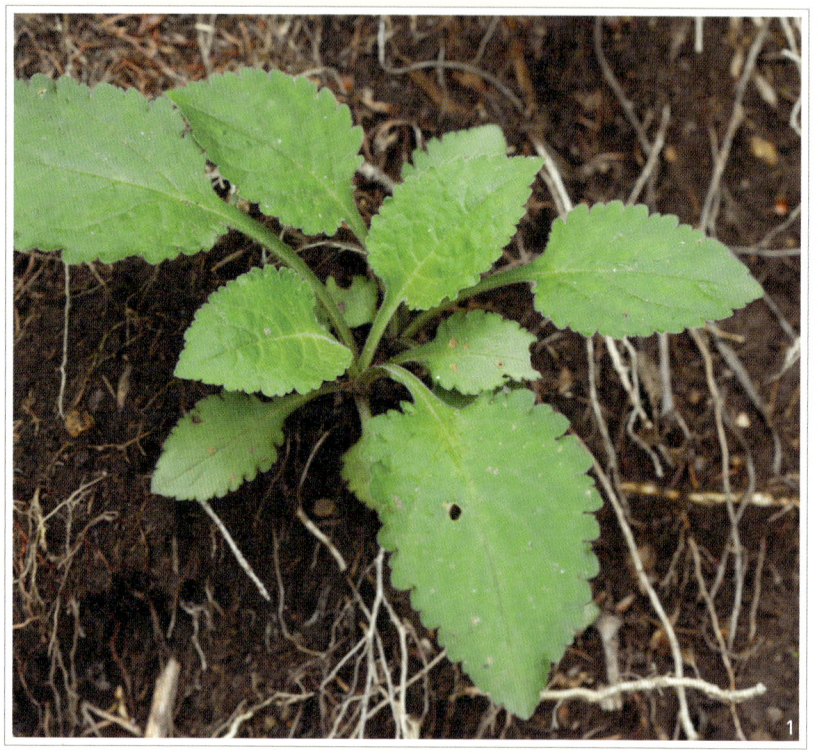

Patrinia villosa (Thunb.) Juss.
마타릿과 여러해살이풀, 높이 50~100센티미터, 개화기 7~8월,
산기슭 양지바른 곳.

전국 산에는 산림 보호와 관리 목적으로 닦아놓은 임도가 있다. 산허리를 굽이굽이 돌고 돌아 정상 부근으로 이어지는 임도는 가끔 시멘트 포장이 돼 있어 인상을 찌푸리게 하지만 유유히 걷기 좋은 곳이다. 임도에는 산나물과 야생화가 자라고 있어 혼자 걸어도 심심하지 않다. 다람쥐가 앞에 나타나 재롱을 떨다가 숲속으로 사라지고 딱따구리가 딱딱 소리를 내며 나무를 쪼고 있어 눈과 귀가 즐겁다.

　임도 가장자리에는 양지성 또는 반양지성 산나물이 많이 자란다. 그중 뚝갈이 한자리를 차지하고 있다. 해가 잘 들고 토심이 깊은 곳을 좋아해서다. 특히 임도 절개지 아래 가장자리에는 부드러운 흙과 낙엽이 쌓여 토질이 비옥해 뚝갈이 자라기 좋은 환경이다.

　뚝갈은 이름부터 범상치 않다. 꽃말이 '생명력'과 '야성미' 등으로 좀 유별스럽다. 또 된장과 비슷한 냄새가 난다고 해서 한약명은 패장(敗醬), 생약명은 백화패장(白花敗醬)이다. 일부 사람들은 시체 썩는 냄새와 같이 고

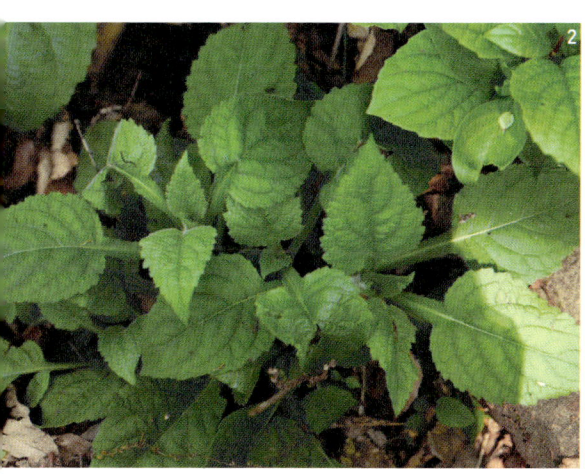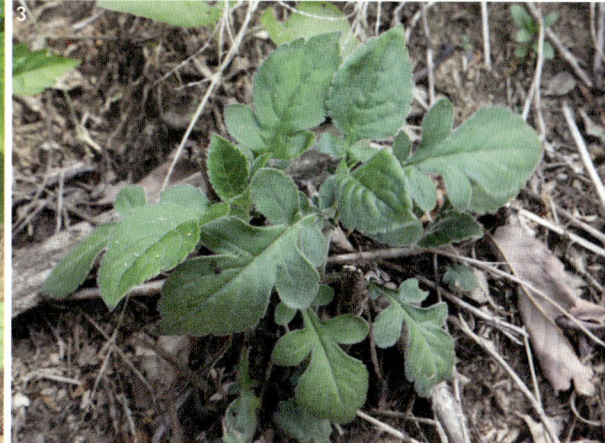

1 뿌리잎은 달걀 또는 타원형이고 옆으로 비스듬히 뻗으면서 자란다.
2 뿌리잎은 가장자리는 톱니 모양이고 앞면은 녹색이고 뒷면은 흰빛이 돈다.
3 뿌리잎은 새 날개 모양으로 갈라지거나 갈라지지 않은 것이 있다.

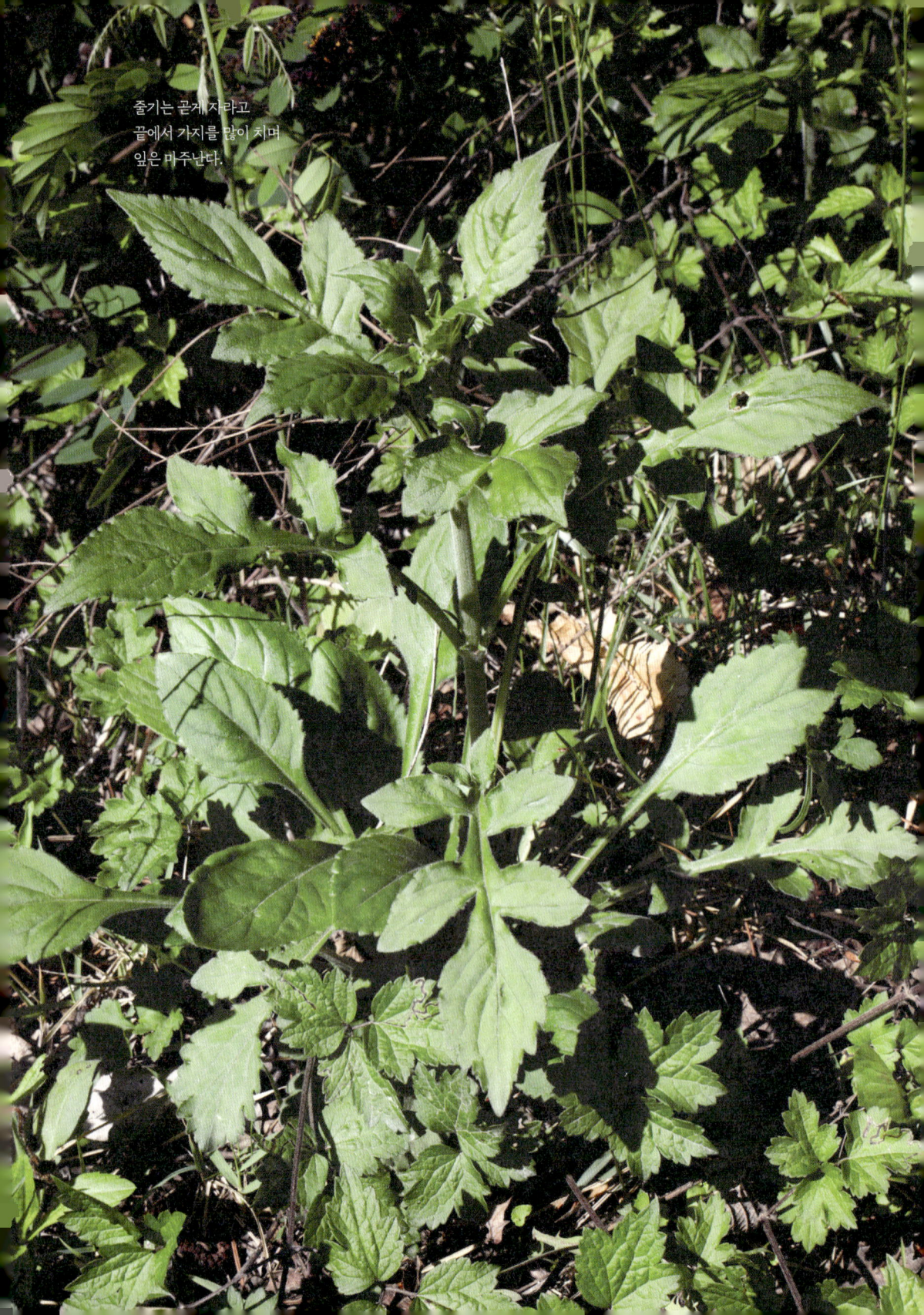

줄기는 곧게 자라고 끝에서 가지를 많이 치며 잎은 마주난다.

약하다고 인상을 찌푸린다. 자주색을 띠는 뿌리에서 고약한 냄새가 강하게 난다. 꽃이 필 때도 약간 이상한 냄새가 인상을 찡그리게 한다. 하지만 생김새나 생육 과정은 여느 산나물과 크게 다르지 않다.

뚝갈이 어떻게 생겼을까. 식물도감 사진을 통해 눈에 익히고 산으로 들어섰다. 뿌리잎과 줄기잎이 많이 달라 처음에는 많이 헷갈렸다. 사진을 정리하다가 뚝갈인지 확신이 서지 않아 버린 적도 있다.

뿌리잎은 대개 긴 타원형 또는 긴 달걀 모양으로 일정치 않다. 줄기잎은 달걀 또는 날개 모양으로 둔하게 갈라졌거나 그렇지 않은 것이 있다. 잎 끝은 뿌리잎은 대개 둥그스름한 모양이고 줄기잎은 뾰족하거나 아주 뾰족하다. 잎 가장자리는 톱니 모양으로 다른 산나물과 별반 차이가 없다. 잎 앞뒤와 줄기에 털이 많은 게 특징이다.

산에는 뚝갈과 생김새가 비슷한 것이 많다. 그중 마타리가 가장 많이 닮았다. 뿌리잎이 어릴 때는 비슷해 구분이 쉽지 않다. 마타리 뿌리잎은 달걀 모양, 줄기잎은 날개 모양인데 아주 어릴 때는 뚝갈과 아주 비슷하다. 큰

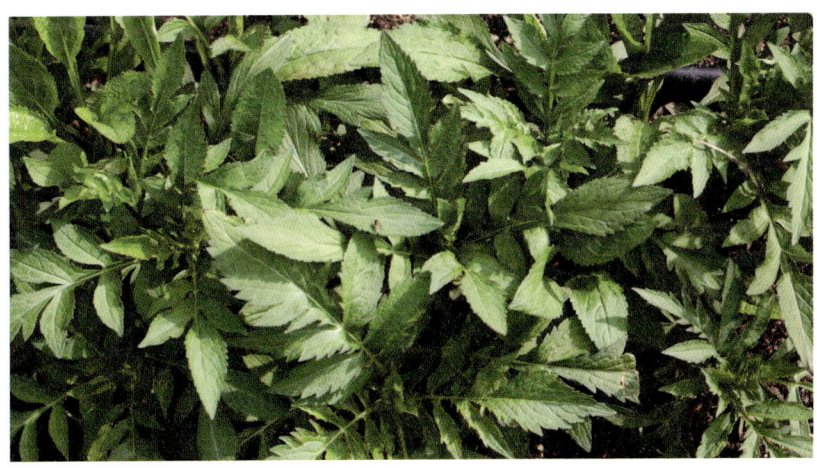

마타리는 잎이 날개 모양으로 깊게 갈라지고 양면에 털이 있고 줄기 아래쪽 잎은 잎자루가 있으나 맨 위쪽은 거의 없다.

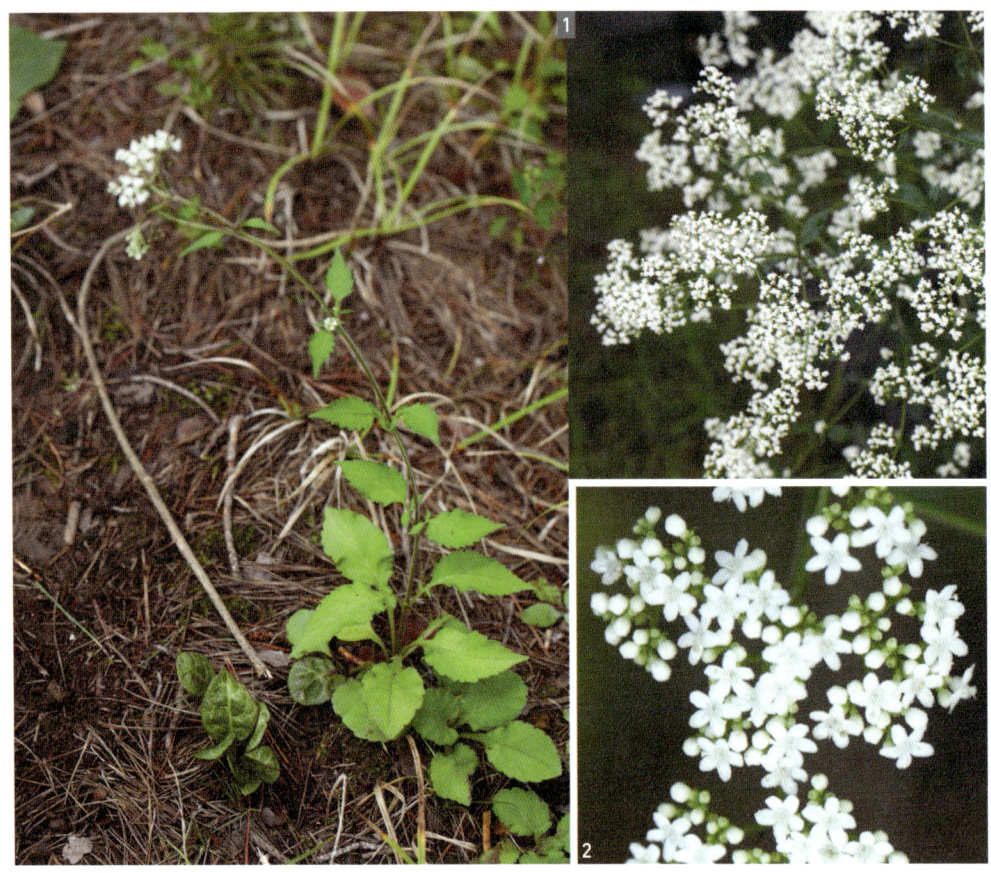

1 꽃은 지름 4밀리미터고 7~9월 원줄기 끝에 흰색으로 흐드러지게 핀다.
2 꽃잎은 다섯 개가 별 모양으로 배열하고 수술 네 개와 암술 한 개가 있다.

차이점은 뚝갈은 줄기와 잎에 털이 있고 마타리는 없는 것이다. 좀 더 자라면 마타리 잎은 뚝갈보다 날개 모양으로 깊게 갈라진다.

꽃이 피면 속 시원하게 한눈에 구분된다. 뚝갈은 꽃이 흰색이고 마타리는 노란색이다. 뚝갈은 꽃대 끝 부분에서 가지를 많이 치고, 그 끝마다 꽃이 흐드러지게 핀다. 꽃자루가 꽃대 아래쪽은 길고 위쪽은 짧아 꽃이 평평한 모양의 고른 꽃차례로 달린다. 자세히 살펴보면 가장자리 것이 먼저 피고 안의 것이 뒤따라서 핀다.

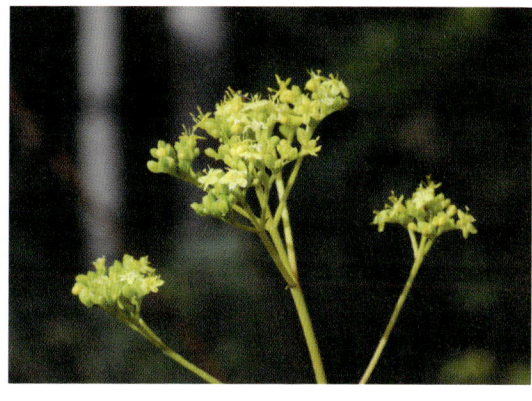

마타리 꽃은
지름 4밀리미터고 다섯 개로
갈라지며 수술 네 개,
암술 한 개는 뚝갈과
거의 비슷하지만 노란색인 것이
차이점이다.

뚝갈은 야생화와 약재로 더 잘 알려졌다. 최근 연구 결과 세포 증식 촉진과 피부 가려움 개선 효과가 밝혀져 기능성 건강식품으로 주목을 받고 있다. 항산화와 항염, 보습 등의 효과가 속속 밝혀져 신약과 화장품 소재로 개발될 가능성이 높다. 이 같은 기능성 덕분에 산나물로 새롭게 조명을 받고 있다. 산속 풀숲에서는 눈에 띌 듯 말 듯 존재감이 약하지만 효능과 가치는 여느 산나물이나 약초에 뒤지지 않는다.

재배 씨앗은 가을에 채취해 이듬해 이른 봄에 뿌리면 발아율이 높다. 어릴 때는 물을 자주 주는 게 좋다. 모를 길러 옮겨 심으면 생육이 좀 더 왕성하다. 햇볕이 잘 들고 토심이 깊은 곳이 재배 적지다.

요리 어린순은 데쳐 나물로 무쳐 먹는다. 억센 것은 데쳐 말려뒀다가 묵나물로 이용한다.

효능 생약명은 백화패장인데 맛이 맵고 쓰고 약성은 평범하다. 한방에서는 지사, 지혈, 산후 복통, 습진, 궤양 등을 치료하는 데 쓴다. 또 눈이 충혈되거나 붓고 아플 때 치료약으로 이용한다. 세포 증식 촉진과 항산화, 항염, 보습, 피부 가려움증 개선 효과가 있다. 뿌리 10~15그램을 물 800밀리리터에 넣고 달여 반으로 나누어 아침저녁으로 마시면 건강에 좋다.

비와 해를 가려준 넓은 잎
머위

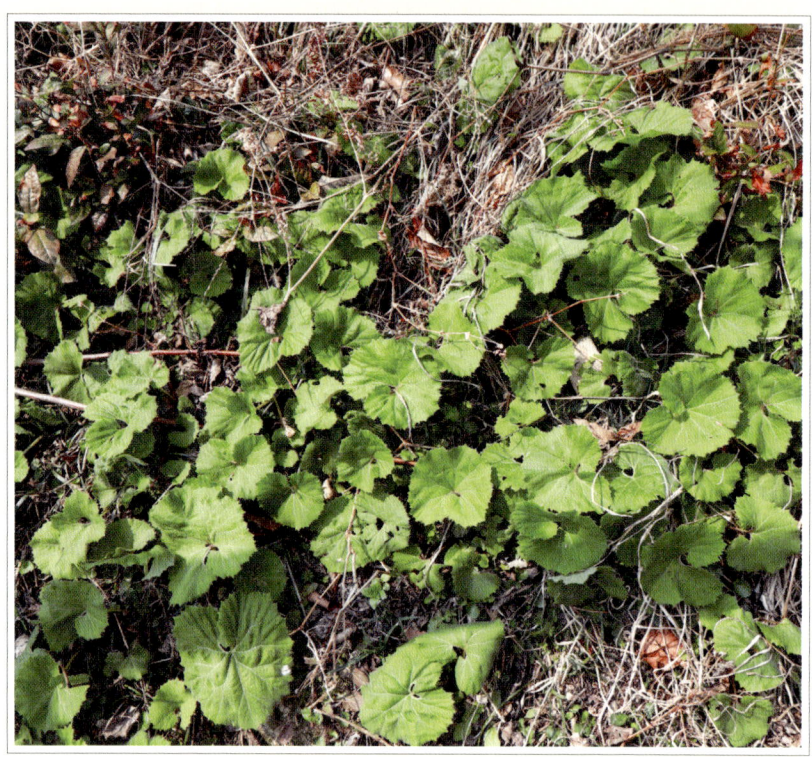

Petasites japonicus (Siebold & Zucc.) Maxim.
국화과 여러해살이풀, 높이 50센티미터, 개화기 2~3월,
습지나 계곡 근처 산과 들.

•• 따뜻한 봄날 전남 광양에 있는 백운산(1,222미터)을 오른 뒤 다압면 고사리 마을 방향으로 내려왔다. 섬진강을 따라 늘어선 매실농원의 꽃을 보기 위해서였다. 기대했던 대로 매화가 흐드러지게 피고 있었다. 열심히 매화를 찍는데 땅바닥에 꽃처럼 생긴 것이 보였다. 납죽 엎드려 있는 머위 꽃이었지만 매화에 마음이 홀려 미처 발견하지 못했다.

머위는 꽃이 새싹보다 먼저 핀다. 암수딴그루 이가화이며 암꽃은 흰색, 수꽃은 황백색으로 피어 저마다 개성 넘치는 모습이다. 작은 꽃이 다닥다닥 붙어 있고, 꽃이 피는 모습이 재밌다. 가장자리 것이 가장 먼저 피고 가운데를 향해 달리는 듯이 차례로 핀다. 꽃자루는 바깥쪽이 길고 안쪽이 짧아 위가 평평한 고른 꽃차례다.

잎은 꽃보다 한 발작 뒤 모습을 드러낸다. 꽃이 피면 곧이어 기다렸다는 듯이 폭풍 생장을 한다. 연잎처럼 큼지막하다. 어릴 때 소꿉친구와 함께 잎을 뜯어 모자처럼 머리에 쓰고 뜨거운 햇빛을 가렸던 기억이 생생하다.

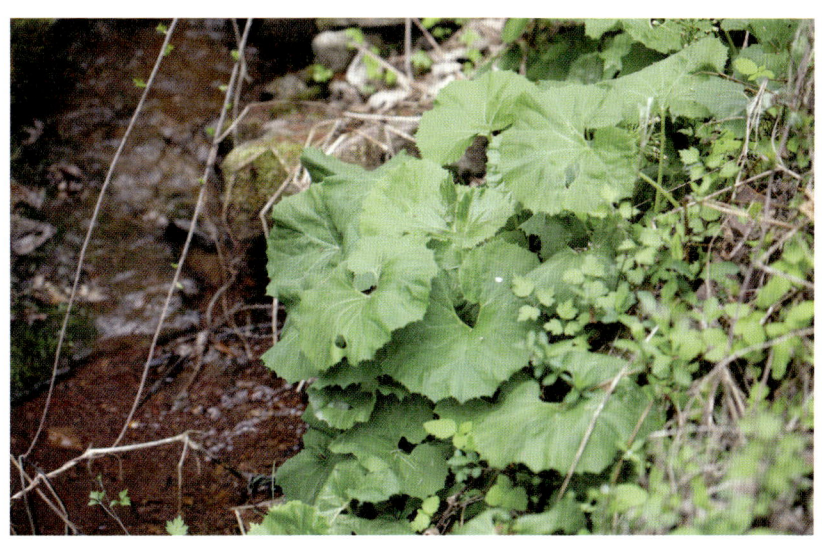

물을 좋아해 산기슭 계곡 가장자리에 무리를 지어 자라고 있다.

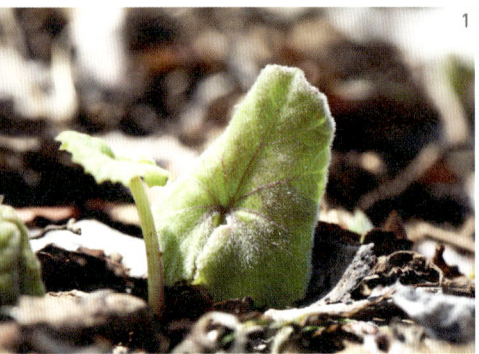
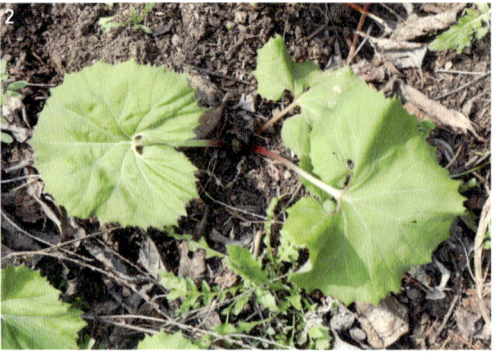

1 3월이 되면 땅속에서 털이 많은 줄기와 잎이 선을 보인다.
2 어린잎은 연녹색을 띠다가 차츰 녹색으로 변하면서 성숙한다.

학교에서 집으로 돌아올 때 갑자기 소낙비를 만나면 우산처럼 머리에 썼다. 큰 잎은 날씨에 따라 우산이 되고 양산이 되어준 고마운 것이었다.

잎은 손바닥보다 조금 작을 때 먹으면 맛있다. 이보다 크면 억세 질기고 쓴맛이 강해 입맛을 버릴 수 있다. 알맞게 자란 잎은 데쳐서 쌈을 싸먹으면 쌉싸래한 맛이 나른한 봄날에 잃었던 입맛을 되돌려준다.

잎이 억세면 줄기를 채취해 먹으면 된다. 줄기는 곰취처럼 U자 모양으로 홈이 나 있다. 잎과 달리 쓴맛이 거의 없어 호불호가 뚜렷하게 갈리지 않는다. 고구마 줄기처럼 얇은 겉껍질을 벗겨내고 요리하면 살강살강 씹히는 식감이 뛰어나다. 볶거나 무쳐 먹어도 맛이 좋다. 들깨 가루를 넣고 볶으면 구수한 맛이 일품인데, 필자가 가장 좋아하는 요리 중 하나다.

지방마다 부르는 이름이 재미있는데 제주도 꼼치, 영남 머구, 강원도 머우 등이다. 그 밖에 머으, 머귀, 머윗대, 머웃대 등으로 지역마다 조금씩 다르다. 중국에서는 뿌리줄기를 봉두채(峰斗菜) 또는 사두채(蛇頭菜)라고 하고, 나물이

줄기는
뿌리 가까운 쪽은
밝은 자주색을 띠고
잎은 신장 모양이다.

나 약용으로 이용한다.

머위는 여느 풀과 경쟁해도 결코 밀리지 않는다. 강한 경쟁력과 생명력은 뿌리에서 비롯된다. 거무스름한 색을 띠는 뿌리는 줄기보다 훨씬 굵고 길게 자라며 젓가락 길이만큼만 남아도 죽지 않고 새 뿌리를 내리고 살아난다. 돌이나 바위틈, 논밭 둑같이 한 줌 흙이 있는 곳이라면 어디든지 터를 잡고 세력을 넓힌다. 하지만 더위에는 약하다. 그러다가 선선한 가을바람이 불면 새잎이 다시 돋아나 자라기도 한다.

머위는 산과 들을 가리지 않는다. 등산을 하다 보면 산에서 심심찮게 마주친다. 홀로 자라기도 하지만 무리를 지어 자라는 경우가 흔하다. 번식력이 강해 해를 거듭할수록 터전을 빠르게 넓혀간다. 가뭄이 들지 않고 해가 잘 드는 계곡 언저리에서는 무리를 지어 다른 풀이 얼씬도 못하게 한다.

산에는 누군가가 심어 가꾸는 것처럼 널찍하게 자리 잡은 군락지가 있

굵은 뿌리가 땅속 깊이 내리고 땅속줄기에서 새잎이 나와 새끼를 친다.

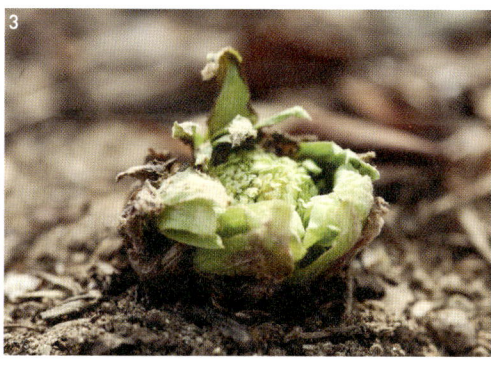
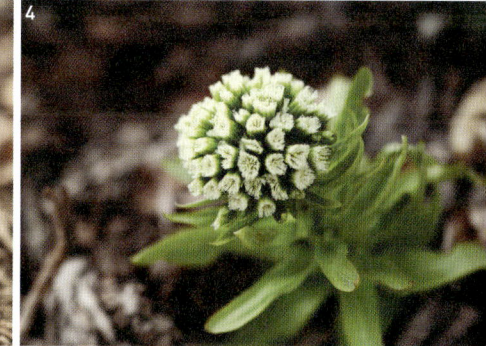

3 암그루 꽃이삭이 잎보다 먼저 선을 보이고 커다란 포로 싸여 있다.
4 수그루 꽃이 기다란 꽃대 끝에 옅은 노란색으로 피고 있다.

다. 군락지는 대개 화전민들이 살던 집터나 그 주변이다. 토양 수분이 적당하고 해가 잘 드는 곳이다. 화전민들이 살던 터전은 대개 계곡 가까이 있고 나무가 무성하지 않아 해가 적당히 들어 머위가 자라기 좋은 환경이다.

화전민들이 밀물처럼 들어와 불을 놓고 나무를 베어내고 개간해 살다가 썰물처럼 빠져나가면서 머위가 그 빈자리를 메우고 있다. 하지만 머위가 자라는 군락지는 대개 쓰레기 매립장 같아 안타깝다. 화전민들이 마구 버리고 간 살림도구와 깨진 유리병, 녹슨 깡통 등의 생활쓰레기가 널브러져 있다. 점령군처럼 들어와 살다가 버리고 간 생활 쓰레기 더미에서 불평 한마디 않고 아무 일 없다는 듯이 자라는 머위가 고맙고 한없이 사랑스럽다.

머위는 한때 산촌에서는 밥상을 풍성하게 했던 주요 채소였다. 잎이나 줄기는 뜯고 돌아서면 금방 자라나 사랑을 받았다. 토질을 까다롭게 가리지 않는 데다 애써 가꾸지 않아도 저절로 나고 자라서다. 가뭄이 들어도 돌

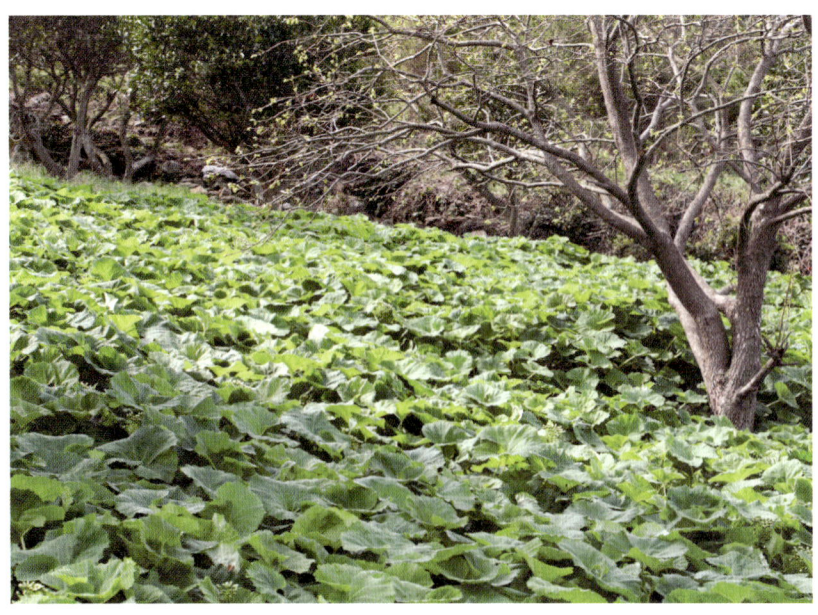

군집성이 강해 화전민들이 버리고 떠난 묵정밭을 독차지하고 있다.

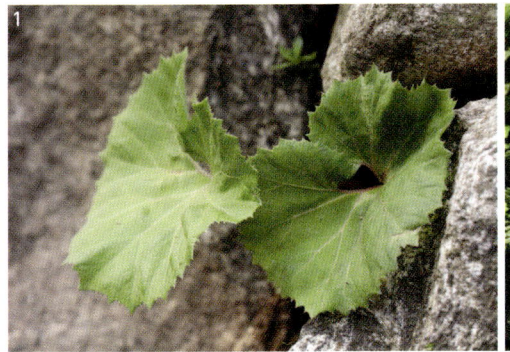 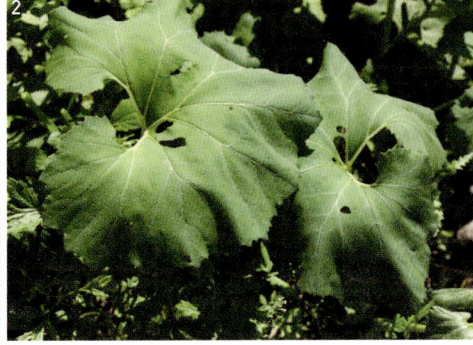

1 가뭄에 강해 돌 틈에 뿌리를 내리고 멀쩡하게 자라고 있다.
2 연근 잎만 한 잎이 해가 내리쬐면 축 늘어질 정도로 더위에 약한 편이다.

이나 바위틈 사이에 뿌리를 내리고 끄떡없이 자란다. 하루만 물을 주지 않아도 몸을 비비 꼬면서 시들어 말라 죽어 버리는 상추나 깻잎과 비교가 안 될 만큼 생명력이 강하다.

재배   물 빠짐이 잘되고 보수력이 좋은 곳이 적지다. 뿌리 나누기나 뿌리 꺾꽂이로 증식한다. 생육 중 가뭄이 들지 않도록 물을 충분히 자주 주면 빨리 자란다. 강한 햇볕을 싫어하므로 차광망을 설치해 주면 식용 부위인 줄기가 연하고 잘 자란다. 거름을 충분히 넣어주면 빨리 왕성하게 자란다.

요리   꽃송이는 기름에 튀겨 먹거나 된장 항아리에 박아두었다가 여름내 꺼내 먹으면 맛있다. 잎과 줄기는 장아찌를 담가 먹으면 좋다. 줄기는 겉껍질을 벗겨내고 무쳐 먹거나 볶아 먹으면 살강살강 씹히는 맛이 일품이다. 잎은 자랄수록 쓴맛이 강해지므로 어린 것은 데치고 물에 우려내 쌈을 싸먹거나 쌈밥을 만들어 먹는다.

효능   칼슘과 인, 아스코르빈산 등이 들어 있어 몸이 나른하고 늘어지는 것을 예방하는 데 도움이 된다. 한방에서는 현기증, 편도선염, 축농증, 천식, 다래끼 등과 벌레나 뱀에 물린 상처의 치료에 이용한다. 또 기침을 멎게 하는 약재로 쓴다. 최근 연구 결과 잎과 줄기는 암을 예방하는 효과와 해독 작용이 있다.

묻어가는 전략
멸가치

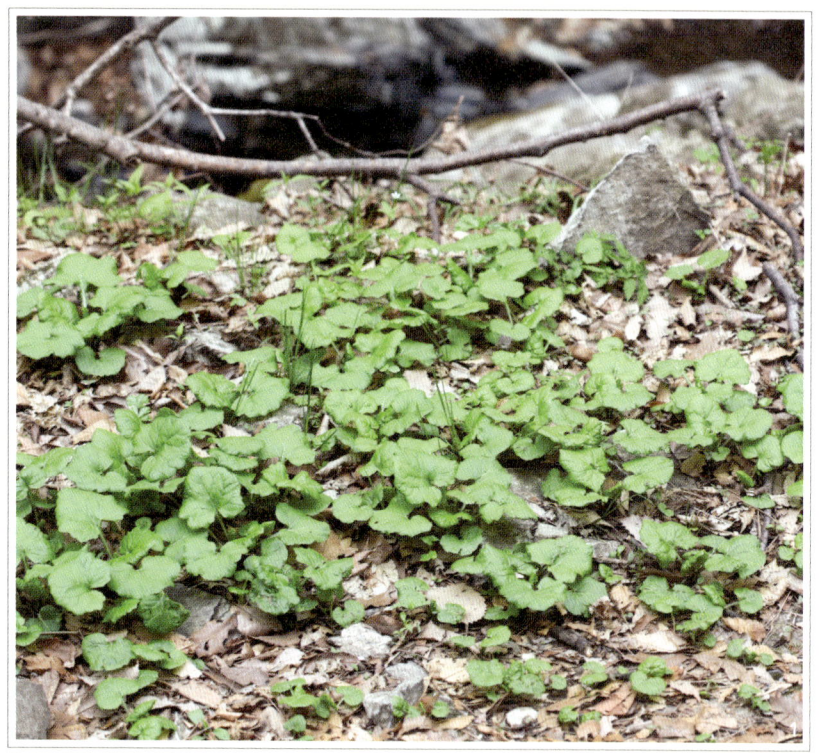

Adenocaulon himalaicum Edgew.
국화과 여러해살이풀, 높이 50~100센티미터, 개화기 8~10월,
해가 드는 산기슭 등산로나 임도 가장자리.

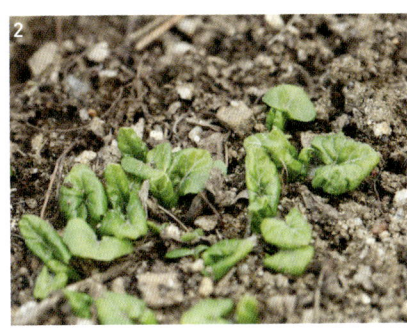
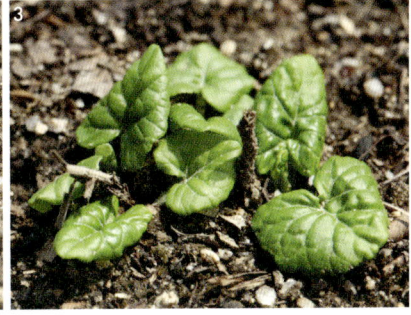

1 해가 잘 드는 계곡 근처나 토양 수분이 많은 곳에 모여서 자란다.
2 뿌리잎은 방석 식물처럼 어릴 때 땅에 붙어서 기는 듯이 자란다.
3 뿌리잎은 어릴 때 연녹색을 띠고 주맥이 뚜렷하게 드러나 보인다.

•• 아침 일찍 집을 나섰다. 몸이 땅 밑으로 꺼지듯이 납덩이처럼 묵직하고 뻑적지근해 꿀맛 같은 주말 늦잠을 포기하는 게 쉽지 않았다. 산에 갈 때 가장 극복하기 어려운 구간은 가파른 등산로가 아닌 침대에서 등산로 입구까지다. 잠자리를 훌훌 털고 일어나 등산로까지 가는 것이 가장 어렵고 괴롭다. 몸 컨디션이 안 좋다는 핑계로 잠을 더 잘까 하는 온갖 유혹을 떨치고 산속으로 들어서면 맑은 공기와 풋풋한 숲 향기에 곧 기분이 상쾌하고 몸이 가뿐하다.

강원 홍천에 있는 매봉산(650미터)으로 들어서자 등산로 양쪽 가장자리에 멸가치가 자라고 있었다. 도롯가 화단처럼 줄지어 있었다. 멸가치는 산을 오를 때마다 자주 마주치는 십년지기 '길동무'나 다름없다. 언제나 그 자리에서 나고 자라 기운을 북돋워주고 정상으로 길을 안내한다. 얼마나 자랐을까, 꽃이 피었을까 소식이 궁금해 산을 오르면 언제나 변함없는 모습으로 반긴다.

멸가치가 등산로 가장자리를 고집하는 이유가 있다. 스스로 이동할 수 없는 태생적 한계를 극복하기 위한 산포 전략에서 비롯된다. 씨앗이 끈적끈적한 물질을 지니고 있어 사람이나 짐승, 자동차 타이어에 달라붙어 멸

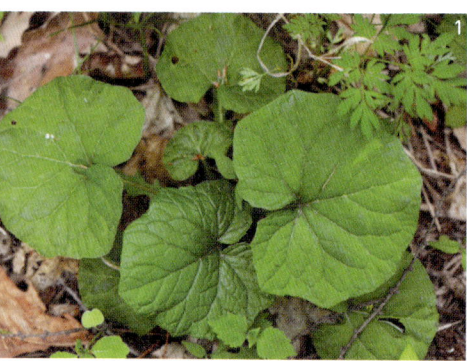
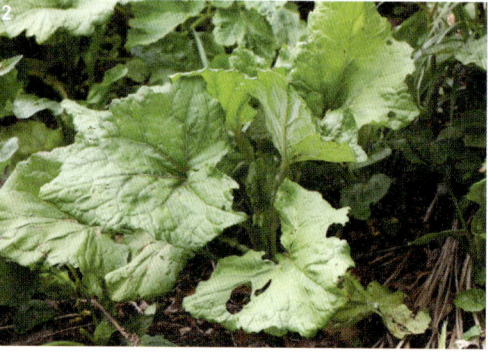

1 잎은 콩팥 또는 심장 모양이며, 가장자리는 톱니 모양이다.
2 잎은 흰색 털이 있고 앞면은 녹색이고, 뒷면은 흰빛이 난다.

리 옮겨지는 것이다. 질경이 씨앗이 자동차나 사람에 의해 멀리 옮겨지는 것과 같은 이치다. 꽃말 '당신에게 모든 것을 맡깁니다'처럼 씨앗의 운명이 사람이나 동물에 달려 있는 셈이다.

연필심만 한 작은 씨앗은 나름 매력이 있다. 씨앗은 가을이 되면 꽃대 끝에 곤봉 모양(거꿀달걀 모양)의 방사형으로 달린다. 씨앗에는 눈에 띄지 않을 정도로 작은 흑자색 털이 나 있다. 또 8~9월 검은색으로 여물면서 겉에 딱풀처럼 끈적끈적한 물질을 분비한다. 털과 접착성 물질은 사람이나 동물

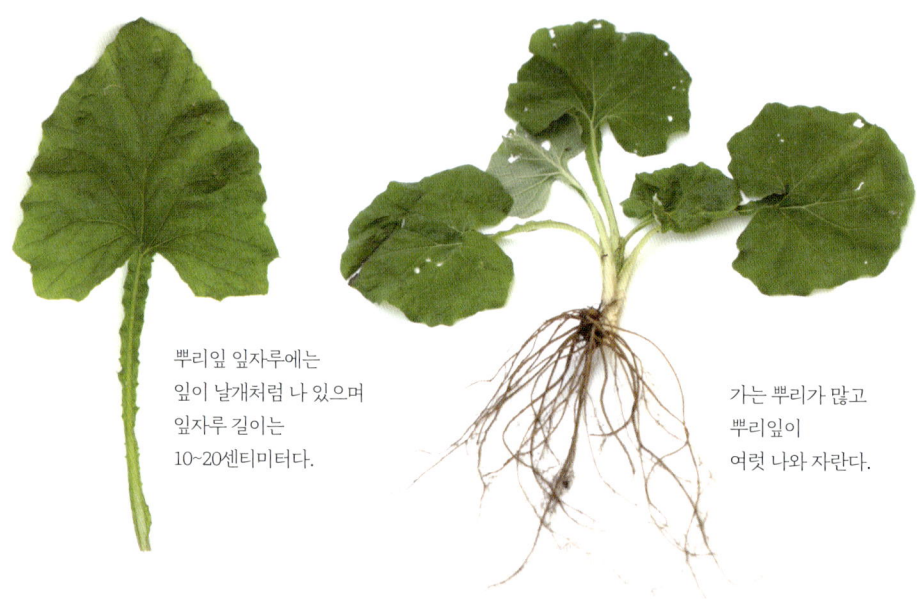

뿌리잎 잎자루에는
잎이 날개처럼 나 있으며
잎자루 길이는
10~20센티미터다.

가는 뿌리가 많고
뿌리잎이
여럿 나와 자란다.

에 달라붙어 멀리 이동하기 위한 수단이다.

일부 자료에서는 산과 들에서 자란다고 설명하고 있지만 주요 서식지는 산이다. 햇빛이 잘 드는 임도나 등산로 가장자리다. 그래서 등산객이나 자동차에 짓밟히기 십상이다. 등산로를 따라 걷다 보면 잎이 해진 헝겊처럼 너덜너덜 찢어진 모습이 자주 눈에 띈다. 비옥하고 토심 깊은 곳에 터를 잡을 수 없는 운명이 애처롭다. 꽃을 피우고 씨앗을 맺기까지 마음을 졸이며 살아가는 멸가치의 하루하루 심정은 어떨까.

잎 생김새는 상추와 비슷하다. 어릴 때는 땅바닥에 붙어 기는 듯이 자란다. 봄 날씨가 완연하면 하늘을 향해 폭풍 생장을 한다. 뿌리잎은 콩팥 또는 심장 모양이며 긴 잎자루가 있다. 잎자루 양쪽에는 날개처럼 잎이 달려 있다. 잎 앞면은 녹색이지만 뒷면은 참취나 수리취처럼 약간 흰빛이 돈다.

잎 크기와 맛은 자라는 환경에 따라 크게 차이 난다. 보수력이 좋고 비

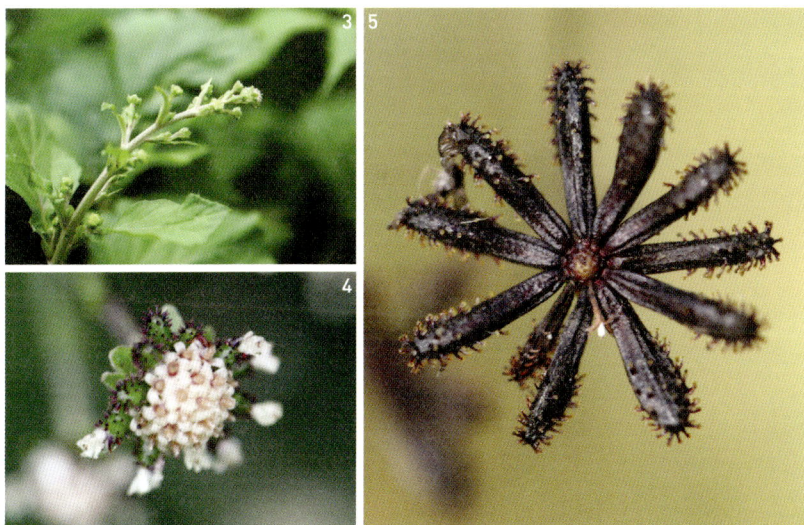

3 꽃대는 위쪽에서 가지를 치며 그 끝마다 머리 모양 꽃이 달린다.
4 머리 모양 흰색 꽃이 꽃대 끝에 핀다.
5 씨앗은 8~10월 익으며 사람이나 짐승에 잘 달라붙어 멀리 퍼질 수 있도록 겉이 끈적끈적하다.

옥한 곳에서 자라는 것은 잎이 상추만큼 큼지막하다. 이 같은 잎은 부들부들하고 연녹색을 띠어 산나물 가치가 높다. 하지만 메마르고 척박한 등산로 길 가장자리에서 자라는 잎은 작은 데다 쓴맛이 강해 먹을 수 없을 정도다.

지방마다 부르는 이름이 명가지, 옹취, 총취 등으로 다양하다. 잎 생김새가 곰취나 참취를 닮았다고 해서 '취' 자를 붙여 부르는 것으로 짐작된다. 일부 지방에서는 머위 잎과 비슷하게 생겼다고 해서 개머위라고 한다. 또 말발굽을 닮았다고 해서 발굽취, 소 발바닥을 닮았다고 해서 소발바닥나물이라고도 한다.

어떤 이유로 멸가치란 이름이 붙여졌는지 정확한 자료가 없다. 식물도

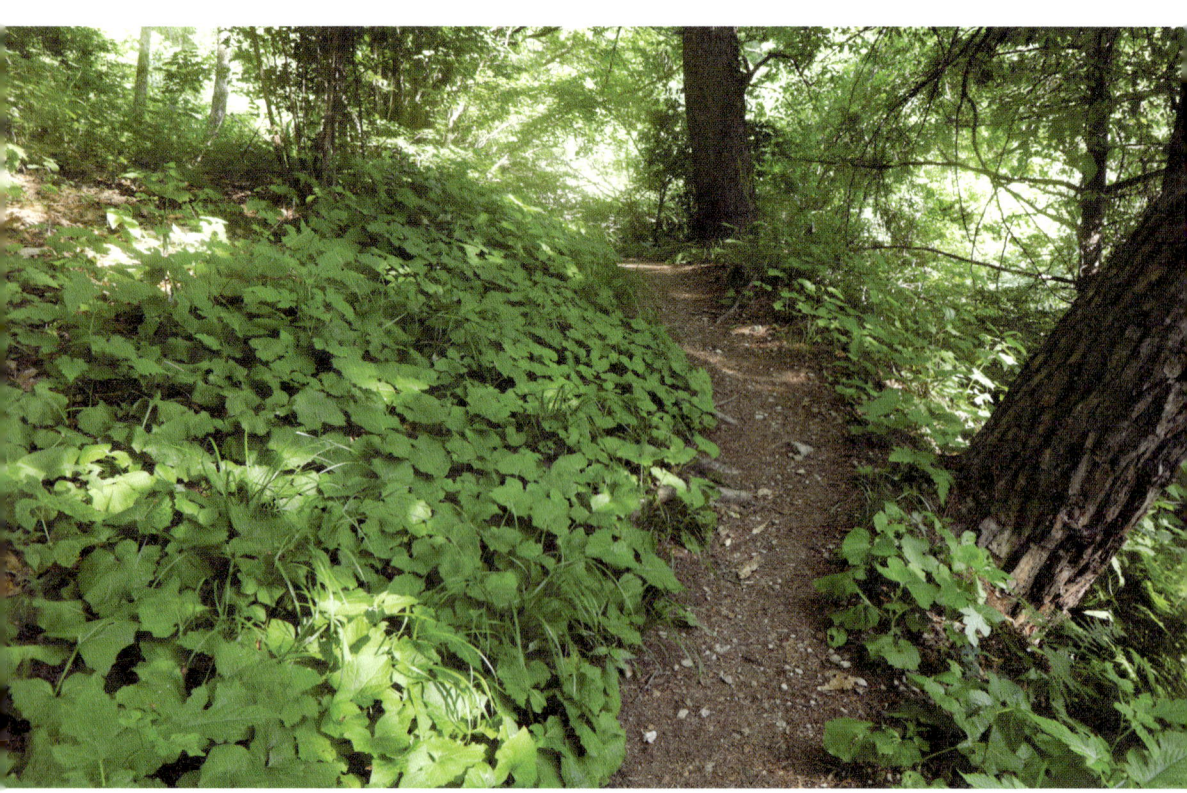

해가 잘 드는 등산로 가장자리에 무리를 지어 자리고 있다.

감이나 자료에서는 식물 이름에 '멸'자가 붙는 것은 드문 일이라고 한다. 국어사전에 따르면 '멸'자는 약모밀을 칭하거나 '멸하다'의 뜻이 있다. 하지만 멸가치 생김새나 생태 습성에서 이 같은 흔적은 찾아볼 수 없다. 멸가치라는 이름은 가치가 없다는 의미인지 가치를 따질 필요 없이 유용한 자원이라는 뜻인지 도무지 알 길이 없다. (잎이 말굽을 닮았다 하여 '말굽취'라고도 하는데, '말굽취'가 변해서 '멸가치'로 되었다는 설과 머위의 방언 '멀구'에 나물이라는 뜻의 '채'가 붙어서 '멀구채'라고 부르던 것이 차츰 변하여 '멸가치'가 되었다는 설도 있다.)

최근 멸가치가 우리 관심권에서 점점 멀어지고 있어 안타깝다. 산나물로 이용하는 사람이 줄어들고 있어서다. 예전에는 우리 밥상에 자주 올랐지만 대량 재배되는 채소가 흔해지면서 점점 설자리를 잃어가고 있다. 뭇사람이 관심을 갖거나 바라보지 않아도 언제나 그 자리에서 나고 자라는 멸가치가 있어 산을 자꾸 찾게 된다.

재배 계곡 근처 토양 수분이 많은 곳에서 잘 자라므로 보수력 좋은 토질이 적지다. 뿌리나 씨앗으로 증식한다. 늦가을이나 이른 봄에 새싹이 올라올 때 뿌리 나누기를 하거나 가을에 씨앗을 채취해 이듬해 봄에 뿌린다. 발아율이 높고 자리를 잡을 때까지 풀을 뽑아주면 아무 탈 없이 잘 자라므로 일손이 적게 드는 것이 장점이다.

요리 어린잎과 줄기는 나물로 제격이다. 데치고 찬물에 쓴맛을 우려낸 다음 된장이나 고추장에 무쳐 먹거나 국거리로 이용하면 좋다. 데치고 말려 묵나물로 이용해도 된다. 천연염색을 하는 사람들은 매염제로 이용하기도 한다.

효능 줄기뿌리는 기침, 천식, 산후 복통, 수종, 소변 불통 등을 치료하는 효능이 있다. 최근 연구 결과 줄기뿌리 성분은 얼굴, 목주름을 완화하거나 피부 탄력을 높이는 효과가 있는 것으로 밝혀졌다. 또 머릿골 신경 세포의 흥분 전달에 중요한 구실을 하는 도파민 분비를 감소시키는 효과가 있어 의약품 소재로 개발될 가능성이 있다.

쓴맛이 없는 산나물
모싯대

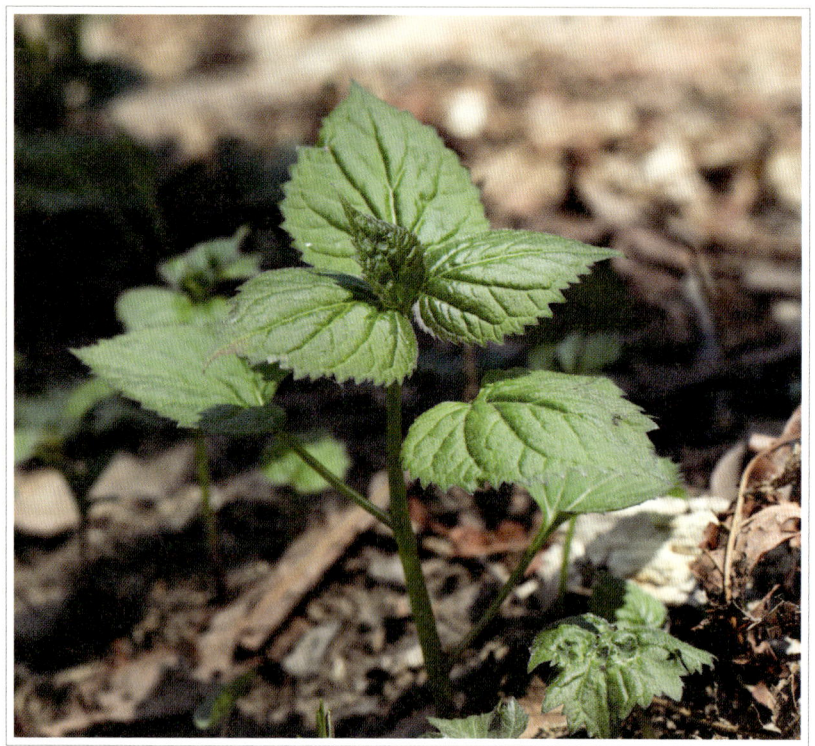

Adenophora remotiflora (Siebold & Zucc.) Miq.
초롱꽃과 여러해살이풀, 높이 40~100센티미터, 개화기 8~9월,
약간 비탈지고 반그늘진 비옥한 산속.

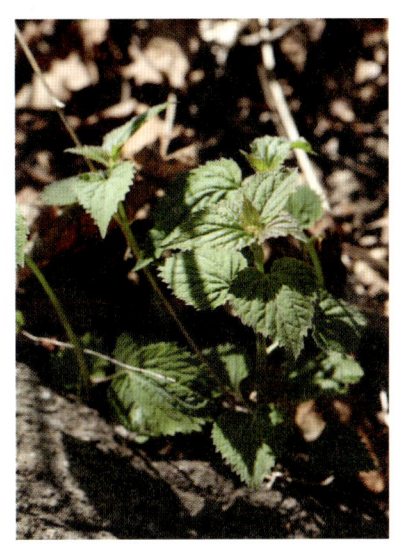

어린것이 약간 비탈져 물 빠짐이 좋고 토심 깊은 곳에서 자라고 있다.

•• 최근 들어 부쩍 잦아진 황사와 미세 먼지 일기예보가 산나물 탐방 발목을 잡지만 황금 같은 봄을 그냥 보낼 수 없다. 황사와 미세 먼지 위협을 무릅쓰고 산을 오르면 산나물이 자라고 있어 보상을 받는 느낌이다. 싱그럽게 자라는 어린잎이나 새싹 모습을 바라보면 지친 몸과 마음이 위로를 받는다. 산속으로 들어서면 들려오는 뻐꾸기와 소쩍새 울음소리에 마음이 편안해지고 발걸음이 한결 가벼워진다.

산 정상 부근에 이르면 모싯대가 언제나 마중을 나와 있다. 따뜻한 봄날 대구와 경북 군위에 걸쳐 있는 팔공산(1,192미터)에서 모싯대를 만났다. 낙엽이 켜켜이 쌓이고 썩어 토질이 비옥하고 약간 비탈져 물 빠짐이 좋은 산능선이었다. 비로봉에서 서쪽 방향인 한티재까지 이어지는 능선은 완만하고 토심이 깊어 산나물이 적잖다.

모싯대는 해가 잘 드는 곳에서 여기저기 흩어져 자라고 있었다. 여느 풀이나 나무보다 일찍 새싹을 내밀고 있어 기대를 저버리지 않았다. 하지만 시샘 많은 봄바람이 강하게 불어 사진 찍는 게 아주 곤란했다. 바람을 이기지 못하고 이리저리 흔들려 카메라 초점을 맞추는 데 아주 애를 먹었다. 게다가 이리저리 흔들리는 나뭇가지가 모싯대에 그늘을 지웠다 말았다 반복하는 바람에 적정 노출 맞추는 게 불가능했다. 이럴 때는 "바람아 멈추어다오"라는 노래 가사처럼 바람이 잠잠할 때까지 마음을 내려놓고 기다리는 수밖에 없다.

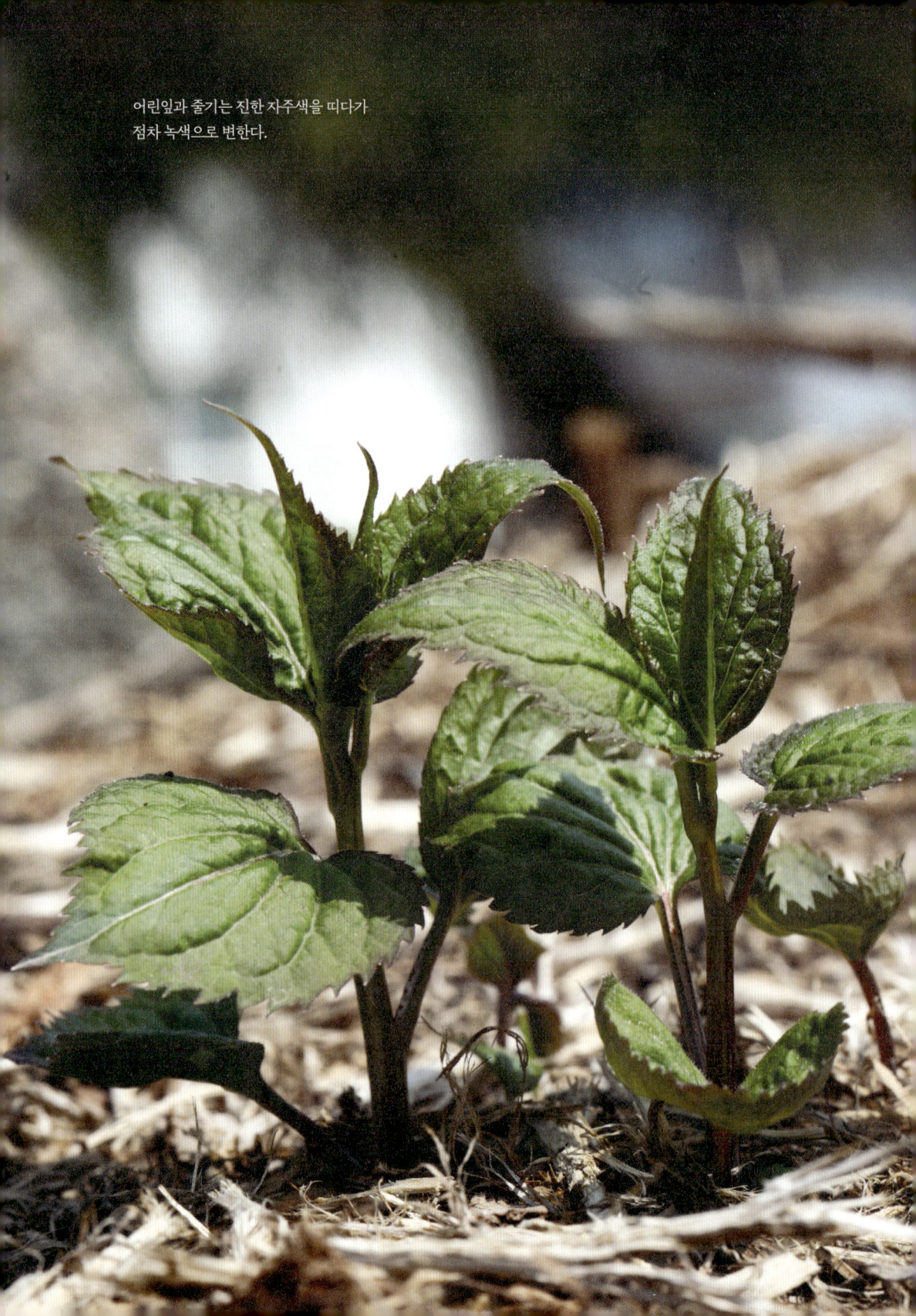

어린잎과 줄기는 진한 자주색을 띠다가
점차 녹색으로 변한다.

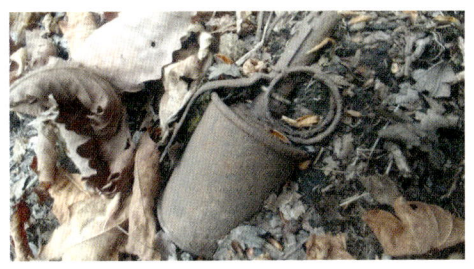

팔공산에서 우연히 발견한 6·25동란 때 북한군이 분실한 것으로 추정되는 구소련제 수류탄.

간신히 사진을 몇 장 찍고 한티재 방향으로 발걸음을 옮기는데 이상한 물체가 눈에 들어왔다. 절반이 낙엽과 흙에 묻힌 수류탄이었다. 신고를 받고 달려온 군인들에 따르면 6·25동란 때 사용됐던 구소련제 수류탄이었다. 안전핀이 그대로 남아 있고 녹이 잔뜩 슬었다. 전쟁이 끝나고 60여 년이 흘렀지만 그동안 사람들 눈에 띄지 않은 것이 놀랍고, 한편으로는 섬뜩했다. 당시 팔공산 인근에서 벌어진 다부동전투가 치열했던 만큼 북한군이 급박한 상황에서 부지불식간에 잃어버린 것이리라. 북한군의 수류탄 분실로 국군이 화를 면하지 않았을까 하는 생각에 다행스럽기도 했지만 영화와 텔레비전으로 봤던 당시 전쟁 모습이 떠올라 등줄기에서 식은땀이 났다.

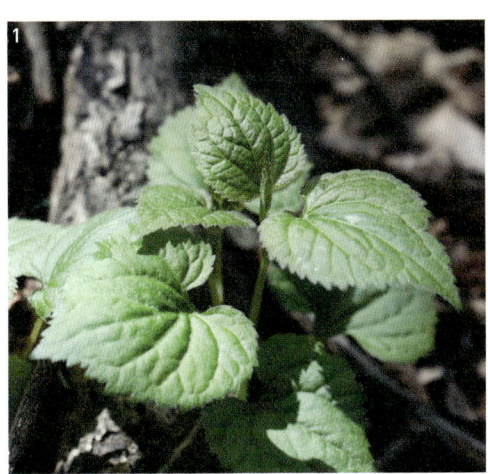
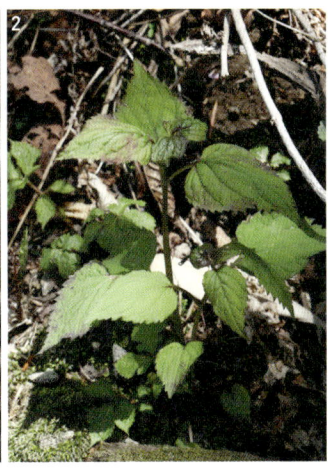

1 잎은 아주 부드럽고 주맥과 측맥이 줄무늬처럼 드러나 있다.
2 잎은 줄기에 어긋나고 줄기 아래쪽 것은 잎자루가 길다.

잎은 달걀을 거꾸로
세운 모양이며
가장자리는 톱니
모양이다.
줄기는 곧게 자라고
뿌리는 잔뿌리와
곤봉처럼 생긴
굵은 뿌리가 있다.

잎은 줄기에 어긋나고 여느 산나물처럼 위쪽으로 갈수록 작다. 어릴 때는 자주색을 띠고 자라면서 차츰 녹색으로 변한다. 또 달걀을 거꾸로 세운 모양이며 가장자리는 뾰족한 톱니 모양이다. 잎자루는 줄기 밑쪽일수록 길고 위로 올라갈수록 짧다. 줄기와 잎은 자르면 절단면에서 씀바귀나 왕고들빼기처럼 하얀색 유액이 송골송골 맺힌다. 먹어도 아무런 탈이 없고 손에 묻어도 잘 지워진다.

여름에 꽃이 피면 작지만 예쁘다. 종 모양 보라색 꽃이 수줍은 듯이 모조리 땅을 향해 핀다. 가끔 흰색 꽃이 눈에 띄기도 한다. 꽃잎은 도라지꽃처럼 끝이 다섯 갈래로 갈라지고 수술을 방어라도 하듯이 주위를 감싸고 있다. 줄기는 끝에서 가지를 많이 치고 그 끝마다 꽃이 고깔 꽃차례로 달린다. 꽃이 피면 줄기는 몸을 가누기 힘겨운 듯 비스듬히 드러누워 버린다.

모싯대와 이름과 생김새가 비슷한 게 있다. 이름도 비슷한 도라지모싯대는 모싯대보다 잎과 꽃이 좀 더 크다. 도라지모싯대 잎은 달걀 모양 피침형이며 가장자리는 불규칙한 톱니 모양이다. 또 줄기 아래 잎은 잎자루가 길지만 위로 올라갈수록 짧아지다가 있는 듯 없는 듯하다. 꽃은 꽃잎 중간 부분이 모싯대보다 좀 더 나팔처럼 벌어진 넓은 종 모양이다.

이름이 비슷한 모시풀이 있다. 모시풀은 쐐기풀과 여러해살이풀이며 주로 들녘이나 평지에서 자라므로 모싯대와 차이점이 많다. 우선 높이 1.5~2미터로 곧게 자라고 잎은 길이 7.5~15센티미터, 너비 5~10센티미터며 달걀 모양이다. 오래전부터 줄기 껍질이 옷감, 밧줄, 어망 따위를 만드는 데 사용됐다. 또 요즘 잎이 떡 반죽에 쓰이는 등 음식에 이용되고 있다.

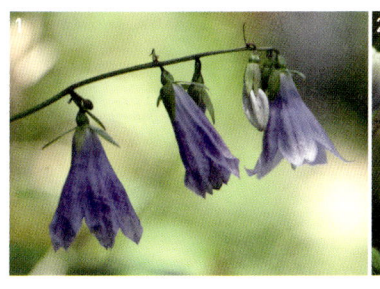 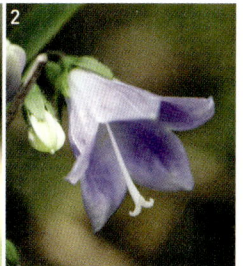 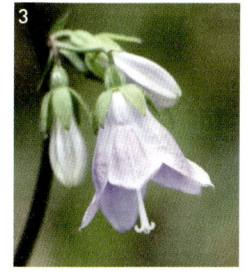

1. 꽃은 8~9월 피고 끝에 가지를 많이 치는 꽃대에 엉성한 고깔 꽃차례로 달린다.
2. 꽃은 종 모양이고 암술 끝이 세 갈래로 갈라지는 게 특징이다.
3. 도라지모싯대 꽃은 중간 부분부터 커지고 연한 보라색을 띤다.

모싯대는 여느 산나물과 달리 쓴맛이 거의 없는 게 장점이다. 잎과 줄기는 부드러워 양상추처럼 입맛에 맞는 소스를 끼얹어 샐러드로 먹어도 좋다. 생것으로 먹을 수 있어 싱싱한 채소를 좋아하거나 색다른 비건 식품을 찾는 사람에게 제격이다. 아직 널리 알려지지 않아 시장이나 마트에서 손쉽게 구입할 수 없는 게 아쉽다.

재배 씨앗은 9월에 채취해 모래와 섞어 곧바로 뿌리거나 이듬해 4월 파종하면 발아율이 높다. 흙을 너무 많이 덮어주면 발아율이 크게 떨어진다. 씨앗이 바람에 날리지 않을 정도로 흙 다지기를 하고 토양 수분이 손실되지 않도록 짚을 덮어주는 게 좋다. 토심이 깊고 약간 습하며 그늘진 사질 양토가 적지다.

요리 칼슘과 인 등의 영양소가 풍부하다. 연한 새순은 쌈을 싸먹거나 무쳐 먹으면 맛있다. 억센 것은 국이나 된장에 넣어 먹으면 국물 맛을 더한다. 들기름에 볶은 뒤 비빔밥으로 요리해 먹어도 맛있다. 뿌리는 가을에 줄기가 마른 뒤부터 봄에 새싹이 나기 전까지 캐먹으면 맛과 약성이 연중 가장 좋다

효능 《동의보감》에서는 독을 푸는 약재로 소개하고 있으며, 예부터 거담제와 해독제로 쓰였다. 섬유질이 풍부해 변비 예방과 증상 개선 효과가 있다. 뿌리 10그램에 물 700밀리리터를 붓고 끓인 뒤 아침저녁으로 마시면 기침과 기관지염 증상이 사라진다.

유심히 살펴야 보이는
묏미나리

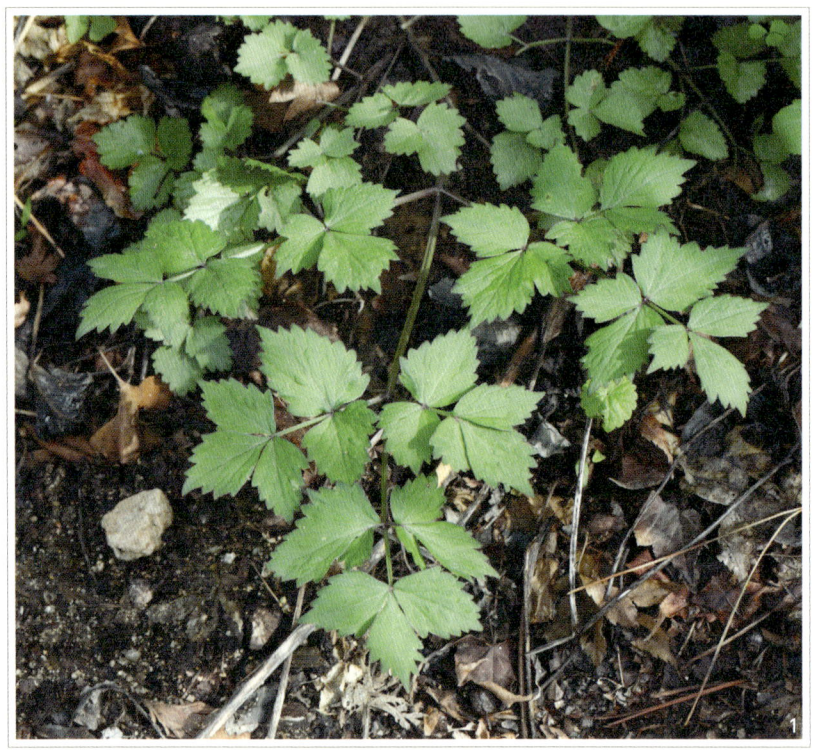

Ostericum sieboldii (Miq.) Nakai.
미나릿과 여러해살이풀, 높이 1미터, 개화기 8~9월,
산속 습지나 계곡 근처.

•• 묏미나리는 멧미나리와 민미나리라고도 한다. 이 같은 이름은 생김새와 서식지가 미나리를 많이 닮은 데서 비롯된다. 멧과 묏은 모두 산이란 의미를 포함하므로 산에서 나는 미나리로 풀이된다. 식물도감에서는 주로 묏미나리, 국립국어원 표준국어대사전에서는 멧미나리란 이름으로 소개하고 있다.

경남 산청에 있는 왕산(925미터)으로 들어섰다. 약초가 많이 난다는 소문은 진작 들었지만 몇 번 벼른 끝에 산을 찾았다. 등산로 입구에서 뜻밖에 묏미나리를 약초보다 먼저 만났다. 돌이 많이 섞여 있는 등산로 가장자리 수풀이었다. 묏미나리가 좋아하는 환경은 아니었지만 여기저기 흩어져 자라고 있었다. 산 초입부터 묏미나리가 줄지어 나타나 기대가 돼 숲속을 찬찬히 살펴보기로 했다.

등산로를 따라 좀 더 산을 오르자 화전민이 버리고 떠난 묵정밭이 나타

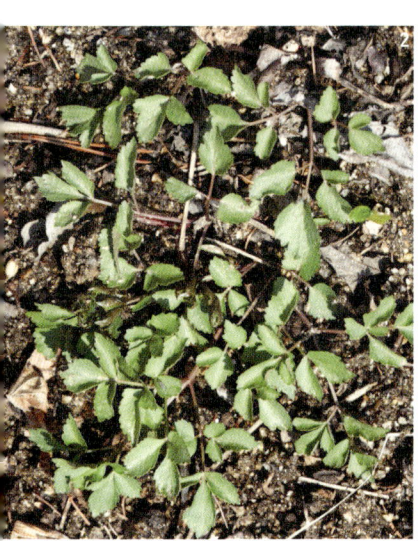
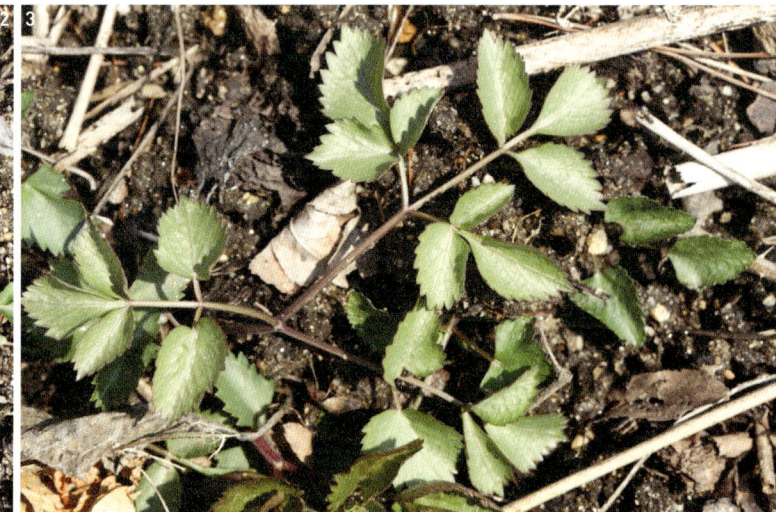

1 줄기잎은 끝이 뾰족하고 간혹 두세 개로 깊이 갈라진다.
2 어린잎과 줄기는 땅 위를 기듯이 자라다가 비스듬하게 일어선다.
3 어린 줄기는 진한 자주색을 띠다가 자라면서 녹색으로 변한다.

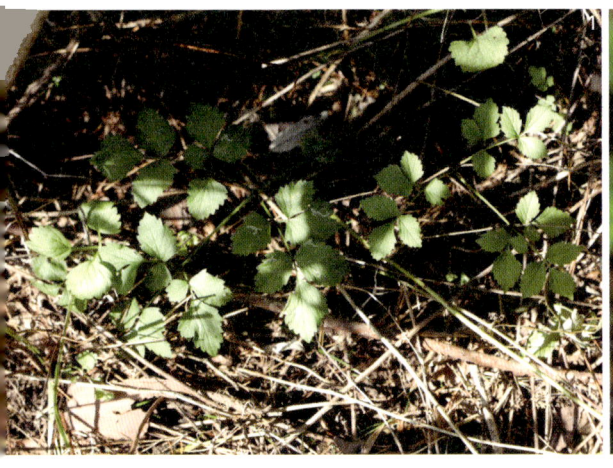 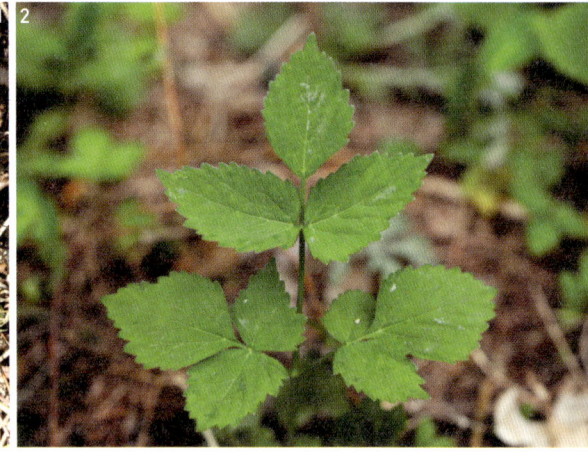

1 잎은 달걀 모양이고 가장자리는 톱니 모양이다.
2 잎은 2~3회 3출 날개 모양 복엽이며 길이 10~40센티미터다.

났다. 망초와 쑥 같은 풀이 우거진 풀숲에는 기대했던 대로 묏미나리가 자라고 있었다. 하지만 키 큰 풀에 가려 햇빛을 못 본 탓에 자람새가 시원찮았다. 어린 줄기와 잎은 미나리처럼 어릴 때 땅 위를 기듯이 자라다가 완연한 봄 날씨가 되면 비스듬히 일어선다.

　왕산은 가파르지 않고 토산에 가깝다. 예부터 인근에는 품질 좋은 고령토가 나서 가마터가 많았다고 한다. 토심이 깊어서인지 둥굴레와 잔대 등 뿌리가 땅속 깊이 내리는 산나물이 많았다. 산을 높이 오를수록 씨알이 굵은 둥굴레가 자주 나타나 몇 번 벼른 끝에 나선 탐방의 즐거움을 더했다.

　정상을 향해 탐방하던 중 어느새 산중턱에 있는 평전샘터에 이르렀다. 평전샘터는 땅바닥에서 샘물이 스며 나오는 듯했다. 샘터에서 졸졸 흐르는 물길을 따라가 보니 버드나무와 억새 등이 우거진 조그마한 습지가 나타났다. 그 주변에 묏미나리가 터줏대감처럼 자리를 잡고 자라고 있었다. 땅은 수분을 잔뜩 머금고 있어 발이 빠질 만큼 질척하고 큰키나무가 없어 묏미나리가 자라는 데 최적 환경이었다.

잎을 뜯어 맛을 봤다. 잎과 줄기는 미나리보다 향이 강하고 약간 질긴 느낌이 들었다. 또 한약재 같은 은은한 향과 맛이 났다.

산에는 묏미나리와 생김새가 비슷한 게 많아 동정하는 데 어려움이 많다. 독성이 있어 먹으면 탈이 나는 강활은 묏미나리와 생김새가 아주 비슷하다. 특히 잎 모양이 거의 같아 단박에 구분이 쉽지 않다. 강활 잎은 넓은 타원형 또는 달걀 모양으로 끝이 뾰족하고 가장자리는 톱니 모양이다. 줄기는 갈라지는 부분이 진한 자주색을 띠는 것이 특징이다. 이에 비해 묏미나리 줄기는 연한 자주색이나 녹색이다. 강활은 약간 역겨운 맛이 나는 것이 묏미나리를 포함한 산나물과 차이점이다.

전초는 1미터에 달하고 전체에 털이 없고 뿌리는 굵고 짧다.

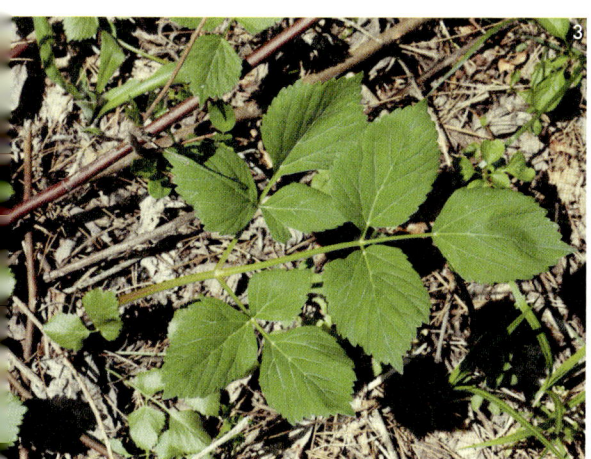
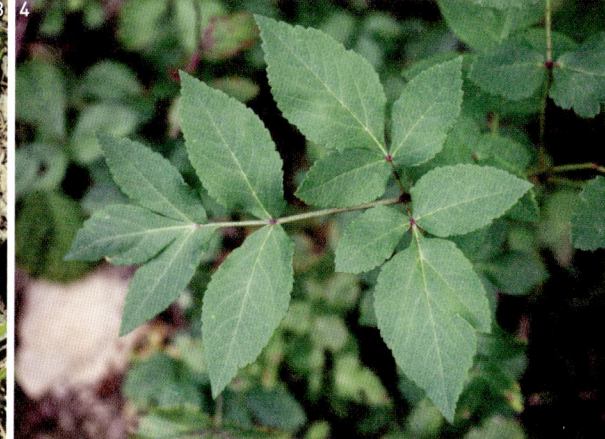

3 잎자루는 줄기 위쪽으로 갈수록 짧아지며 밑 부분은 넓고 줄기를 감싼다.
4 넓은 타원형 또는 달걀 모양으로 끝이 뾰족하고 가장자리는 톱니 모양인 강활 잎.

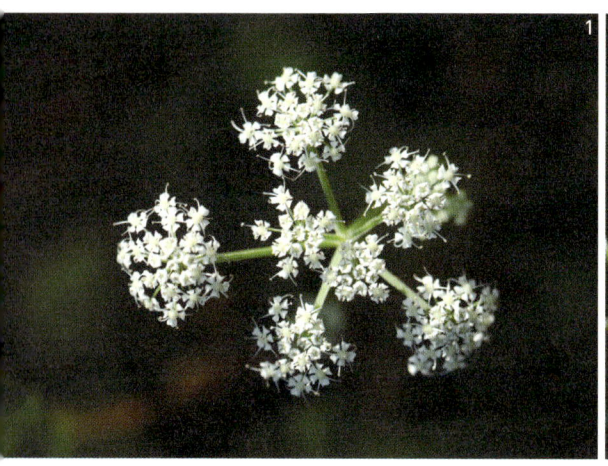 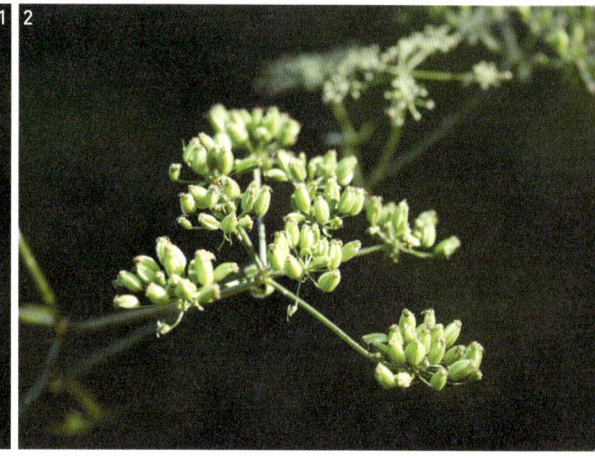

1 꽃은 8~9월에 흰색으로 피고 가지와 줄기 끝에 겹우산 모양 꽃차례로 달린다.
2 씨앗은 편평한 타원형 분과이고 양끝이 오그라들며 날개가 있다.

    묏미나리는 어릴 때 같은 산형과인 궁궁이와 강활처럼 잎자루와 줄기는 자줏빛이고, 자라면서 녹색으로 변한다. 줄기는 빨대처럼 둥글고 속은 비어 있다. 물을 좋아해 전국 산 계곡이나 습지 근처에서 자란다. 하지만 어릴 때 미나리처럼 땅을 기는 듯이 자라므로 유심히 살피지 않으면 눈에 띄지 않는다.

    잎은 달걀 모양으로 끝이 뾰족하고 간혹 두세 갈래로 깊이 갈라진다. 미나리처럼 가장자리는 둔한 톱니 모양이다(독초인 강활은 가장자리가 이보다 깊게 패인 톱니 모양). 줄기잎 잎자루는 줄기 위로 갈수록 짧아지며 밑 부분이 넓어져 줄기를 감싸고 있다. 꽃이 필 무렵 줄기 윗부분 잎은 퇴화하고 잎자루는 잎집(엽초葉鞘)으로 된다.

    꽃은 미나리와 거의 비슷한 모양이다. 가지와 줄기 끝에 흰색 꽃이 겹우산 모양 꽃차례로 많이 달린다. 가지 끝마다 작은 꽃이 15~20개 달려 장식용 작은 우산과 비슷한 모양새다. 10월이면 익는 씨앗이 눈길을 끈다. 산형과 산나물이 대개 그렇듯이 씨앗 가장자리에 날개가 있다. 씨앗은 헤아릴 수 없을 만큼 많이 달린다.

    씨앗이 모두 새싹이 나고 자라면 단숨에 묏미나리 밭이 되겠지만 그렇지 않다. 묏미나리를 포함해 산나물 씨앗은 이듬해 모두 발아되지 않는다. 씨앗이 익는 순간 스스로 보호 물질을 만들어 겉을 감싸고 종자 휴면(hyponosis)에 들어간다. 보호 물질에 싸인 씨앗은 몇 년이고 눈비를 맞으며 새싹을 틔우기 좋은 환경을 기다린다. 그중 일부만 발아에 성공하고 풀과 치열하게 경쟁을 한다. 숲속은 조용해 평온한 것 같지만 온갖 동식물이 목숨을 걸고 경쟁하며 살아가는 공간이다. 그래서 수풀에서 자라는 묏미나리는 물론 풀 한 포기도 모두 소중한 생명체다.

재배   씨앗은 가을에 채종해 약간 말린 다음 곧바로 뿌리면 발아율이 높다. 포기 나누기로 증식하는데 뿌리를 두세 개로 나눠 심으면 된다. 밀식 재배하면 줄기와 잎이 연해 산나물 가치가 높다. 물을 좋아하므로 가뭄이 들지 않도록 관리한다. 물 빠짐이 잘되는 모래땅보다 부식질이 많고 보수력이 있는 진흙땅이 적지다. 나무 밑에서도 잘 자란다.

요리   어린잎과 줄기는 쌈을 싸먹거나 나물로 무쳐 먹으면 맛이 좋다. 데치면 미나리처럼 파르스름한 색깔이 더욱 선명해진다. 미나리보다 조금 질긴 편이지만 부침개를 부쳐 먹으면 미나리전 못지않게 맛있다.

효능   《동의보감》에서는 황달, 부인병, 두통, 구토 등에 치료 효과가 있는 것으로 전한다. 최근 연구 결과 혈압을 낮추는 효능이 입증됐다. 그 밖에 심장병, 류머티즘, 신경통, 식욕 부진 등에도 치료 효과가 있다. 민간에서는 땀띠가 심할 때 즙을 내어 환부에 바르면 낫는 것으로 전해 내려오고 있다.

이것저것 닮은 게 많은
미나리냉이

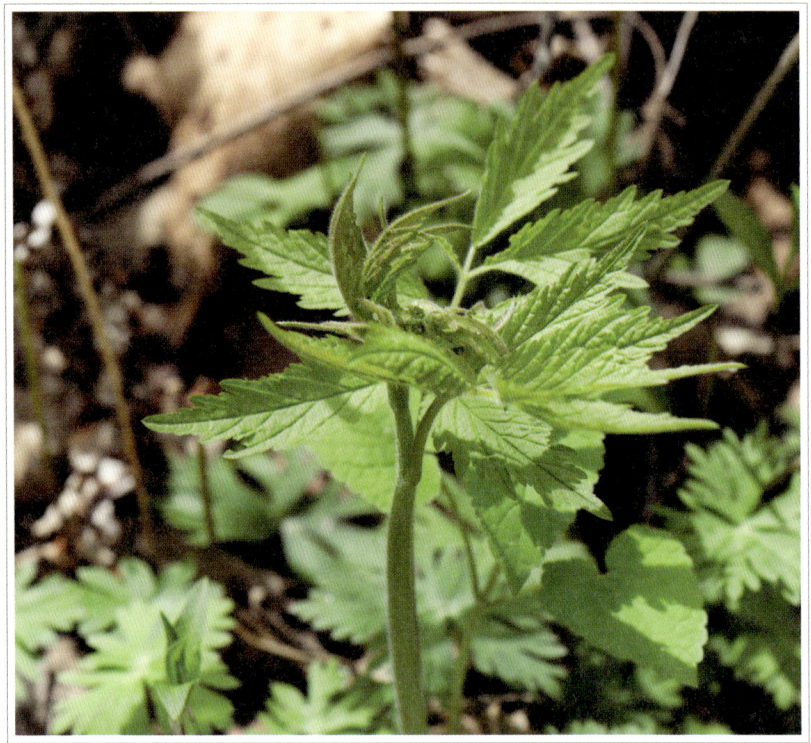

Cardamine leucantha (Tausch) O.E.Schulz.
십자화과 여러해살이풀, 높이 40~70센티미터, 개화기 5~6월,
그늘진 계곡이나 습지 근처.

산에서 산나물 사진을 찍다 보면 사람들이 궁금해서인지 종종 말을 건넨다. 가던 길을 멈추고 "무슨 꽃이냐"고 묻는 말에 미나리냉이라고 대답하자 전혀 뜻밖이라는 듯이 야릇한 표정을 지었다. 고상한 야생화를 기대했는지 미나리냉이라는 대답에 실망하는 표정이 읽혔다. "그것도 산나물이냐, 먹을 수 있느냐"고 재차 묻는 말에 그렇다고 대답하니 더 이상 묻지 않고 가던 발걸음을 재촉했다. 별것 다 산나물이라고 한다는 표정이 역력해 기분이 씁쓸했다.

미나리냉이는 이름에서 특징이 고스란히 드러난다. 이름은 미나리와 냉이를 많이 닮아 붙여진 것이다. 어린잎은 미나리, 성숙한 잎은 삼(麻)과 아주 비슷하다. 자잘한 꽃은 냉이 꽃과 많이 닮았다.

어릴 때는 눈에 잘 띄지 않지만 꽃이 피면 잘 드러난다. 숲속에서 흩어져 자라기도 하지만 대개 무리를 지어 무성하게 자란다. 5월이면 꽃이 피고 6월 중하순으로 접어들면 씨앗을 맺을 만큼 한해살이 주기가 무척 빠르다. 꽃은 꽃대에 지그재그로 달리고 꽃자루는 꽃대 위쪽으로 올라갈수록 짧다. 밥알보다 작은 꽃잎은 네 개이며 달걀을 거꾸로 세운 모양이다. 꽃이 거의

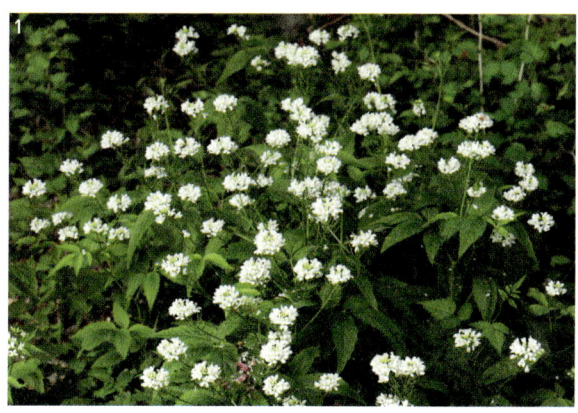
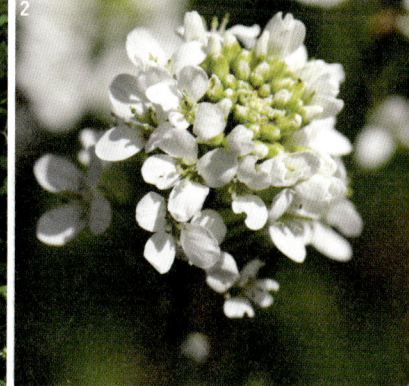

1 꽃은 6~7월 원줄기와 가지 끝에 흰색으로 흐드러지게 핀다.
2 꽃은 지름 7~9밀리미터, 꽃잎은 네 개이며 거꾸로 선 달걀 모양이다.

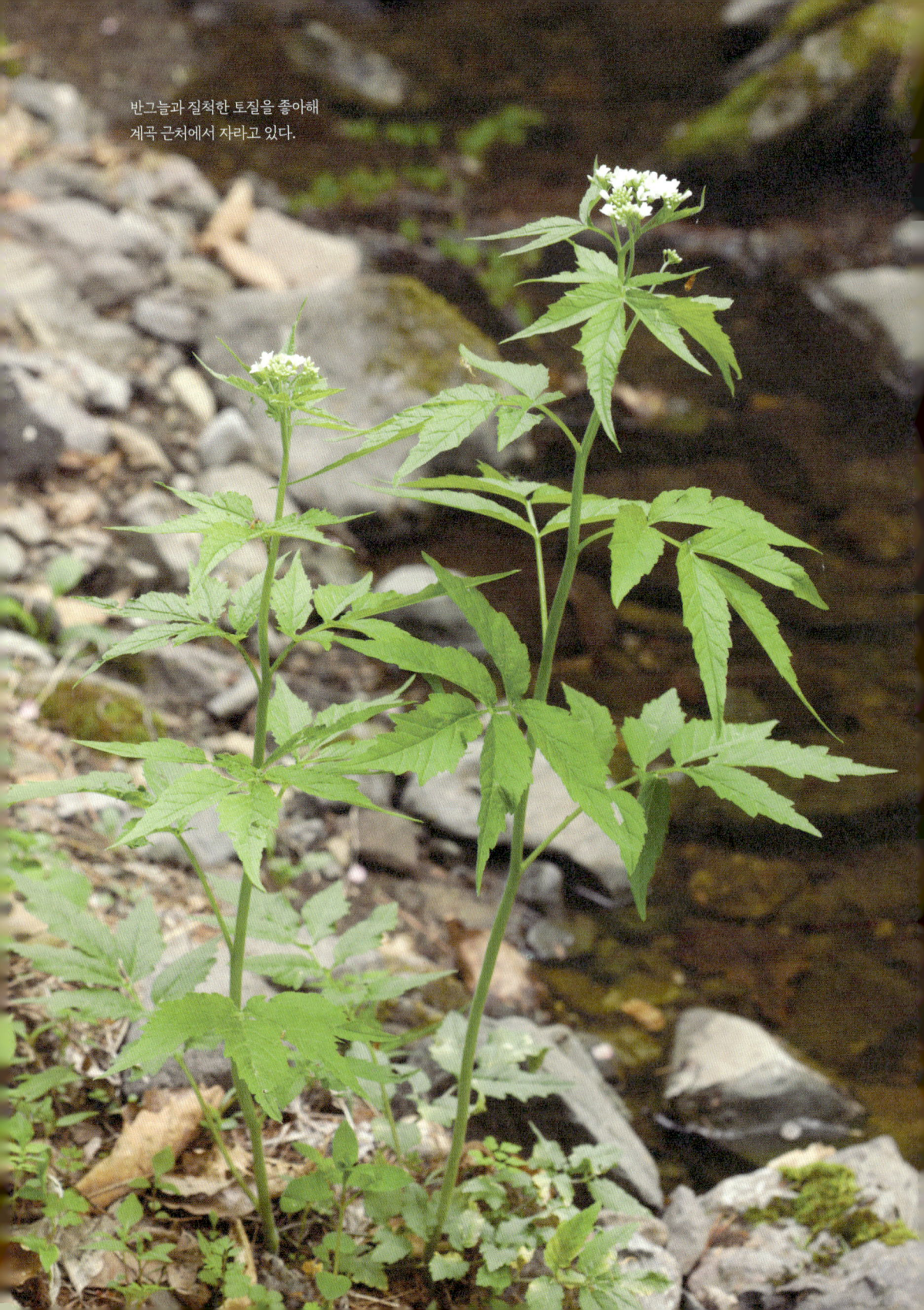

반그늘과 질척한 토질을 좋아해
계곡 근처에서 자라고 있다.

동시에 꽃대 아래쪽부터 흐드러지게 피므로 눈길을 사로 잡는다.

잎은 가늘고 길며 중간쯤부터 아래쪽까지 약간 볼록한 모양이다. 끝이 삼잎처럼 뾰족하고 가장자리는 불규칙한 톱니 모양이다. 줄기에 어긋나며 위쪽으로 갈수록 작아진다. 잎과 줄기는 어릴 때 자주색을 띠지만 자라면서 여느 풀처럼 녹색으로 변한다. 그래서 새싹 이후 까마득히 잊고 지내다가 꽃이 피면 관심을 갖게 된다. 꽃이 피기 전에는 여느 풀과 생김새와 색깔이 비슷해 눈에 잘 띄지 않아서다.

줄기는 곧게 서서 자라고 땅속줄기가 길게 옆으로 벋으면서 번식한다.

미나리냉이는 산기슭으로 들어서면 제일 먼저 반기는 산나물 중 하나다. 높고 깊은 산속보다 산기슭 계곡 주변에서 무리를 지어 자란다. 미나리처럼 물을 좋아해 물이 졸졸 흐르는 계곡이나 습지 근처가 주요 서식지다. 큰키나무가 자라고 약간 어두컴컴하고 공중 습도가 높아 시원한 환경이다. 토질은 약간 질척한 느낌이 들 정도로 물 빠짐이 나쁘고 수분을 많이 머금고 있다.

새싹은 여느 풀보다 좀 더 일찍 봄을 맞이한다. 아주 어린 줄기와 잎은 흙이나 낙엽 색깔과 비슷해 눈에 잘 띄지 않는다. 하지만 미나리처럼 생장 속도가 아주 빠르다. 새싹이 나와 자라면 금방 꽃대가 올라오고, 그 끝마다 꽃봉오리를 맺는다. 초여름이면 벌써 씨앗을 맺고 내년을 준비한다.

잎은 삼잎처럼 끝이 뾰족하고 잎 가장자리는 불규칙한 톱니 모양이다.

미나리냉이처럼 산기슭 계곡 근처에서 자라는 산나물은 대부분 봄을 일찍 맞이하고 서둘러 씨앗을 맺는다. 여름 폭우나 태풍 때 불어난 계곡물에 꺾이고 쓰러진 풀을 보면 미나리냉이의 빠른 생육이 지혜롭다. 여름이 되면 태풍이나 폭우로 계곡물이 불어

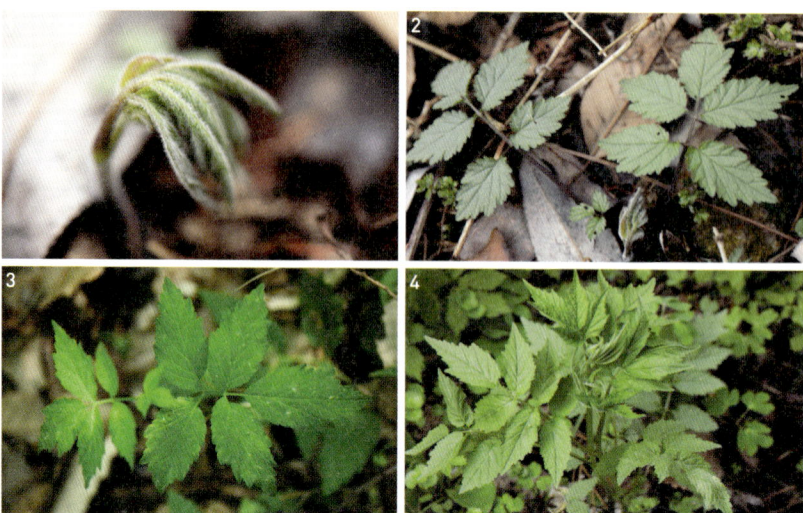

1 어린 줄기와 잎은 연한 자주색을 띠고 털이 많이 나 있다.
2 어린잎은 폭이 좁고 어린 미나리 잎처럼 자주색을 띤다.
3 잎몸은 넓은 피침형 또는 긴 타원형이며 길이 4~8센티미터, 너비 1~3센티미터다.
4 줄기잎은 어긋나게 달리며 잎맥이 뚜렷하게 드러나 보인다.

나 씨앗을 맺기까지 온전하게 자랄 수 없다는 것을 오랜 세월 경험하면서 터득한 미나리냉이의 생육과 생존 전략에 절로 고개가 끄덕여진다.

재배 씨앗은 발아율이 높다. 보수력이 좋고 비옥한 토질이 적지다. 물을 좋아하므로 가뭄이 들지 않도록 물을 자주 준다. 강한 햇빛을 싫어하므로 차광망을 씌우거나 큰키나무 밑에 심는 것이 좋다.

요리 어린잎과 새싹은 생으로 무치거나 쌈을 싸먹는다. 새순은 데치고 양념을 넣어 무치거나 말려 묵나물로 먹으면 맛있다. 국을 끓이거나 생선을 조릴 때 솥바닥에 무처럼 깔아 요리해 먹어도 좋다. 은은한 향이 있어 다른 나물과 섞어 먹으면 더욱 맛있다.

효능 한방에서는 뿌리를 약재로 쓰는데, 백일해를 앓을 때 물을 넣고 달여서 먹으면 증세가 완화된다.

늦게 나서 빨리 자라는
미역취

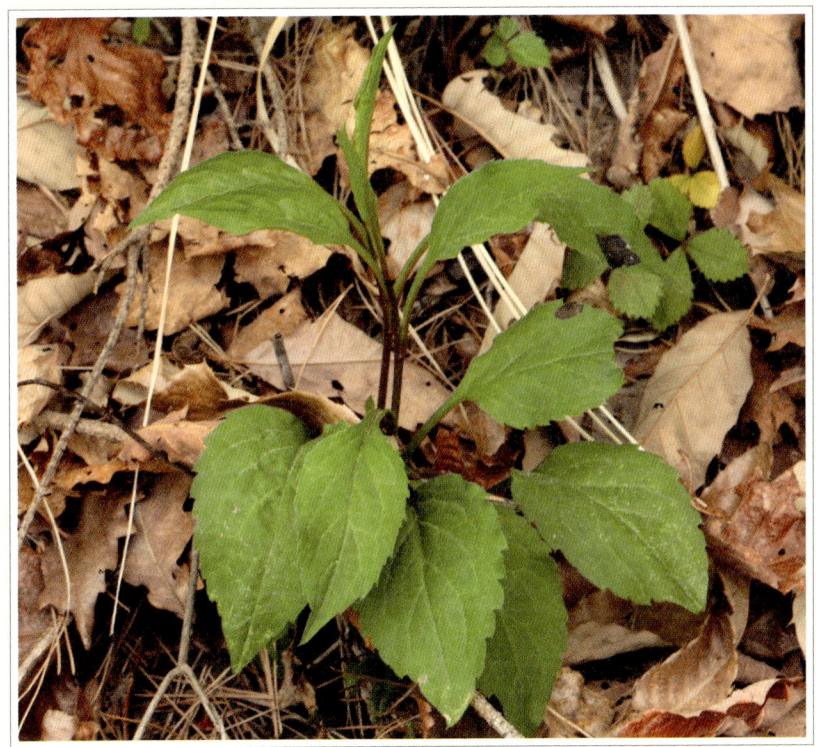

Solidago virgaurea subsp. *asiatica* Kitam. ex Hara.
국화과 여러해살이풀, 높이 35~85센티미터, 개화기 7~10월,
토심이 깊은 양지바른 산속이나 들녘.

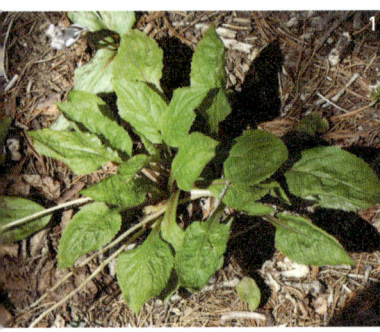 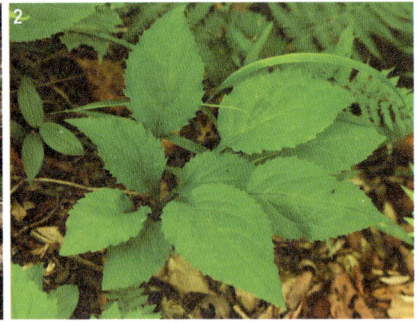 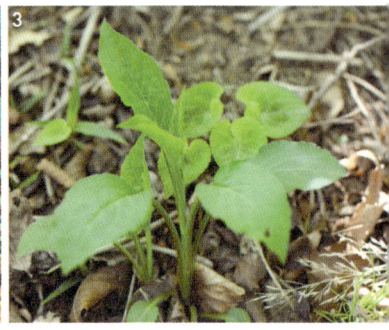

1 뿌리잎은 잎자루에 날개가 있고 잎몸은 긴 타원형 또는 달걀 모양 긴 타원형이다.
2 잎은 끝이 뾰족하고 가장자리는 둔한 톱니 모양이며 앞면에는 털이 약간 있으나 뒷면에는 털이 없다.
3 줄기잎은 어긋나며 줄기 위쪽으로 갈수록 잎자루가 짧으며 길이 7~9센티미터, 너비 1~1.5센티미터다.

••   우리나라 산에는 정말 다양한 산나물과 식물이 나고 자란다. 봄 일찍 노루귀와 복수초는 잎보다 먼저 꽃을 선보이며 야생화 애호가들의 마음을 들뜨게 한다. 곧이어 처녀치마와 얼레지, 족두리풀 등이 자라나 산에 생기를 더하며 봄을 재촉한다. 완연한 봄이 되면 이름 모를 많은 식물이 얼굴을 내민다.

미역취는 여느 식물이나 산나물보다 늦게 겨울잠에서 깨어나 봄을 맞이한다. 새싹은 붉그스름한 색을 띤다. 한몸 같던 새싹이 줄기와 잎으로 나누고서 붉그스름한 색은 슬그머니 연녹색, 녹색 순으로 변한다. 새싹이 다른 산나물보다 늦게 나온 만큼 부지런히 자라므로 생장 속도가 빠르다.

우리나라 전국 산에서 나고 자라는 미역취는 크게 3종으로 나뉜다. '미역취'와 미역취 변이종인 '울릉미역취', 외국에서 부지불식간 유입된 '미국미역취' 등이 있다. 이들은 다행히 생김새와 서식지가 달라서 구분이 어렵지 않다.

미역취는 강원도 지역에서는 무슨 연유인지 돼지나물로 불린다. 전국 들녘 구릉지부터 해발 1천 미터 안팎 높은 산까지 분포대가 넓다. 서식지마다 생김새가 조금씩 차이가 난다. 경기 가평에 있는 명지산(1,252미터) 정상 부근에서 만난 미역취는 잎이 개미취 잎만큼 컸다. 하지만 지리산 둘레길 구간인 전북 남원 매동마을에서 만난 잎은 폭이 좁고 한 뼘이 될까 말까 할 정도로 작았다.

미역취 뿌리잎은 위쪽이 넓고 아래쪽은 서서히 좁다. 뿌리잎 잎자루에 날개처럼 잎이 달려 있는 게 특징이다. 잎은 긴 타원형 또는 달걀 모양 긴 타원형이다. 끝이 뾰족하고 가장자리는 톱니 모양이다. 눈에 잘 띄지 않지만 표면에 털이 있다. 줄기잎은 뿌리잎보다 훨씬 작고 줄기 위쪽으로 갈수록 더욱 작다.

미역취는 반그늘지고 토양 수분이 적당한 비탈진 곳에서 자란다. 무리를 짓지 않고 여기저기 흩어져 자란다. 씨앗이 해바라기 씨처럼 갈라지지 않는 수과(瘦果)이지만 낙하산 같은 갓털(관모)이 있어 스스로 멀리 날아갈 수 있다. 바람을 타고 멀리 날아가 이산가족처럼 여기저기 흩어져 자란다.

울릉미역취는 이름처럼 울릉도에서 자라는 미역취 변이종이다. 주로 산기슭과 밭 언저리 등에서 나고 자란다. 산나물 가치가 높아 최근 울릉도에서 대량 재배되기도 한다. 잎이 커서 큰미역취라고도 하는데 미역취보다

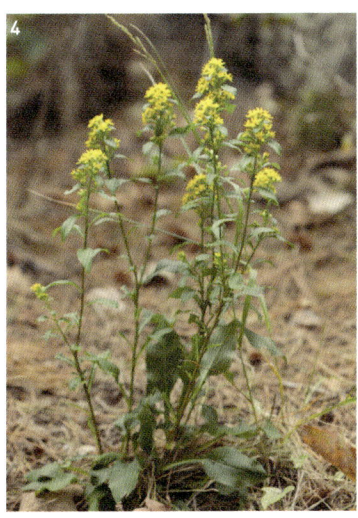
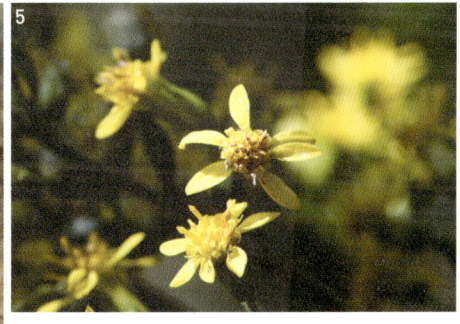

4 미역취 꽃은 7~10월 줄기 끝과 위쪽 잎겨드랑이에 고른 꽃차례로 달린다.
5 미역취 꽃은 지름 5~10밀리미터고 가장자리에는 혀 모양 꽃이, 안쪽에는 관 모양 꽃이 핀다.

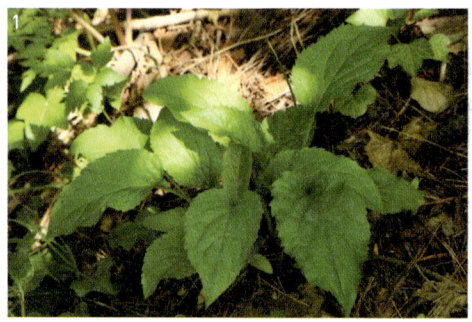
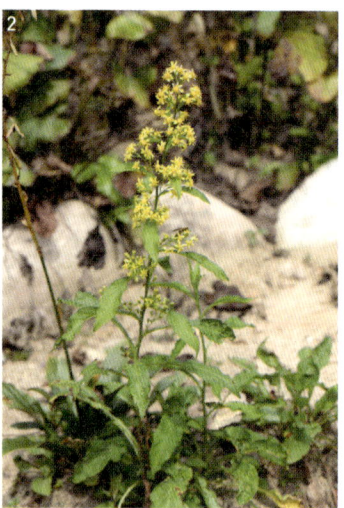

1 울릉미역취 잎은 긴 타원형이거나 달걀 모양이고 잎자루 쪽은 둥글거나 둔하고 길이 4~10센티미터, 너비 1.5~4센티미터다.
2 울릉미역취 꽃은 8~9월 노란색으로 피고 잎겨드랑이에 층층이 달린다.

특히 넓고 길이 4~10센티미터, 너비 1.5~4센티미터다. 육지종 미역취보다 훨씬 부드러워 산나물 가치가 높다.

　울릉미역취 씨앗이 육지로 반출돼 요즘 전국에서 재배된다. 하지만 육지는 울릉도와 환경이 다르므로 고유 특성이 잘 발현되지 않는다. 울릉도는 맑은 날이 1년 가운데 3분의 1에 불과할 정도로 육지와 자연환경이 많이 다르다. 비나 눈, 안개가 자주 내려 일조 시간이 짧고 공중 습도가 높다. 이 같은 지역에서 자라는 산나물을 포함한 식물은 짧은 일조 시간에 좀 더 많은 광합성을 위해 잎이 넓고 엽록소를 많이 지니고 있어 진녹색을 띠는 게 특징이다.

　미국미역취는 북아메리카가 원산지인 외래 식물이다. 우리나라는 밀과 옥수수 등 식용 곡식은 물론 소와 돼지 등 가축용 곡물을 많이 수입하고 있어 외래 식물이 오래전부터 부지불식간 유입되고 있다. 수입 농산물에 혼입된 외래 식물 씨앗은 주로 이들이 하역되는 부두 주변에서 정착한 뒤 차츰 전국으로 퍼져 나간다.

　미국미역취는 줄기 윗부분에서 가지를 많이 치고 높이 1미터 이상 자

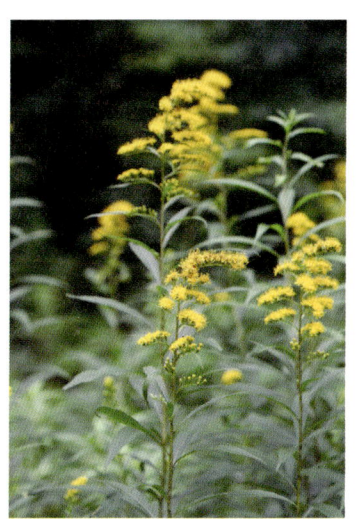

미국미역취는 줄기 윗부분에서 가지를 많이 치고 높이 1미터, 잎은 어긋난다.

랄 만큼 생육이 왕성하다. 잎은 미역취나 울릉미역취보다 좁은 버드나무 잎과 비슷한 모양이다. 원줄기가 높이 자라고 군집성이 강해 다른 풀과 경쟁에서 유리하다. 노란색으로 피는 꽃은 꽃가루가 바람에 날려 알레르기를 일으키는 것으로 알려졌다.

미국미역취가 산이나 들에서 무리를 지어 무성하게 자라는 모습이 최근 들어 부쩍 늘어나고 있다. 아무데서나 잘 자라고 자람새가 왕성해 이 땅의 미역취를 압도하지 않을까 걱정이 앞선다. 언제부턴가 외래 식물인 서양민들레가 토종 민들레보다 자주 눈에 띄는 것처럼 시나브로 주객이 전도될 우려가 있다. 더 늦기 전에 관심을 갖고 보전하지 않으면 미역취가 우리 곁에서 점점 사라지지 않을까 우려된다.

재배	해가 적당히 들고 배수가 잘되는 걸찬 모래 참흙에서 잘 자란다. 물 빠짐이 나쁜 토질에서는 생육이 저조하다. 씨앗으로 증식한다. 씨앗은 채취해 곧바로 파종하거나 이듬해 봄에 물에 불려 저온 처리해 뿌리면 발아율이 높다.
요리	잎은 데쳐서 나물로 무쳐 먹으면 맛있다. 데치고 말려뒀다가 묵나물로 이용해도 좋다. 미역과 비슷한 맛이 난다고 미역취라는 이름이 지어졌다.
효능	한방에서는 전초를 약재로 이용하는데 감기, 두통, 진통, 폐렴, 황달 치료 효과가 있다. 최근 연구 결과 항암 치료 효과가 밝혀졌다.

수년 만에 꽃피우고 일생을 마감하는
바디나물

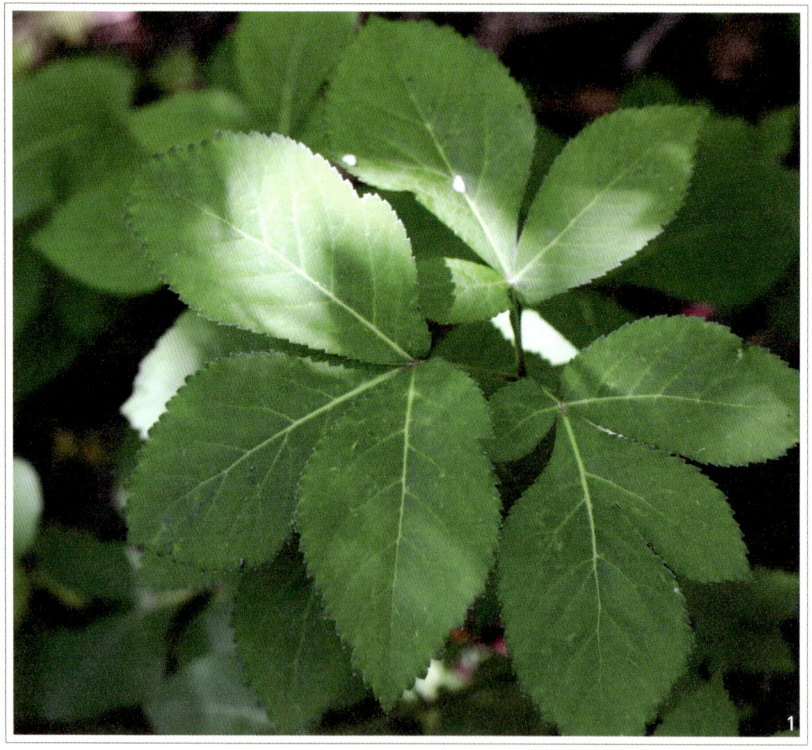

Angelica decursiva (Miq.) Franch. & Sav.
미나릿과 여러해살이풀, 높이 80~150센티미터, 개화기 8~9월,
산속 습지나 계곡 근처.

•• 　　한동안 시끌벅적하던 6월 중순 무렵 산속은 산나물 철이 지나서인지 조용했다. 혼자 유유히 산나물을 탐방하기 더없이 좋았다. 하지만 풀이 허리에 닿을 만큼 성큼 자라고 산속 환경이 급속히 변하고 있어 긴장이 됐다.

　　등산로를 따라 걷다가 산등선 아래로 내려서자 산나물과 풀이 섞여 자라고 있었다. 약간 길쭉한 주걱 모양의 잎이 눈에 들어왔다. 높은 산에서 자라는 어수리로 짐작했지만 가까이 가보니 아니었다. 잎 가장자리가 손을 활짝 편 것처럼 깊게 갈라져 있고 계곡 근처 습한 환경에서 자라는 바디나물이었다.

　　우리나라에서 자라는 바디나물 종류는 '바디나물'을 비롯해 '처녀바디' '흰바디나물' '잔잎바디' 등 종류가 제법 많다. 이들은 모두 잎 모양이 같은 집안답게 거의 비슷비슷하다. 또 바디나물과 많이 닮은 강활과 궁궁이, 구릿대 등이 전국 산에서 자란다. 바디나물과 생김새가 워낙 비슷해 싹이 트

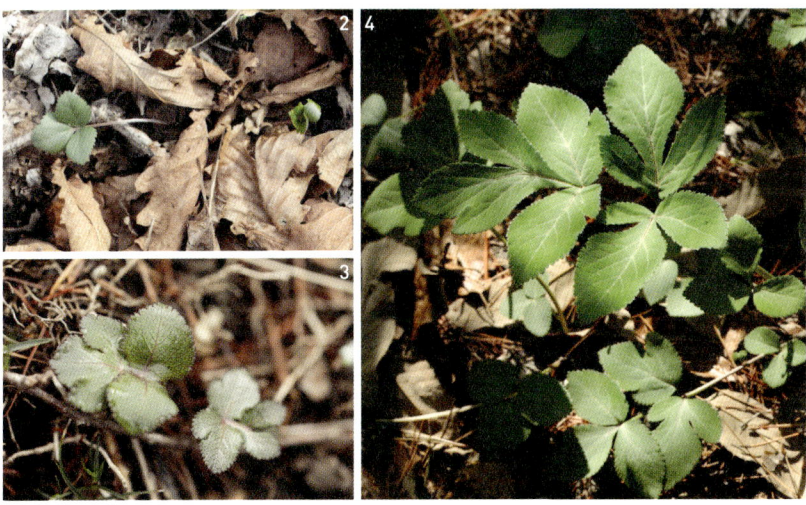

1　작은 잎은 긴 잎자루 끝에 3~5개 달리며 달걀 모양에 가깝다.
2　어린잎은 보랏빛을 띠지만 자라면서 점차 녹색으로 변한다.
3　잎과 줄기는 초기에는 약간 비스듬히 자라다가 곧게 선다.
4　잎은 주맥이 연한 자주색을 띠고 측맥은 연한 흰색을 띤다.

잎은 깊게 또는 완전히 갈라지고 가장자리는 불규칙한 톱니 모양이다.

는 맹아기부터 결실기까지 생육 시기별로 자주 탐방해야 겨우 눈에 익는다.

바디나물은 그나마 특색이 있어 다행이다. 뿌리잎과 줄기잎은 모두 깊게 또는 완전히 갈라지고 가장자리는 불규칙한 톱니 모양인 게 특징이다. 게다가 측맥과 주맥이 잎 앞뒷면에 줄무늬나 손금처럼 선명하게 드러나 있다. 주맥과 잎자루는 연한 자주색을 띠는 게 생김새가 비슷하게 생긴 식물과 뚜렷한 차이점이다.

뿌리잎과 줄기 밑 부분에서 자란 줄기잎은 잎자루가 긴 것도 특징이다. 하지만 줄기 윗부분에 달린 잎의 잎자루는 짧고 밑 부분이 잎집이 되어 고들빼기처럼 줄기를 감싼다. 종소명 데쿠르시바(decursiva)는 아래쪽으로 흐른다는 뜻의 라틴어이며, 잎새가 흘러 날개 모양인 것에서 비롯된다. 구릿대와 궁궁이, 어수리 등은 잎자루 밑 부분이 줄기를 감싸는 것이 비슷하지만 꽃이 피면 한눈에 구분이 된다. 꽃이 어수리와 궁궁이, 구릿대 등은 흰색이고 바디나물은 진한 자주색이다.

무더위가 한풀 꺾인 8월 하순 무렵 다시 산을 찾았다. 줄기는 위쪽에서 가지를 치고 그 끝마다 움켜쥔 듯한 모양의 꽃봉오리를 맺고 있었다. 꽃은 줄기에 겹우산 모양 꽃차례로 달린다. 혹부리처럼 도톰한 꽃봉오리에서 자잘한 자주색 꽃이 피고 있었다. 마치 용이 입에서 불을 내뿜는 듯 자주색 꽃잎이 터져 나왔다. 꽃대에는 우산 모양 작은 꽃(소산경)이 여러 개 피고 있었다.

서식지는 좀 색다른 데가 있다. 질퍽할 정도로 토양 수분이 많고 물 빠짐이 잘 안 되는 토질이다. 급경사지 바로 아래쪽 물 빠짐이 나쁜 곳이나 계곡 언저리다. 산 정상

뿌리는 굵은 것과 가는 것으로 확연히 구분 된다.

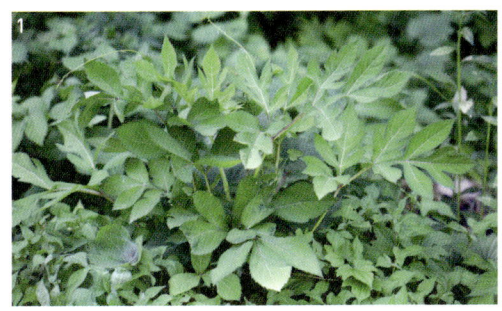 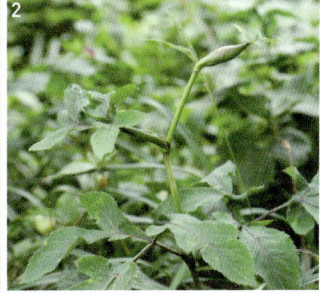

1 뿌리에서 나온 잎과 줄기 밑 부분에 달린 잎의 잎자루는 길다.
2 줄기 위쪽에 난 잎은 잎자루 밑 부분이 잎집이 되어 줄기를 감싼다.

보다 중턱 이하 낮은 환경에서 자라는 셈이다. 미나릿과 식물이 대개 습윤한 곳에서 자라는 것처럼 바디나물도 이와 비슷한 환경을 좋아한다.

뿌리는 새끼손가락만 한 서너 가닥이 땅속 비스듬히 내린다. 열독을 풀고 기침과 가래를 가라앉히는 효과가 있으며 생약명이 전호(前胡)다. 우리나라 약사법 공정서에는 바디나물 뿌리를 전호라고 규정하고 있다. 또 전호나물 뿌리를 전호라고 한다. 중국에서는 전호나물 뿌리는 백화전호(白花前胡), 바디나물 뿌리는 자화전호(紫花前胡)로 구분한다. 꽃이 전호나물은 흰색, 바디나물은 자주색을 띠므로 이같이 구분하는 것으로 추측된다.

바디나물은 지방마다 부르는 이름이 다르다. 일부 지방에서는 개당귀라고 하고, 경상도 일부 지역에서는 가막사리라고 한다. 하지만 주로 들녘에서 자라는 가막사리란 식물이 있으므로 바디나물을 가막사리라고 부르는 것은 옳지 않다. 바디나물이란 이름은 씨앗 모양에서 비롯된다. 가을에 익는 씨앗이 베를 짤 때 사용하는 바디를 꼭 닮았고 해서 붙여진 이름이다. 그 밖에 한자 또는 한약명은 독경근(獨梗芹), 사향채(射香菜), 압파근(鴨巴芹), 사약채 등이다.

요즘 인터넷이나 유튜브 등에서 바디나물을 귀한 산나물로 소개하고 있지만 필자 탐방 경험으론 그렇지 않다. 전국 웬만한 산 계곡이나 습지 근

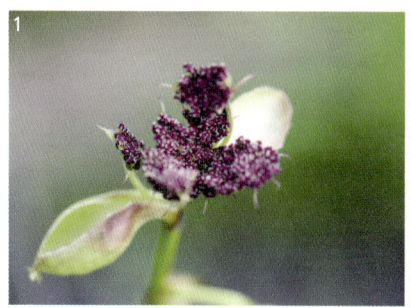 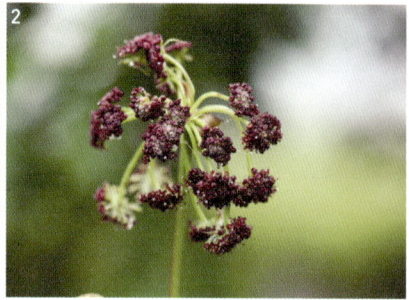

1 꽃은 8~9월 짙은 자주색으로 피고 총포는 한두 개이며 크다.
2 우산 모양 작은 꽃대(소산경)는 10~20개이고 각각 20~30개 꽃이 달린다.

처에서 자란다. 땅이 비옥하고 햇빛이 적당히 드는 곳에서 자라는 것은 키가 1미터 이상으로 크다.

　　바디나물은 꽃이 피면 그 이듬해 말라 죽는다. 꽃이 피기 전 뿌리 저장물이 최고에 이르고, 이때 약성 또한 가장 좋다. 서정주 시인이 "한 송이 국화꽃을 피우기 위해 봄부터 소쩍새는 그렇게 울었나 보다"라고 노래한 것처럼 바디나물은 숱한 비바람을 이겨내고 꽃을 피우고 슬그머니 자취를 감춘다. 후손을 남기기 위해 있는 힘을 다해 꽃을 피우고 일생을 마감하는 바디나물의 삶이 슬프게 느껴진다.

재배　씨앗은 냉장 보관하고 이듬해 봄에 뿌리면 발아율이 높다. 가을이나 이른 봄에 포기나누기를 해도 된다. 물을 좋아하므로 습지나 계곡 근처 토양 보수력이 좋고 반그늘진 곳이 재배 적지다. 잎이 무성하게 자라고 자주색 꽃이 피어 관상 가치가 있다.

요리　어린잎과 줄기는 데쳐 양념을 넣고 무쳐 먹는다.

효능　한방에서는 뿌리를 약재로 쓴다. 해열, 진해, 거담 작용을 하므로 감기, 기침, 천식 등을 치료하는 데 이용한다. 또 빈혈이나 각종 부인병, 두통, 신경쇠약 등을 치료하는 데도 사용한다. 그 밖에 관절염과 허약체질 개선과 혈당 저하 효과가 있다. 최근 연구 결과 항암과 부종, 피부염 예방 효과가 밝혀져 건강 기능 식품으로 관심을 끈다.

땡볕보다 반그늘이 좋다
박쥐나물

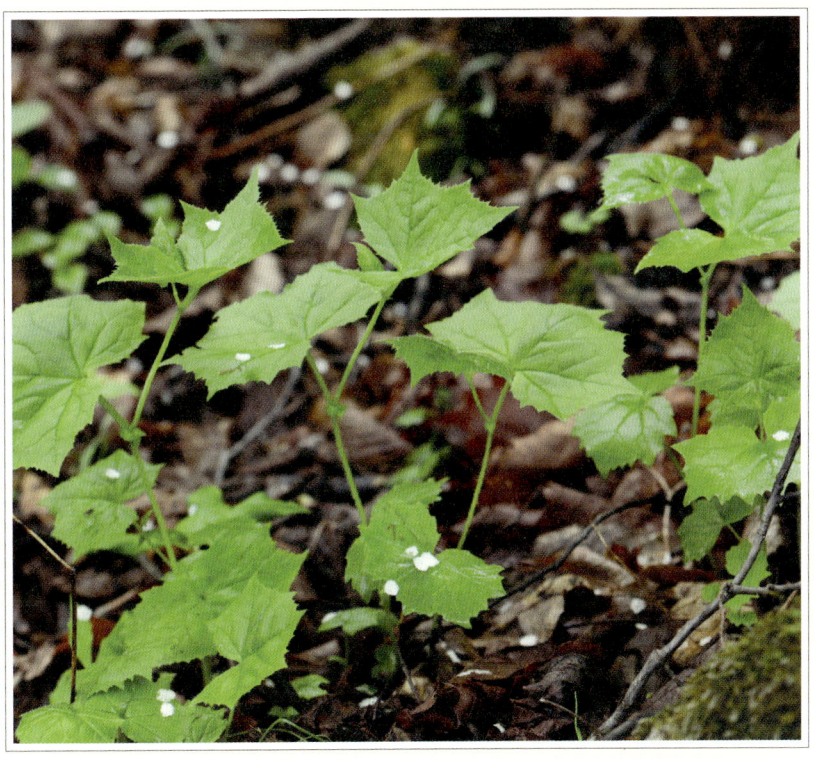

Parasenecio auriculatus var. *matsumurana* Nakai
국화과 여러해살이풀. 높이 60~120센티미터. 개화기 7~9월.
높고 깊은 산속.

산나물에 관심을 가진 지 한참 뒤 박쥐나물을 알게 됐다. 산을 탐방하다가 생김새가 독특해 눈에 띄어 식물도감과 관련 자료를 찾아보니 박쥐나물이었다. 또 산촌사람들이 예전에 먹던 산나물이었다. 잎의 생김새와 서식지가 독특해 관심을 가질수록 호기심이 생기고, 매력에 빠져들었다.

박쥐나물은 높은 산에서 자란다. 일부 식물도감에서는 해발 1천 미터 이상에서 자란다고 설명하지만 필자 경험으로는 해발 700~800미터 이상 깊은 산속이다. 높은 산에서 자라므로 웬만큼 발품을 들여야 만날 수 있다. 또 계곡 근처나 급경사면에 자라므로 미끄러지고 넘어지는 수고를 감수해야 한다.

박쥐나물과 같은 고산 식물을 탐방할 때는 마음가짐을 평소와 다르게 한다. 산중턱까지 오르기 전에는 절대 한눈팔지 않는다. 잔대와 도라지, 삽주 같은 산나물이 나타나면 눈길만 줄 뿐 발길을 멈추지 않는다. 심마니가 아무리 좋은 약초가 눈에 띄어도 산삼이 아니면 거들떠보지도 않는 것과 같다. 산중턱에서 힘을 쓰면 정상에 이르러서는 손가락 하나 까딱하는 것조차 힘들 수 있으므로 가능한 한 체력을 아껴야 한다.

박쥐나물이 자라는 환경은 독특하다. 온종일 해가 거의 들지 않는 높은 산의 북사면이다. 정상 부근 북사면에는 돌이나 너덜이 많다. 또 돌이 구를 만큼 가파르고 공중 습도가 높다. 풀이나 나무가 자라는 데 열악한 환경인 셈이다.

경북 영양에 있는 일월산(1,219미터)으로 들어섰다. 산속이 고요해 바람과 새 소리가 쾡하게 들리고, 그때마다 머리칼이 쭈뼛했다. 나뭇가지가 바람에 흔들리며 서로 부딪치는 소리에도 긴장한 탓에 귀가 쫑긋해졌다. 깊은 산속

뿌리는 가늘고 대개 옆으로 자라고 잎자루는 길이 4.5~9센티미터며 밑 부분이 줄기를 감싸고 있다.

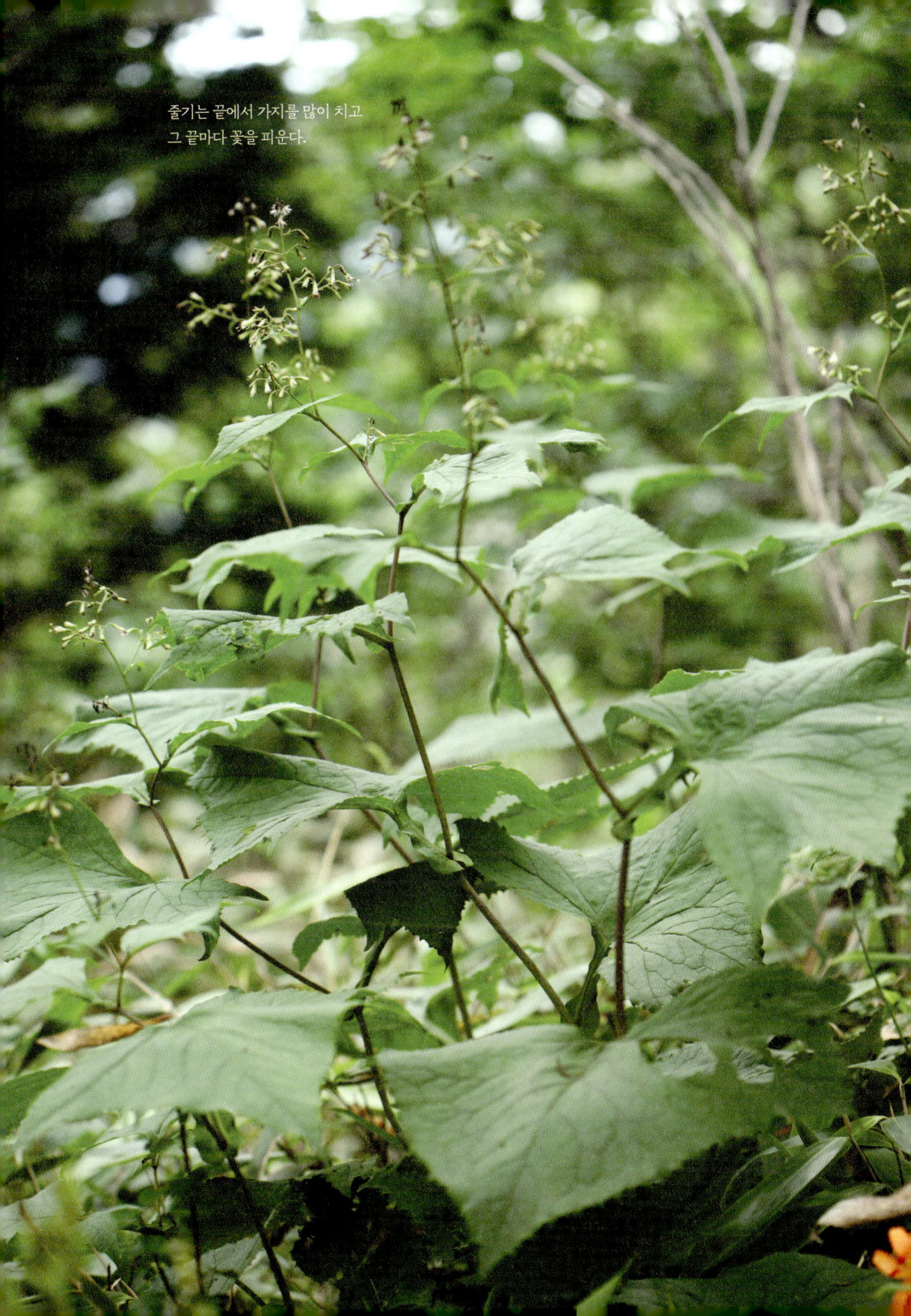

줄기는 끝에서 가지를 많이 치고
그 끝마다 꽃을 피운다.

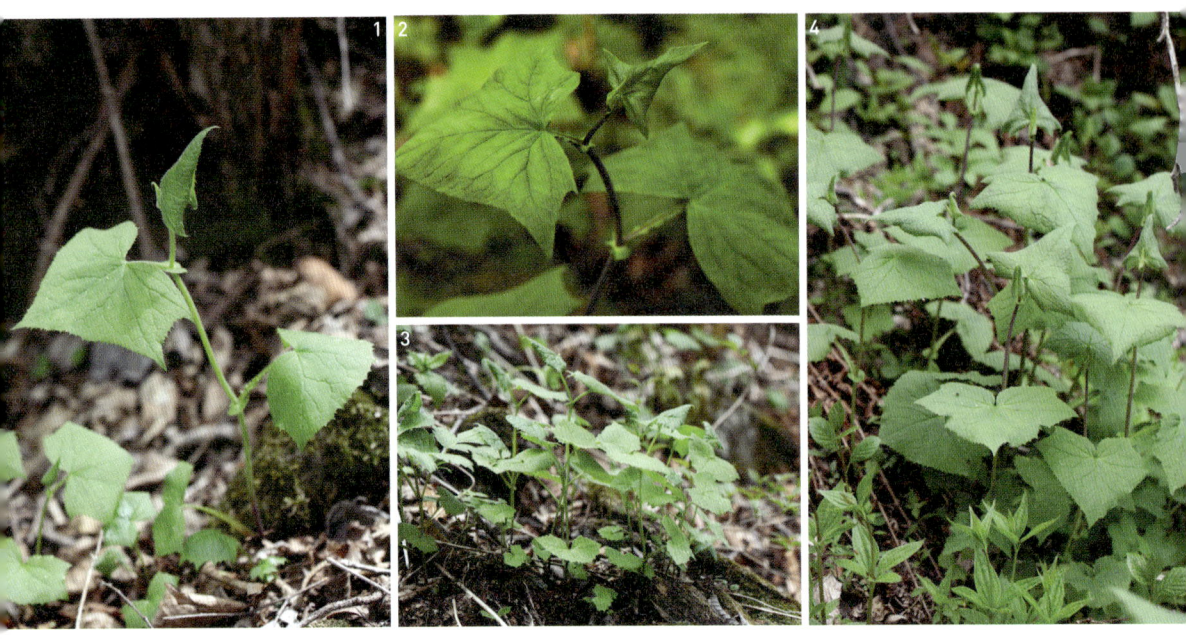

1 온종일 해가 거의 들지 않는 큰키나무 밑에서 자라고 있다.
2 줄기는 젓가락 정도로 가늘어 가냘프고 잎은 줄기에 어긋난다.
3 깊은 산속에서 홀로 또는 무리를 지어 자란다.
4 줄기는 마디에서 꺾듯이 자라지만 전체는 곧게 선 모습이다.

분위기는 딴 세상 같았다. 평지는 완연한 봄 날씨였지만 산속은 한기가 느껴질 정도로 서늘했다. 이슬비와 같은 안개비가 내려 으스스한 기분마저 들었다. 경사가 급하고 토질이 척박해 국수나무같이 키 작은 나무가 빽빽이 자라고 있었다. 그 사이사이에 박쥐나물이 자라고 있었다.

박쥐나물은 생김새가 독특하다. 우선 잎 모양이 눈길을 끈다. 손바닥만 한 잎은 박쥐가 날개를 활짝 펴고 하늘을 나는 모습 같고 박쥐 날개의 힘줄처럼 잎맥이 뚜렷하게 드러나 있다. 그래서 박쥐나물이란 이름이 붙여졌다고 한다. 잎은 넓적한 편이지만 끝은 뾰족하고 잎자루가 있는 쪽은 심장 모양이다. 잎이 커서 바람에 잘 흔들리고 앞면은 진녹색, 뒷면은 약간 흰색을 띤다. 뒷면 잎맥 위에는 짧은 털이 있다.

잎자루 모양도 이채롭다. 잎자루에 날개처럼 좁은 잎이 달려 있어서다. 또 잎자루 밑쪽에는 작은 잎, 즉 탁엽(托葉)이 줄기를 감싸고 있다. 줄기를 보호하는 탁엽이 뚜렷한 것이 박쥐나물의 특징 중의 하나다. 줄기는 마디 사이가 여느 산나물에 비해 길고 가늘어 비바람에 금방이라도 쓰러질 듯이 가냘프다. 가는 줄기를 보호하기 위해 여느 식물에는 거의 없는 탁엽이 발달한 것은 아닐까. 꽃은 8~9월 연한 자주색 머리 모양 꽃이 줄기 끝에 송이모양 꽃차례로 달린다.

우리나라에서 나고 자라는 박쥐나물은 여러 종류다. 세계에는 70종, 우리나라에는 6종이 분포한다(《한국식물도감Ⅱ》). 식물도감에 따라 종류와 가짓수가 조금씩 차이 나는데 '박쥐나물'을 비롯해 '게박쥐나물' '민박쥐나물' '귀박쥐나물' '좀귀박쥐나물' '나래박쥐나물' 등이 있다. 종은 잎과 줄기 모양에 따라 구분된다. 토심이 얕고 수분이 적은 곳에서 자라는 것은 키와 잎이 작은 '박쥐나물'이다. 또 목본 식물인 박쥐나무가 있다. 박쥐나무도 잎이 박

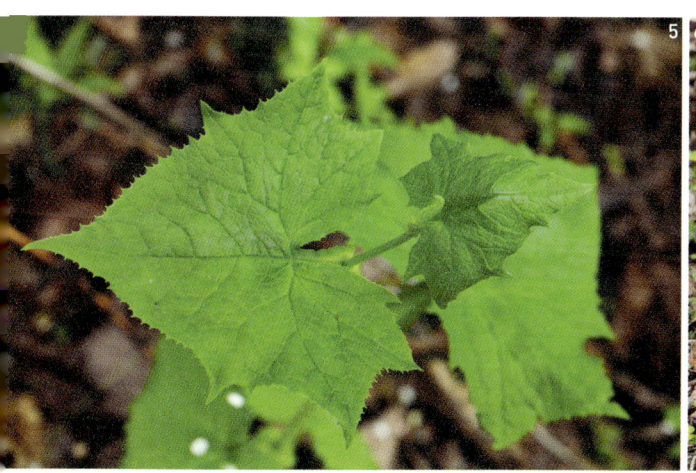
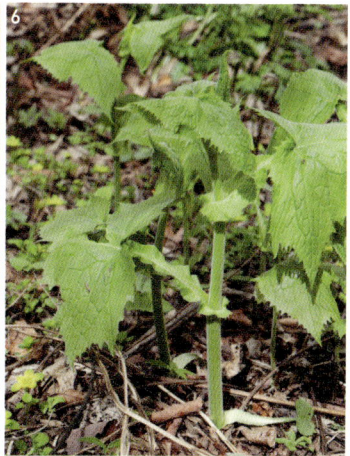

5 잎은 끝 쪽이 뾰족하고 잎자루 쪽이 심장 모양이며 길이 7~17센티미터다.
6 나래박쥐나물 잎은 삼각 신장 모양이며 길이 7~17센티미터, 너비 11~25센티미터다. 잎자루는 길이 4.5~9센티미터며 밑 부분이 새 날개처럼 넓다.

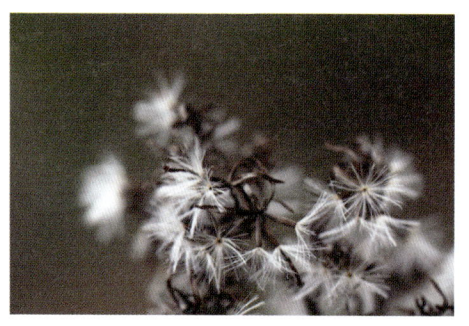

열매는 수과이며 길이 4~5밀리미터의 원기둥 모양이며 관모는 길이 5밀리미터며 흰색이다.

쥐 날개를 닮았다고 해서 붙여진 이름이며, 어린잎은 나물로 이용된다.

박쥐나물은 약간 독성이 있어 데치고 찬물에 우려낸 다음 요리해 먹어야 안전하다. 예전에는 산나물로 먹었지만 요즘에는 거의 먹지 않는다. 쓴맛이 강해서다. 하지만 자라는 환경에 따라 쓴맛 정도가 다르다. 땅이 메마르거나 가뭄이 심할 때 자라는 것은 쓴맛이 아주 강하다. 비가 자주 내리고 토질이 좋은 환경에서 자라는 것은 여느 산나물과 쓴맛이 비슷하다.

박쥐나물은 꽃이 필 무렵 그 무게를 이기지 못하고 비스듬히 누워버린다. 여름 내내 몰아치는 강한 비바람을 이겨내며 버텨왔지만 씨앗이 영그는 가을이면 그제야 안심이 되는 듯 슬며시 드러눕는다. 깊은 산속에서 나고 자라고 씨앗을 맺어 후대를 위해 바람이 불 때 멀리 날려 보내며 겨울을 준비하는 모습은 우리네 인생과 닮았다.

재배 강한 햇빛을 싫어하므로 차광망을 설치하거나 큰키나무 밑에 심어 가꾸는 것이 좋다. 물 빠짐이 잘 되는 곳이 적지다.

요리 독성이 약간 있어 어린잎은 데쳐 찬물에 우려내고 무쳐 먹으면 식감이 부드럽고 맛있다. 국이나 된장을 끓일 때 넣으면 국물 맛을 더한다. 억센 것은 데쳐 묵나물로 만들어 먹으면 좋다.

효능 알칼로이드 성분이 있어서 진통 작용과 근육 이완, 피부 염증 완화 효능이 있다. 또 타박상과 관절이나 허리 통증 등에 효과가 있다.

뿌리 깊은 나물

방풍나물

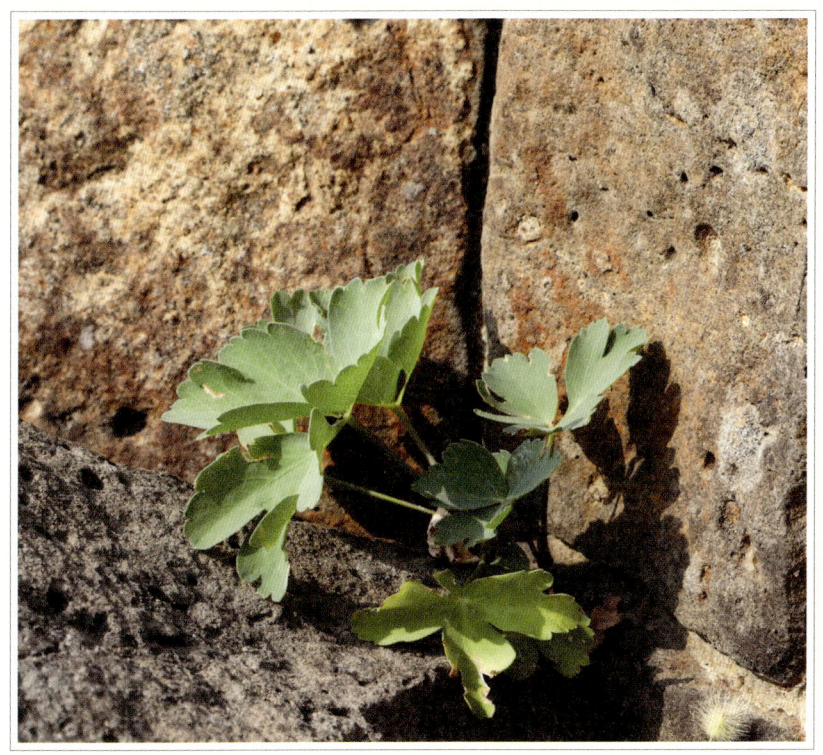

Peucedanum japonicum Thunb.

산형과 여러해살이풀, 높이 60~100센티미터, 개화기 6~8월,
전국 해안 절벽이나 바닷가, 모래밭.

•• 　　요즘 시장이나 마트에서 방풍나물이라고 판매되는 것은 정식 이름이 갯기름나물이다. 지방에 따라 식방풍, 미역방풍, 목단방풍, 보안기름나물 등 다양하게 불린다. 이와 비슷한 이름의 '방풍'은 감기, 두통 등을 치료하는 한약재로 쓰이고 중국과 몽골이 원산이다. 또 우리나라 동해 바닷가 모래땅에서 자라는 갯방풍이 있다. 약간 매콤한 맛이 나고 나물이나 죽 소재로 이용되는데 해방풍으로 불린다. 이처럼 방풍이란 이름이 뒤죽박죽 쓰이고 있어 혼란스럽다.

　　갯기름나물은 이름에서 풍기듯이 주로 바닷가에서 자란다. 산나물 이름에 갯자가 들어 있는 것은 대개 바다와 해안, 모래밭 등과 관련이 있다. 바닷가 모래밭이나 절벽, 야산 등이 갯기름나물 주요 서식지다. 특히 서해

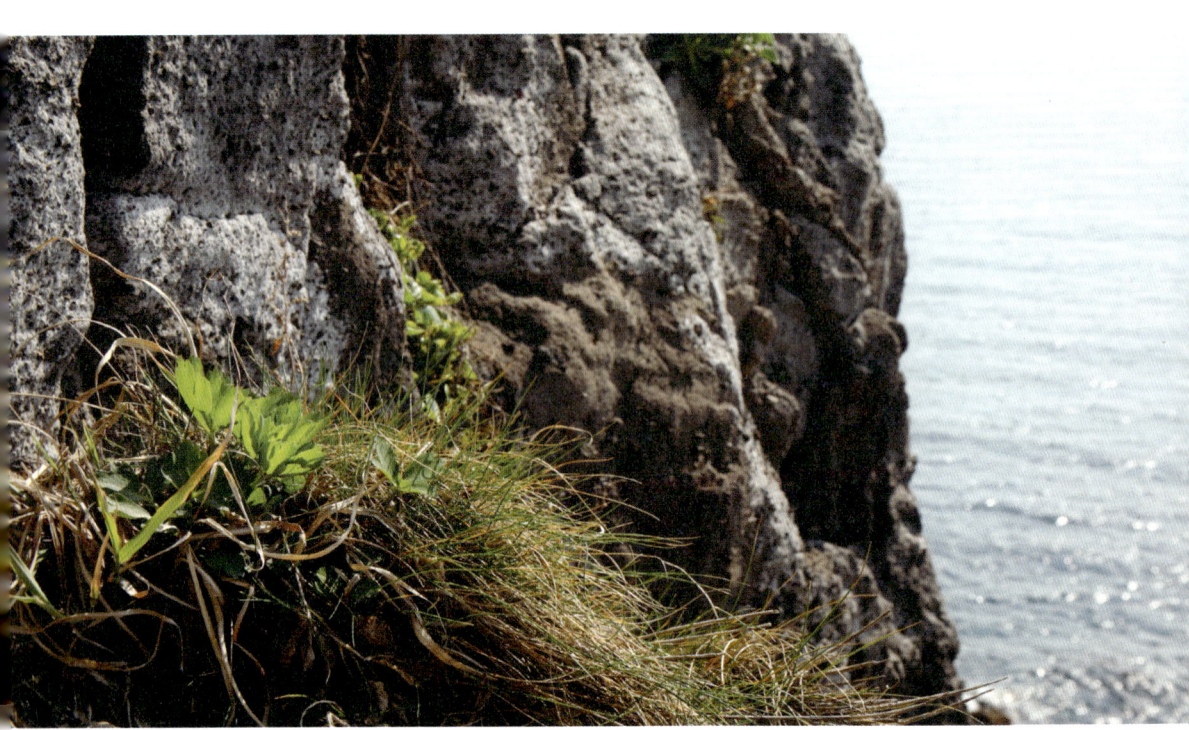

가뭄에 강해 깎아지른 듯한 해안 절벽에서 꿋꿋이 자라고 있다.

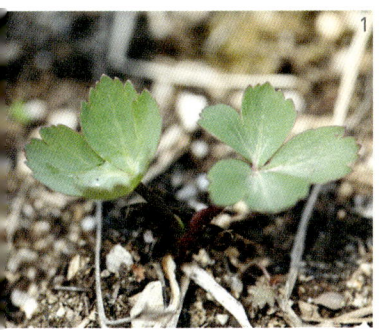 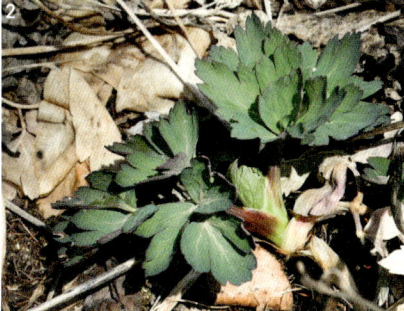 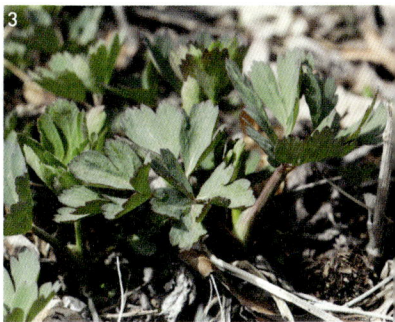

1 추위에 강해 어린잎과 줄기는 2~3월이면 모습을 드러낸다.
2 어린줄기는 자주색을 띠다가 자라면서 점차 녹색으로 변한다.
3 잎과 줄기가 뿌리에서 여럿 올라와 자라고 칼로 자르면 새싹이 금방 돋아난다.

와 남해 바닷가를 거닐다보면 갯기름나물이 자라는 모습이 눈에 띈다. 남해와 서해 바닷가와 섬 마을 사람들이 오래전부터 갯기름나물을 나물로 이용했다. 최근에는 중풍과 고혈압 등을 예방하는 효과가 있다는 소문이 퍼져 기능성 산나물로 소비가 늘고 있다.

6월 어느 날 저녁노을이 아름답기로 알려진 제주 수월봉(77미터)으로 여행하던 중 뜻밖에 갯기름나물과 마주쳤다. 천연기념물로 지정된 수월봉은 칼로 잘라놓은 듯한 절벽과 해안을 따라 늘어선 모래밭과 자갈밭 풍경이 일품이다. 고즈넉한 해안가를 거닐다가 무심코 절벽을 올려다봤더니 갯기름나물이 자라고 있었다.

절벽에 발을 붙이고 자라는 모습이 놀랍고 신기했다. 절벽이 워낙 높고 험해 가까이 다가가 볼 수 없었다. 해가 서쪽으로 뉘엿뉘엿 넘어가자 곧 어둠 속으로 사라져버려 더욱 아쉬웠다. 수월봉 하면 갯기름나물이 가장 먼저 떠오르고, 제주도 여행 중 가장 기억에 남는다. 2021년 12월 14일 발생한 규모 4.9의 지진으로 수월봉 화산쇄설층 일부가 무너져 내렸다는 소식에 갯기름나물이 온전할까 걱정이 됐다.

경북 울릉도는 갯기름나물 천국이다. 특히 도동항에서 행남등대로 이어지는 동남쪽 해안 곳곳에 서식지가 있다. 바닷가 흙 한 줌, 물 한 방울 없는 절벽에서 꿋꿋이 자라는 모습이 눈에 자주 띈다. 그뿐 아니라 해안가 바위나 돌 틈, 모래밭 등에 뿌리를 내리고 터줏대감처럼 터전을 넓혀가고 있는 모습이다.

갯기름나물의 놀랍고 강한 생명력은 뿌리에서 비롯된다. 굵은 뿌리가 예상 밖으로 땅속 깊이 내린다. 돌과 바위를 요리조리 용하게 피해가며 땅속 깊이 내린 모습을 보면 절로 감탄이 나온다. "뿌리 깊은 나무는 바람에 흔들리지 않는다"는 말이 갯기름나물 뿌리를 보면 실감이 난다. 토질과 환경에 따라 차이가 있지만 뿌리는 땅속 30센티미터 이상 깊이 내리고 어른 손가락만큼 굵고 단단하다.

여느 풀보다 봄 일찍 올라오는 새싹은 불그스름한 색

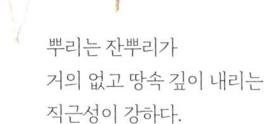
뿌리는 잔뿌리가 거의 없고 땅속 깊이 내리는 직근성이 강하다.

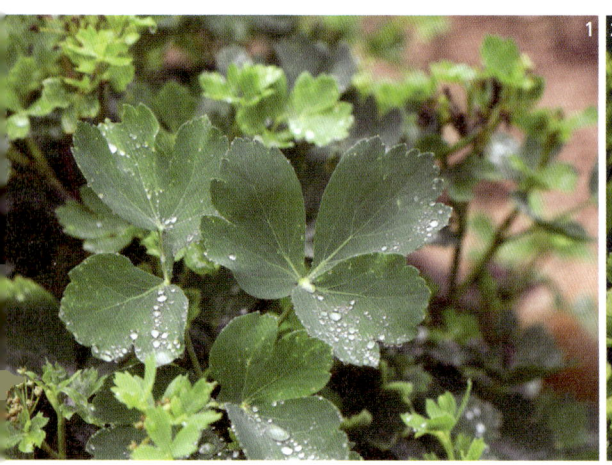
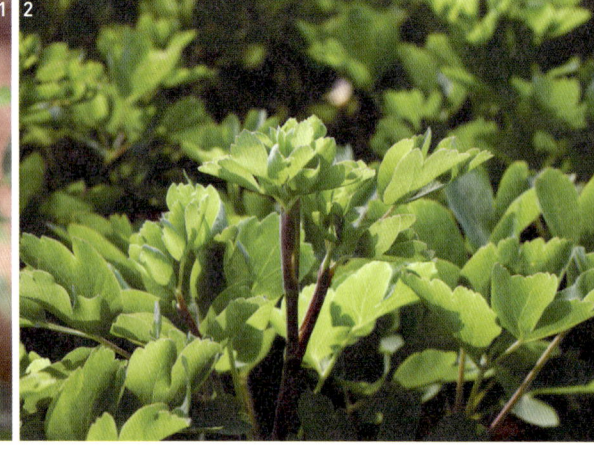

1 잎은 매끈매끈한 막질이 있어 비가 내리면 물방울을 구슬 모양으로 뭉치게 한다.
2 줄기는 곧게 자라고 위쪽에서 가지를 많이 친다.

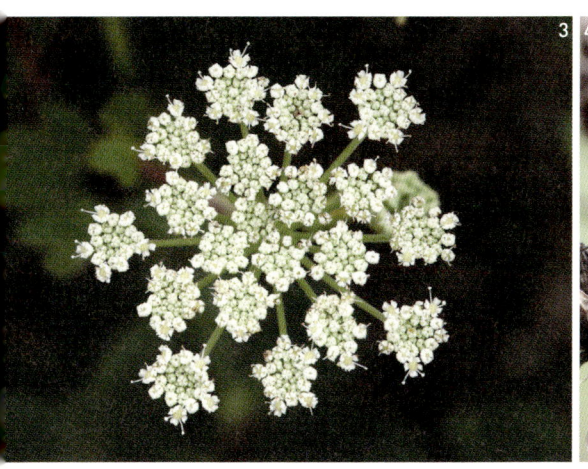
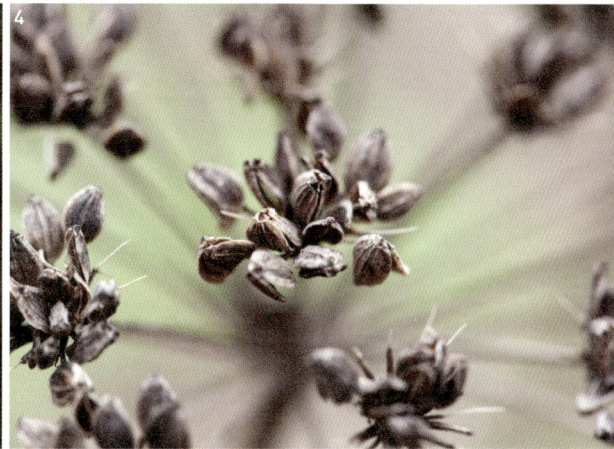

3 꽃이 20~30개씩 하늘을 향해 흰색으로 피고 겹우산모양 꽃차례로 달린다.
4 씨앗은 타원형이며 길이 4~5밀리미터에 능선이 있고 수과다.

을 띠지만 점점 자라면서 진한 녹색으로 변한다. 낫이나 칼로 베어 먹고 돌아서면 금방 새싹이 돋아날 만큼 생명력과 자람새가 아주 강하다. 특히 비옥한 곳에서는 생장 속도가 빠르고 어른 가슴에 닿을 만큼 높이 자란다.

잎은 매끈매끈한 막질(膜質)이 있어 토란이나 연잎처럼 물방울이나 빗방울을 구슬처럼 뭉쳐지게 한다. 또 밀가루가 묻은 것처럼 연한 흰색 빛이 난다. 봄부터 여름 내내 싱싱하게 자라므로 관상용으로도 인기다. 쑥쑥 자라는 모습을 바라보면 춘곤증이 사라지고 몸에 생기가 솟는 듯하다.

전남 여수에 있는 금오도를 여행하면 좀 더 일찍 신선한 갯기름나물 맛과 봄 풍광을 즐길 수 있다. 2월이면 벌써 새싹이 파릇파릇하게 돋아난다. 섬 어느 곳을 가더라도 연녹색 갯기름나물과 푸른색 바다가 한 폭의 그림 같은 아름다

잎은 1~3번 갈라지며 3출 날개 모양 겹잎이다.

운 풍광을 연출한다. 섬 지형대로 난 꼬불꼬불한 도로를 따라 걷거나 자전거를 타고 섬을 여행하다보면 파릇파릇하게 자라는 갯기름나물 풍광에 시간가는 줄 모른다.

이곳 섬사람들은 갯기름나물을 밭에 재배한다. 여수에서 25킬로미터쯤 떨어져 있어 영하로 떨어지는 날이 며칠 안 될 만큼 겨울이 따뜻해 갯기름나물이 일찍 나서 경쟁력이 있다. 게다가 소금기 머금은 해풍을 맞고 자란 금오도 갯기름나물은 부드러워 더욱 인기다. 금오도(金鰲島)란 이름은 '황금 거북(자라)의 섬'이라는 뜻이다. 또 숲이 우거져 섬이 검게 보인다고 해서 '거무섬'이라고도 한다. 섬 곳곳에 숲이 우거지도록 무성하게 자라는 갯기름나물이 거무섬으로 불리는 데 한몫하지 않았을까 싶다.

재배	씨앗으로 증식한다. 씨앗은 흙을 많이 덮어주면 발아율이 크게 떨어진다. 모를 길러 옮겨 심으면 잡초 제거 등 일손 절감에 유리하다. 물 빠짐이 좋은 모래가 많은 땅이 적지다. 생육 중 흙이 마르지 않도록 물을 자주 준다. 꽃대를 자르면 좀 더 오래 나물을 수확할 수 있고, 그냥 내버려두면 이듬해 말라 죽는다.
요리	아주 어린잎은 샐러드로 요리해 먹으면 맛있다. 쌈을 싸먹어도 그만이다. 좀 억센 것은 데쳐서 된장이나 고추장을 넣고 무쳐 먹으면 된다. 또 전을 부치거나 장아찌로 요리해 먹으면 일품이다. 믹서에 갈거나 빻아 국수나 떡 반죽에 넣으면 쑥이나 수리취처럼 푸르스름한 색깔을 띠어 음식 맛을 더한다.
효능	맛은 맵고 성질은 차다. 한방에서는 천식과 비염을 치료하는 데 쓴다. 방광에 작용하므로 이뇨와 해독 효능이 있다. 마른 뿌리를 달여 아침저녁으로 마시면 혈액 순환에 좋다. 최근 연구 결과 혈당 강화 효과가 있어 당뇨병과 이로 인한 각종 합병증 예방 및 치료에 유용한 것으로 밝혀졌다.

쌈 싸먹을 맛이 난다
병풍쌈

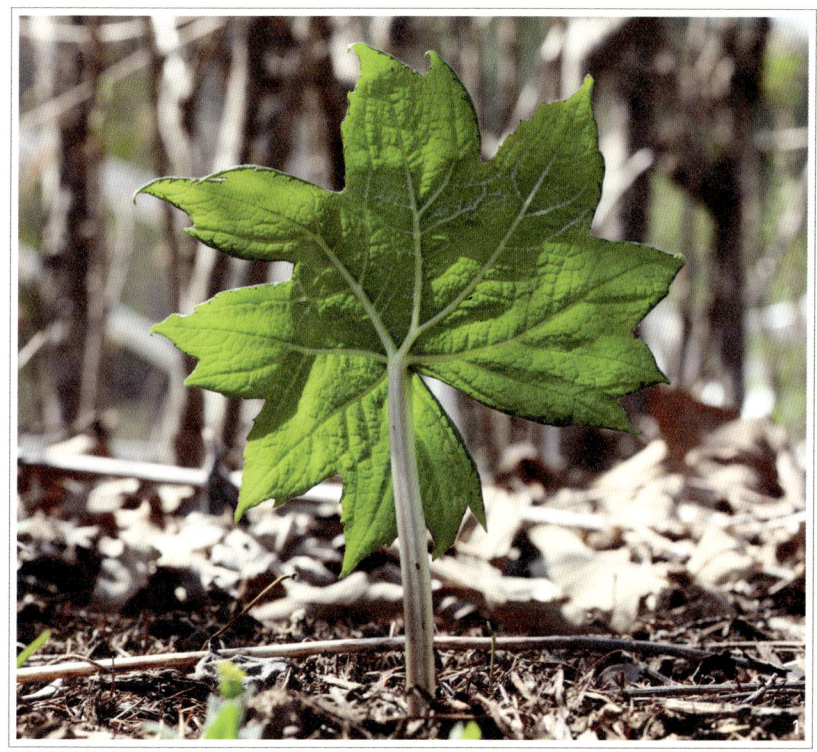

Parasenecio firmus (Kom.) Y.L.Chen

국화과 여러해살이풀, 높이 1~2미터, 개화기 7~9월,
공중 습도가 높고 토양 수분이 적당한 깊은 산속.

며칠간 주마간산으로 다녀온 유럽 여행 중 기억에 가장 오래 남는 것이 스위스의 드넓은 초원이다. 잔디밭처럼 펼쳐진 초원이 여행 내내 부러웠다. 이를 유지하고 관리하는 데 국가 보조금이 큰 힘이 되겠지만 식물 종이 단순한 것도 한몫 거들지 않을까 싶다. 식물 종이 단순하고 높이와 생김새가 비슷비슷하면 초원 조성에 유리해서다.

우리나라는 면적에 비해 식물 종류가 다양하다. 잎이 바늘처럼 가느다란 비짜루나 고본 같은 것이 있는가 하면 부채만큼 큼지막한 병풍쌈과 개병풍, 연영초 등이 있다. 특히 여름에는 사람 키만큼 크는 식물과 산나물이 적잖다. 이처럼 계절에 따라 나고 자라는 식물과 산나물이 다양해 산을 탐방하는 재미가 쏠쏠하다. 이는 유럽의 초원이 마냥 부럽지 않은 이유가 된다.

산불 예방을 위한 입산 금지 기간이 풀리자마자 경북 영양에 있는 일월산(1,219미터)으로 들어섰다. 연중 5월은 산나물을 탐방하기 가장 좋은 시기다. 풀이나 나뭇잎이 아직 작고 땅바닥이 훤히 보여 뱀 같은 독충에 물릴 위

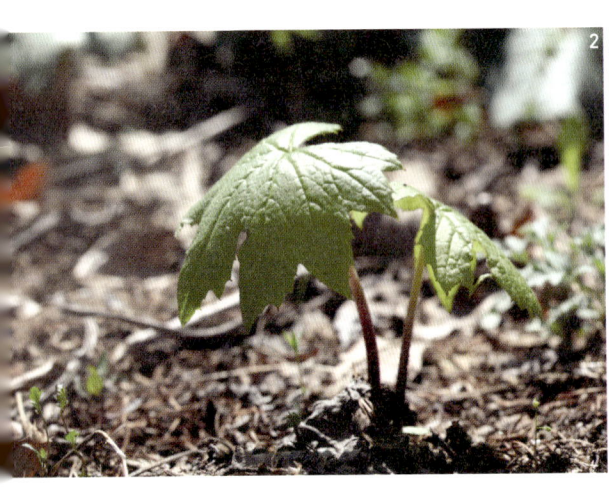
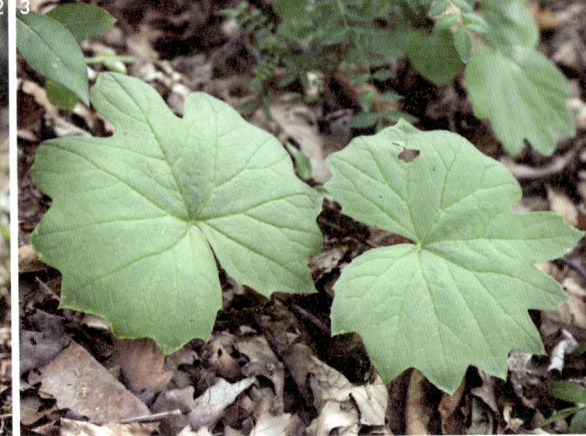

1 병풍쌈 줄기는 세로로 줄이 있고 잎맥이 뚜렷하게 드러나 있다.
2 병풍쌈 어린 줄기는 연한 자주색, 잎은 연한 녹색을 띤다.
3 병풍쌈 잎 앞면은 털이 없지만 뒷면은 잎맥 위에 조금 있다.

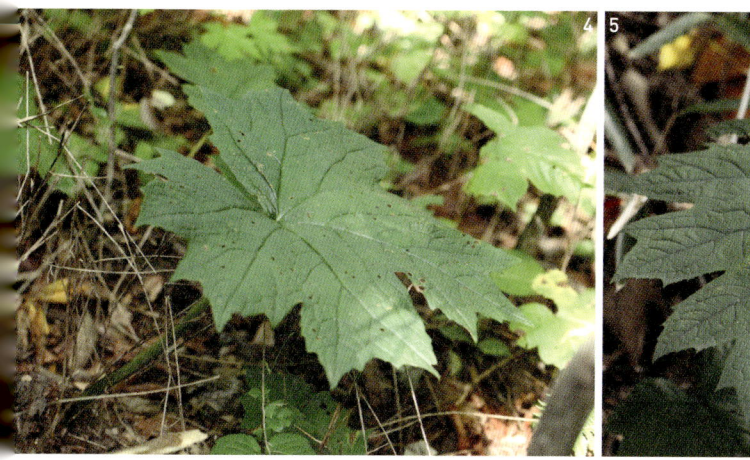
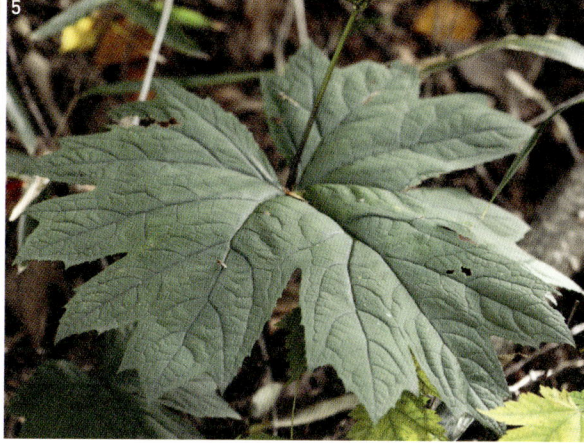

4 병풍쌈 뿌리잎은 원형에 가깝고 지름 35~100센티미터다.
5 병풍쌈 잎 가장자리는 11~15개로 갈라지며 갈래 조각은 삼각형 달걀 모양이다.

험이 적다. 또 벌과 진드기 등이 활발하게 활동하지 않아서 마음이 놓인다.

일월산 산중턱에 이르자 참취와 잔대, 삽주 등이 눈에 띄기 시작했다. 두런두런 숲속을 살피면서 산을 오르는데 바로 앞에서 쏜살같이 숲속으로 달려가는 검은 물체가 보였다. 송아지만 한 멧돼지 한 쌍이 바람을 가르듯이 달아나 가슴이 철렁했다. 너무 깜짝 놀라서 주춤하는 사이 개만 한 새끼 두세 마리가 뒤따라 숲속으로 사라졌다. 휴우 하고 안심하는 사이 또 새끼 두세 마리가 끽끽 소리를 내며 뒤따라갔다. 얼마나 날렵한지 몇 마리인지 정확하게 셀 수가 없었다. 멧돼지 가족이 떠난 자리는 폭격을 맞은 듯 풀과 산나물이 뽑히거나 드러누워 있었다.

놀란 가슴을 진정하고 산비탈로 들어섰다. 산짐승이 다니는 길인지 사람이 다니는 등산로인지 희미하게 난 길을 따라 탐방을 계속했다. 날씨는 나무랄 데 없이 맑고 쾌청했지만 산속 숲은 나무가 우거져 어두컴컴했다. 물기를 잔뜩 머금은 서늘한 공기가 얼굴에 닿자 으스스한 기분이 들었다. 땅은 수분을 많이 머금고 있어 발이 미끄러지기 일쑤였다.

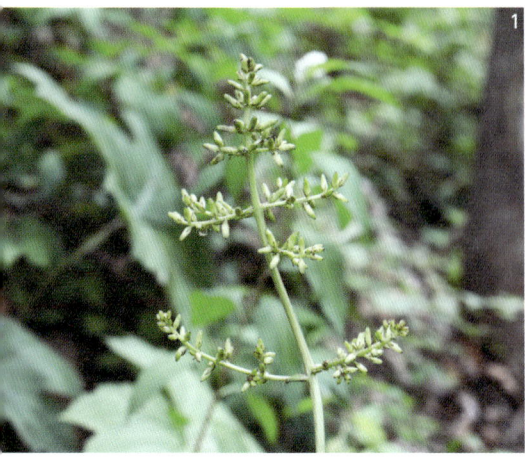 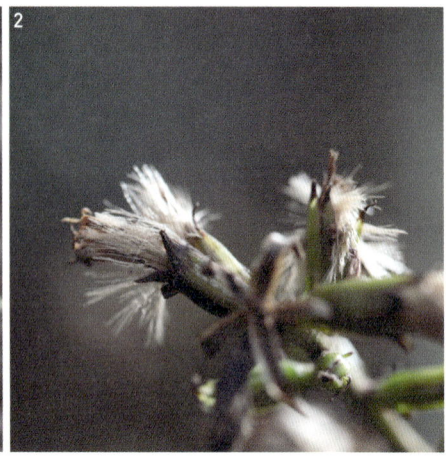

1 병풍쌈은 줄기 끝에 관 모양 연한 노란색 꽃이 핀다.
2 병풍쌈 씨앗은 수과이며 회백색 털이 있어 멀리 날아갈 수 있다.

 멧돼지 가족과 마주친 곳에서 얼마 안 떨어진 곳의 다래나무 덩굴 사이로 연잎처럼 잎이 큼지막한 것이 눈에 들어왔다. 처음에는 연영초인 줄 알았다. 좀 더 가까이 다가가 보니 병풍쌈이었다. 잎이 얼마나 큰지 얼굴을 가리고도 많이 남았다. 줄기 끝에 한 개씩 달린 잎은 쟁반처럼 둥근 모양이었다. 열대지방 밀림에서 자라는 식물처럼 잎이 크고 줄기가 높이 자라 숲속에서 단연 돋보였다.

 잎 앞면은 진녹색, 뒷면은 약간 흰색을 띠는 연녹색이었다. 잎 앞뒤에는 측맥과 주맥이 줄무늬처럼 돋보였다. 가장자리는 깊게 또는 얕게 여러 번 불규칙하게 갈라지고 갈래조각은 세모꼴 달걀 모양이었다. 줄기는 허리에 닿을 정도로 높이 자랐다. 식물도감에 따르면 잎은 지름 35~100센티미터, 높이 1~2미터다.

 병풍쌈 서식지는 걷기 힘들 정도로 가팔랐다. 나뭇가지를 잡지 않으면 미끄러지거나 넘어지기 십상이었다. 또 흙은 손에 쥐면 물이 배어나올 만큼 수분을 잔뜩 머금고 있었다. 안개비가 내린 것처럼 공중 습도가 높고, 무성

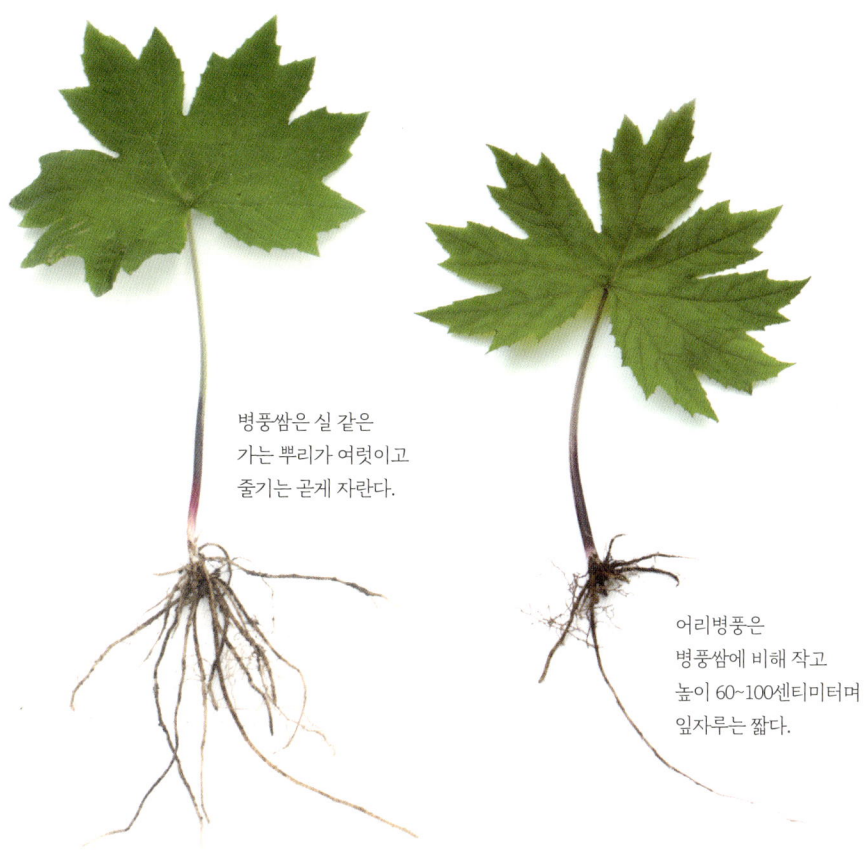

병풍쌈은 실 같은 가는 뿌리가 여럿이고 줄기는 곧게 자란다.

어리병풍은 병풍쌈에 비해 작고 높이 60~100센티미터며 잎자루는 짧다.

하게 자란 큰키나무가 하늘을 가려 온종일 해가 들지 않는 음지였다.

　산속에는 병풍쌈과 이름과 생김새 등이 비슷한 것이 있다. 국화과인 '어리병풍'과 범의귓과인 '개병풍'이 서로 많이 닮아 가끔 헷갈리게 한다. 블로그나 유튜브 등에서 '병풍쌈'과 '개병풍'을 구분하지 않고 소개할 정도로 비슷하다. 개병풍은 잎 지름이 80센티미터로 병풍쌈과 거의 비슷하고 잎 가장자리가 얕게 갈라지는 게 특징이다. 어리병풍은 이름처럼 잎과 줄기가 병풍쌈이나 개병풍보다 작고 주로 지리산 등 남부 지방 높은 산에서 나고 자란다. 또 잎 가장자리가 깊게 갈라지는 것이 특징이다.

　병풍쌈과 어리병풍은 산나물로서 최고지만 개병풍은 식용 가치가 떨어진다. 병풍쌈은 이름 그대로 쌈 싸먹으면 맛이 그만이다. 그윽한 향기와

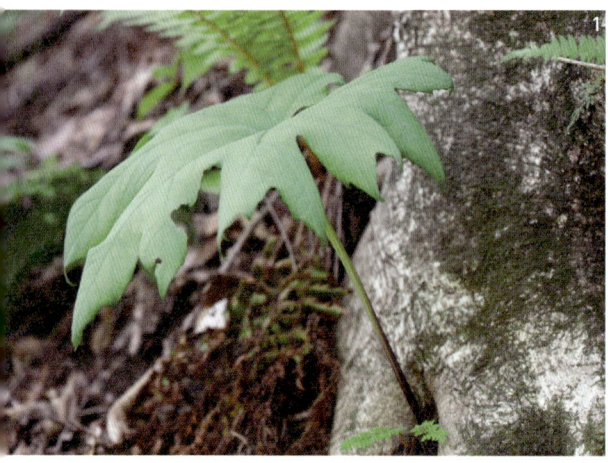 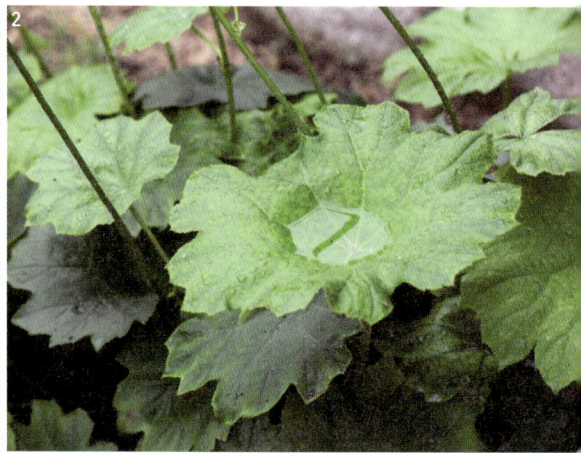

1 어리병풍 잎은 지름 20~40센티미터며 대개 세 갈래로 깊게 갈라지며 가장자리는 불규칙한 모양이다.
2 개병풍은 높이 1미터 이상이며 잎은 둥근 모양이고 가장자리는 일곱 갈래로 얕게 갈라지고 다시 두세 갈래로 얕게 갈라진다.

부드러운 식감이 일품이다.
　산나물 마니아들은 봄만 되면 그 맛을 잊지 못해 산속으로 달려간다. 하지만 아무나 쉽게 맛볼 수 없다. 적정 채취 시기가 며칠에 불과해 웬만큼 부지런하지 않으면 입맛만 다시게 된다.

재배　씨앗은 발아율이 아주 낮고 육묘가 까다롭다. 5도 저온에서 20일가량 휴면 타파해 파종하고 육묘상을 15~20도로 관리하면 발아율이 70퍼센트에 이른다. 공중 습도가 높은 곳에서 잘 자라므로 습도 유지에 힘쓰고 햇빛은 75퍼센트 이상 가려준다. 고온에 약하므로 생육기에는 25도 이상 되지 않도록 관리한다. 물 빠짐이 좋고 축축한 느낌이 들 정도로 토양 수분이 많은 토질이 적지다.

요리　잎이 손바닥만큼 자랐을 때 쌈을 싸먹으면 맛있다. 특유의 향긋한 향이 나고 부드러워 산나물 가치가 높다. 좀 억센 것은 살짝 데쳐 곰취나 머위 잎처럼 밥을 싸서 먹으면 맛이 일품이다.

세계인의 사랑을 받고 있는
비비추

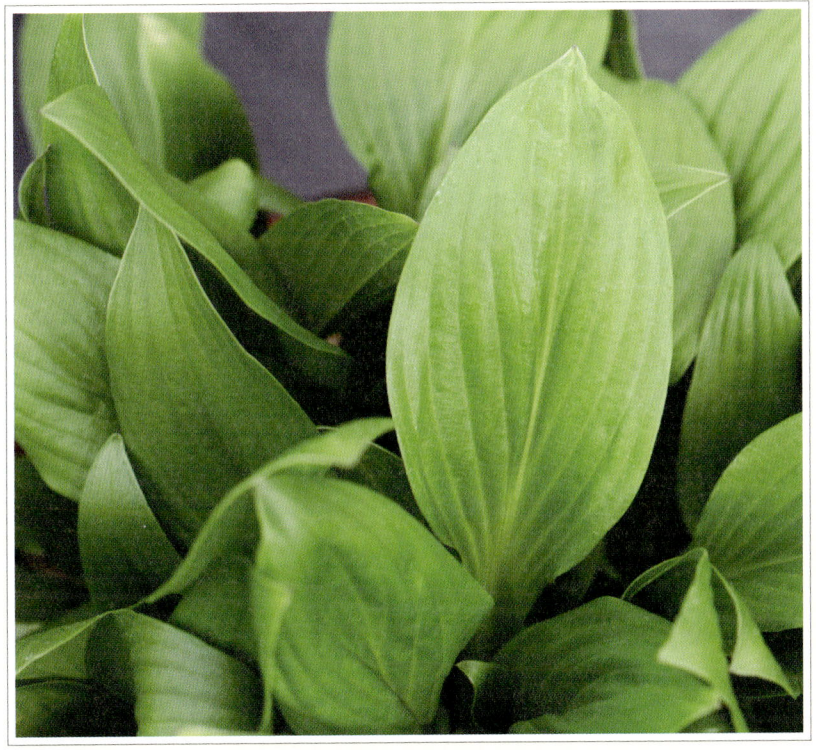

Hosta longipes (Franch. & Sav.) Matsum.

백합과 여러해살이풀, 높이 30~40센티미터, 개화기 7~8월,
산중턱 이상 반그늘진 곳.

산나물 탐방을 위해서는 계절과 상관없이 부지런을 떨어야 한다. 특히 여름에는 몸에 척척 감기는 듯한 무더위와 따갑게 내리쬐는 햇빛을 피하려고 아침 일찍 산행에 나선다. 카메라와 생수, 김밥 등을 챙기고 집을 나서면 뿌듯하다. 여름엔 날이 일찍 밝아 하루를 통째로 먹는 것 같아서다. 평소 붐비던 지하철이 텅 비어 허전한 생각이 들지만 전용차처럼 느껴져 출발 때부터 기분이 좋다.

여름 산속은 야생화 천국이다. 사계절 중 여름에 꽃이 가장 많이 핀다. 비비추를 비롯해 원추리, 동자꽃 등 야생화가 줄줄이 꽃을 선보인다. 복수초와 얼레지, 노루귀같이 봄 일찍 피는 꽃은 작고 귀엽지만 여름에 피는 꽃은 저마다 개성 넘치는 모습으로 색깔과 모양이 다양하다. 비비추와 원추리, 동자꽃 등은 녹색 일색인 여름철 수풀에 자주색 또는 붉은색 꽃을 피우고 등산객 발길을 잡아끈다.

비비추는 뭐니 뭐니 해도 꽃이 매력이다. 뿌리잎을 밀어젖히고 높이 자

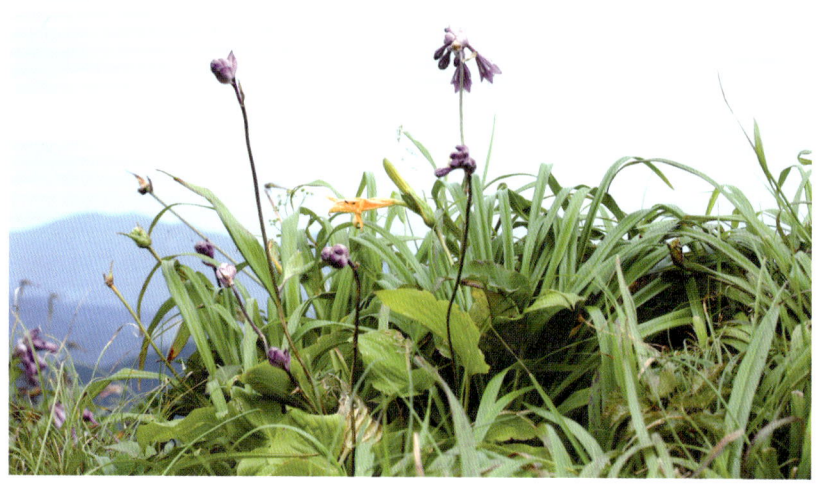

비바람이 강하게 불어 나무가 거의 자라지 않는 산 정상 부근 수풀에서 무리를 지어 자라고 있다.

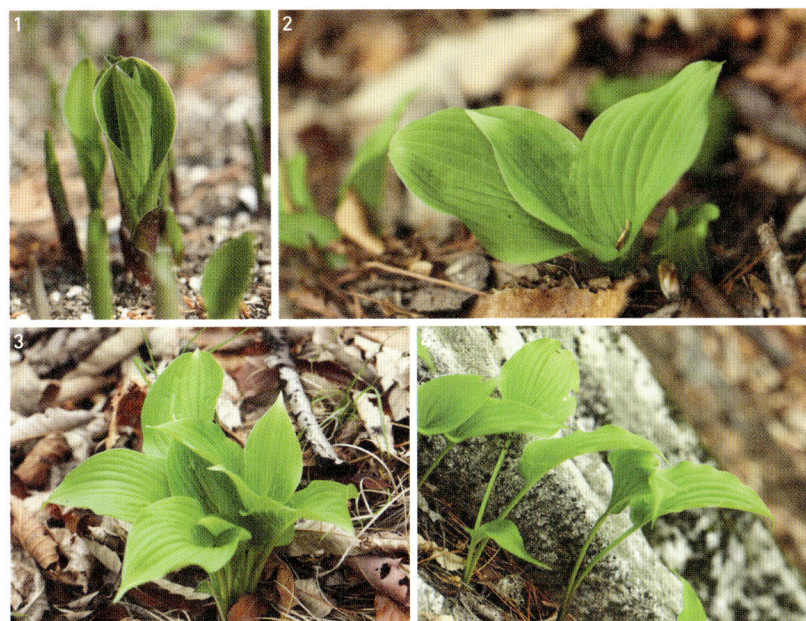

1 새싹이 연한 자주색에서 연녹색으로 변하면서 싱그럽게 자란다.
2 잎은 심장 모양이고 주맥이 뚜렷하게 보이는 게 특징이다.
3 뿌리잎은 어릴 때는 곧게 자라다가 차츰 땅을 향해 활처럼 휜다.
4 뿌리잎은 긴 잎자루가 있으며 길이 10~13센티미터, 너비 8~10센티미터다.

라는 꽃대 끝마다 연한 자주색 또는 흰색 꽃이 흐드러지게 핀다. 꽃잎은 끝이 약간 뒤로 젖혀 있고 긴 나팔 모양이다. 또 암술이 뭐가 궁금한지 꽃잎 밖으로 길게 나와 있다. 수술 여섯 개가 암술 한 개를 엄호하듯 둘러싸고 있는 모습도 재밌다. 꽃은 무엇을 간절히 그리워하듯이 모두 한쪽 방향으로 향하고 있다.

새싹 또한 꽃 못지않게 눈길을 끄는 매력이 있다. 작은 붓 모양으로 돌돌 말고 있던 뿌리잎이 눈 깜짝할 사이 생장한다. 세로 방향으로 무늬처럼 나 있는 잎맥이 잎의 날씬한 맵시를 더한다. 앙증스러운 어린 뿌리잎은 눈에 넣어도 안 아플 만큼 싱그럽고 사랑스럽다.

약간 축축한 느낌이 들 정도로 토양 수분이 적당하고 해가 드는 곳에서 자란다. 흙 한 줌 없는 메마른 곳도 마다하지 않는다. 절벽이나 바위 위에서 나보란 듯이 멀쩡하게 자란다. 환경에 적응하는 능력이 남다른 것 같다. 산기슭부터 높은 산 정상에 이르기까지 넓게 분포한다. 하지만 햇빛이 들지 않아 어두컴컴한 숲속에서는 자라지 않을 정도로 반양지성 식물이다.

덕유산이나 소백산처럼 정상에 드넓은 초원이 펼쳐져 있는 곳에는 비비추 군락지가 펼쳐져 있다. 산능선으로 길게 난 등산로를 따라 유유히 걸으면 비비추와 자주 마주친다. 지나가는 등산객에게 손짓을 하듯이 풀숲에서 고개를 쭉 내밀고 있다. 꽃은 스위스 전통 악기 알프호른을 많이 닮았다.

세계 곳곳에 다양한 비비추가 자라고 있다. 원예용이 자그마치 100여 종에 이른다. 우리나라 전국 산에는 여섯 종이 자생한다. '비비추'를 비롯해 '일월비비추' '좀비비추'가 대표 자생종이다. 잎이 난초처럼 길고 가는 '좀비비추'와 '한라비비추'는 우리가 모르는 사이 해외로 반출됐다. 좀 더 오래전에는 '흑산도비비추'가 미국으로 반출됐고, 다시 영국으로 건네졌다. 비비

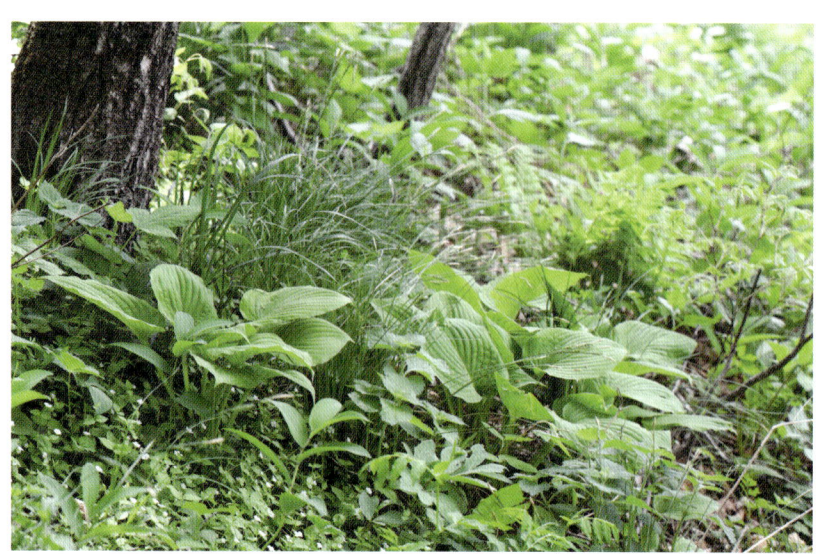

해가 적당히 들고 물 빠짐이 잘되는 바위틈이나 계곡 근처에서 자란다.

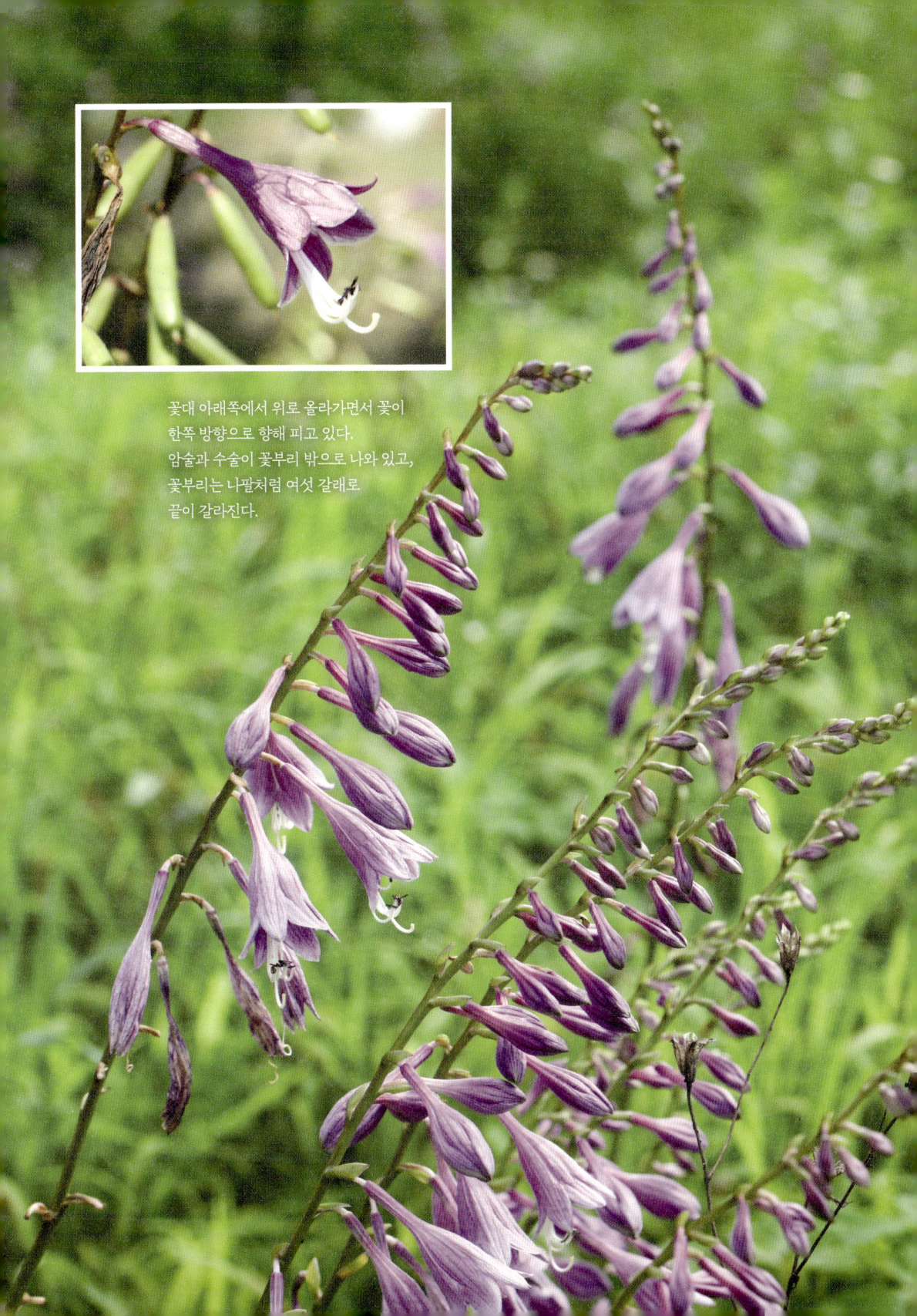

꽃대 아래쪽에서 위로 올라가면서 꽃이
한쪽 방향으로 향해 피고 있다.
암술과 수술이 꽃부리 밖으로 나와 있고,
꽃부리는 나팔처럼 여섯 갈래로
끝이 갈라진다.

추의 가치를 인식조차 못하고 있을 때 외국으로 속속 반출된 것이 부끄럽고 안타까운 일이다.

외국에서는 우리나라에서 가져간 비비추를 활용해 신품종을 육종해 판매하고 있다. 신품종 비비추는 잎과 꽃의 모양과 색상이 다양하다. 잎 전체에 무늬가 있는 것이 있는가 하면 가장자리에 테두리를 두른 것처럼 베이지색을 띠는 있는 것이 있다. 잎 모양 또한 둥근 것을 비롯해 달걀처럼 둥그스름한 것, 난초마냥 좁은 것이 있다. 또 꽃이 흰색은 물론 자주색, 보라색 등 가지각색이다.

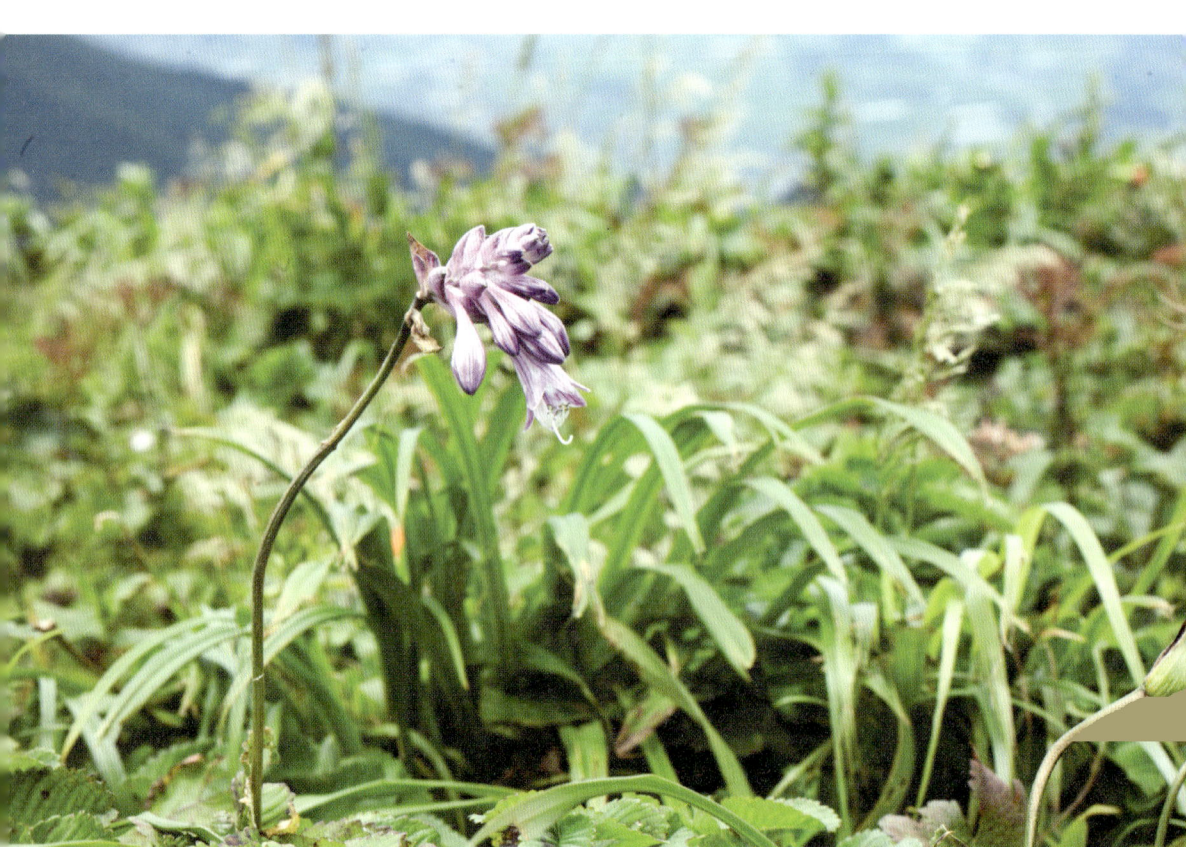

햇빛이 잘 드는 산 정상 부근에 펼쳐진 초원에서 꽃망울을 맺고 있다.

최근 전원주택과 도시공원, 수목원 화단 등의 관상용으로 인기다. 잎과 꽃의 모양과 색상이 다양하고 아름다워 쓰임새가 더욱 늘어나고 있다. 다른 꽃이나 관상수와 궁합이 잘 맞는 것도 장점이다. 키가 나지막하고 다른 식물이나 꽃에 피해를 주지 않는 데다 웬만한 그늘 속에서 잘 자라므로 활용도가 높다.

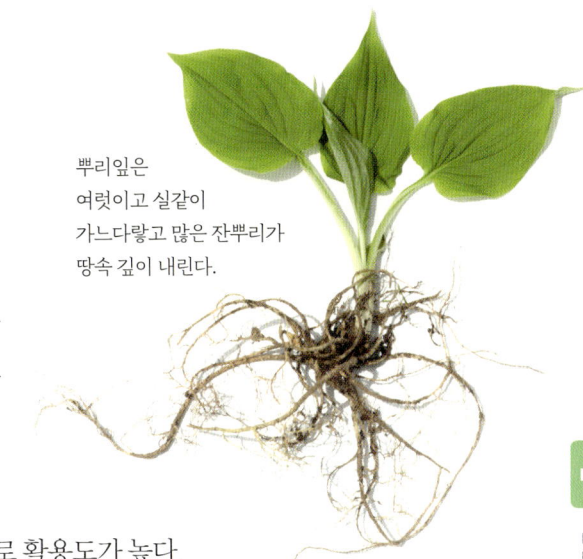

뿌리잎은 여럿이고 실같이 가느다랗고 많은 잔뿌리가 땅속 깊이 내린다.

예부터 우리 밥상에 자주 오르던 비비추가 관상용으로 더욱 사랑을 받는 것은 반가운 일이다. 하지만 신품종 원예용 또는 관상용은 왠지 정감이 가지 않는다. 억지로 덧칠해 놓은 것 같은 꽃과 잎의 색상과 아름다움이 어색하고 금방 식상해서다. 누가 뭐라 해도 산속에서 저절로 나고 자라 수수한 멋과 운치가 은은하게 묻어나는 비비추가 더 예쁘고 사랑스럽다.

재배   씨앗과 뿌리 나누기로 증식한다. 꼬투리가 약간 노란색으로 변할 무렵 채종한다. 상온에서 보관한 씨앗은 4도에서 4~5주 동안 저온 처리하면 발아율이 높다. 씨앗은 저온 처리하지 않으면 발아율이 낮고 발아 뒤 생장이 부진하다. 해를 적당히 가려주고 가뭄을 타지 않도록 물을 자주 주는 것이 좋다.

요리   연한 잎과 줄기는 산마늘처럼 장아찌로 요리하거나 데쳐 고기를 싸서 먹으면 좋다. 약간 미끌미끌한 식감이 있어 싫어하는 사람이 있다. 데치고 나물로 무쳐 먹거나 국에 넣어 먹으면 맛이 일품이다.

울릉도의 국민 산나물
산마늘

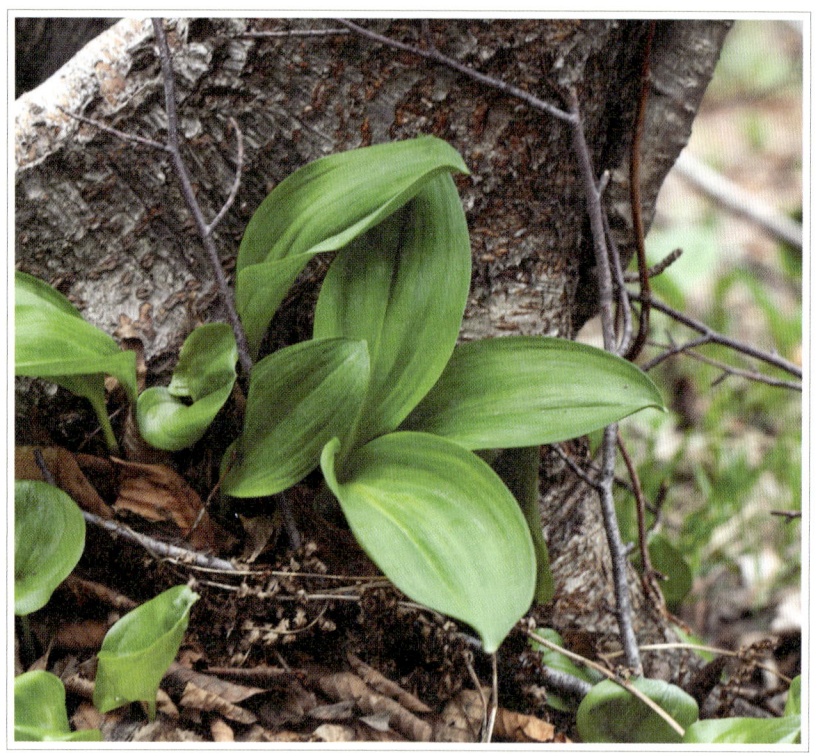

Allium microdictyon Prokh.
백합과 여러해살이풀, 높이 40~70센티미터, 개화기 5~6월,
약간 습한 산속.

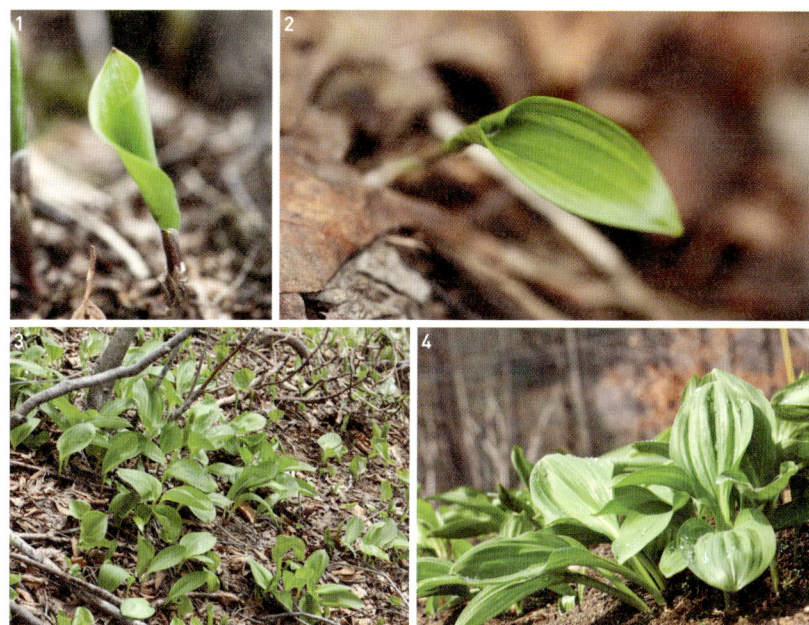

1 어린잎과 줄기는 돌돌 말고 있는 모양으로 땅 위로 슬며시 모습을 드러낸다.
2 새싹이 약간 비탈지고 토심이 깊고 흙이 부들부들한 나무 밑에서 자라고 있다.
3 나무와 풀이 자라기 전 벌써 잎이 나풀거릴 정도로 생육이 빠르다.
4 잎은 길이 20~30센티미터, 너비 3~10센티미터며 약간 굽은 긴 타원형 또는 달걀 모양이다.

•• 산마늘은 아주 짧은 기간에 '국민 산나물'이 됐다. 전국에 널리 알려진 것은 2010년 전후쯤이다. 울릉도를 여행하는 사람들이 산마늘 요리를 맛보고 소문낸 것이 그 계기다. 울릉도에 가면 산마늘 요리를 꼭 먹어보라는 글이 블로그를 비롯해 SNS를 통해 전파되면서 단숨에 알려졌다.

건강을 고려해 산나물을 찾는 사람이 늘면서 산마늘이 폭발적인 관심을 끌었다. 몸에 이롭고 안전한 먹을거리라는 인식이 확산한 덕분에 산마늘 소비가 급증했다. 쓴맛이 거의 없고 마늘 같은 약간 매콤한 맛이 입맛을 사로잡았다. 소비가 가파르게 늘자 농민들이 재빠르게 움직였다. 너도나도 울릉도에서 씨앗을 구해 재배에 나섰다. 울릉도 산마늘은 적응력이 뛰어나 아무 탈 없이 잘 자라 재배 면적이 급속히 늘었다.

이 무렵 울릉도에서는 산마늘이 육지로 반출되지 않도록 단속해야 한다는 목소리가 터져 나왔다. 울릉군이 앞장서서 씨앗과 종구가 육지로 반출되지 않도록 여객선 선착장에서 집중 단속을 벌였다. 또 산주 허락 없이 함부로 채취하는 것은 범법 행위임을 널리 알렸다. 주민들을 대상으로 연간 채취량을 제한하는 등 산마늘 서식지 보호에도 힘을 쏟았다.

산마늘은 크게 울릉도에서 자생하는 '울릉도종'과 강원 오대산 등에서 자라는 '오대산종'으로 나뉜다. '울릉도종'은 '오대산종'과 같은 것으로 취급됐으나 잎 모양과 크기 등 외부 형태 특징에 의해 2004년 다른 종으로 인정됐다. '울릉도종'은 잎이 길쭉한 달걀 모양이며 '오대산종'은 타원형 또는 좁은 타원형이다.

육지에서는 산마늘 서식지가 좀처럼 눈에 띄지 않는다. 전국의 숱한 산을 탐방했지만 자생지를 본 것은 손에 꼽을 정도다. 식물도감에서는 오대산을 비롯해 강원 지역에서 자생하는 것으로 설명한다. 이들 지역은 대부분 출입을 제한하는 국립공원으로 지정돼 자유로운 탐방이 곤란해 아쉽다.

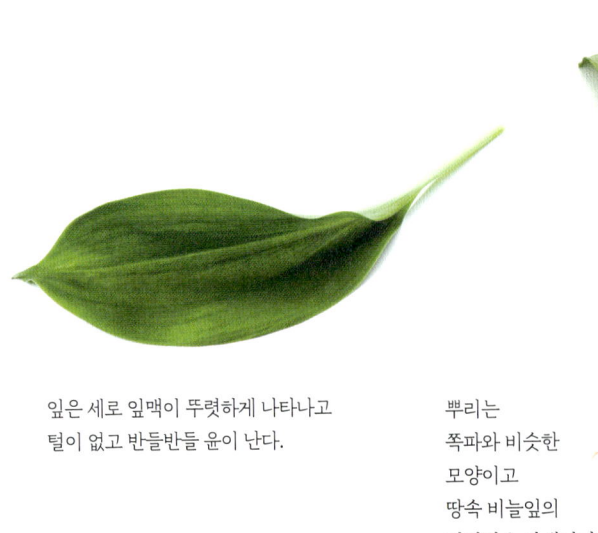

잎은 세로 잎맥이 뚜렷하게 나타나고 털이 없고 반들반들 윤이 난다.

뿌리는 쪽파와 비슷한 모양이고 땅속 비늘잎의 겉껍질은 갈색이며 잎이 2~4장 난다.

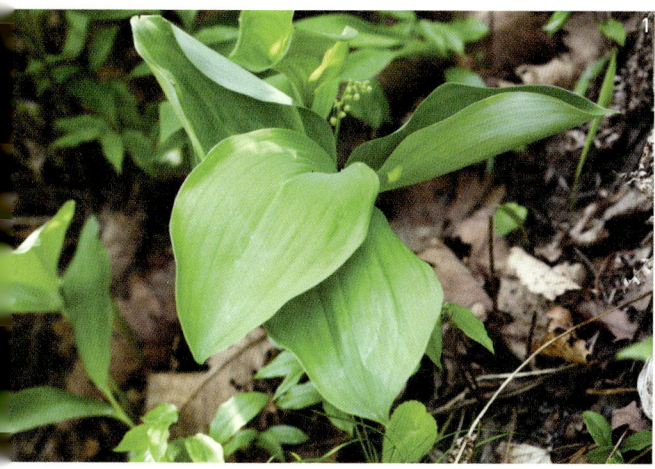 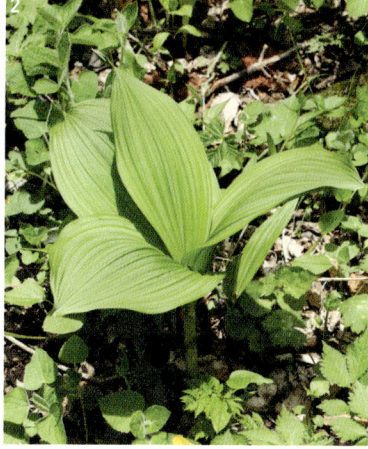

1 독초인 은방울꽃 잎은 매끈하고 질감이 질긴 느낌이다. 잎이 나오고 곧 콩알만 한 방울 모양 흰색 꽃이 핀다.
2 독초인 박새는 탑을 쌓듯이 잎이 층층이 여러 개 나고 골이 난 것처럼 세로로 깊은 주름이 있다.

울릉도는 산마늘 천국이다. 해안 절벽을 비롯해 산속 수풀에서 나고 자란다. 5월 초순 도동에서 출발해 성인봉(986미터) 등산로 입구로 들어서자 산중턱부터 정상 부근까지 쉴 새 없이 나타나 눈이 즐겁고 마음이 흐뭇했다. 또 북쪽 해안 절벽이나 가파른 언덕이나 바위 위에서 무리를 지어 자라고 있었다. 울릉도 하면 잔설이 있는 응달에서 자라는 어린 산마늘이 가장 먼저 머릿속에 떠오를 정도로 기억이 생생하다.

산속에는 산마늘과 생김새가 비슷한 독초가 많다. 특히 나물로 먹기 좋은 어릴 때는 생김새가 비슷해 혼동을 일으킨다. 육지 산에는 산마늘보다 은방울꽃과 박새 등 독초가 봄 일찍이 먹음직스럽게 자란다. 대개 무리를 지어 자라므로 눈에 잘 띄고, 싱싱한 잎이 강하게 입맛을 유혹한다. 산마늘처럼 반그늘지고 약간 습한 환경에서 잘 자라므로 주의해야 한다.

박새는 계곡 근처나 토양 수분이 많은 곳에서 무리를 지어 왕성하게 자란다. 잎이 탑을 쌓아올리는 듯이 줄기에 층층이 나는 것이 산마늘과 큰 차

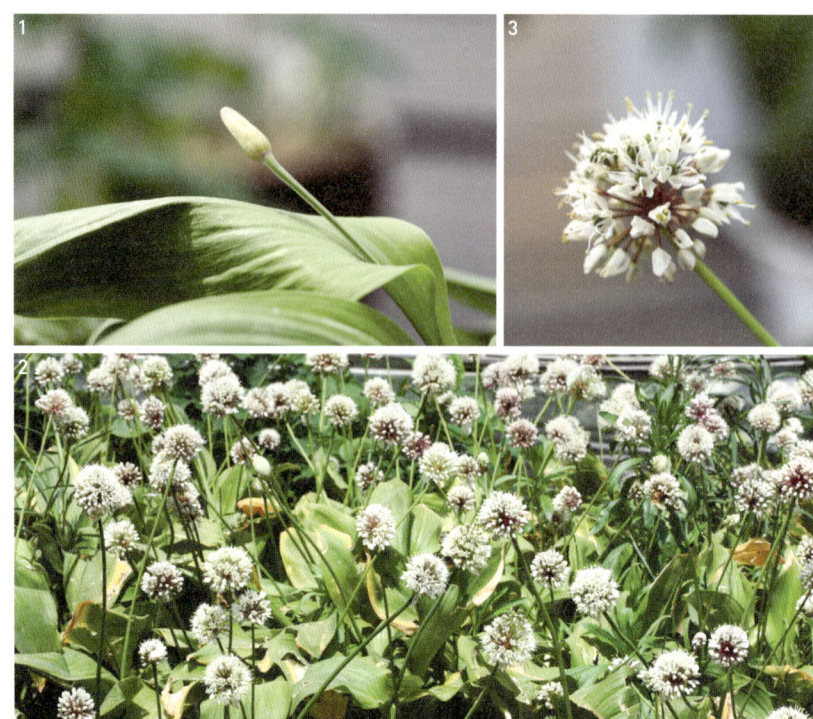

1 뿌리잎이 나오면 곧이어 꽃대가 길게 나와 자란다.
2 꽃대 끝에 부추 꽃과 비슷한 모양의 꽃봉오리가 달린다.
3 꽃은 긴 타원형 꽃잎이 여섯 개이고 암술과 수술이 꽃잎보다 길며 꽃밥은 황록색이다.

이점이다. 또 잎이 세로로 주름처럼 깊게 골이 지는 것이 특징이다. 은방울꽃은 잎 모양이 산마늘과 거의 비슷해 구분이 쉽지 않다. 어린잎 두 장이 팔을 벌린 듯이 하늘을 향해 자라는 것이 산마늘과 차이점이다. 곧 콩알만 한 방울 모양 흰색 꽃이 피는 게 특징이다. 잎과 줄기에서 마늘 같은 매운 맛과 향이 나지 않으면 은방울꽃과 박새일 가능성이 높다.

 산마늘은 생태와 습성이 독특하다. 파종한 지 3년 뒤 잎 수확이 가능하다. 파종 첫해에는 잎이 버드나무 잎처럼 작고 가늘다. 3년째 잎이 서너 장

나와 크게 자라고, 이때 한두 장만 채취해야 계속 왕성하게 자라서 이듬해에도 수확이 가능하다. 씨앗은 채취해 상온에 보관하다가 이듬해 봄에 뿌리면 거의 발아하지 않는다. 씨앗은 녹색에서 갈색으로 익는 순간 스스로 보호 물질을 만들어 온몸을 감싸버린다. 곧 가을과 겨울이 닥쳐와 싹을 틔우기에는 환경이나 조건이 부적당하다고 판단해 장기 휴면에 들어가는 것이다. 이 같은 씨앗은 그냥 파종하면 최소 2년 이상 지나야 발아한다. 장시간 저온에서 강제로 휴면을 깨우고 파종하면 발아하는 특이한 산나물이다.

울릉도 사람들은 쌀이 귀하던 시절 흉년이 들면 허기를 면하게 하고 목숨을 구해줬다고 해서 산마늘을 명이나물이라고 부른다. 쪽파처럼 생긴 뿌리는 전분을 많이 함유하고 있어 여느 식량작물 못지않다. 산마늘은 목숨을 구해준 구황작물이자 산나물이다. 하지만 최근 무분별한 남획으로 서식지가 몸살을 앓고 있다. '있을 때 잘하라'는 말이 있듯이 더 늦기 전에 서식지 보호와 보존에 힘써야 한다.

산마늘

재배	물 빠짐이 좋은 사질 양토가 알맞다. 씨앗은 채취한 다음 2~3일 말려 곧바로 파종하면 발아율이 70~80퍼센트에 이른다. 파종한 지 3년째 잎 수확과 뿌리 나누기가 가능하다. 잎은 반드시 두 장 이상 남겨둬야 이듬해 수확이 가능하다. 물은 자주 흠뻑 주고 왕겨나 볏짚, 우드칩 등을 덮어 주면 가뭄과 잡초 방지에 좋다.
요리	어린잎은 돼지고기나 쇠고기를 싸먹으면 좋다. 은은한 매운맛이 고기 누린내를 잡아줘 고기 맛을 더해준다. 깻잎처럼 김치를 담그거나 간장이나 된장으로 장아찌를 만들어 먹으면 맛이 일품이다.
효능	맛은 맵고 성질은 따뜻하다. 섬유질이 장운동을 자극하므로 변비 해소 효과가 있다. 또 만성 피로 해소와 생선 중독 해독 효과가 있다. 최근 연구 결과 심장마비와 심장 동맥 질환, 노졸중 등을 일으키는 콜레스테롤 수치를 낮추는 효과가 밝혀졌다. 간염과 당뇨성 질환 예방 및 치료 효과도 있다.

저평가된 우수 작물

산부추

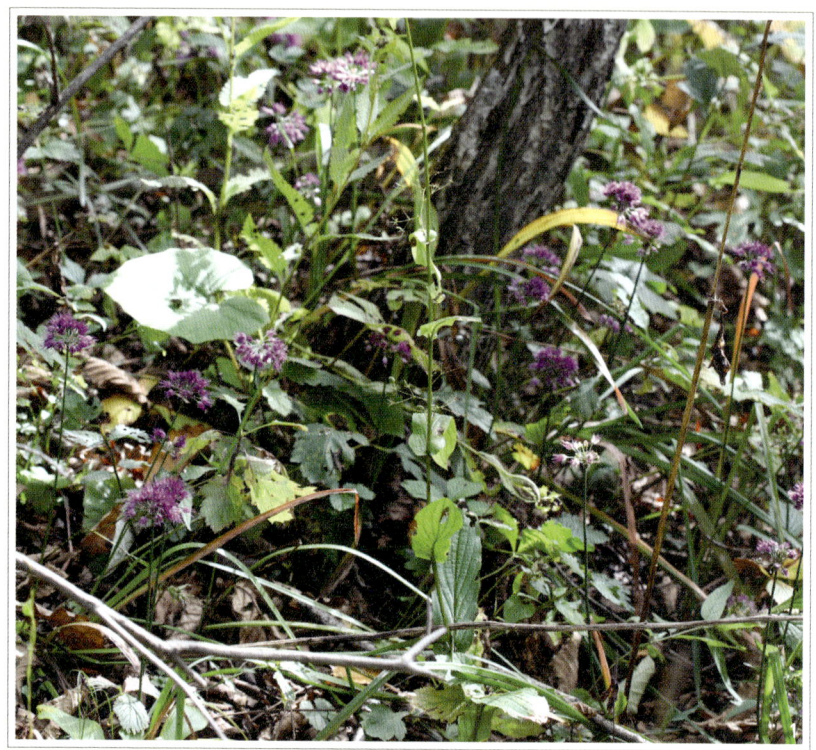

Allium thunbergii G.Don

백합과 여러해살이풀, 높이 30~60센티미터, 개화기 7~9월,
물 빠짐이 좋고 해가 잘 드는 산속.

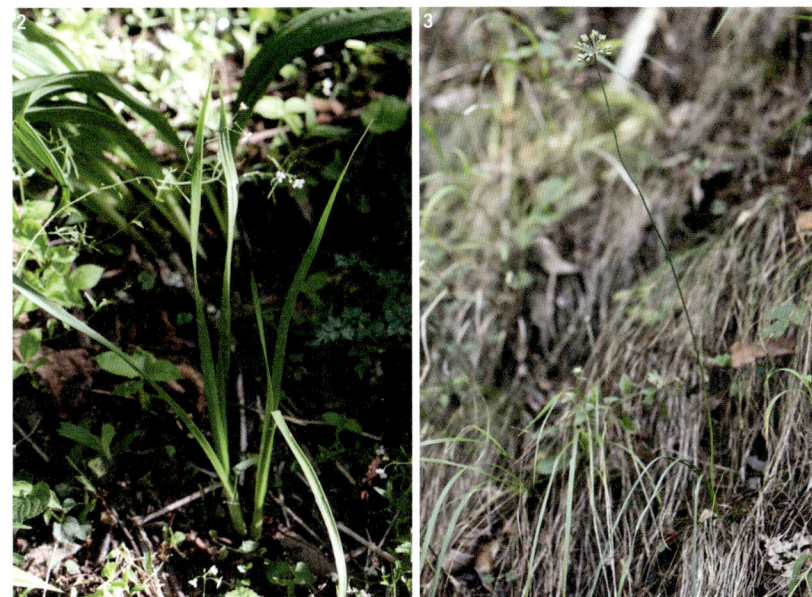

1 잎과 줄기는 풀과 색깔이 비슷해 꽃이 피기 전에는 눈에 잘 띄지 않는다.
2 잎은 뿌리에서 서너 장이 나오고 풀에 기대어 비스듬히 하늘을 향한다.
3 꽃대는 60센티미터 가까이 자라고 꽃봉오리 무게를 이기지 못해 비스듬히 드러눕는다.

•• 가을단풍 소식을 듣고 산부추를 탐방하기 위해 강원 원주에 있는 치악산으로 달려갔다. 행구탐방지원센터에서 등산로로 들어서자 된비알이 끊임없이 이어져 구슬 같은 땀방울이 흘러내렸다. 치악산 제2봉인 향로봉(1,042미터)을 오른 다음 능선을 따라 제1봉인 비로봉(1,288미터)을 향해 발걸음을 재촉했다.

비로봉으로 이어지는 능선에는 흙길이 종종 나타나 걷기 편했다. 마침 안개가 자욱하게 내려 구름 위를 걷는 듯이 몸이 가뿐하고 기분이 좋았다. 유유히 걷기 좋은 한적한 등산로는 짙은 안개 속으로 미로처럼 꼬불꼬불 이어졌다. 안개에 휩싸인 가을 산은 나름 운치가 있어 색다른 즐거움을 더했다.

등산로를 따라 걷는데 풀잎이 발길에 차였다. 이슬을 잔뜩 머금은 풀잎이 바짓가랑이를 흠뻑 적셨다. 풀을 이리저리 피하며 걸었지만 소용이 없었

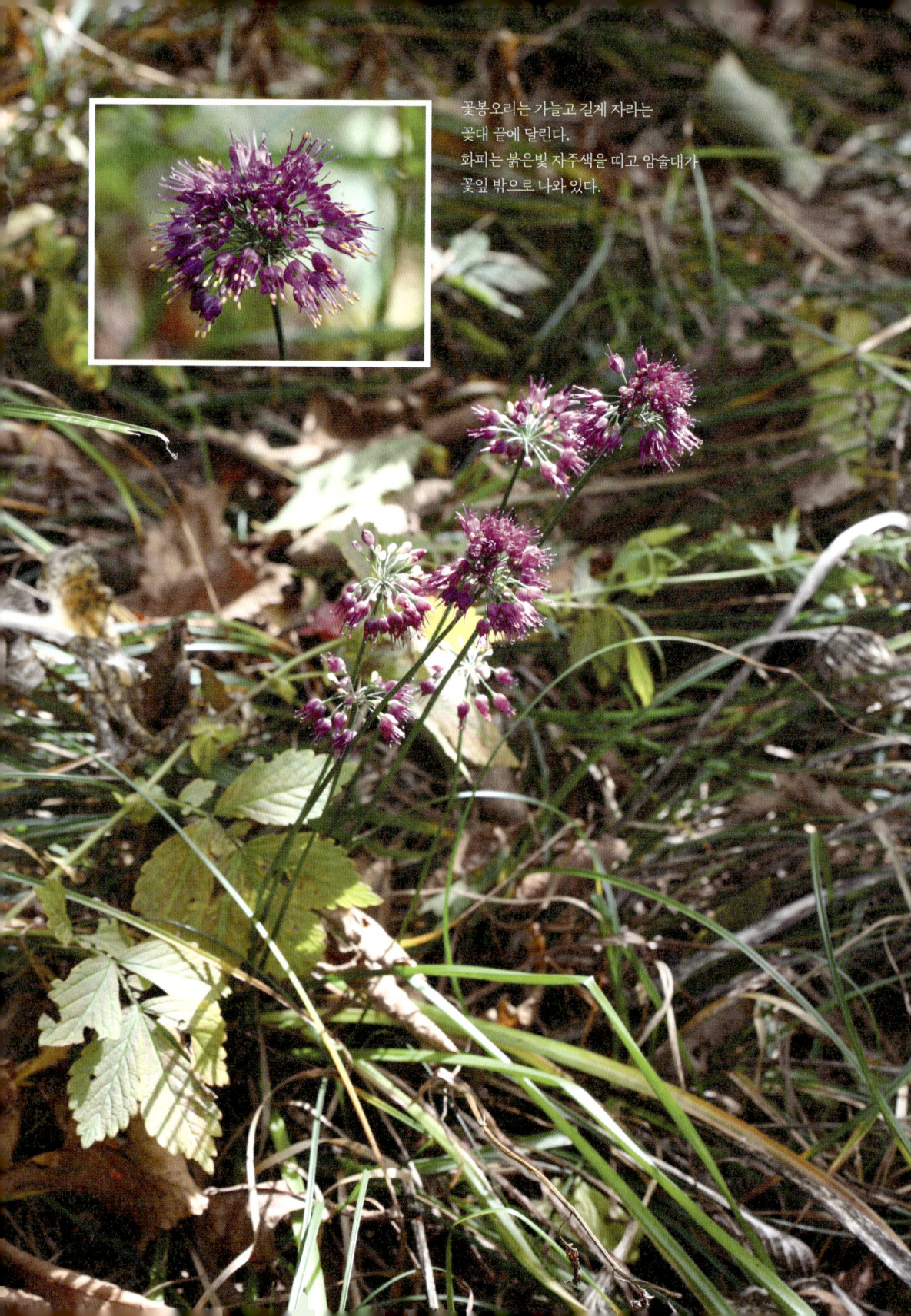

꽃봉오리는 가늘고 길게 자라는
꽃대 끝에 달린다.
화피는 붉은빛 자주색을 띠고 암술대가
꽃잎 밖으로 나와 있다.

다. 약간 가파른 등산로로 들어서자 비스듬히 드러누운 꽃대 하나가 길을 가로막고 나섰다. 여름 내내 눈에 띄지 않던 산부추 꽃이었다. 우연히 오랜만에 지인을 만난 것처럼 너무 반갑고 고마웠다.

꽃은 찬찬히 살펴보면 참 예쁘다. 생김새는 부추 꽃과 거의 비슷하지만 붉은 자줏빛을 띠고 색감이 부드럽고 곱다. 꽃은 가늘고 긴 줄기 끝에 달려 있어 고고한 멋이 있다. 한 개처럼 보이지만 아주 작은 꽃이 수없이 많다. 작은 꽃자루가 꽃을 하나씩 떠받치고 있는 모습이 앙증맞다. 자세히 살펴보면 암술이 화피 밖으로 나와 있다. 또 수술 끝에 대롱대롱 매달려 있는 자주색 꽃밥이 바람에 파르르 떠는 모습이 재밌다.

산부추는 다른 풀과 섞여 자란다. 등산로 주변같이 해가 온종일 들고 흙살이 두터운 곳이 주요 서식지다. 바위나 돌이 많은 척박한 곳도 마다하지 않는다. 해가 잘 드는 곳에서 자라는 것은 꽃이 크고 짙은 자주색을 띤다. 어떤 사람들은 이를 팥죽색이라고 한다. 바위 위나 언덕 같이 메마른 환경에서 자라는 것은 잎과 꽃이 작다. 또 꽃잎이 연한 자주색을 띠는 것도 흥미롭다.

5월 말 무렵 강원 태백과 정선에 걸쳐 있는 금대봉(1,418미터) 부근에서 산부추 자생지를 처음 봤다. 서울에서는 아까시 꽃이 이미 졌을 정도로 온갖 식물이 크게 자랐지만 금대봉 숲속에는 아직 풀과 산나물이 어렸다. 산부추 잎이 겨우 두 가닥 올라와 있어 하마터면 지나칠 뻔했다. 잎이 젓가락처럼 가늘고 풀과 색깔이 비슷해 눈에 잘 띄지 않아서다. 그 뒤 산에서 산부추 자생지를 찾기 위해 무던히 노력했지만 실패했다. 꽃이 피면 금방 눈에 띄지만 그전에는 잘 드러나지 않는다.

서식지는 토심이 깊고 해가 잘 드는 곳이다. 절벽이나 큰 바위 위에서도 자라는 만큼 토질보다 광조건을 많이 따지는 것 같다. 나무가 빽빽이 우거진 숲속에서는 눈에 거의 띄지 않아서다. 계곡이나 습지 근처처럼 물 빠짐이 나쁜 환경을 꺼린다. 산의 높고 낮은 것을 크게 가리지 않고 넓게 분포한다.

잎은 매끄럽고 진녹색을 띠며 잎 단면은 둔한 삼각형이다. 다른 풀에 기대어 하늘을 향해 자란다. 뿌리는 쪽파와 달래 중간 모양으로 끝이 도톰하다. 비늘줄기 외피는 잿빛을 머금은 흰색이고 두껍다. 잔뿌리가 많은 것도 쪽파와 비슷하고, 부추처럼 약간 매운맛과 향이 난다.

산에는 매운 맛과 향이 나는 산나물이 많다. 이 같은 산나물은 산부추를 비롯해 두메부추, 산마늘, 산달래 등이다. 이들은 모두 백합과로 같은 집안이다. 오래전부터 우리 밥상에 자주 올랐던 기록이 각종 문헌에서 전해지고 있다. 김종원 계명대 식물사회학 교수는 "수천 종이 넘는 우리나라 자생식물 가운데 단군 신화에 부추 종류 마늘이 등장하는 것도 우연일 수 없다"고 주장한다.

산에서 산부추와 마주칠 때마다 안타까운 생각이 든다. 약성과 식용 가치는 여느 산나물에 비해 빠지지 않지만 잘 알려지지 않은 탓에 아직 빛을 보지 못하고 있다. 특히 자주색 꽃은 여느 야생화 못지않게 관상 가치가 있

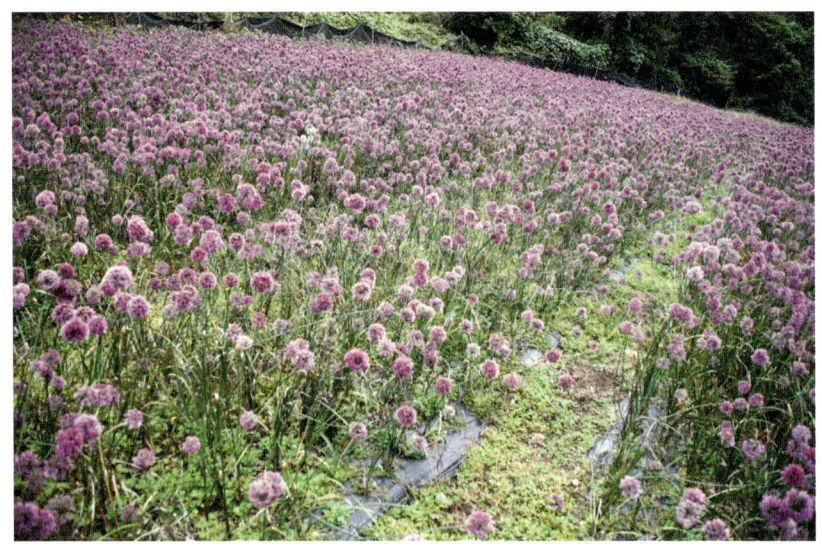

밭에서 재배하면 꽃이 거의 동시에 피고 색상이 선명해 관상 가치가 높다.

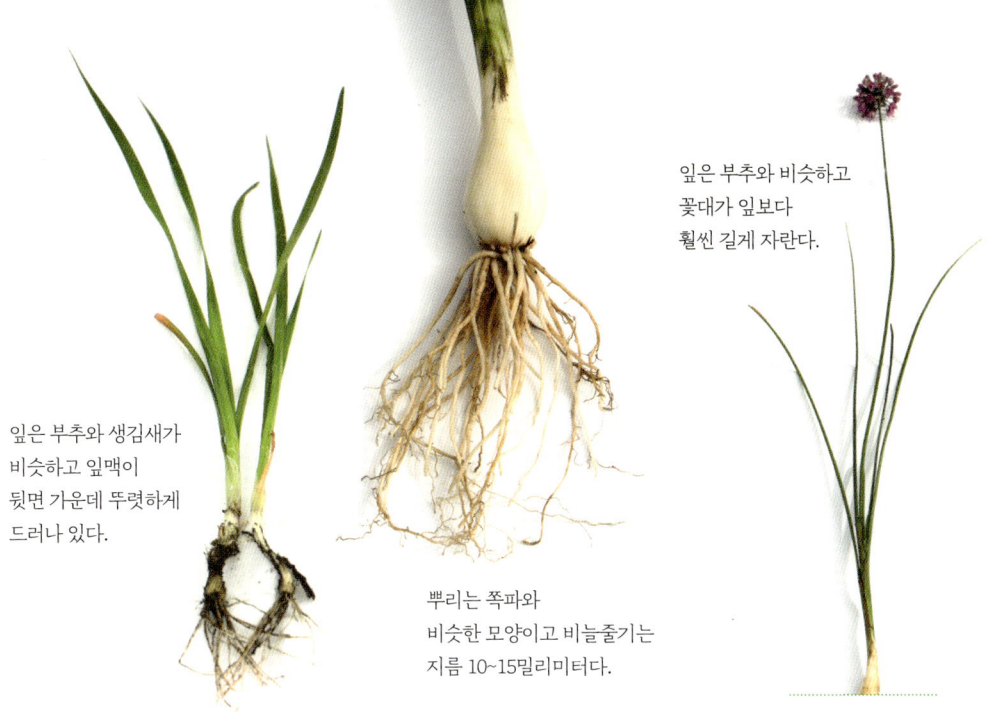

잎은 부추와 생김새가
비슷하고 잎맥이
뒷면 가운데 뚜렷하게
드러나 있다.

뿌리는 쪽파와
비슷한 모양이고 비늘줄기는
지름 10~15밀리미터다.

잎은 부추와 비슷하고
꽃대가 잎보다
훨씬 길게 자란다.

다. 해가 잘 들고 토질이 좋은 곳에 재배하면 꽃이 크고 색상이 선명해 경관 작물로 손색이 없다. 요즘 인기를 얻고 있는 외래 식물 핑크 뮬리 못지않게 자주색 꽃이 아름답다.

재배   물 빠짐이 좋고 해가 잘 드는 비옥한 곳이 적지다. 씨앗으로 증식하는데 발아율이 높다. 씨앗이 95퍼센트가량 여물었을 때 꽃대째 낫으로 베어 말린다. 씨앗은 물에 충분히 불린 다음 밭에 뿌리고 흙을 씨앗 두께의 두 배 이상으로 덮지 않도록 주의한다.

요리   칼륨과 칼슘 비타민이 풍부하고 매운맛이 약하게 난다. 강한 매운맛을 싫어하는 사람에게 마늘 대용으로 안성맞춤이다. 부추나 쪽파처럼 김치로 요리하거나 고기를 먹을 때 상추와 함께 싸먹으면 고기 누린내를 잡아준다. 부추처럼 전을 부쳐 먹어도 맛있다.

효능   몸을 따뜻하게 하며 진통을 완화하고 가래를 멈추게 한다. 천식을 비롯해 소화불량, 늑간 신경통, 가슴앓이, 협심증 등에 치료 효능이 있다. 전초는 예부터 위장염, 기관지염, 신경쇠약증 등의 치료제로 이용됐다. 씨앗은 이뇨, 지사, 유정, 대하 등을 치료하는 약재로 이용된다.

며느리 몰래 먹고 싶은 맛
삽주

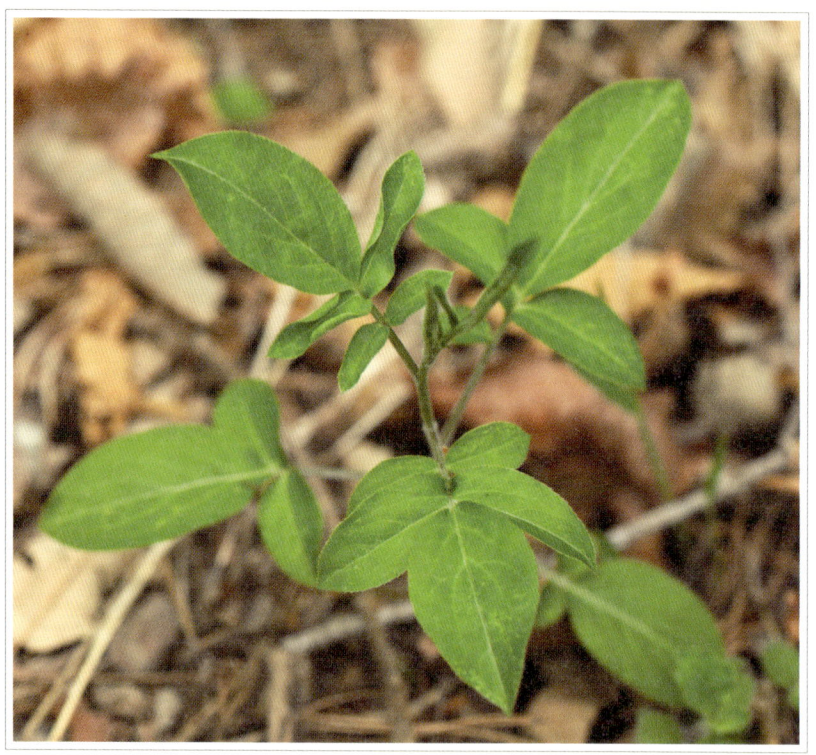

Atractylodes ovata (Thunb.) DC.
국화과 여러해살이풀, 높이 30~80센티미터, 개화기 7~10월,
물 빠짐이 잘되는 양지바른 산속.

•• 　　매일같이 산을 오르다가 11월로 접어들면 차츰 산행을 게을리하게 된다. 곱게 물든 단풍이 사라지고 을씨년스러운 날씨에 몸이 절로 움츠러들어서다. 등산로에는 낙엽이 눈처럼 수북이 쌓여 발이 푹푹 빠져 걷는데 불편하고 자칫 잘못하면 발목을 다칠 수 있다. 낙엽이 쌓인 곳은 미끄러워 낙상을 조심해야 한다. 봄이나 여름, 가을처럼 새싹이나 꽃 등 볼거리가 별로 없는 것도 한몫한다.

　　하지만 나뭇잎이 떨어지고 풀이 말라 죽어 한치 앞도 안 보여 답답하던 산속이 훤해서 좋다. 산등성이와 정상이 어디서든지 잘 보이고 길을 잃고 헤맬 염려가 없어 마음이 한결 놓인다. 갑자기 나타나 머리칼을 서게 했던 뱀과 벌, 독충이 겨울잠을 자러 들어가 안전사고 위험 부담도 적다.

　　11월 늦가을 산행은 나름 재미가 있다. 전남 진도에 있는 여귀산(458미터)으로 들어서자 나무와 풀이 분주히 막바지 겨울 준비를 하고 있었다. 나무는 몇 잎 남지 않은 낙엽을 떨구고 있고 풀은 속절없이 바싹 말라가고 있

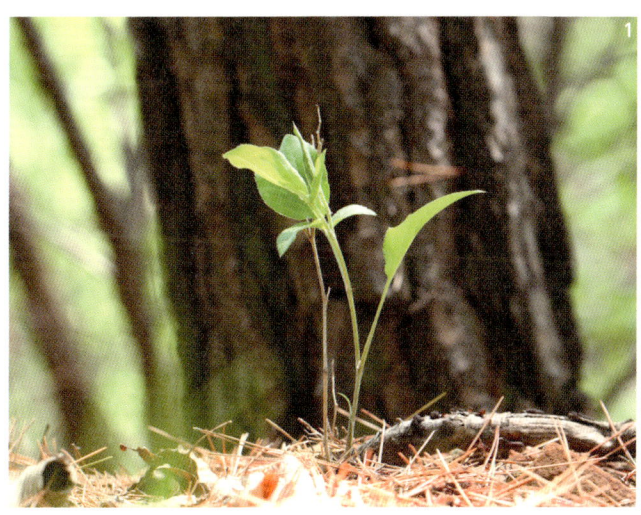
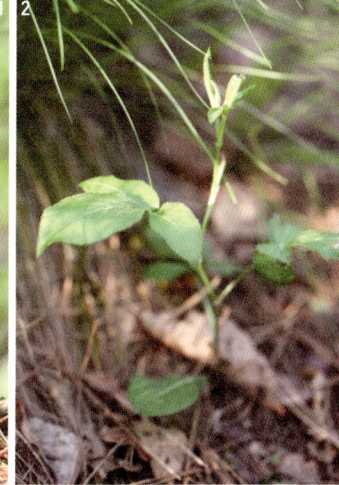

1 　연녹색을 띠는 새싹이 모습을 드러내고 있다.
2 　잎은 줄기에 어긋나게 나고 가장자리는 갈라진다.

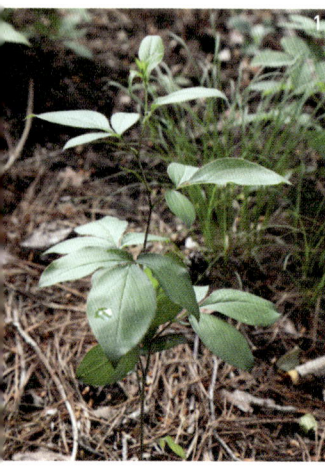 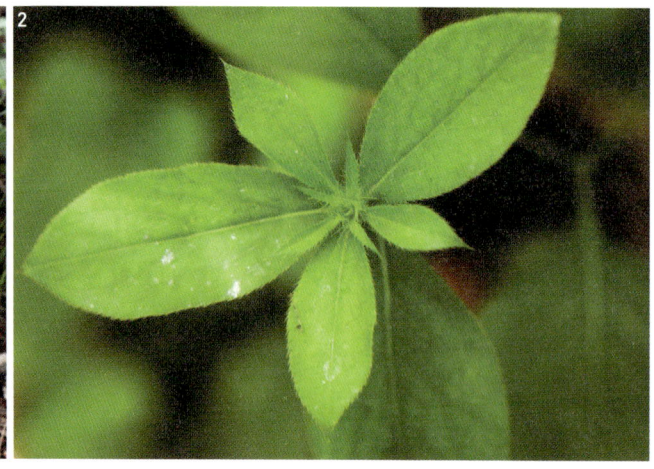

1. 줄기 아래쪽 잎은 달걀을 거꾸로 세운 것처럼 긴 타원형이며 윤기가 난다.
2. 줄기 위쪽에 달린 잎은 대개 약간 길쭉한 모양이고 잎자루가 아주 짧다.

었다. 꽃대가 하늘을 향해 높이 자란 삽주가 눈에 띄었다. 씨앗은 바람에 거의 날아가고 열매 집이 덩그렇게 남아 있었다. 단단한 열매 집과 줄기는 늦게까지 남아서 산행을 심심치 않게 했다.

얼마 전까지만 해도 산촌 사람들이 겨울 농한기를 이용해 삽주 뿌리를 캐고 말려 오일장에 내다팔아 부수입을 올렸다. 씁쓰레한 향이 나는 뿌리는 위장병 등에 치료 효과가 뛰어나 한약재로 쓰였다. 생강처럼 생긴 뿌리는 한약재 특유의 향이 나고 약성이 좋다. 집이나 자동차 안에 두면 은은한 향이 나서 천연 방향제로 손색이 없다.

삽주 하면 아직 한약재로만 생각하는 사람이 있다. 하지만 새순을 나물로 먹을 수 있다. 쌉싸래한 맛과 산뜻한 향이 나고 "삽주 싹은 며느리한테 주기가 아깝다"는 말이 전해 내려올 만큼 산나물 가치가 높다. 최근에는 칼슘과 철분 성분이 풍부하고 빈혈 예방 효과가 탁월한 것으로 알려졌다. 농촌진흥청에 따르면 머리를 많이 쓰는 수험생과 청소년에게 필수 영양소를 공급하는 건강식으로 일품이다.

등산로를 따라 걷다 보면 어렵잖게 만난다. 요즘 산에 나무와 풀이 무성해지면서 햇볕이 잘 드는 등산로나 임도 가장자리로 차츰 밀려나고 있다. 이 같은 곳은 물 빠짐이 좋고 흙살이 두터워 반양지성인 삽주가 자라기 좋은 환경이다. 무리를 짓지 않고 여기저기 흩어져 자라며 서로 경쟁을 피한다.

새순이 올라올 때는 털로 덮여 있어 약간 흰색을 띤다. 아주 어릴 때는 잎과 줄기가 말려 있고 희끄무레한 색을 띤다. 줄기잎 모양은 한마디로 설명할 수 없을 정도로 다양하다. 달걀처럼 둥그스름한 것이 있는가 하면 대추나무 나뭇잎처럼 약간 길쭉한 것이 있다. 간혹 공 모양이 있지만 가장자리가 깊게 갈라져 손 모양 같은 것이 있다. 어릴 때와 완전 성숙한 때 잎 모양도 다르다.

잎은 대개 끝이 뾰족하고 흰색을 띠며 가장자리는 톱니 모양이다. 잎 가장자리에 침같이 생긴 것이 나 있다. 잎 모양은 서식지와 지역에 따라 차이가 많이 난다. 게다가 같은 뿌리에서 자라난 뿌리잎과 줄기잎조차 모양

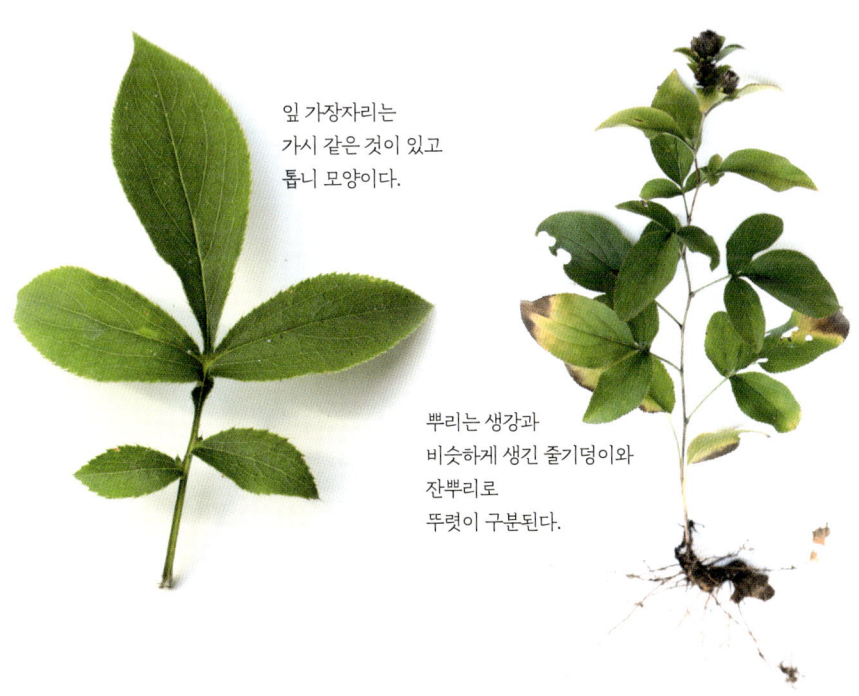

잎 가장자리는
가시 같은 것이 있고
톱니 모양이다.

뿌리는 생강과
비슷하게 생긴 줄기덩이와
잔뿌리로
뚜렷이 구분된다.

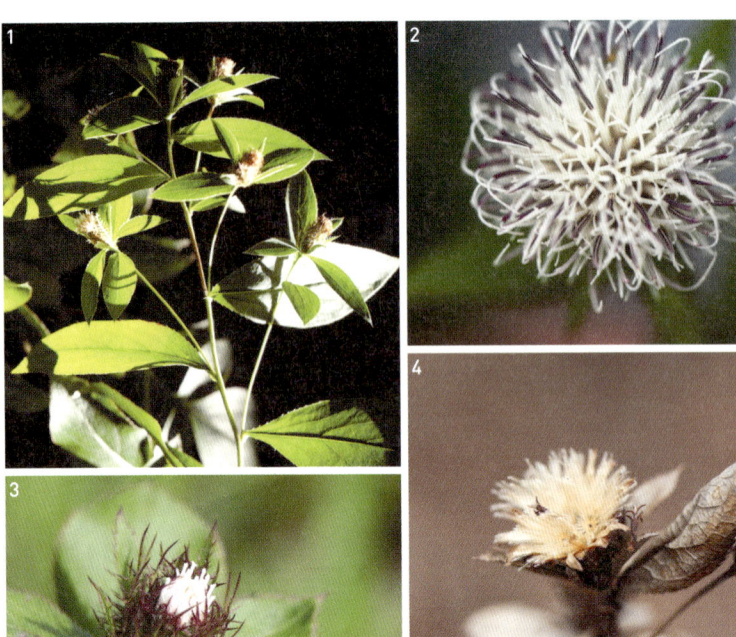

1 줄기 위쪽에서 가지를 많이 치고 그 끝마다 종 모양 꽃이 달린다.
2 꽃은 암수딴그루이고 주로 흰색이고 연한 붉은색이 가끔 있다.
3 줄기 끝에 가시 같은 총포에 싸인 꽃봉오리가 자라고 있다.
4 씨앗은 바람에 멀리 날아갈 수 있도록 민들레처럼 날개 같은 것이 있다.

이 눈에 띄게 다르다. 대개 뿌리잎은 둥근 모양이고 가장자리가 갈라지고 잎자루가 길다. 줄기잎은 타원형이고 위쪽으로 갈수록 잎자루가 짧다. 또 잎이 어긋나게 달리고 줄기 밑에서 위로 갈수록 작다.

꽃은 줄기와 가지 끝에 달린다. 줄기 윗부분에서 가지를 치고 그 가지 끝마다 꽃이 하늘을 향해 핀다. 간혹 약간 불그스름한 꽃이 있지만 대부분 흰색 꽃이다. 꽃은 종 모양이고 수많은 작은 꽃이 모여 한 개처럼 보인다. 가시처럼 생긴 포엽(苞葉)이 꽃잎을 둘러싸고 있어 이채롭다.

꽃 피는 순서가 특이하다. 꽃은 대부분 꽃대 아래에서 위로 올라가면서 차례로 피지만 삽주는 꽃이 위에서 아래로 내려오면서 핀다. 또 산나물 가운데 드물게 암수딴그루이고 곧게 돌출된 것이 암술대이며 암술머리 끝은 두 갈래로 갈라진다.

뿌리 모양도 독특하다. 해묵은 뿌리는 찰흙을 아무렇게나 주물러 놓은 것처럼 울퉁불퉁 불규칙한 모양이다. 생강처럼 생긴 묵은 뿌리에서 실 같은 잔뿌리가 많이 난다. 한방에서는 겉껍질을 벗겨 말린 뿌리는 백출(白朮), 생뿌리는 창출(蒼朮)로 구분하고 약재로 이용한다.

삽주는 뿌리와 잎, 줄기 버릴 게 없다. 뿌리는 요즘 막걸리 맛을 더하는 데 쓰인다. 또 봄과 여름에는 연녹색 잎과 꽃이, 겨울에는 갈색으로 물든 꽃대가 관상 가치가 있다. 예전에는 주로 한약재로 쓰였지만 오염 물질이 없는 산속에서 자라는 천연 건강식품으로 알려지면서 산나물로 새롭게 인기를 얻고 있다.

재배 씨앗은 25~30도 물에 24시간 불린 다음 이른 봄에 파종하면 발아율이 높다. 파종 뒤 물을 충분히 준다. 뿌리가 깊이 자라므로 흙살이 깊고 비옥한 곳이 좋다. 물 빠짐이 나쁘거나 습윤한 환경은 피한다. 뿌리를 생산할 목적이라면 꽃봉오리가 맺히면 따주는 게 좋다.

요리 어린순은 칼슘과 인, 탄수화물, 단백질, 비타민 C 등을 함유하고 있다. 어린순은 데쳐 무쳐 먹으면 쌉싸래한 맛과 향이 입맛을 돋운다. 뿌리를 달여 아침저녁으로 마시면 위 건강에 이롭다.

효능 맛은 쓰고 달며 성질이 따뜻하다. 위 기능을 강하게 하고 원기를 돕는 효능이 있어 만성 위장병이나 복통, 소화불량 등을 앓는 사람이 먹으면 좋다. 어지럽고 가슴이 두근거리거나 몸이 붓는 증상을 완화한다.《동의보감》에서는 구토나 설사를 치료하는 효과가 있다고 전한다. 최근에는 알레르기와 비듬균, 치은염 등을 예방 치료하는 효과가 밝혀졌다.

내 이름을 불러줘
서덜취

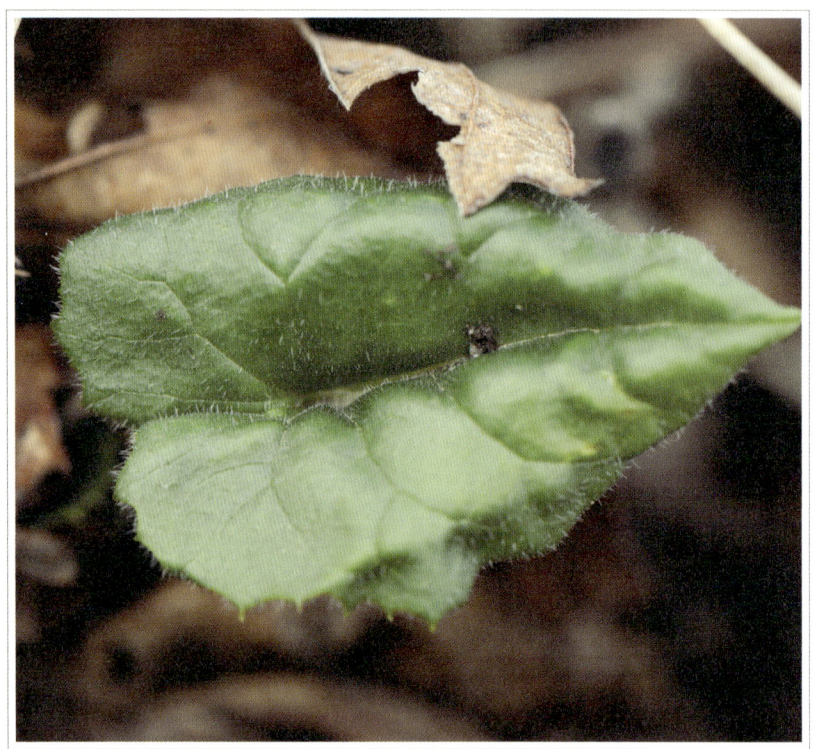

Saussurea grandifolia Maxim.
국화과 여러해살이풀, 높이 30~50센티미터, 개화기 7~10월,
토양 수분이 충분하고 반그늘진 산속.

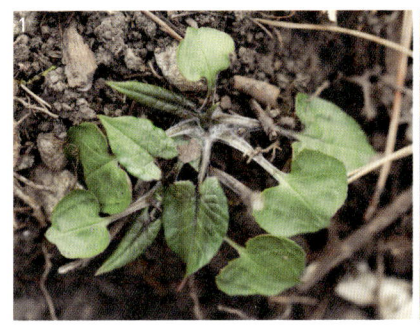 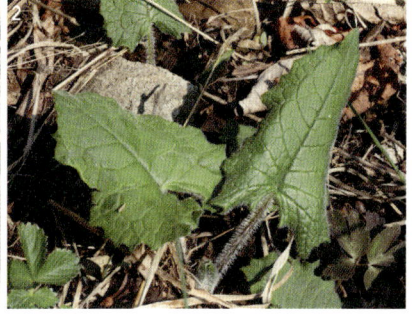

1 어린잎과 줄기는 흰빛을 띠며 자라면서 점점 녹색으로 변한다.
2 어린잎은 주맥과 측맥이 드러나 보이고 잎과 줄기에 털이 있다.

•• 산속으로 들어서면 산나물과 비슷하게 생긴 풀이 많아 난감하다. 특히 어릴 때는 거의 비슷해 독초와 산나물을 구분하는 것이 쉽지 않다. 같은 종이라 해도 자라는 환경에 따라 잎 모양과 크기 등이 다르다. 게다가 유사종이나 변이종이 적잖아 판단이 흐려지고 확신이 서지 않아 머리를 쥐어박고 싶은 심정이다.

서덜취가 그런 산나물 중 하나다. 생김새가 비슷한 산나물과 풀이 워낙 많다. 서덜취와 같은 국화과 산나물만 해도 '참서덜취' '꼬리서덜취' '갈포령서덜취' '각시서덜취' '꼬리서덜취' '빗살서덜취' '홍도서덜취' 등 부지기수다. 빗살서덜취는 이름처럼 잎이 빗살 모양이고, 각시서덜취와 꼬리서덜취는 서덜취보다 잎이 좀 더 좁고 길쭉해 그나마 구분이 쉽다. 그 밖의 것은 꽃이 피기 전에는 구분이 쉽지 않다.

서덜취 뿌리잎은 달걀 또는 세모꼴 달걀 모양이다. 잎은 잎자루가 있는 쪽은 넓고 가장자리는 톱니처럼 뾰족뾰족하다. 잎 앞뒷면에는 털이 있고, 뒷면은 약간 흰빛을 띤다. 줄기는 윗부분에서 가지를 치고 어릴 때는 연녹색을 띠지만 차츰 진녹색으로 변한다. 줄기잎은 어긋나게 달리고 줄기 위쪽으로 올라갈수록 폭이 좁고 작다.

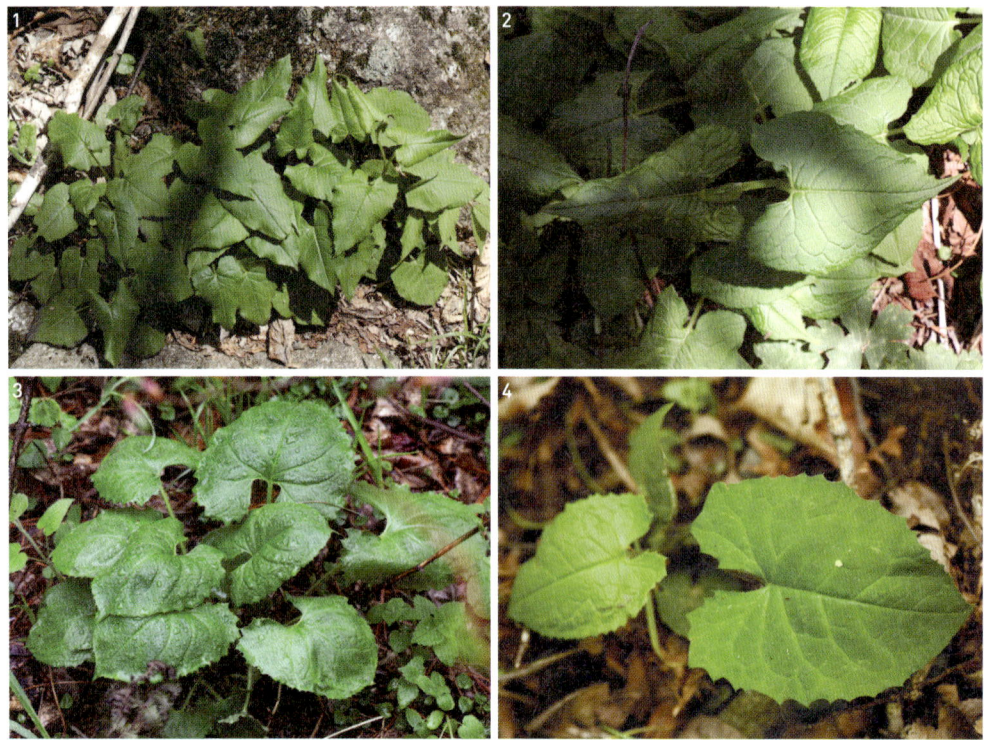

1 토심이 깊고 토양 수분이 적당한 계곡 근처나 나무 밑에서 자란다.
2 뿌리잎은 기다란 잎자루가 있고 꽃이 필 무렵 말라 죽는다.
3 잎 앞면은 녹색을 띠며 뒷면은 거미줄 같은 털이 있어 흰색을 띤다.
4 잎몸은 넓은 달걀형 또는 세모꼴 달걀 모양이며 가장자리는 톱니 모양이다.

하지만 잎 크기와 모양은 지역과 환경에 따라 차이가 난다. 경북 울릉도 숲속에서 자라는 서덜취 잎은 수리취 잎만큼 크고 부들부들해 산나물 가치가 높았다. 하지만 경남 밀양과 울산에 걸쳐 있는 가지산 자락에서 만난 서덜취는 참취 잎처럼 작았다. 일조 시간과 강수량 등 자연환경에서 비롯되는 차이점으로 추측된다.

지역에 따라 생김새가 다른 것처럼 부르는 이름도 곤데서리를 비롯해 큰잎분취, 너울취, 참도살피, 청옥취 등으로 각양각색이다. 일부 지역 사람들은 서덜취를 곤달비라고 한다. 하지만 곤달비는 서덜취와 완전히 다른 종

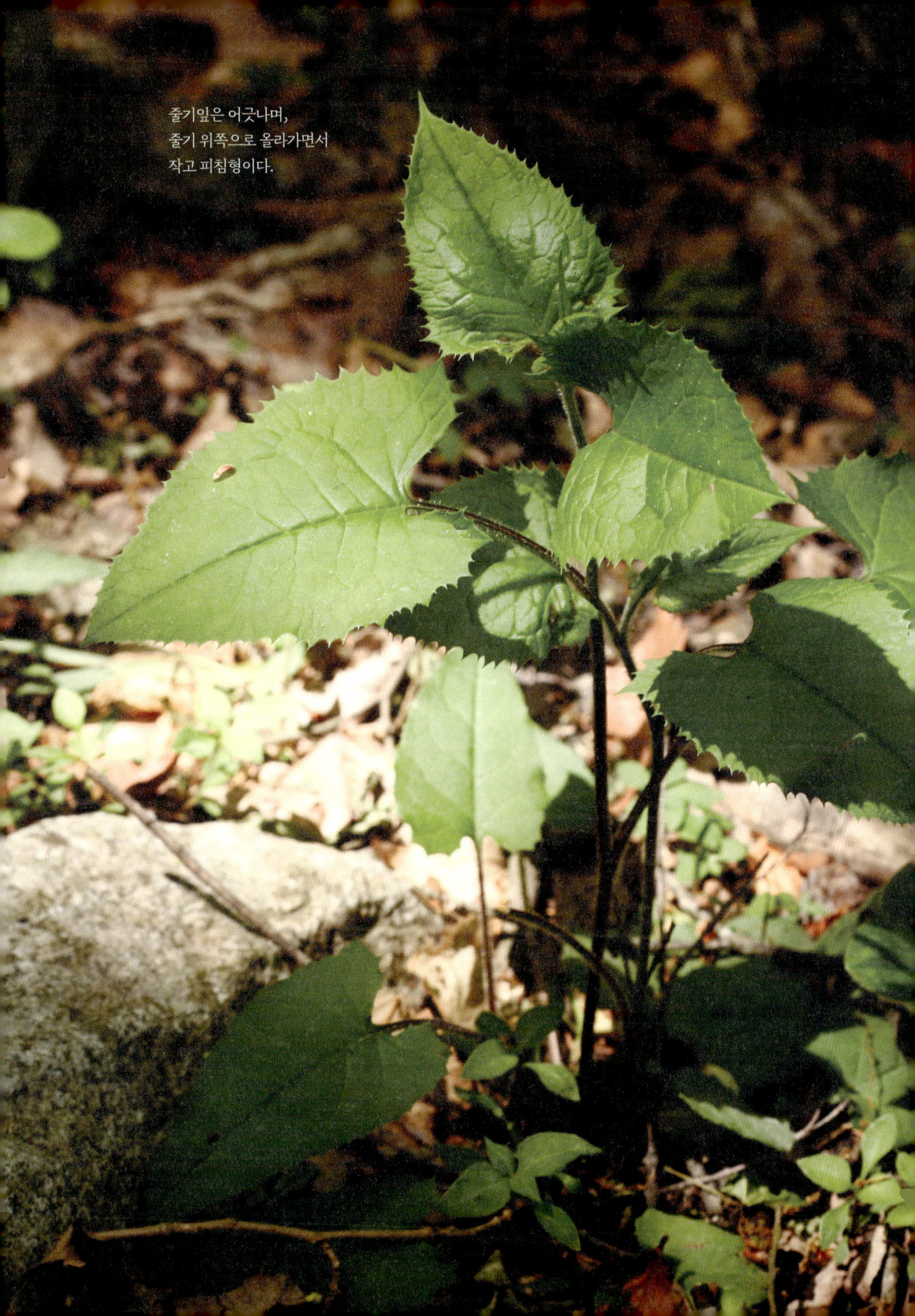

줄기잎은 어긋나며, 줄기 위쪽으로 올라가면서 작고 피침형이다.

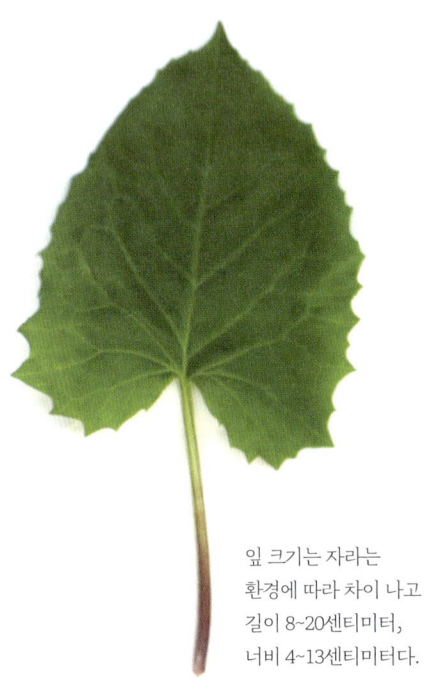
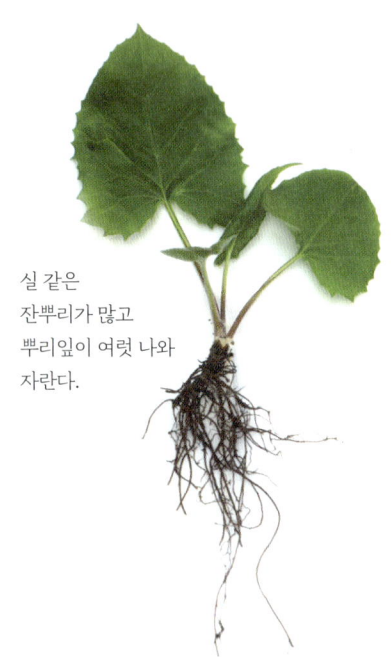

실 같은
잔뿌리가 많고
뿌리잎이 여럿 나와
자란다.

잎 크기는 자라는
환경에 따라 차이 나고
길이 8~20센티미터,
너비 4~13센티미터다.

의 산나물이다. 곤달비 잎이 서덜취와 비슷한 데서 빚어지는 일이다.

대개 산촌 사람들은 서덜취를 그냥 취나물이라고 부른다. 서덜취와 생김새가 비슷한 산나물이 워낙 많은 탓에 엄격하게 구분하지 않고 있다. 감국과 산국을 구분하지 않고 들국화라거나 신갈나무, 갈참나무, 상수리나무 등을 그냥 참나무라고 부르는 것과 같다. 들국화와 참나무는 정식 식물명이 아니기 때문에 식물도감에는 없다. 취나물도 이와 마찬가지다.

서덜취는 이름 때문에 돌이 많은 곳에서 자라는 것 같지만 그렇지 않다. 돌이 많아 물 빠짐이 잘되는 토양에서 자라는 데서 비롯된 이름으로 추측된다. 큰키나무가 적당히 우거져 그늘이 지고 토심이 깊은 경사면이 주요 서식지다. 낙엽이 켜켜이 쌓이고 썩어 토질이 부슬부슬하고 토양 수분이 적당한 곳이다. 큰키나무 숲속에서 자라므로 반음지성 식물에 가깝다.

꽃은 7월부터 연분홍색으로 피고 꽃자루 없이 줄기 끝에 달린다. 종모

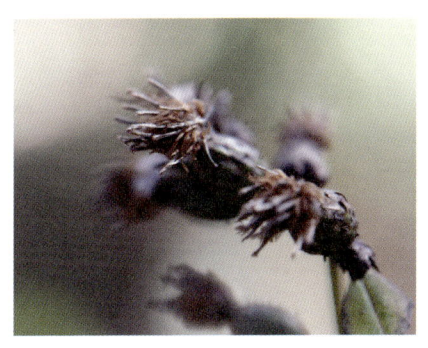

씨앗은 수과이고 깃털이 있어 바람을 타고 멀리 날아간다.

양 꽃은 윗부분이 좁고 밑 부분이 둥그스름하며 지름 1.8~2센티미터, 길이 1.4~1.6센티미터다. 총포는 검은빛이 돌고 뒷면에는 거미줄 같은 털이 있다.

서덜취는 아직 많이 알려지지 않았다. 마트나 시장에서는 서덜취라고 상표나 이름을 붙여 판매하지 않는다. 그냥 취나물이라고 부르고 판매하는 것이 예삿일이다. 서덜취와 생김새가 비슷한 산나물이 많은 데다 이름에 취자가 들어 있는 산나물이 많아 재배하는 사람이나 마트 판매자들이 엄격히 구분하지 않고 있다. 생김새와 이름이 비슷한 산나물이 많아 빛을 볼 수 없는 서덜취 신세는 서럽다.

재배 두둑을 만들어 파종하는 것이 좋다. 씨앗은 10월 채종해 냉장 보관하다가 이듬해 봄에 뿌리면 발아율이 높다. 물에 충분히 불린 다음 뿌리고 바람에 날아가지 않을 정도로 흙을 살짝 덮어준다. 새싹이 완전히 자랄 때까지 물을 자주 준다. 겉흙이 마르지 않도록 낙엽이나 볏짚 등으로 덮어주면 더욱 좋다.

요리 어린잎은 상추나 깻잎처럼 밥이나 고기를 싸먹으면 맛이 좋다. 조금 억센 것은 데쳐 양념을 넣고 무쳐 먹거나 그늘에 말려 묵나물로 이용하면 된다. 아주 억센 것은 참당귀나 곰취처럼 장아찌로 요리해 먹으면 맛있다.

효능 한방에서는 타박상과 요통 등을 치료하는 약재로 이용한다. 또 가래 끓는 것을 없애거나 피를 토하는 것을 치료하는 데 썼다.

제사상에 빠지지 않았다
섬고사리

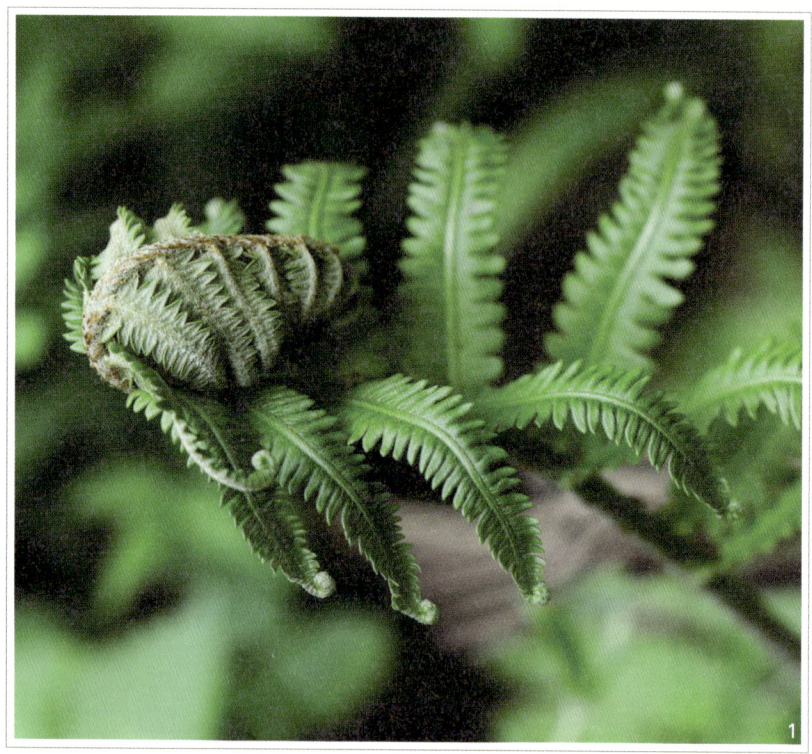

Athyrium acutipinnulum Kodama ex Nakai
개고사릿과 여러해살이풀, 높이 80센티미터,
반그늘지고 흙살이 두터우며 높은 산비탈.

•• 　　산나물을 탐방하면서 쏜살같이 지나가는 봄이 아쉬웠던 적이 한 두 번이 아니다. 체력과 건강도 중요하지만 하늘이 도와주지 않으면 안 된다. 특히 봄 날씨는 변덕이 심해 일기예보를 그대로 믿었다가 낭패를 당하기 십상이다. 일기예보를 믿고 여차여차하다가 때를 놓치면 꼬박 1년을 기다리며 허송세월해야 한다. 이럴 때는 "고장 난 벽시계는 멈추었는데 저 세월은 고장도 없네"라는 노래 가사처럼 울부짖고 싶은 심정이다.

　　전날 과음과 늦은 귀가로 토요일 아침 겨우 눈을 떴다. 창밖은 얄밉게도 벌써 훤하게 날이 밝았다. 서울 청량리역에서 출발하는 강원 평창행 고속열차 출발 시각이 얼마 남지 않았다. 허겁지겁 카메라를 챙겨 집을 나와 가까스로 열차에 몸을 실었다. 일주일 전 새싹이 올라오지 않아 헛걸음했던 섬고사리 사진을 찍기 위해서였다.

　　평창에 있는 거문산(1,171미터)과 금당산(1,173미터)을 동시에 탐방할 계획이었다. 거문산과 금당산은 2킬로미터 남짓 되는 완만한 능선으로 이

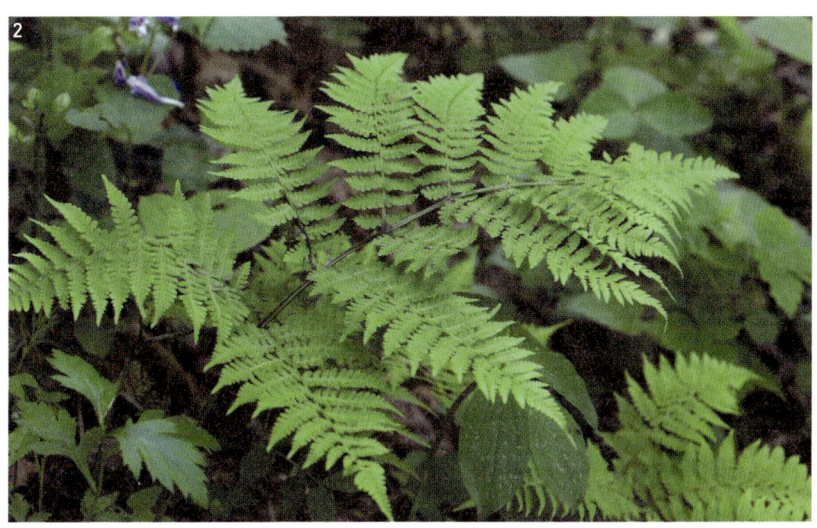

1　잎자루는 길이 20~40센티미터며 작은 잎이 촘촘하게 달린다.
2　잎 조각은 달걀을 거꾸로 세운 모양이며 끝이 뾰족하다.

어져 있어 체력 부담이 적다. 또 평창역에서 금당산 등산로 입구까지 걸어갈 수 있어 접근성이 좋다. 뭐니 뭐니 해도 부슬부슬한 흙이 많고 나무가 적당히 우거져 산나물이 적잖다. 특히 울릉도와 강원도에 주로 자라는 섬고사리 서식지가 곳곳에 있다.

금당산 정상에서 등산로를 따라 하산하다가 숲속으로 들어서자 건너편 산비탈에서 인기척이 났다. 산 아래 마을 사람들이 산나물을 뜯고 있었다. 어깨에 카메라를 멘 필자를 발견하고 멈칫하며 경계하는 눈치였다. 취미로 산나물을 찍으러 다닌다니까 그제야 안심한 듯 "혼자 무서워서 어떻게 다니느냐"면서 말을 건넸다. 아주머니들이 앞에 두른 마대자루에는 방금 뜯은 섬고사리가 가득했다. 그중 연세가 많은 아주머니가 "고비(섬고사리)는 맛있어 농사일이 바쁘지만 해마다 뜯으러 다닌다"고 말했다.

아주머니는 섬고사리가 언제 어디서 얼마큼 자랐는지 훤히 꿰뚫고 있었다. 지난주에는 새순이 올라오지 않아서 헛걸음했다고 하자 아주머니가 코웃음을 쳤다. 그리고선 신이 나서 묻지도 않았는데 섬고사리에 대해 줄줄 읊었다. "고비는 예전엔 고급 산나물이었고 봄만 되면 열일 제쳐놓고 뜯으러 다녔지만 요즘엔 그 맛을 잊지 못해 재미삼아 한다"고 쉴 새 없이 말을 이었다.

하지만 아주머니들이 자꾸 고비라고 해서 귀에 거슬렸다. 섬고사리가 올바른 이름이라고 귀띔해 줬더니 아주머니는 "어머니와 시어머니들이 부르던 대로 따라 부른 것이고, 이제껏 고비인 줄 알았다"면서 멋쩍어했다.

고비와 섬고사리는 엄연히 다른 산나물이지만 이처럼 혼용되고 있다. 또 섬

단단하고 구불구불한 잔뿌리가 수세미처럼 뒤엉켜 있다.

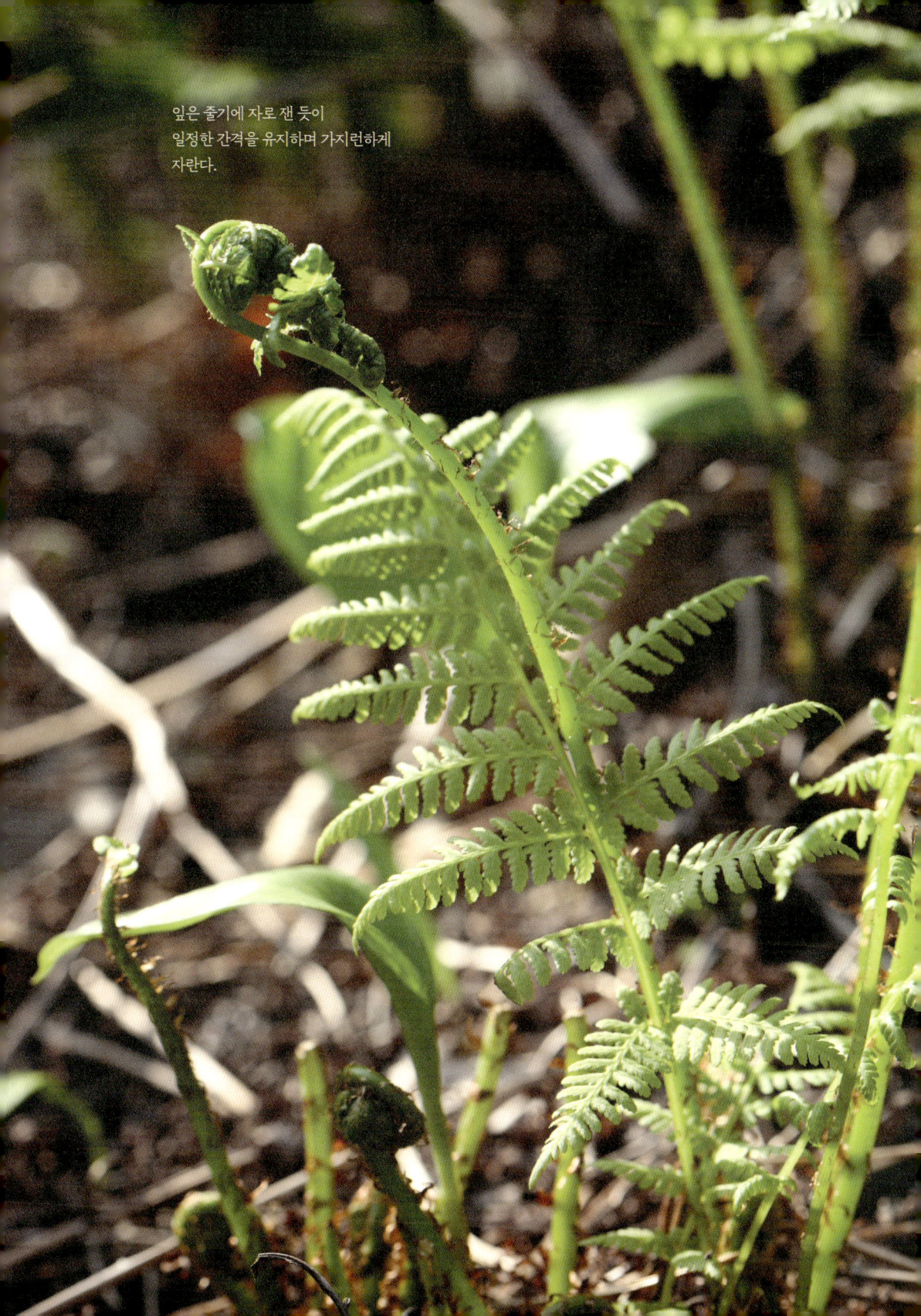

잎은 줄기에 자로 잰 듯이
일정한 간격을 유지하며 가지런하게
자란다.

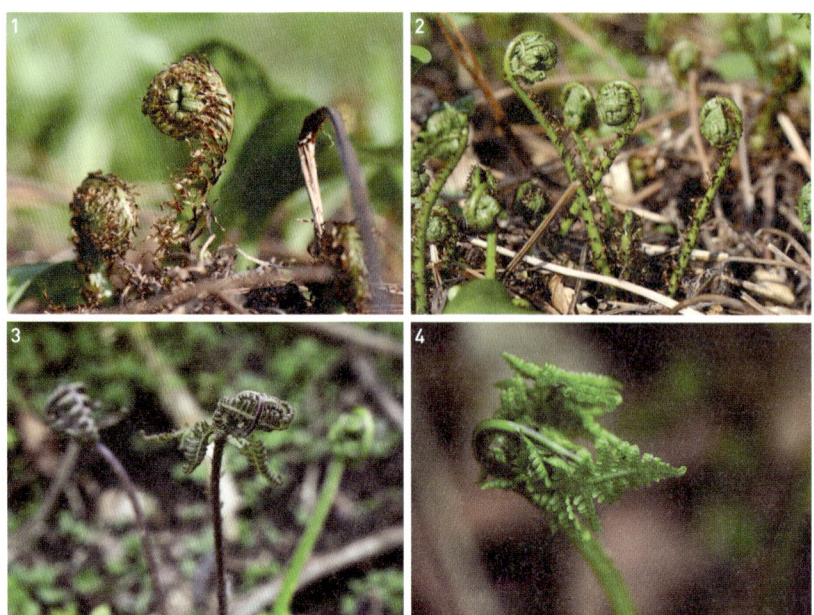

1 어린 줄기는 자주색을 띠고 짙은 갈색 비늘 같은 인편으로 뒤덮여 있다.
2 잎이 줄기 끝에서 갈색에서 푸른색으로 변하면서 모습을 드러낸다.
3 어린 새싹은 스프링처럼 돌돌 말고 있다가 허리를 펴듯이 자란다.
4 어린잎이 줄기 끝 부분에서 싱그러움을 발산하며 자라고 있다.

지역 사람들이 고사리를 섬고사리로 부르고 있어 혼란을 부채질한다. 섬에서 나는 고사리는 맛과 품질이 육지에서 나는 고사리보다 좋다는 것을 강조하기 위해서다. 하지만 섬고사리는 개고사릿과이고 고사리는 잔고사릿과로 다른 산나물이다. 그렇잖아도 고사리류가 엄청 많은데 이처럼 이름이 뒤죽박죽 불리고 있어 혼란스럽다.

    섬고사리 새순은 앙증스럽다. 초기에는 고비와 고사리처럼 끝을 돌돌 말아 땅속에 처박고 있다가 허리를 펴듯이 곧바로 서며 자란다. 새순 끝에서 잎이 뿜어져 나오듯이 자라는 모습이 정말 신비스럽다. 잎은 금방 잎자루에 자로 잰 듯이 일정한 간격을 유지하며 빽빽이 나고 잎자루는 비스듬히 누워 하늘을 향해 자란다.

잎자루에는 비늘 같은 짙은 갈색 인편(鱗片)이 있는 게 특징이다. 작은 개미가 줄지어 잎자루를 기어오르는 모습 같다. 잎과 줄기가 자라면 인편은 검은색에서 갈색, 녹색 순으로 변한다. 잎몸은 2회 날개 모양으로 갈라지며 장타원형이다. 잎과 줄기는 고사리와 비슷한 모양새다.

섬고사리는 예부터 강원도와 울릉도에서 제사상에 빠지지 않을 정도로 고급 산나물이다. 장운동에 좋은 섬유질을 비롯해 단백질, 칼슘, 인, 비타민 등 영양소가 풍부하다. 아네우리나아제라는 효소가 들어 있어 비타민을 파괴하는 성질이 있지만 데치고 물에 우려내는 요리 과정에서 없어지므로 먹는 데 문제되지 않는다.

섬고사리는 맛이 좋고 산나물 가치가 높지만 아직 잘 알려지지 않았다. 강원도와 울릉도 사람들이 즐겨 먹는 정도에 그치고 있다. 이름조차 잘못 불리거나 혼용되고 있어 안타까운 실정이다. 섬고사리처럼 가치가 제대로 알려지지 않아 아직 잠자고 있는 산나물이 많다. 《우리문화유산 답사기》를 쓴 유홍준 교수가 "아는 만큼 보인다"고 주장한 것처럼 알면 알수록 섬고사리의 그 가치를 깨닫게 된다.

재배 잎 뒤쪽 측맥에 달리는 포자로 증식한다. 약간 그늘지고 토양 수분이 적당한 곳이 적지다. 흙이 부슬부슬하고 비옥한 토질에서 자란다. 약간 습윤한 환경을 좋아하지만 물 빠짐이 나쁜 곳에서는 자람새가 약하다.

요리 떫고 쓴맛이 있어 생것으로 먹지 않는다. 데친 다음 여러 차례 손으로 비비면서 말리면 식감이 더욱 부드러워진다. 묵나물은 20분 정도 삶은 뒤 미지근한 물에 4~5시간 담가놓았다가 요리한다. 볶아 먹어도 좋고 초고추장을 버무려 강회로 먹어도 좋다. 고사리처럼 국과 육개장, 비빔밥 재료로 안성맞춤이다.

효능 뇌신경병, 간질, 임질, 성기능감퇴 등의 질환 예방 및 치료 효과가 있다.

알아서 쑥쑥 자라는
섬쑥부쟁이

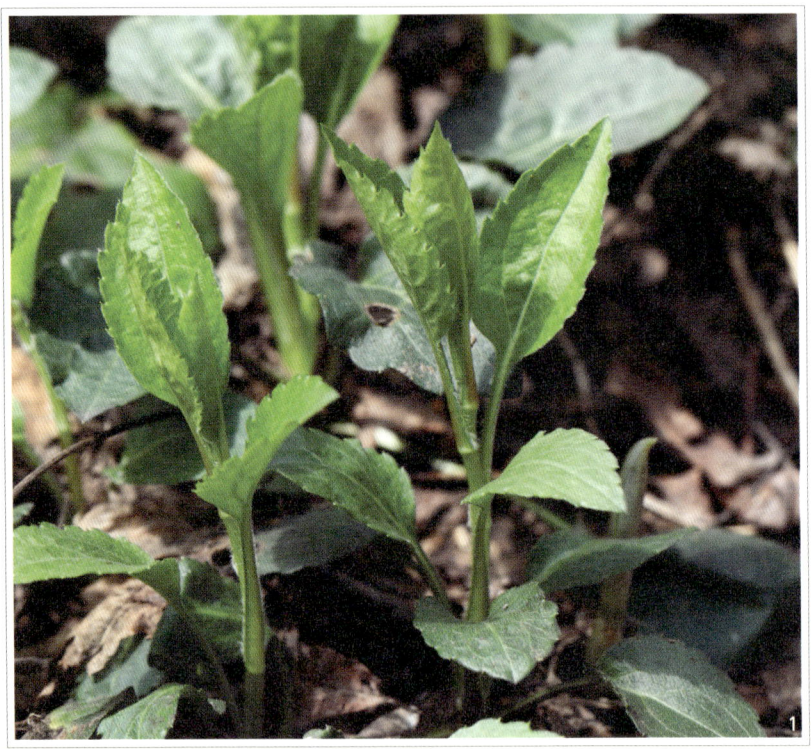

Aster glehnii F. Schmidt
국화과 여러해살이풀, 높이 100~150센티미터, 개화기 8~9월,
토심이 깊고 햇빛이 잘 드는 산기슭.

울릉도 하면 오징어와 호박엿이 제일 먼저 생각난다. 해안 수심이 깊고 논보다 비탈밭이 많은 지역 특색이 특산물에서 여실히 드러난다. 마른 오징어는 쫄깃쫄깃한 맛이 좋기로 예부터 정평이 나 있다. 또 오징어 내장을 넣고 끓인 오징어 내장탕은 시원한 국물 맛으로 관광객의 입맛을 사로잡는다. 구수한 맛이 나는 호박엿은 보릿고개 세대의 향수 식품으로 끈질기게 명맥을 이어가고 있다.

　최근 울릉도 특산물에 섬쑥부쟁이와 산마늘, 눈개승마 등의 산나물이 속속 추가되고 있다. 강수량과 안개 일수가 많은 울릉도에서는 맛있는 산나물이 많이 난다. 울릉도 산나물은 육지에서 나는 것에 비해 잎이 큼직큼직하고 부들부들해 상품성이 높다. 섬쑥부쟁이는 산나물 천국 울릉도에서 대표 산나물이다. 울릉도 사람들이 부지깽이나물이라고 하는데 정식 식물

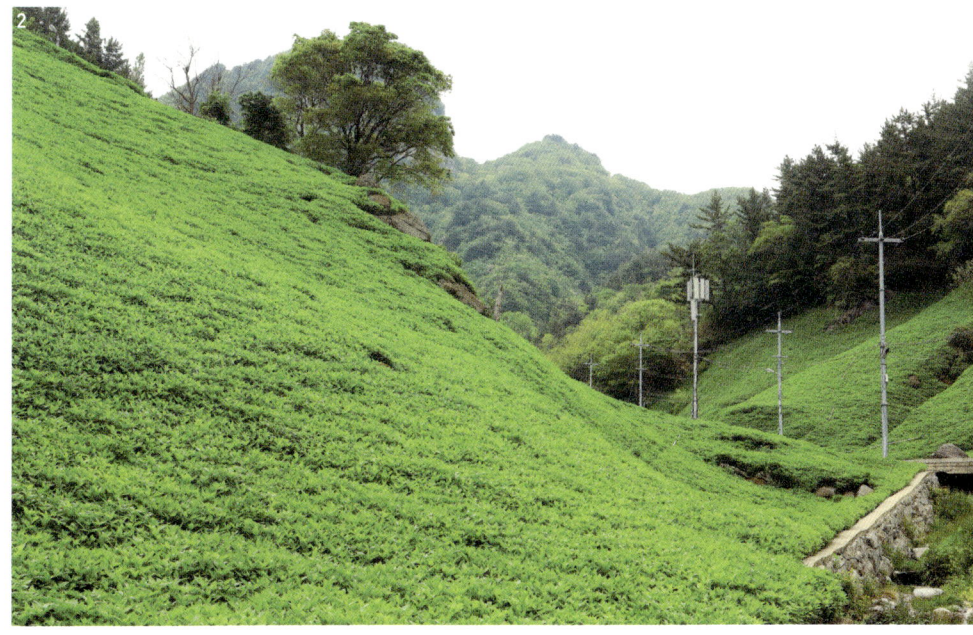

1 줄기잎은 줄기에 어긋나고 긴 타원형이며 끝이 뾰족하다.
2 울릉도 특산종인 섬쑥부쟁이는 봄 내내 아름다운 초록색을 띠어 경관 작물로 손색이 없다.

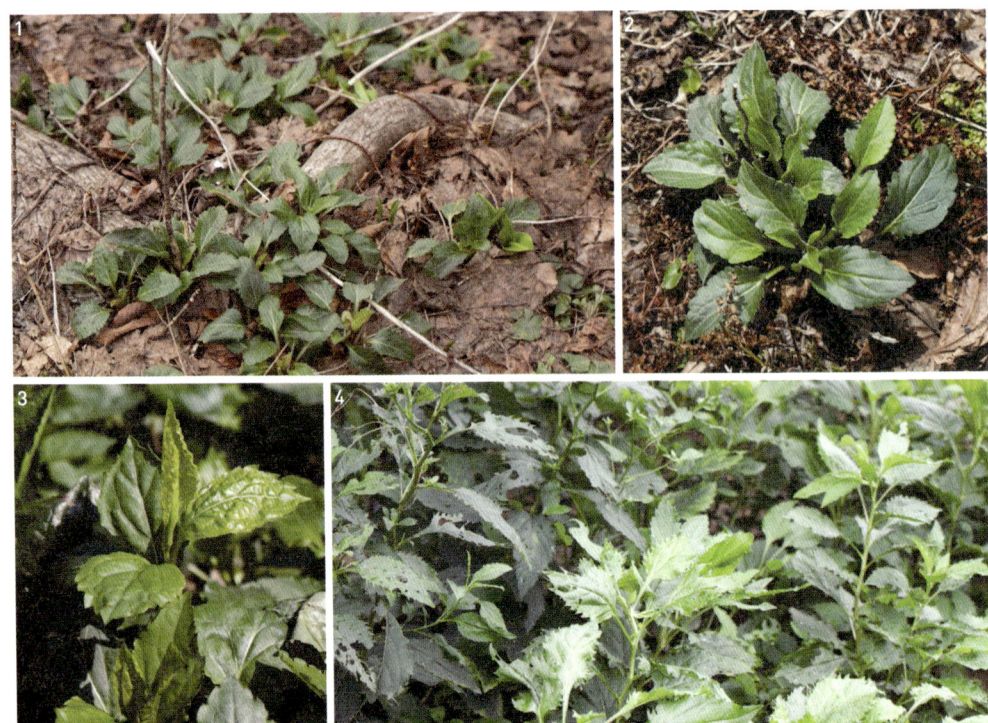

1 진녹색을 띠는 어린 새싹이 무리를 지어 자라고 있다.
2 봄 일찍 나온 잎은 짙은 녹색을 띠며 빳빳한 질감이 묻어난다.
3 새잎이 5월까지 계속 나와 자랄 만큼 자람새가 왕성하다.
4 줄기잎은 어긋나며 처음에는 연녹색을 띠다가 녹색으로 변한다.

명은 섬쑥부쟁이다.

  4월 하순 울릉도 남서쪽에 위치한 남양에서 섬쑥부쟁이 탐방에 나섰다. 울릉도 일주 순환도로가 나기 전 사람들이 걸어 다녔던 태하령을 거쳐 서북쪽에 위치한 태하까지 탐방할 계획이었다. 남양에서 출발해 포장도로를 따라 태하령을 향해 걷다 보니 밭둑과 길가에 섬쑥부쟁이가 자라고 있었다. 울릉도는 육지보다 계절이 빠르고 산나물이 지천이었다.

  포장도로가 끝나자 흙길이 산속으로 이어졌다. 섬쑥부쟁이를 비롯해 미역취, 머위, 서덜취 등이 자라고 있어 초입부터 흐뭇했다. 진귀하고 다양한 산나물이 숲속 곳곳에서 자라고 있었다. 섬쑥부쟁이가 자주 눈에 띄어 한눈을 팔 새가 없었다. 길 가장자리나 키 작은 나무 숲속에서 무리를 짓거나 홀로 자라고 있었다.

태하령에 이르기도 전 흙길이 희미해지더니 곧 숲속으로 사라져버렸다. 나무가 우거진 숲을 피해 계곡을 따라 오르자 갑자기 성벽 같은 능선이 나타나 앞길을 가로막았다. 올려다 보이는 능선까지 오르면 사방이 훤히 트이고 태하로 넘어가는 길을 쉽게 찾을 수 있을 것 같았다. 지금까지 힘들게 산을 오른 것이 아깝다는 생각에 위험을 무릅쓰고 능선까지 오르기로 마음먹었다.

밑에서 바라볼 때보다 만만치 않았다. 낙엽이 수북이 쌓인 데다 그 밑에는 얼음이 남아 있어 몹시 미끄러웠다. 납죽이 엎드렸지만 여차하면 계곡 아래로 굴러 떨어질 것만 같았다. 한 발씩 옮겨놓을 때마다 다리가 후들후들 떨리고 간이 콩알만해졌다. 가까스로 능선까지 올랐지만 예상과 달리

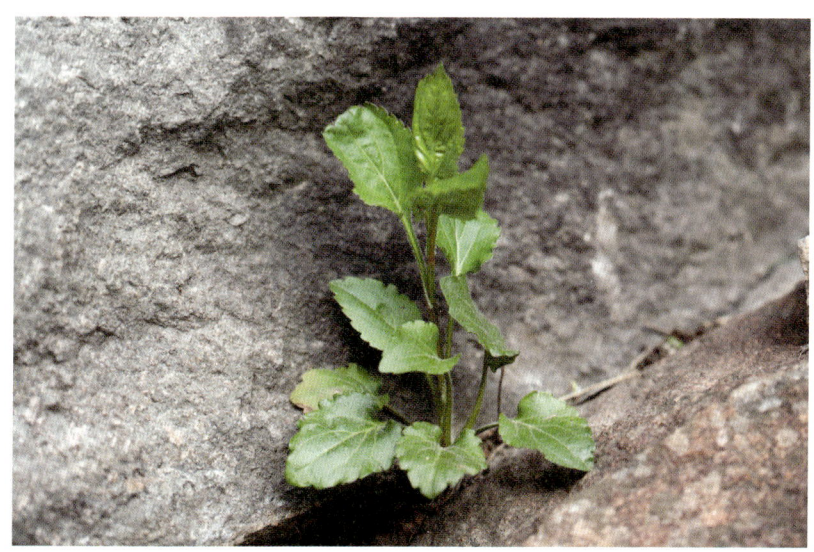

토질을 가리지 않고 바위틈에 뿌리를 내리고 자라고 있다.

줄기잎은 위쪽으로 갈수록 폭이 좁고 작아지며 길이 13~19센티미터, 너비 4~6센티미터다.

산봉우리가 겹겹이 있을 뿐, 태하로 가는 길은 없었다.

가슴이 철렁 내려앉았다. 왔던 길을 되돌아가자니 도저히 엄두가 나지 않았다. 하는 수 없이 능선을 따라 하산하는데 산나물꾼들이 쓰다가 버린 밧줄이 있었다. 사람이 다닌 흔적에 콩닥콩닥하던 가슴이 조금 진정됐다. 갑자기 낭떠러지가 나타나 당황했지만 밧줄을 이용해 군대에서 낙하 훈련할 때처럼 안전하게 능선을 내려왔다. 곧 희미한 길이 나타나고 멀리서 산나물을 채취하는 사람들이 수군수군하는 소리가 들려왔다. 산 입구까지 내려와 안내판을 살펴보니 태하령이 아닌 형제봉으로 길을 잘못 들었다.

남양으로 되돌아오는 길가에는 쑥부쟁이 밭이 여기저기 펼쳐져 있어 눈이 즐거웠다. 짙푸른 색이 마치 청보리 밭 풍경을 연상케 했다. 바다와 어우러져 그림같이 아름다웠고, 그 풍경을 바라보면서 유유히 걷는 재미가 쏠쏠했다. 아직도 그 풍경이 아른거릴 정도다.

섬쑥부쟁이는 울릉도에서는 흔한 산나물이다. 예전에는 소먹이로 이용했을 정도다. 산속이나 산기슭, 마을 주변, 밭둑 등 곳곳에서 절로 나고 자란다. 가뭄에 강해 도로 절개지나 언덕 등 장소를 가리지 않는다.

꽃이 피면 한 번 더 아름다움을 선사한다. 하얗게 핀 꽃이 메밀꽃 밭 같다. 500원짜리 동전만 한 꽃은 가장자리 혀꽃(설상화)은 흰색이고 안쪽 통꽃(통상화)은 노란색이다. 통꽃은 시간이 지날수록 자주색으로 변한다.

섬쑥부쟁이와 생김새가 비슷한 것이 있다. 육지에서는 쑥부쟁이와 까실쑥부쟁이가 흔하다. 섬쑥부쟁이와 쑥부쟁이는 잎이 긴 타원형으로 거의 비슷하지만 차이가

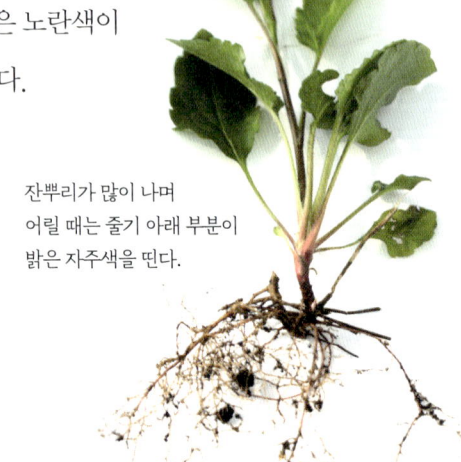

잔뿌리가 많이 나며 어릴 때는 줄기 아래 부분이 밝은 자주색을 띤다.

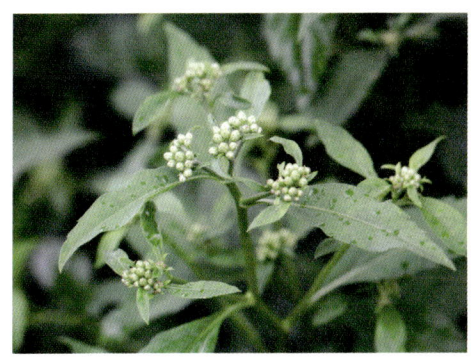

꽃은 8~9월 원줄기 끝에 피며 지름 15밀리미터이고 혀꽃은 흰색, 통꽃은 노란색이다.

있다. 섬쑥부쟁이는 잎 끝이 뾰족하고 길이 13~19센티미터, 너비 4~6센티미터다. 이에 비해 쑥부쟁이는 긴 타원 달걀 모양이며 길이 8~10센티미터, 너비 3센티미터 안팎이다. 꽃은 섬쑥부쟁이는 흰색, 쑥부쟁이는 보라색인 것이 차이점이다.

섬쑥부쟁이는 최근 전국 곳곳에서 재배되고 있다. 새싹이 봄 일찍 올라오는 데다 꽃이 흐드러지게 피어 산나물은 물론 관상 가치가 있다. 자주 돌보지 않아도 잘 번식하고 무성하게 자라 산나물과 꽃을 선사하므로 더욱 사랑을 받는다.

재배 삽목을 해도 되지만 씨앗으로 증식하면 편하다. 씨앗은 작아서 모래와 섞어 뿌리는 게 좋다. 가을이나 봄에 씨앗을 뿌린 다음 흙을 덮어주는 대신 밟아주거나 물을 흠뻑 주면 발아가 잘 된다. 한 번 파종하면 가을에 씨앗이 저절로 떨어져 자라므로 손이 많이 가지 않는 것이 장점이다. 새순이 금방 자라므로 1년에 두세 번 베어 먹을 수 있다.

요리 잎과 줄기는 삶은 다음 급속 냉동해 보관하면 푸른색이 그대로 유지되므로 사시사철 생나물처럼 요리해 먹을 수 있다. 억센 것은 데친 다음 말려 묵나물로 만들어 먹어도 좋다. 데쳐 무쳐 먹거나 볶아 먹어도 맛있다.

효능 콧물, 코가려움증 등 알러지 증상 완화와 면역력 증강 효과가 있다. 한방에서는 밖으로부터 들어온 풍사(風邪)를 없애는 거풍(祛風), 담을 뱉도록 도와주고 담이 생기는 원인을 없애주는 거담(祛痰), 열기를 식히는 청열(淸熱), 기침을 그치게 하는 지해(止咳) 등의 효과가 있다고 해서 약재로 이용한다.

쓰임새가 점점 많아지는 산의 보물
수리취

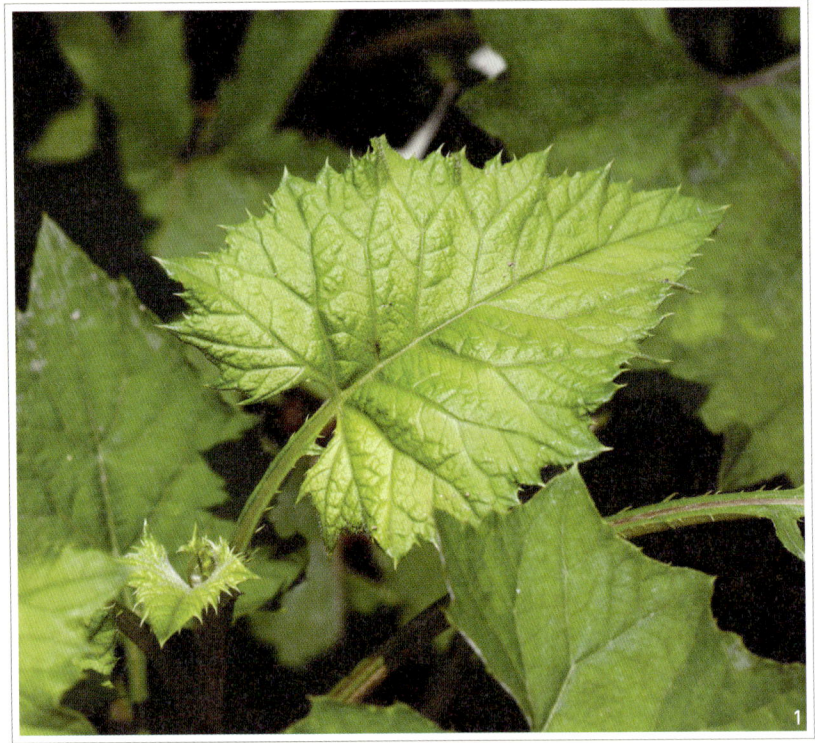

Synurus deltoides (Aiton) Nakai

국화과 여러해살이풀, 높이 50~100센티미터, 개화기 8~10월,
산중턱 이상 햇볕이 드는 숲 가장자리나 풀밭.

∙∙ 더위가 시작되면 산나물 탐방이 점점 버거워진다. 옷이 땀에 흠뻑 젖어 기분이 찜찜하고 체력 소모가 많아서다. 또 날파리와 모기가 졸졸 따라다니면서 귀찮게 한다. 땀을 식히려고 앉아 있으면 용케 찾아와 앵앵 거리며 꿀맛 같은 휴식을 방해한다. 무더위와 해충을 핑계로 탐방을 게을리하는 사이 시나브로 가을이 성큼 다가와 있다.

바람이 선선하게 느껴질 무렵 아차 싶어 산속으로 달려가면 산나물은 벌써 분주하게 한 해를 마무리하고 있다. 강원 화천과 경기 가평에 걸쳐 있는 화악산(1,468미터)에는 예상대로 계절이 빨랐다. 사방이 훤히 트인 산등성이에서 자라는 수리취는 벌써 누르스름하게 단풍이 들었다. 꽃이 지고 벌써 씨앗이 촘촘히 들어차 있었다.

하지만 잠시도 가만히 서 있지 못했다. 바람이 강하게 몰아칠 때마다 쓰러질듯하면서 다시 일어서기를 반복했다. 바람이 부는 대로 이리저리 흔들리는 모습이 키 큰 수숫대를 연상케 했다. 산나물 가운데 큰 편에 속한다. 식물도감에서는 높이 40~100센티미터라고 설명하지만 이보다 더 큰 게 많다. 높이 2미터 가까이 자라는 구릿대와 병풍쌈에 버금갈 정도로 키가 크다.

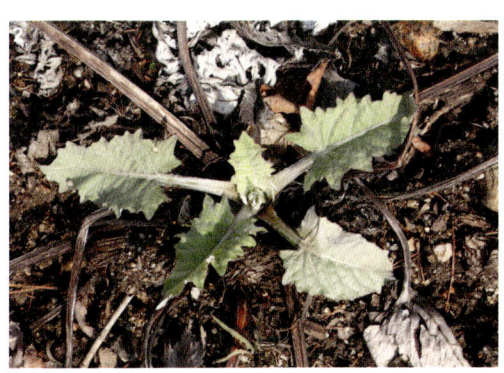 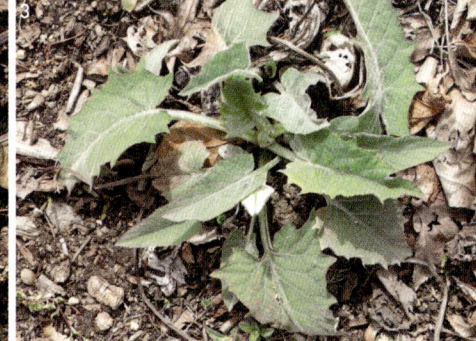

1 줄기잎은 줄기 아래쪽 것은 뿌리잎처럼 긴 타원형이고 연녹색에서 진녹색으로 변한다.
2 어린잎과 줄기는 털이 많고 희끄무레한 색에서 진녹색으로 변하면서 자란다.
3 뿌리잎은 여럿 나와 자라고 아래쪽은 잎자루로 흘러내리듯이 날개 모양이 된다.

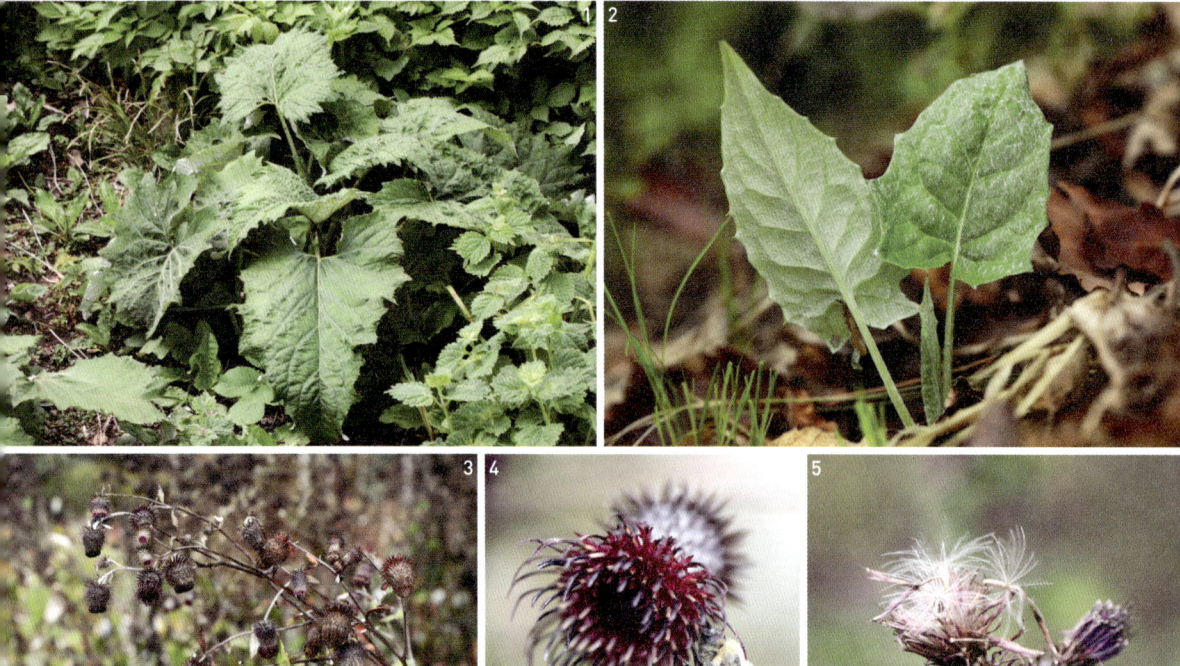

1. 뿌리잎은 달걀 모양 또는 달걀 모양 긴 타원형이고 끝이 뾰족하다.
2. 잎은 잎맥이 무늬처럼 도드라져 보이고 앞면은 녹색, 뒷면은 흰색을 띤다.
3. 꽃은 줄기와 가지 끝에 한 개씩 달리고 꽃싸개 끝이 가시처럼 날카롭다.
4. 꽃은 종 모양이고 지름 4~5센티미터, 길이 2.1~2.7센티미터며 검은빛이 도는 자주색이다.
5. 씨앗은 좁은 타원형이며, 바람을 타고 멀리 날아갈 수 있는 털이 있다.

줄기는 위쪽에서 잔가지를 많이 치고 그 끝마다 자주색 꽃봉오리를 달고 있다. 꽃이 피면 멀리서도 눈에 띨 만큼 관상 가치가 있다. 줄기와 꽃은 집 안이나 사무실을 꾸미는 데 천연 소재로 안성맞춤이다. 관상용 해바라기처럼 꽃병이나 도자기에 꽂아 놓으면 자줏빛을 띠는 꽃봉오리가 집 안의 품위를 높여준다.

꽃은 9~10월 비스듬히 땅을 향해 핀다. 밤톨만 한 꽃은 웬만한 충격에도 부서지지 않는다. 꽃을 둘러싼 꽃싸개 끝은 찔리면 통증이 오래 갈 만큼

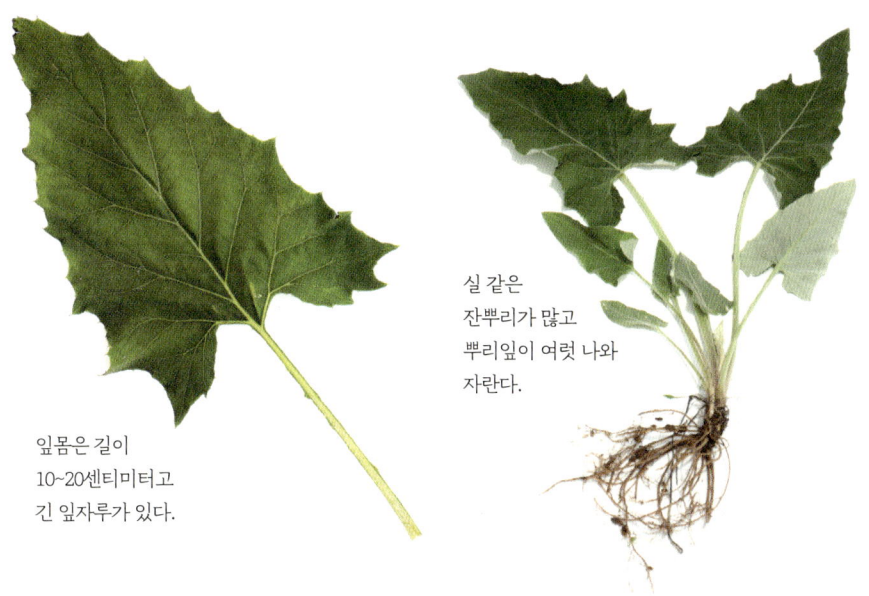

잎몸은 길이 10~20센티미터고 긴 잎자루가 있다.

실 같은 잔뿌리가 많고 뿌리잎이 여럿 나와 자란다.

날카롭고 단단하다. 꽃잎은 검붉은 자주색을 띠는데 가늘고 길어 바늘 같은 모양새다. 꽃 생김새는 우엉 꽃과 아주 많이 닮았다.

뿌리잎은 잎자루가 있는 밑쪽은 둥글지만 위쪽은 긴 타원형에 가깝다. 또 잎 가장자리는 마치 침이 나 있는 것처럼 뾰족하다. 잎 앞뒤에 잔털이 있고, 뒷면은 밀가루를 뿌려놓은 듯이 흰색을 띤다. 이 같은 특징은 생김새가 비슷한 참취와 서덜취, 은분취 등을 구분할 때 중요 동정 포인트다. 줄기잎은 자로 잰 듯이 줄기에 어긋나게 난다. 줄기 아래쪽 잎은 달걀 모양 또는 달걀 모양 긴 타원형이다.

수리취는 소나무가 우거진 곳에는 거의 자라지 않는다. 소나무가 타감 물질을 만들어 수리취 같은 산나물이나 다른 식물이 자라지 못하도록 방해해서다. 약육강식은 동물만 하는 것이 아니다. 식물도 자신의 영역과 먹이, 그리고 종족 번식을 위해 해로운 화합물을 분비해 다른 식물의 발아와 생장을 방해하며 터전을 넓혀간다.

수리취는 키 작은 잡목이 자라고 해가 드는 곳에서 잘 자라는 양지성 또는 반양지성 식물이다. 산의 높고 낮음은 크게 가리지 않는다. 산을 탐방하다 보면 대개 해가 들고 물 빠짐이 좋은 능선 주위에서 홀로 또는 무리를 지어 자란다. 토질에 따라 잎의 크기와 줄기 높이가 많이 차이 난다.

수리취는 쓰임새가 다양해지고 있다. 기능성과 효능이 뛰어나 최근 건강식으로 찾는 사람이 늘고 있어서다. 잎을 넣어 빚은 수리취떡이 아침밥 대용식으로 인기다. 수리취떡은 쑥처럼 푸르스름한 빛깔과 은은한 향이 나서 질리지 않고 오랫동안 먹을 수 있다. 또 음식이 상하는 것을 예방하는 천연 방부제 효과가 있다. 김밥처럼 수리취 잎으로 싼 밥은 변질이 잘 안 되고 찰기가 오래 간다.

수리취는 오래전부터 음식과 약재로 쓰이면서 우리 생활과 깊은 인연을 맺어왔다. 특히 단오 세시 음식인 수리취절편이 전국 곳곳에서 전해 내려오고 있다. 수리취절편은 건강과 안녕을 기원하며 선조들이 먹던 시절 음식이다. 또 잎에 난 솜 같은 털은 부싯깃으로 사용됐을 만큼 요긴한 생활용품이었다. 음식과 생활용품으로 쓰임새가 다양한 수리취는 예나 지금이나 산에서 나고 자라는 보물이다.

재배   해가 적당히 들고 물 빠짐이 잘되는 곳이 적지다. 11월 무렵 씨앗을 채취해 냉장 보관해 이듬해 봄에 뿌리면 발아율이 높다. 과습한 곳을 싫어하므로 장마와 여름에 배수로 관리를 철저히 한다. 꽃대가 나오면 이듬해 말라 죽는다.

요리   어린잎은 데친 다음 쌈을 싸먹거나 양념을 넣고 무쳐 먹으면 맛이 좋다. 밥이나 떡에 넣으면 음식 변질을 방지하는 효과가 있다. 억센 것은 데쳐서 냉동 보관하거나 가루를 내어 떡에 넣으면 은은한 향과 색깔이 음식 맛을 더한다.

효능   맛은 맵고 성질은 평이하다. 한방에서는 인후염, 종창, 토혈, 부종, 방광염 등을 치료하는 데 이용한다. 씨앗과 뿌리는 열증(熱症) 해독과 종기나 상처를 치료하는 효과가 있다. 칼슘과 칼륨, 마그네슘 등과 식이섬유가 풍부해 식품 가치가 높다.

폭풍 성장하고 빨리 성숙하는
애기나리

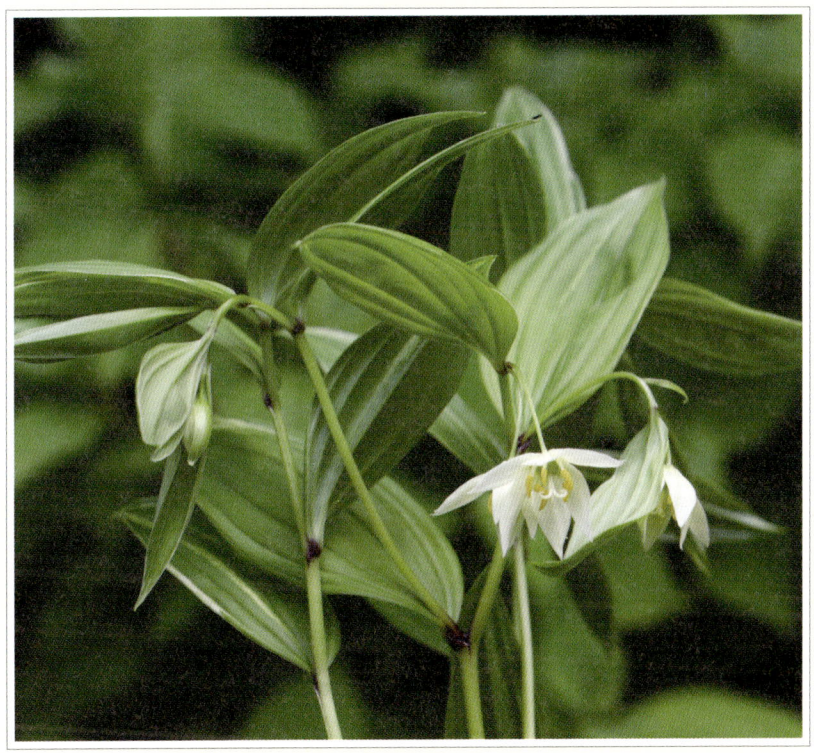

Disporum smilacinum A. Gray
백합과 여러해살이풀, 높이 15~35센티미터, 개화기 4~5월,
반그늘지고 비옥한 약간 경사진 산속.

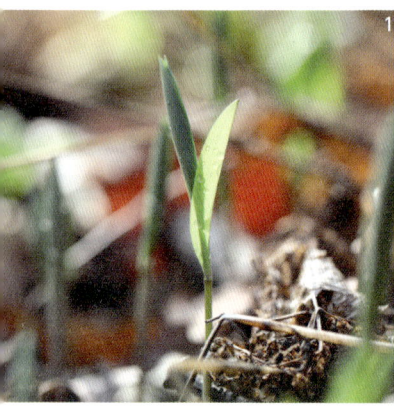 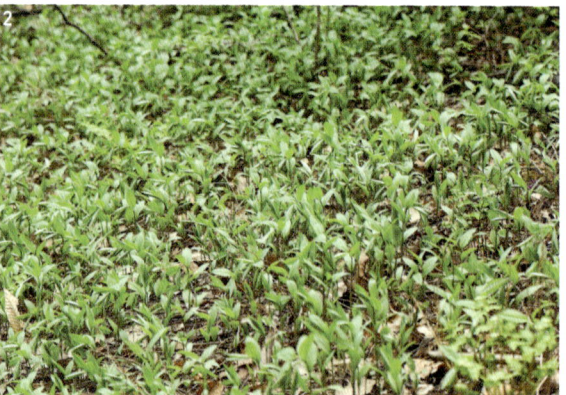

1 어린잎과 줄기는 돌돌 만 채 모습을 드러내고 연녹색으로 자란다.
2 토심이 깊고 반그늘진 곳에서 무리를 지어 자란다.

　　　한동안 경기 하남과 성남에 걸쳐 있는 남한산(522미터)을 자주 올랐다. 집에서 조금만 걸어가면 등산로 입구에 이를 정도로 가까운 데다 땀이 날 만하면 정상에 닿을 수 있어 부담이 없어서다. 이것저것 준비할 것도 없이 김밥 한 줄과 생수 한 병만 챙기면 된다. 집 가까이에 마음만 먹으면 언제든지 갈 수 있는 산이 있어 행복했다.

　　남한산은 뼈아픈 역사를 간직한 남한산성으로 더 널리 알려져 있다. 산이 야트막하고 흙이 많아 발과 무릎에 부담이 적어 가볍게 등산하기 딱이다. 게다가 산에서 나고 자라는 웬만한 것은 다 있다. 산속을 어슬렁거리다 보면 토끼와 고라니, 뱀 등 야생동물과 간혹 마주친다. 고라니는 숲속으로 도망가다가 뒤를 힐끔힐끔 쳐다볼 정도로 경계심이 적다. 사람과 자주 마주치면서 경계심이 흐트러진 것 같다.

　　남한산성에는 야생동물뿐 아니라 고비와 두릅, 바디나물 등 적잖은 산나물이 나고 자란다. 누군가가 심어 가꾸는 것처럼 애기나리 군락지가 곳곳에 있다.

가는 뿌리가 많고 연해서 잘 끊어지고 잎은 어긋난다.

애기나리는 대개 산중턱과 정상 부근에서 무리를 지어 자란다. 서식지는 약간 비탈져 물 빠짐이 좋고 토심이 깊고 흙이 부들부들한 서북사면이다. 게다가 낙엽 활엽수가 자라는 반그늘진 곳이다.

애기나리 어린잎과 줄기는 돌돌 만 채 땅 위로 모습을 드러낸다. 아주 어릴 때 모습은 연필 같은 막대기를 여기저기 꽂아 놓은 것 같다. 곧이어 잎과 줄기는 연분홍색 비늘줄기를 밀어젖히고 날개를 펴듯이 자란다. 2~3일만 지나면 땅을 뒤덮을 정도로 생장 속도가 무척 빠르다. 늦여름이 되면 벌써 누렇게 단풍이 들 정도로 여느 풀이나 산나물보다 계절을 한걸음 앞서간다.

잎은 어긋나고 달걀 모양 또는 긴 타원형이며 끝이 뾰족하다. 잎맥을 따라 세로로 골이 나 있고 가장자리는 밋밋하고 미세한 돌기가 있다. 줄기

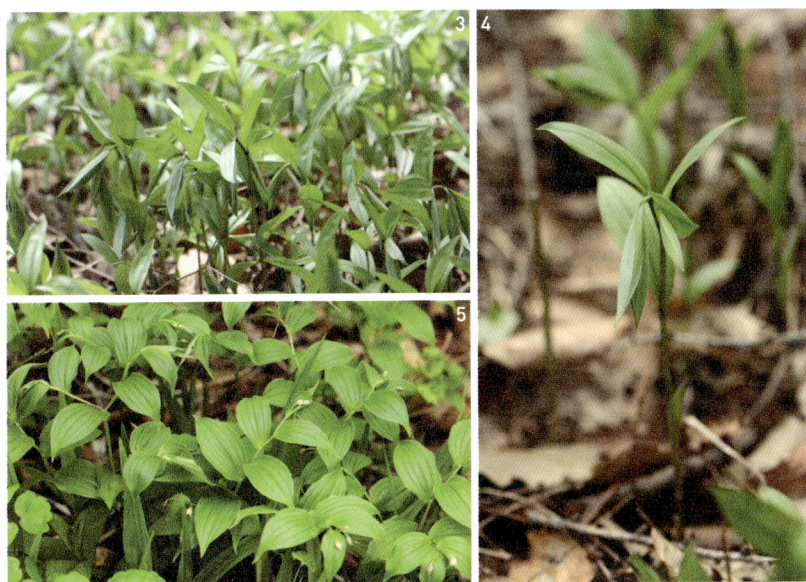

3 줄기 끝은 약간 비스듬하게 서고 잎자루는 짧고 잎은 땅을 향한다.
4 줄기는 위쪽에서 드물게 가지를 치고 높이 15~35센티미터 자란다.
5 잎은 긴 달걀 모양 또는 타원형이며 길이 4~7센티미터, 너비 1.5~3.5센티미터다.

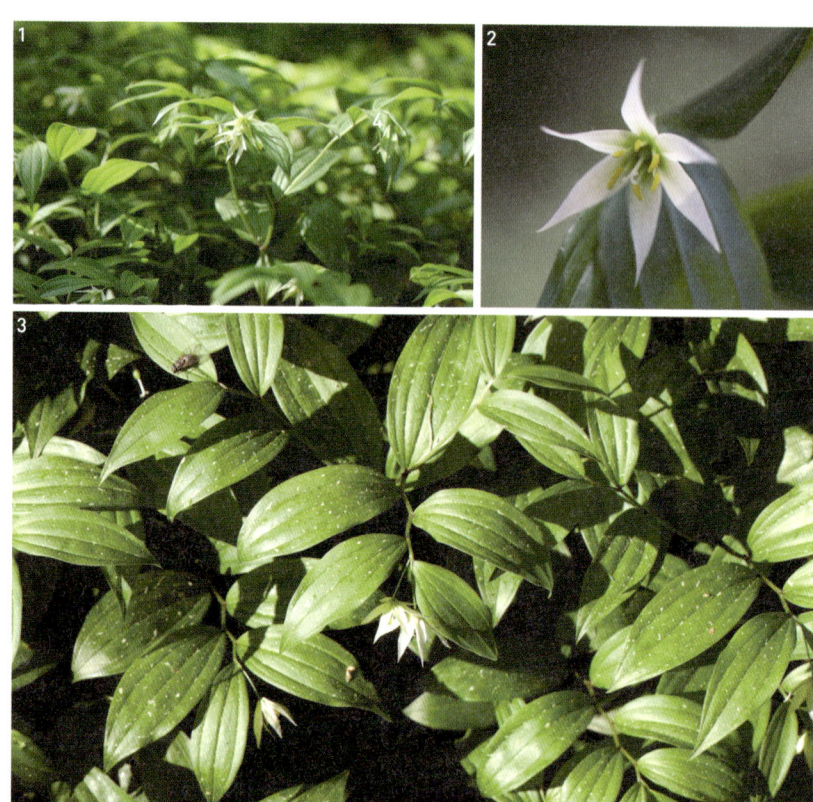

1. 꽃은 줄기나 가지 끝에 한두 개씩 땅을 향해 흰색으로 핀다.
2. 꽃은 고추 꽃과 생김새가 비슷하며 꽃자루 1~1.5센티미터, 수술대 5~6밀리미터, 꽃밥 2~3밀리미터다.
3. 잎은 끝이 뾰족하며 꽃대 끝에 꽃이 두세 송이 핀다.

는 곧게 자라다가 잎의 무게가 힘겨운 듯 위쪽에서 활처럼 약간 휘면서 자란다. 잎 모양과 줄기 자라는 모습이 둥굴레를 축소해 놓은 것처럼 비슷하다.

 새싹이 나온 지 얼마 안 돼 줄기 끝에서는 흰꽃 한두 송이가 땅을 향해 핀다. 꽃은 고추 꽃과 생김새가 비슷하다. 작은 꽃자루는 길이 1~2센티미터이고, 꽃잎은 여섯 개이며 길이 12~16밀리미터다. 수술은 꽃잎처럼 여섯 개이고, 수술대는 꽃밥 길이 두 배쯤이다. 암술 끝이 세 갈래로 갈라지는 것이 이채롭다.

전국 산에는 애기나리와 생김새가 비슷한 '가지애기나리'와 '윤판나물'이 자란다. 가지애기나리는 줄기가 위쪽에서 가지를 친다고 해서 이 같은 이름이 붙여졌다. 윤판나물은 독초로 분류되지만 일부 자료에서는 산나물로 소개하고 있다. 꽃이 애기나리 꽃보다 크고 연한 노란색을 띠지만 어릴 때는 생김새가 비슷해 혼동을 일으킨다.

이제 애기나리를 자주 볼 수 없게 됐다. 얼마 전 남한산성과 멀리 떨어진 곳으로 이사해서다. 게다가 남한산성 산기슭이 신도시로 개발되면서 하늘을 찌를 듯한 높은 빌딩과 아파트 등이 들어서 자연환경이 급격하게 변하고 있다. 점차 사람들의 발길이 잦아지고 자연이 훼손되면 애기나리 군락지가 멀쩡하게 살아남을 수 있을까 걱정스럽다. 시나브로 사라지면 그때서야 귀한 줄 깨닫는 실수를 범하지 않았으면 좋겠다.

재배	해가 30~50퍼센트 차광되는 곳이 좋다. 흙이 부슬부슬하며 토양 수분이 많은 곳이 적지다. 씨앗은 발아율이 낮으므로 주로 뿌리 나누기로 증식한다. 그늘진 곳에서 끄떡없이 자라므로 화단의 지피 식물로 제격이다.
요리	어린순은 그냥 먹어도 연하고 맛이 좋다. 샐러드처럼 초고추장이나 드레싱을 끼얹어 먹으면 맛있다. 데친 다음 무쳐 먹거나 말려 묵나물로 이용해도 된다. 꽃은 말려 차로 끓여 마시면 은은한 맛이 일품이다.
효능	한방에서는 뿌리줄기를 약재로 쓴다. 전초는 몸이 허약해 발생하는 기침과 가래, 천식 등에 치료 효과가 있다. 또 소화기 기능을 높여 소화력을 좋게 한다.

수라상에 올랐지만 아직은 낯선
어수리

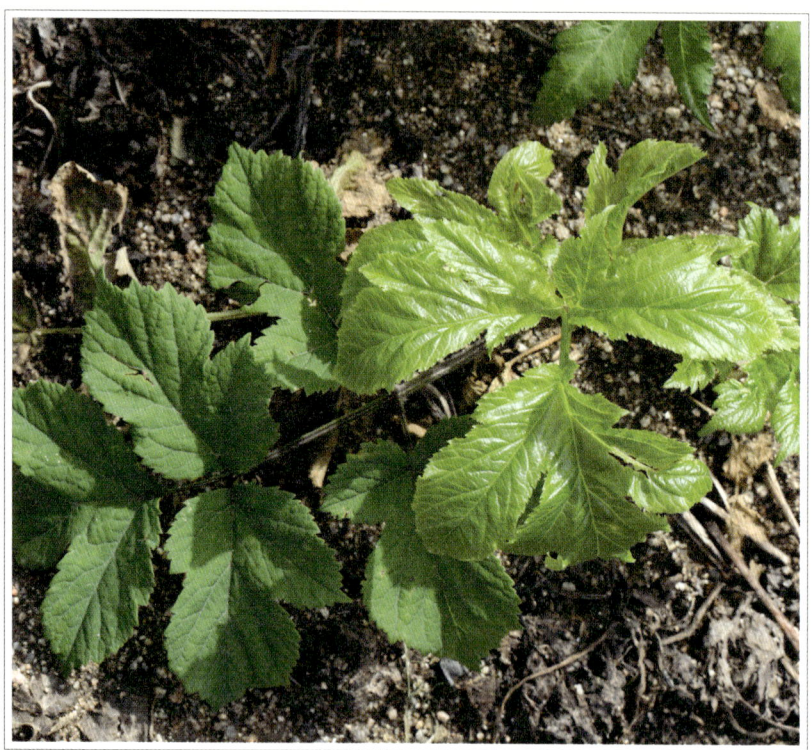

Heracleum moellendorffii Hance

산형과 여러해살이풀, 높이 70~150센티미터, 개화기 7~9월,
해발 700~800미터 이상 토심이 깊고 반그늘진 높은 산.

산의 험한 정도를 표현할 때 산꾼들이 흔히 악산이니 육산이니 한다. 그런데 국어사전에는 악산(惡山)은 있지만 육산은 없다. 육산(肉山, 陸産)이란 단어가 있지만 산과는 거리가 먼 뜻이다. 국어사전에는 대부분 흙으로 이루어진 산은 토산(土山), 바위와 돌로 된 산은 골산(骨山)으로 설명한다.

　　우리나라 산 가운데 전형적인 토산은 태백산, 골산은 설악산이 꼽힌다. 설악산은 특히 공룡능선과 서북능선에 바위나 돌이 많다. 이 같은 골산은 기암괴석이나 바위 등 볼거리가 많고 조망권이 좋아 등산객에게 환영을 받는다. 하지만 산나물을 탐방하려는 사람한테는 별로다. 대개 경사가 심해 오르내릴 때 체중이 하체에 집중되어 무릎 건강에 좋지 않을 뿐 아니라 산나물이 적어서다.

　　설악산에서 남쪽 방향으로 펼쳐져 있는 방태산과 가리왕산, 태백산, 소백산 등이 토산에 가깝다. 돌이나 바위보다 흙이 많은 토산에는 어수리를 비롯해 곰취, 고비 등 귀한 산나물이 많이 난다. 강원과 경북 북부지역

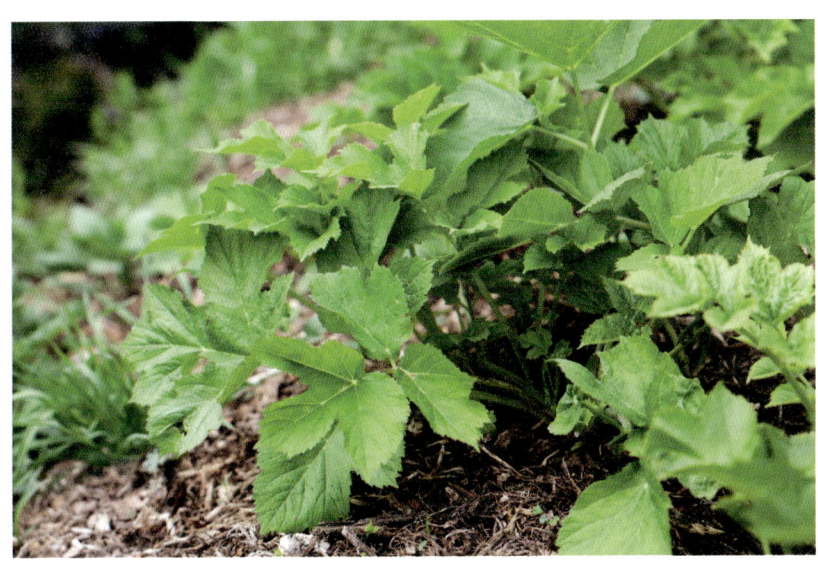

잎이 뿌리에서 여럿 나오고 비스듬하게 자란다.

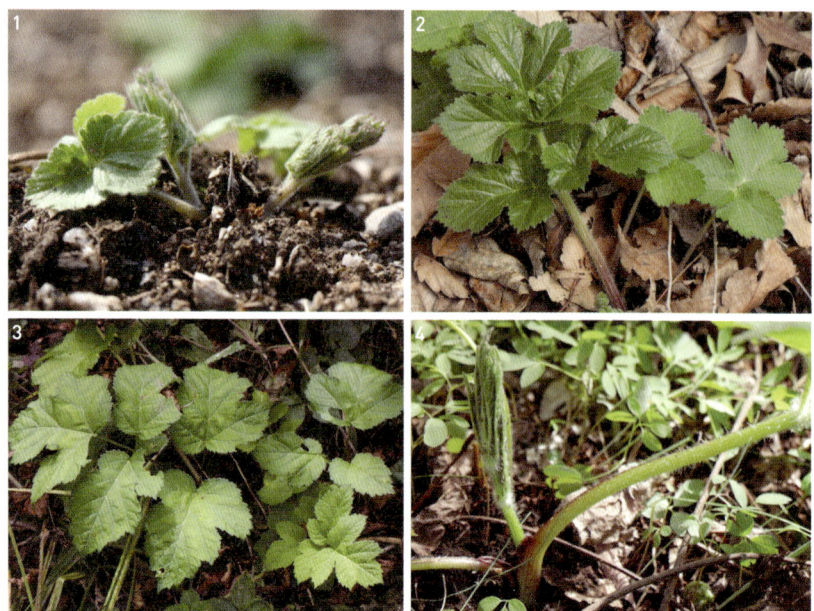

1 뿌리잎은 연녹색에서 점점 진녹색으로 변하고 꽃이 필 무렵 말라 죽는다.
2 토심이 깊고 토양 수분이 적당하고 반그늘진 곳에서 자라고 있다.
3 같은 뿌리에서도 잎이 심장 모양이 있는가 하면 둥근 달걀 모양이 있다.
4 어린 줄기는 연한 자주색을 띠고 은빛 나는 털로 뒤덮여 있다.

해발 700~800미터 이상 높고 깊은 산에는 어수리가 나고 자란다.

경북 영양에 있는 일월산(1,219미터)으로 어수리 탐방을 나섰다. 완만한 북사면 산자락을 들머리로 잡고 올랐지만 산중턱부터 본격 가팔랐다. 깊은 산속으로 들어설수록 공기가 맑아 기분이 상쾌해 산을 오른 보람이 컸다. 건너편에서 산허리를 돌아 재를 넘어가는 자동차 소리가 희미해지자 숲은 적막강산처럼 고요했다.

산이 점점 험해져 숨이 더욱 가쁘기 시작했다. 경사가 심해 나뭇가지를 잡지 않고 걸으면 줄줄 미끄러지기 일쑤였다. 끊임없이 비탈이 이어지더니 고맙게도 평평한 곳이 나왔다. 흙살이 두터워 발밑에서 느껴지는 촉감이 부드러웠다. 산은 숨이 넘어갈 만할 때쯤 쉬어가라는 듯이 완만한 곳을 내어준다.

숨을 고르며 숲속을 살피자 어수리가 여기저기 자라고 있었다. 새싹이 나온 지 며칠 안 된 듯 싱싱한 녹색을 띠었다. 따뜻한 봄 햇살에 연두 빛이 나는 잎은 꽃보다 발길을 오래 잡아두는 매력이 있었다. 나뭇가지에 팔과 얼굴이 긁히면서 힘들게 산을 오른 보람이 크게 느껴졌다.

어수리는 높은 산이라고 해서 아무데나 자라지 않는다. 나무가 햇빛을 적당히 가려주고 낙엽이 켜켜이 쌓여 썩은 비옥한 땅을 좋아한다. 낙엽과 흙이 절반씩 섞여 있어 흙이 부드럽고 토양 수분이 적당한 곳이다. 바위나 돌이 많은 골산에는 거의 자라지 않는다. 무리를 짓지 않고 대개 홀로 자란다.

잎과 줄기는 다른 풀이나 산나물보다 좀 더 커서 눈에 잘 띈다. 식물도감에 따르면 높이 70~150센티미터며 꽃대가 자라면 더욱 돋보인다. 꽃대는 윗부분에서 가지를 많이 치므로 전체 모습은 펼친 우산과 비슷하다.

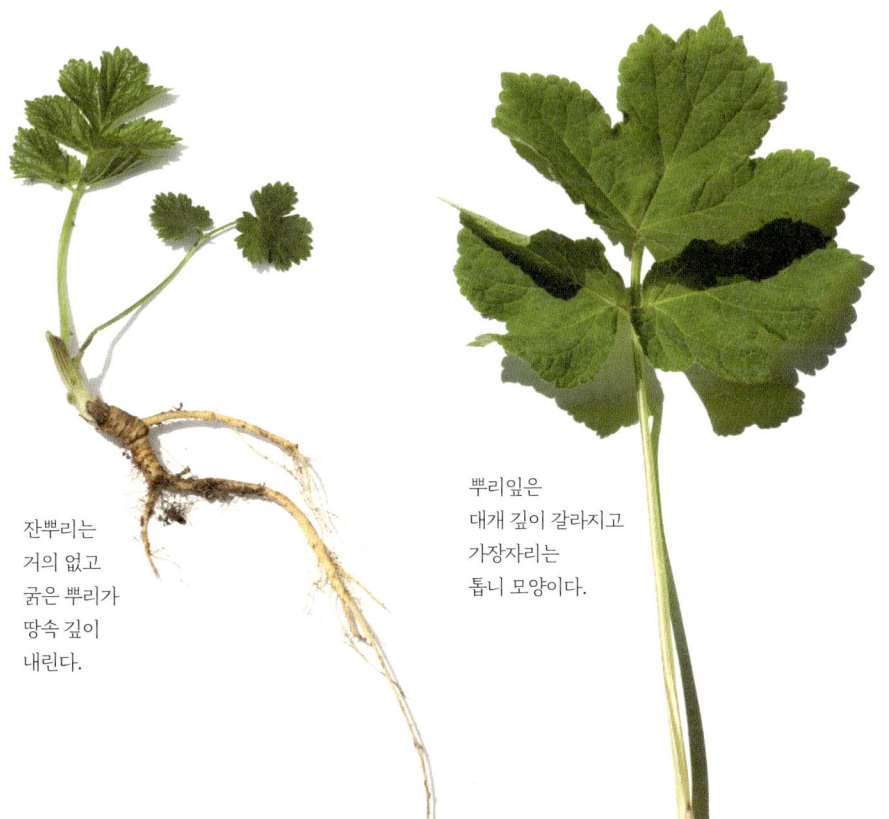

잔뿌리는 거의 없고 굵은 뿌리가 땅속 깊이 내린다.

뿌리잎은 대개 깊이 갈라지고 가장자리는 톱니 모양이다.

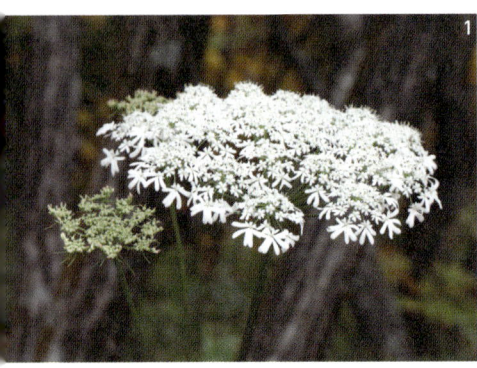 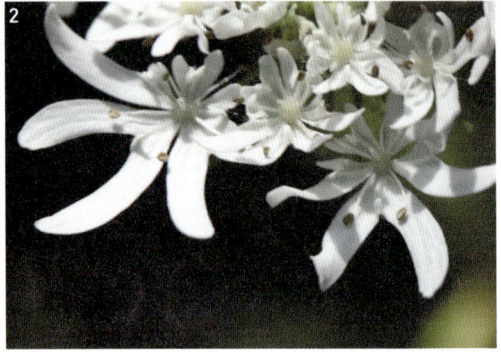

1 작은 꽃송이는 줄기와 가지에 20~30개 달리고, 작은 꽃송이마다 꽃이 15~30개 핀다.
2 꽃잎은 여섯 개이며 바깥쪽 것이 안쪽 것보다 두세 배 크며, 끝이 깊게 두 갈래로 갈라진다.

뿌리잎은 길이 20~70센티미터, 너비 15~50센티미터다. 날개 모양 겹잎(羽狀複葉) 3출엽이다. 대부분 넓은 새 날개 모양이지만 간혹 좁은 날개 모양의 변이종이 있어 긴장하게 한다. 또 타원형이 있는가 하면 무 잎처럼 심하게 가장자리가 깊게 갈라진 것이 있다. 줄기잎은 뿌리잎과 생김새는 비슷하지만 폭이 좁고 훨씬 작다.

어수리는 독초인 강활과 생김새가 비슷해 주의해야 한다. 강활은 줄기가 갈라지는 부분이 자주색이고 어수리는 온몸이 녹색인 것이 차이점이다. 또 어수리는 약간 미나리와 같은 맛과 향이 나지만 강활은 역겨운 맛이 난다.

잎자루는 아주 작은 털이 빽빽이 나 있어 햇빛을 받으면 반짝반짝 은빛이 난다. 앞뒤 잎맥에도 털이 많다. 특히 어릴 때는 잎과 줄기에 털이 선명하게 드러난다. 잎자루는 뿌리에 가까울수록 자주색을 띠지만 자라면서 녹색으로 변한다.

꽃은 작은 우산 모양 꽃이 가지 끝에 20~30개씩 흐드러지게 핀다. 선선한 가을바람이 불 무렵 산으로 들어서면 수풀에서 목을 길게 빼고 하얗게 피는 꽃이 보인다. 신기하게 꽃잎이 모두 여섯 개이고 바깥쪽이 안쪽보다

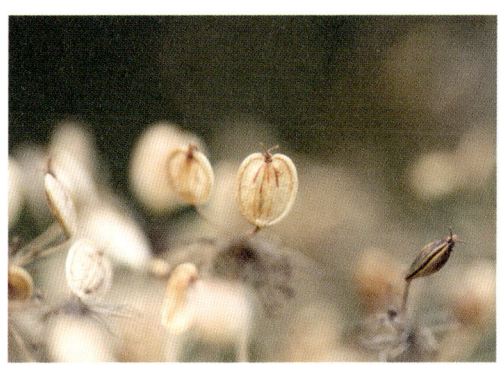

씨앗은 9~10월 익고 길이 7밀리미터며 납작한 모양으로 줄이 나 있다.

두세 배 큰 비대칭이다. 그중 바깥쪽 꽃잎 두 개는 더 크고 끝이 V자 모양으로 깊게 두 갈래로 갈라져 있다.

어수리는 옛날 수라상에 올랐다고 해서 이 같은 이름이 붙여졌다고 한다. 임금이 즐겨 먹었을 만큼 맛있고 귀한 산나물이다. 강원과 경북 일부 지역에서만 즐겨 먹을 정도로 아직 널리 알려지지 않았다. 산나물 마니아는 남녘에서 봄소식이 전해오면 벌써 입맛을 다신다.

재배 씨앗으로 증식한다. 씨앗은 채취해 일주일간 말린 다음 곧바로 뿌리거나 냉장고에 보관하다가 이듬해 봄 물에 충분히 불려 파종하면 발아율이 높다. 상온에 보관하다가 그냥 뿌리면 첫해에는 발아율이 아주 낮고, 몇 년 뒤 발아되기도 한다. 심은 지 2년 뒤 잎과 줄기 수확이 가능하다. 토심이 깊고 토양 수분이 적당한 곳이 적지다. 꽃대가 올라오면 이듬해 말라 죽는다.

요리 잎은 미나리와 조금 비슷한 독특한 향이 나는데 고기를 싸먹는 쌈용으로 제격이다. 또 데쳐서 양념해 무쳐 먹거나 곤드레처럼 밥을 지어 비벼 먹으면 맛이 좋다. 장아찌와 튀김 등 요리 솜씨에 따라 다양하게 이용할 수 있다.

효능 뿌리는 항바이러스 등 약용 가치가 있다. 뿌리는 항염 작용과 혈액 응고 지연 효과가 있다. 또 만성염증 유발인자 발현을 억제하고 골다공증을 유발하는 파골(破骨) 세포 분화를 억제한다. 《동의보감》에서는 피를 맑게 하고, 당뇨, 관절염, 종기 등을 치료하는 효과가 있다고 전하고 있다.

아름다움을 쉽게 내보이지 않는
얼레지

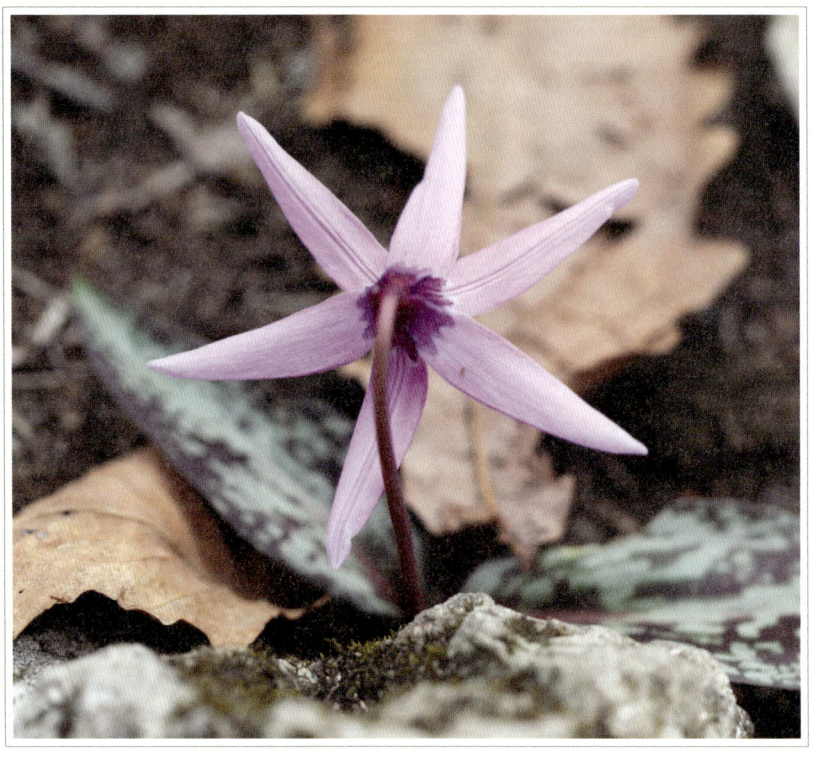

Erythronium japonicum (Balrer) Decne.
백합과 여러해살이풀. 높이 20~40센티미터, 개화기 3~5월.
토심이 깊고 해가 잘 드는 산속.

•• 완연한 봄 날씨가 되려면 아직 며칠 더 기다려야지만 벌써 복수초와 노루귀 꽃이 피었다는 봄소식에 산을 오르면 배시시 웃는 모습으로 나타나는 것이 얼레지다. 어느 산나물이나 풀보다 일찍 새싹을 밀어올리고 꽃을 피운다.

경북 포항에 있는 내연산 향로봉(930미터)을 향해 집을 나섰다. 등산객은 대개 신라 시대의 고찰 보경사를 들머리로 잡지만 그 반대쪽 서편인 하옥리에서 산행을 시작했다. 등산로는 산 입구부터 쉴 새 없이 가팔랐다. 산 중턱쯤 오르자 진눈개비가 내리기 시작했다. 구름이 낮게 깔리고 잔뜩 흐리던 날씨가 갑자기 바람이 강하게 불더니 기어코 진눈깨비를 흩뿌리며 산행을 방해했다.

그만 하산할까 망설이다가 힘들게 산을 오른 것이 아쉬워 발걸음을 재촉하자 얼레지가 눈에 띄어 중도 포기하지 않은 것이 다행이었다. "산은 힘들게 오른 만큼 내어준다"는 산꾼들의 말이 딱 맞아떨어지는 날이었다. 수북이 쌓인 낙엽 위로 얼굴을 간신히 내밀고 자라는 얼레지 모습을 보는 순간 날씨에 대한 불평이 사라졌다.

잎이 두 팔을 벌린 듯이 하늘을 향해 자라고 있었다. 손이 시릴 만큼 추운 날씨에 얼어 죽지 않을까 걱정이 됐다. 잎몸은 불에 덴 상처처럼 얼루룩

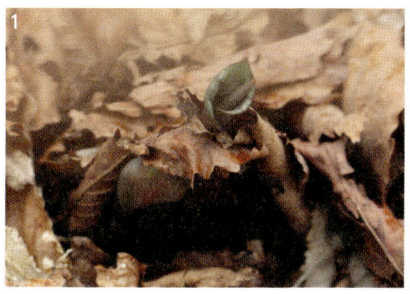 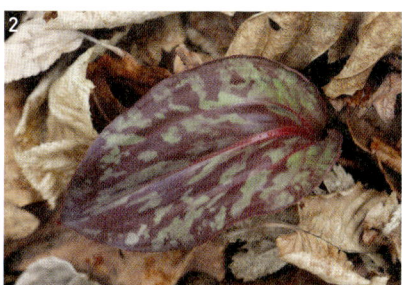

1 새싹이 수북이 쌓인 낙엽 더미를 헤치고 간신히 얼굴을 내밀고 있다.
2 어린잎은 붓으로 물감을 칠한 것처럼 얼루룩덜루룩한 무늬 같은 반점이 있다.

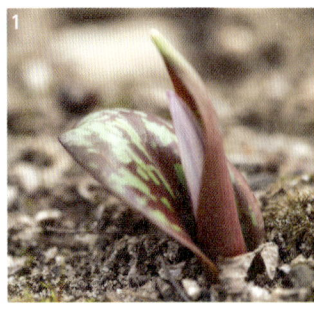 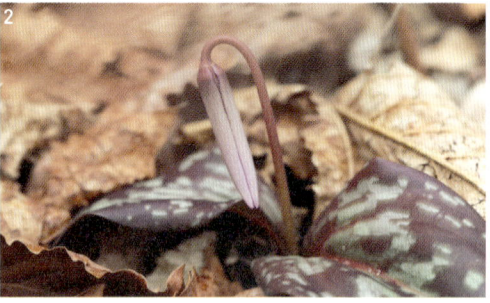

1 잎이 따사로운 햇살을 반기듯이 하늘을 향해 자라고 있다.
2 잎과 거의 동시에 꽃대가 하늘을 향해 길게 자라고 3~4월이면 꽃이 핀다.

덜루룩해 낙엽인 줄 착각을 일으켰다. 대개 진한 녹색 바탕에 자주색 얼룩무늬가 있지만 진녹색 민무늬인 것도 가끔 눈에 띄었다.

    슬며시 잡아당기자 가늘고 기다란 잎과 함께 뿌리줄기가 함께 달려 나왔다. 입안에 넣고 씹어 먹어봤더니 예상 밖으로 연하고 수분이 많았다. 뒷맛은 약간 달착지근한 맛이 나서 놀랐다. 순간 샐러드로 요리해 먹으면 맛있겠다는 생각이 들었다. 산나물 가운데 가장 연하고 수분이 많은 것 같다. 잎자루는 흰색이고 길지만 대부분 땅이나 낙엽에 묻혀 있고 잎몸만 밖으로 드러나 있다.

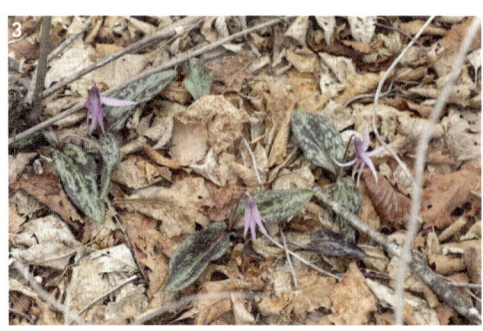 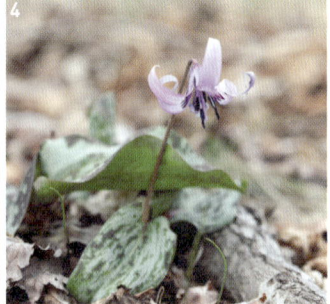

3 해가 잘 들고 토심이 깊은 곳에서 모여 자라고 있다.
4 꽃이 필 무렵 얼루룩덜루룩하던 잎이 점차 녹색으로 변한다.

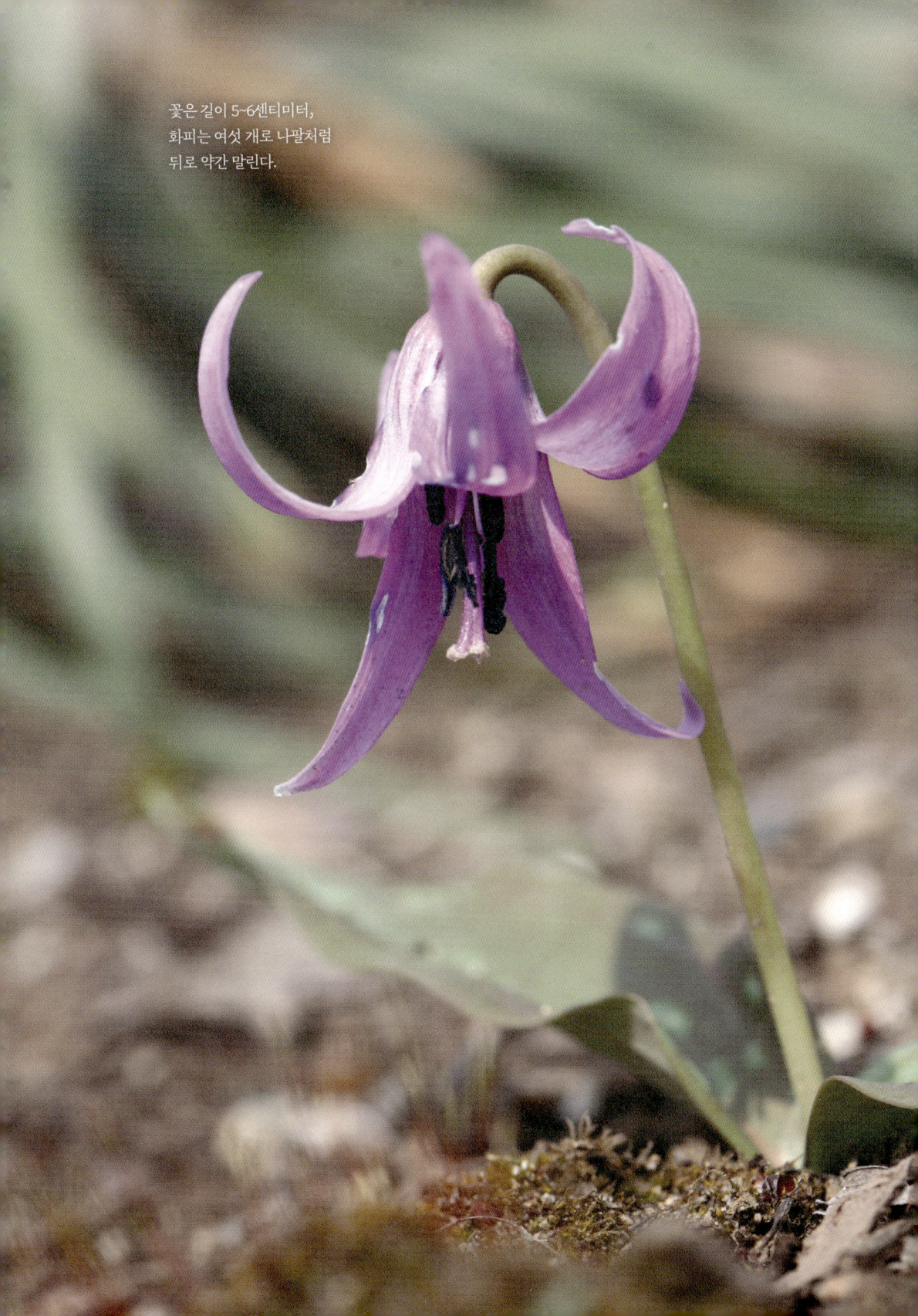

꽃은 길이 5~6센티미터,
화피는 여섯 개로 나팔처럼
뒤로 약간 말린다.

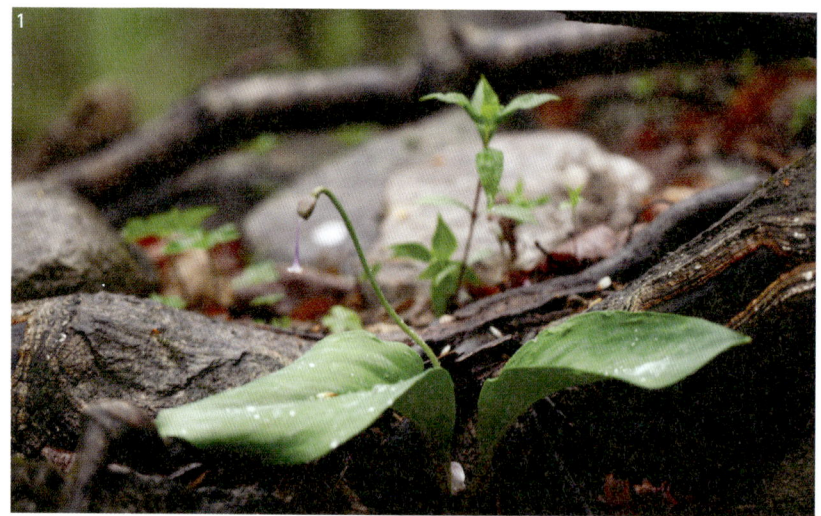

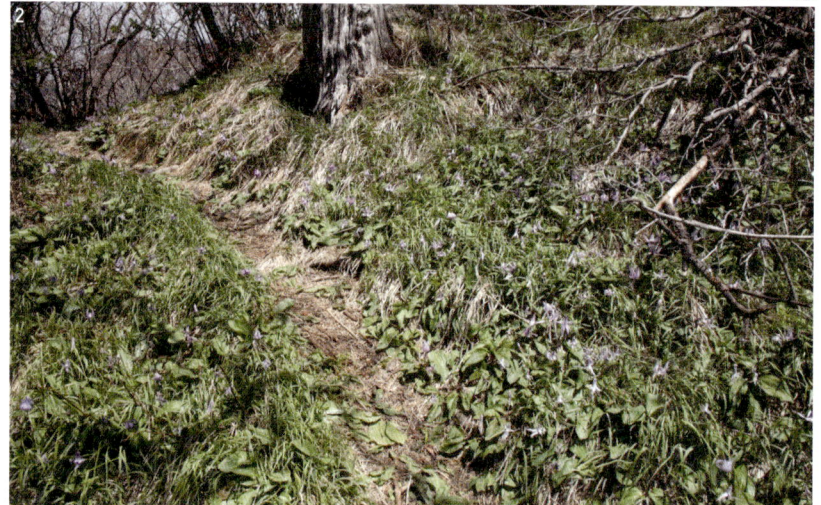

1 씨앗은 6~7월 검은색으로 익는데 능선이 세 개 있는 것이 특징이다.
2 해가 잘 드는 등산로 가장자리에 꽃밭처럼 모여서 자라고 있다.

    흙이 부들부들하고 약간 비탈진 곳으로 자리를 옮기자 얼레지 꽃밭이 나타났다. 드문드문 흩어져 자라기도 하고 무리를 지어 자라기도 한다. 꽃은 뭣이 그리 수줍은지 땅을 향하고 있었다. 꽃을 사진 찍으려니 땅바닥에 배를 깔고 납죽 엎드릴 수밖에 없었다. 아무한테나 아름다운 모습을 보여줄

수 없다는 모양새다.

꽃잎은 길고 끝이 칼끝처럼 뾰족한 데다 뒤로 살짝 말려 있어 자태가 요염하다. 그래서인지 꽃말이 '질투'와 '바람 난 여인'이다. 꽃잎 속에는 수술 여섯 개가 암술 한 개를 엄호하는 모습이다. 수술 끝마다 진한 자주색 꽃밥을 달고 있는 모습이 앙증스러워 한참 바라봤다. 뿌리에서 길게 자란 꽃줄기 끝엔 꽃이 한 개씩 피어 있다. 꽃은 대부분 붉은 자주색이지만 강원도 특산으로 지정된 흰색 꽃이 피는 '흰얼레지'가 있다.

얼레지는 높은 산이나 낮은 산이나 고도를 가리지 않는다. 약간 경사지고 흙이 부슬부슬하고 비옥한 토질을 좋아한다. 드문드문 흩어져 자라기도 하지만 무리를 지어 꽃밭을 만들기도 한다. 해가 잘 들고 토질이 좋은 곳에서 모여서 자란다. 다른 풀이나 산나물이 꽃을 피울 무렵이면 벌써 씨앗을 맺는다. 여름이 되면 어느새 이별을 고하고 총총 숲속에서 사라진다.

재배	여느 식물보다 봄 일찍 자라고 꽃이 핀다. 나무 그늘에서도 자라므로 해가 잘 들지 않는 화단에 기르기에 제격이다. 보수력이 좋고 부슬부슬한 토질이 알맞다. 메마른 환경을 싫어하므로 가뭄이 들지 않도록 물을 자주 준다.
요리	어린잎은 단맛이 나고 수분이 많고 연하다. 생것은 초고추장을 넣고 무쳐 먹으면 맛있다. 하지만 생것을 많이 먹으면 설사를 만날 수 있으므로 주의한다. 데쳐 무쳐 먹거나 말려서 묵나물로 이용하면 안전하다. 뿌리는 튀기거나 녹말을 내어 먹으면 맛이 좋다.
효능	뿌리줄기는 약재로 이용된다. 예부터 심장 기능을 정상화하는 강심제를 비롯해 해열제, 해독제, 이뇨제 등으로 쓰였다. 또 잎은 이뇨제와 소염제로 쓰인다. 최근에는 안토시아닌 성분이 들어 있어 피부 노화 방지, 시력 회복, 심장 질환 및 뇌졸중 예방 등의 효과가 밝혀졌다.

생존전략이 남다른
엉겅퀴

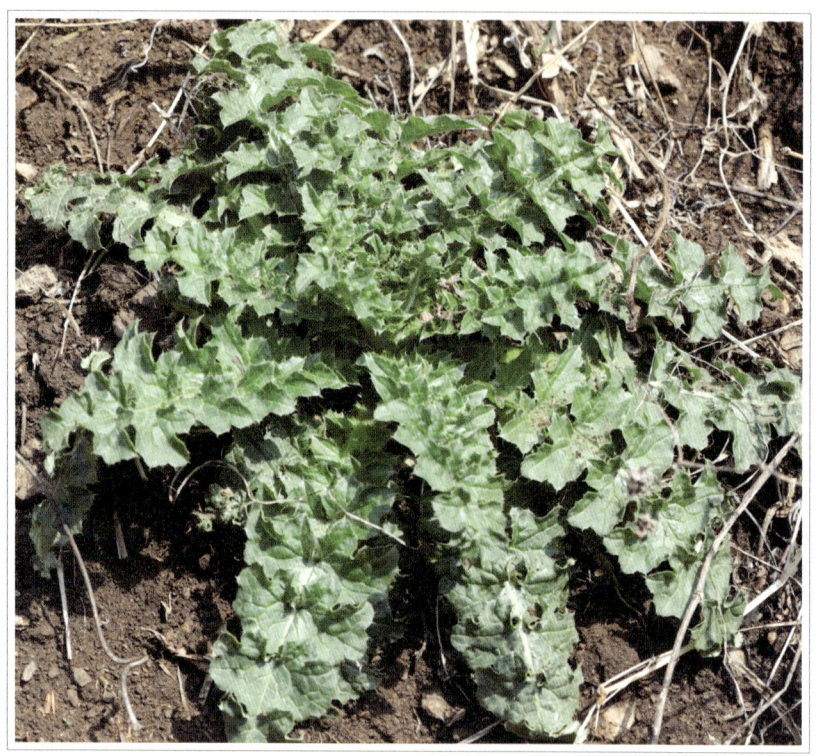

Matsum. Cirsium japonicum var. *maackii* (Regel) Kitam.

국화과 여러해살이풀, 높이 50~100센티미터, 개화기 6~8월,
해가 잘 드는 산기슭이나 길가.

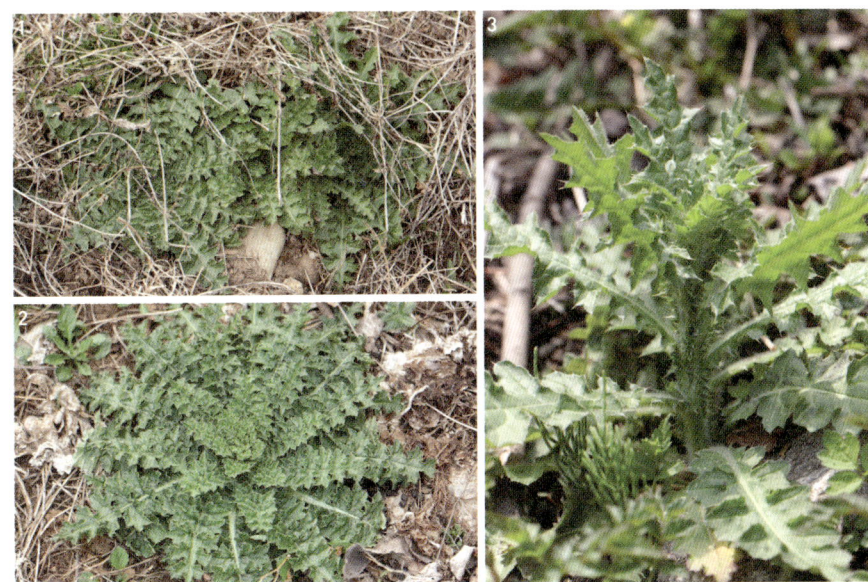

1 이른 봄 마른 풀숲에서 새싹이 자라고 있다.
2 뿌리잎은 땅에 붙어 자라다가 따뜻한 날씨가 계속되면 하늘을 향해 자란다.
3 줄기는 곧게 자라고 줄기 아래쪽에는 털이 빽빽이 나 있다.

　　겨울 산 설경을 웬만큼 즐기고 숨을 고르다 보면 어느새 남녘에서 봄소식이 날아온다. 봄꽃이 피었다는 소식에 마음이 자꾸 산으로 향한다. 하지만 산속은 아직 봄소식하고 거리가 멀다. 복수초와 노루귀 꽃이 피었다고 난리법석을 떤 지 한참 지났지만 산나물은 겨우 겨울잠에서 깨어나 기지개를 펴고 있다.

　엉겅퀴는 여느 산나물과 다르다. 아직 바람이 차고 잔설이 응달에 남아 있지만 말라 죽은 풀숲에서 벌써 새싹을 내밀고 있다. 하지만 세찬 찬바람에 무모하게 맞서지 않고 땅바닥에 배를 깔고 완연한 봄을 기다린다. 땅바닥에 쥐 죽은 듯이 납죽이 엎드려 꽃샘추위를 슬기롭게 피하는 식물을 방석식물(方席植物) 또는 로제트 식물(rosette plant)이라 한다.

　새싹이 자라는 모습은 하루하루 다르다. 옆으로 기는 듯이 땅바닥에 붙

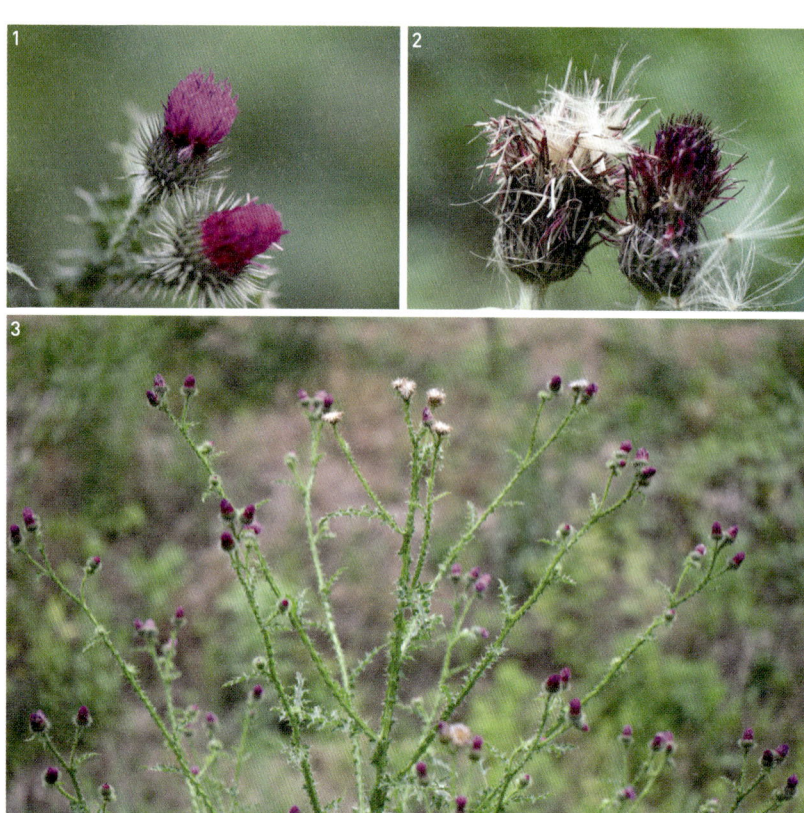

1 꽃은 길이 1.5~2.0센티미터, 지름 2~3센티미터며 진한 자주색을 띤다.
2 씨앗은 수과이며 민들레처럼 날개가 있어 멀리 날아갈 수 있다.
3 줄기는 위쪽에서 가지를 많이 치고 그 끝에서 꽃이 흐드러지게 핀다.

 어 자라면서 꽃샘추위를 슬기롭게 피한다. 아지랑이가 땅에서 스멀스멀 올라오면 잎과 줄기는 마치 때를 기다렸다는 듯이 일제히 위를 향해 자란다. 얼마 지나지 않아 어릴 때 모습은 온데간데없고 온몸에 날카로운 가시를 무장하고 쑥쑥 자란다.

 산과 닿아 있는 밭 언저리나 산기슭이 주요 서식지다. 해가 적당히 들고 물 빠짐이 좋은 나무숲이 아닌 풀숲이 최적지다. 큰키나무가 없는 밭둑이나 무덤가 같은 곳이다. 해가 잘 드는 등산로나 길 가장자리에 가로수처럼 줄지어 자라기도 한다. 해가 들지 않거나 물 빠짐이 나쁜 환경에서는 몹시 몸살을 앓는 양지 식물이다.

엉겅퀴 하면 온몸에 난 날카로운 가시를 빼놓을 수 없다. 초본 식물 중 날카로운 가시가 뿌리를 제외하고 온 몸에 있는 것은 엉겅퀴가 유일하다. 가시는 노루나 고라니에게 뜯어 먹히지 않으려는 방어 전략이다. 또 개미 같은 곤충들이 긴 주둥이를 줄기나 잎에 빨대처럼 꽂고 수액을 빨아먹지 못하도록 방해를 한다.

필자는 어릴 때 줄기와 잎을 갖고 장난을 치기도 했다. 학교에서 집으로 돌아오다가 엉겅퀴를 갖고 친구를 놀려먹었다. 몰래 친구 볼 가까이에 가시가 촘촘한 잎이나 줄기를 대고 무슨 큰일이 난 것처럼 친구 이름을 다급하게 불렀다. 그러면 영문을 모르는 친구가 고개를 홱 돌리는 순간 날카로운 엉겅퀴의 가시에 찔려 아야 하고 소리를 질렀다. 꾐에 속아 몹시 고통

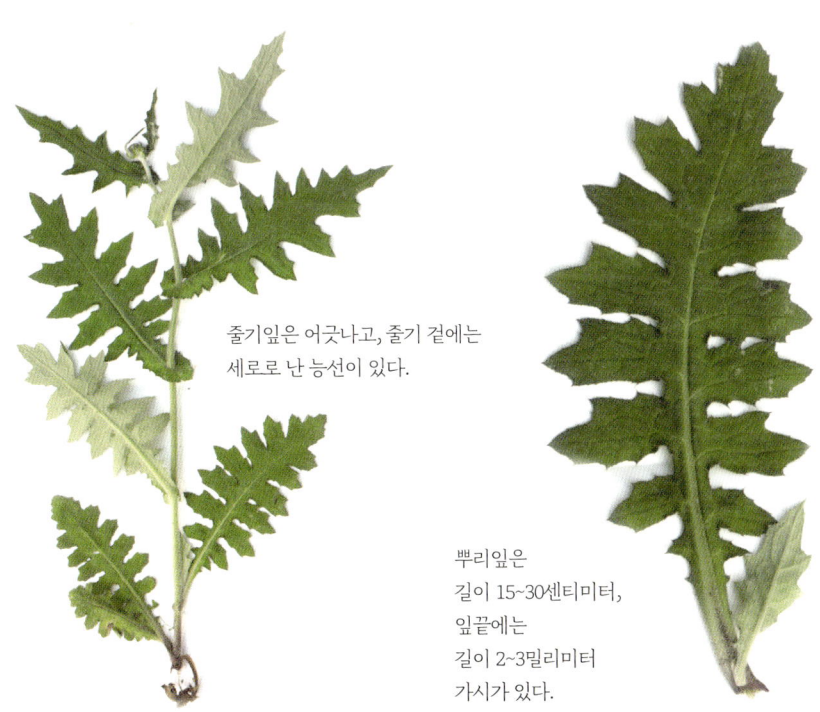

줄기잎은 어긋나고, 줄기 겉에는 세로로 난 능선이 있다.

뿌리잎은 길이 15~30센티미터, 잎끝에는 길이 2~3밀리미터 가시가 있다.

스러워하는 친구의 모습을 보면서 깔깔 웃으면서 재밌어 했다. 요즘에는 장난이 아닌 친구 괴롭힘으로 벌 받을 일일지도 모른다.

엉겅퀴 종류는 여럿이다. '큰엉겅퀴'와 '지느러미엉겅퀴' '섬엉겅퀴' '고려엉겅퀴' 등이 있다. 이 중 큰엉겅퀴와 섬엉겅퀴, 고려엉겅퀴는 가시가 있는 둥 마는 둥 하다. 지느러미엉겅퀴는 국제 무역과 해외여행이 늘면서 부지불식간 외국에서 유입돼 전국으로 퍼져나간 외래 식물이다. 외래 식물은 귀화 식물이라고도 하며 개망초와 명아주, 서양민들레 같은 것이 있다.

지느러미엉겅퀴는 유럽과 서아시아 원산이다. 잎과 줄기 모양이 지느러미처럼 생겼다고 해서 붙여진 이름이다. 줄기는 겉에 능선이 발달해 있고 잎 가장자리는 고르지 않게 깊게 갈라져, 전체 모양이 지느러미를 닮았다. 그 밖의 생김새는 다른 엉겅퀴와 비슷하다.

섬엉겅퀴는 물엉겅퀴로도 불리며 경북 울릉도 특산 식물이다. 전통 음식과 문화 보전을 위한 슬로푸드 '맛의 방주'에 등재됐을 만큼 가치를 높이 평가받고 있다. 잎이 엉겅퀴보다 훨씬 크고 부들부들한 게 특징이다. 울릉도에는 노루나 고라니가 없어 뜯어 먹힐 염려가 없어서인지 가시가 거의 없다. 어린잎과 줄기는 부드럽고 쓴맛이 나지 않아 나물로 먹어도 맛이 일품이다. 울릉도 사람들은 국이나 탕을 끓일 때 자주 넣어 먹는다.

큰엉겅퀴는 눈에 자주 띄지 않는다. 뿌리잎은 타원형이고 끝이 꼬리 모양이며 양면에 털이 있다. 큰엉겅퀴와 잎 모양이 비슷한 뻐꾹채와 산비장이가 있다. 모두 국화과 식물로 잎 모양이 서로 많이 닮았다. 산비장이 뿌리잎은 달걀 모양 긴 타원형이며 끝이 뾰족하고 가장자리가 완전히 갈라지는 게 특징이다. 뻐꾹채 뿌리잎은 흰색 털이 빽빽하고 가장자리는 불규칙한 톱니 모양이다.

엉겅퀴 씨앗은 민들레처럼 갓털이 있어 바람을 타고 멀리 날아갈 수 있다. 바람을 이용해 멀리까지 자손을 퍼트리는 풍산포(風散布) 식물이다. 그

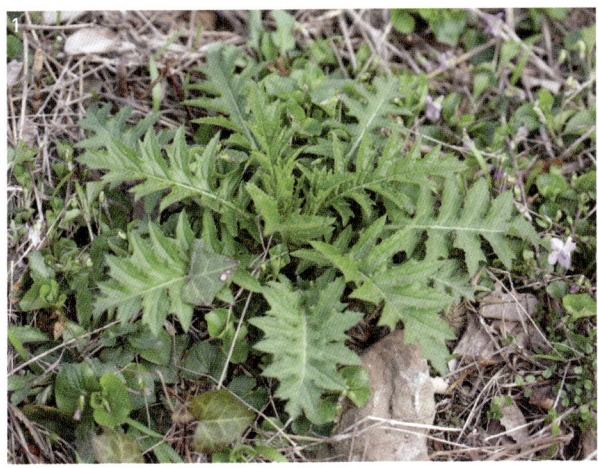
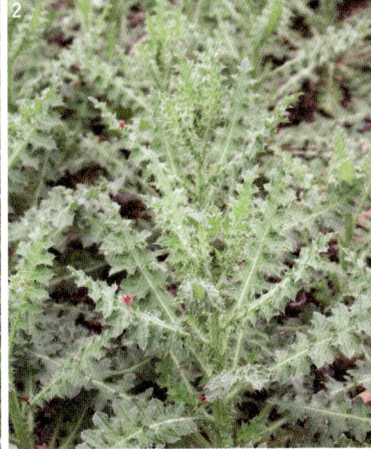

1 섬엉겅퀴는 가시가 없고 잎이 엉겅퀴보다 크고 부드러운 것이 특징이다.
2 지느러미엉겅퀴는 외래 식물이며 잎 모양이 지느러미를 닮았다.

래서인지 분포 지역이 넓다. 서양에서는 엉겅퀴 씨앗에서 실리마린이란 성분을 추출해 간질환 치료제를 생산한다. 또 정원이나 공원 등 화단에 심어 관상용으로 즐긴다. 유럽의 시인과 화가는 오래전부터 작품 소재로 썼고, 특히 스코틀랜드는 국화로 지정해 아끼고 있다.

재배 해가 잘 들고 물 빠짐이 좋은 사질 양토가 최적지다. 채종 시기에 따라 발아율이 크게 차이가 나는데 6월이 적기다. 씨앗은 그늘에 말려 보관하고 봄에 3~4도에서 며칠 뒀다가 뿌리면 발아율이 높다. 거름을 좋아하므로 천연 퇴비를 듬뿍 넣어준다.

요리 어린잎과 줄기는 데쳐 나물로 무쳐 먹는다. 전초를 말려 보관해 두고 보리차처럼 끓여 마시면 좋다. 신선한 잎과 뿌리는 끓여 물을 마시면 특히 간 건강에 좋다.

효능 맛은 달고 쓰며 성질은 서늘하다. 전초는 간경화와 간암, 신염 치료 효과가 있다. 또 씨앗의 밀크시술 성분은 간 기능을 개선하고 피부 노화를 막고 면역력을 높인다. 《동의보감》에서는 어혈을 치료하고 토혈과 코피를 멎게 한다고 전한다. 하지만 엉겅퀴의 주요 성분인 밀크시술은 위장 장애와 알레르기 부작용이 있어 주의해야 한다.

자연 앞에 겸손함을 가르쳐주는

영아자

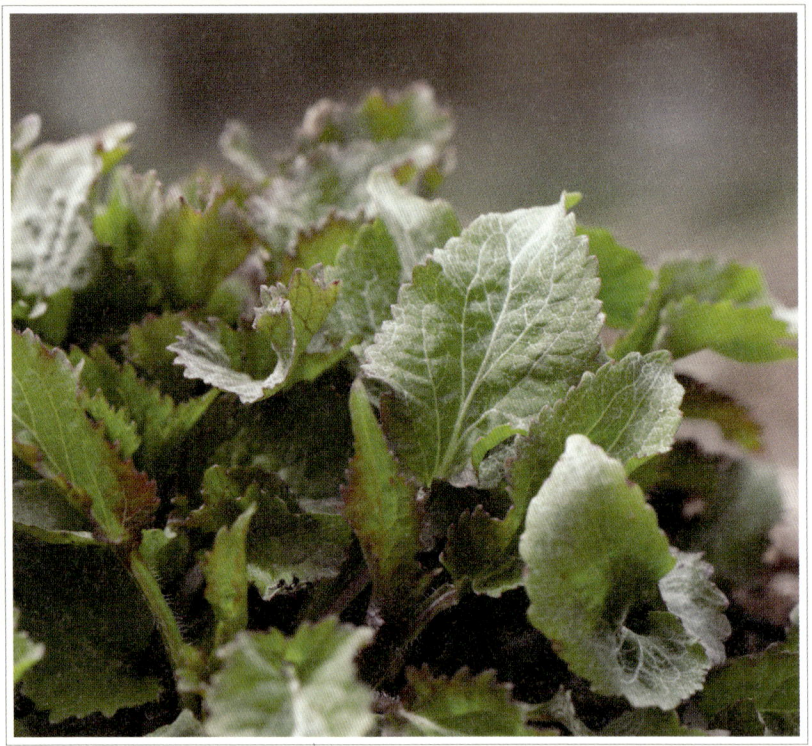

Asyneuma japonicum (Miq.) Briq.
초롱꽃과 여러해살이풀. 높이 50~100센티미터, 개화기 7~9월,
토심이 깊고 보수력이 좋은 산속.

•• 　　세상에는 예외가 있는 것처럼 산나물도 마찬가지다. 산나물을 맛보고 탐방하면서 쌓은 경험이나 상식을 벗어나는 경우가 가끔 있어 긴장을 늦출 수 없다. 백문불여일견(百聞不如一見)이란 말이 있듯이 산나물을 직접 보고 느껴보는 것만큼 좋은 것이 없다. 그래서 힘들지만 게으름을 피우지 않고 매일같이 산을 오른다.

　여느 때처럼 산나물을 탐방하기 위해 강원 홍천에 있는 백우산(894미터) 계곡으로 들어섰다. 가지마다 터져나온 새싹이 회색빛 산을 생기 넘치는 초록색으로 바꾸고 있었다. 마침 안개가 옅게 내려 산은 한 폭의 산수화 같았다. 하지만 계곡은 초입부터 만만치 않았다. 집채만 한 바위와 비바람에 쓰러진 아름드리나무가 앞길을 가로막고 있어 요리조리 피하느라 힘이 들고 곧 땀이 비 오듯 했다.

　계곡에는 예상 밖으로 돌과 바위가 많고 가팔랐다. 다시 등산로로 돌아갈까 하는 생각이 들었지만 산나물을 기대하며 조금만 더 올라가보기로 마음먹었다. 다행히 조그마한 폭포를 지나자 마당처럼 널찍한 계곡이 나타났다. 돌과 흙이 쌓인 계곡 가장자리에는 현호색과 산괴불주머니 등이 파릇파릇하게 자라고 있었다. 그중 유난히 싱싱하게 자라는 것이 눈에 띄어 가까이 다가가 보니 뜻밖에 영아자였다.

　영아자는 주로 토심이 깊고 약간 습한 산에서 자란다. 특히 화전민이 살다 떠난 집터나 묵정밭 같은 곳에서 눈에 잘 띈다. 식물도감에 따르면 해가 적당히 드는 숲 가장자리와 임도 언저리 등이 주요 서식지다. 이처럼 돌이 많고 험한 계곡에서 영아자가 자라는 것을 본 것은 처음이었다. 주위에는 큰키나무가 없어 해가 잘 들고 계곡물이 바로 옆에 있어 가뭄이 들지 않는 나름 괜찮은 환경이었다.

　이처럼 계곡 가장자리에 자리를 잡고 자라는 것은 영아자의 산포 전략에서 비롯된 것으로 짐작된다. 씨앗은 스스로 움직일 수 없지만 계곡물이나

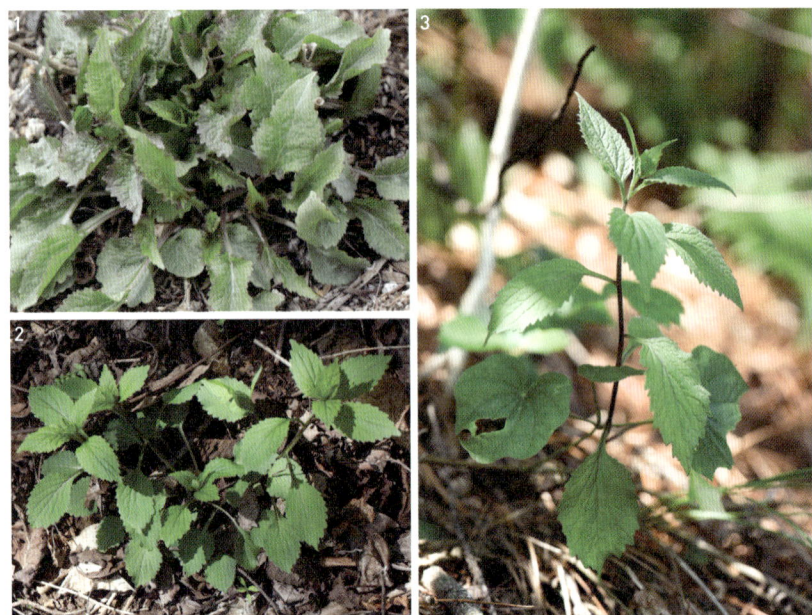

1 어린잎은 연한 자주색을 띠고 둥그스름한 모양이다.
2 줄기는 뿌리에서 여러 개 올라와 자라고 자주색을 띤다.
3 영아자는 반그늘지고 토양 수분이 적당한 곳에서 자란다.

바람을 이용해 널리 퍼진다. 씨앗이 익으면 과피 위가 캡슐처럼 열리고, 바람이나 계곡물에 의해 멀리 이동할 수 있는 구조다. 등산객의 더위를 식혀주는 계곡물이나 바람은 영아자를 비롯해 산나물이 후손을 멀리 퍼트리는 데 주요한 운반 수단인 셈이다.

강원도에서는 단맛이 난다고 해서 단나물 또는 미나리싹이라고 한다. 미나리와 닮은 점이 거의 없지만 이같이 부르는 이유는 알 길이 없다. 산나물을 포함한 식물은 대개 잎이나 꽃의 특징과 서식지 환경을 딴 이름이 많지만 영아자는 예외다. 일부 식물도감에서는 염아자로 소개하고 있다.

어린 뿌리잎은 완전히 자란 잎과 생김새가 딴판이다. 어린 뿌리잎은 원형에 가깝고 연한 자주색을 띠고 약간 우글쭈글하다. 자라면서 잎색이 자주색에서 연녹색, 진녹색 순으로 변한다. 완전히 성숙한 잎은 어릴 때와 달리

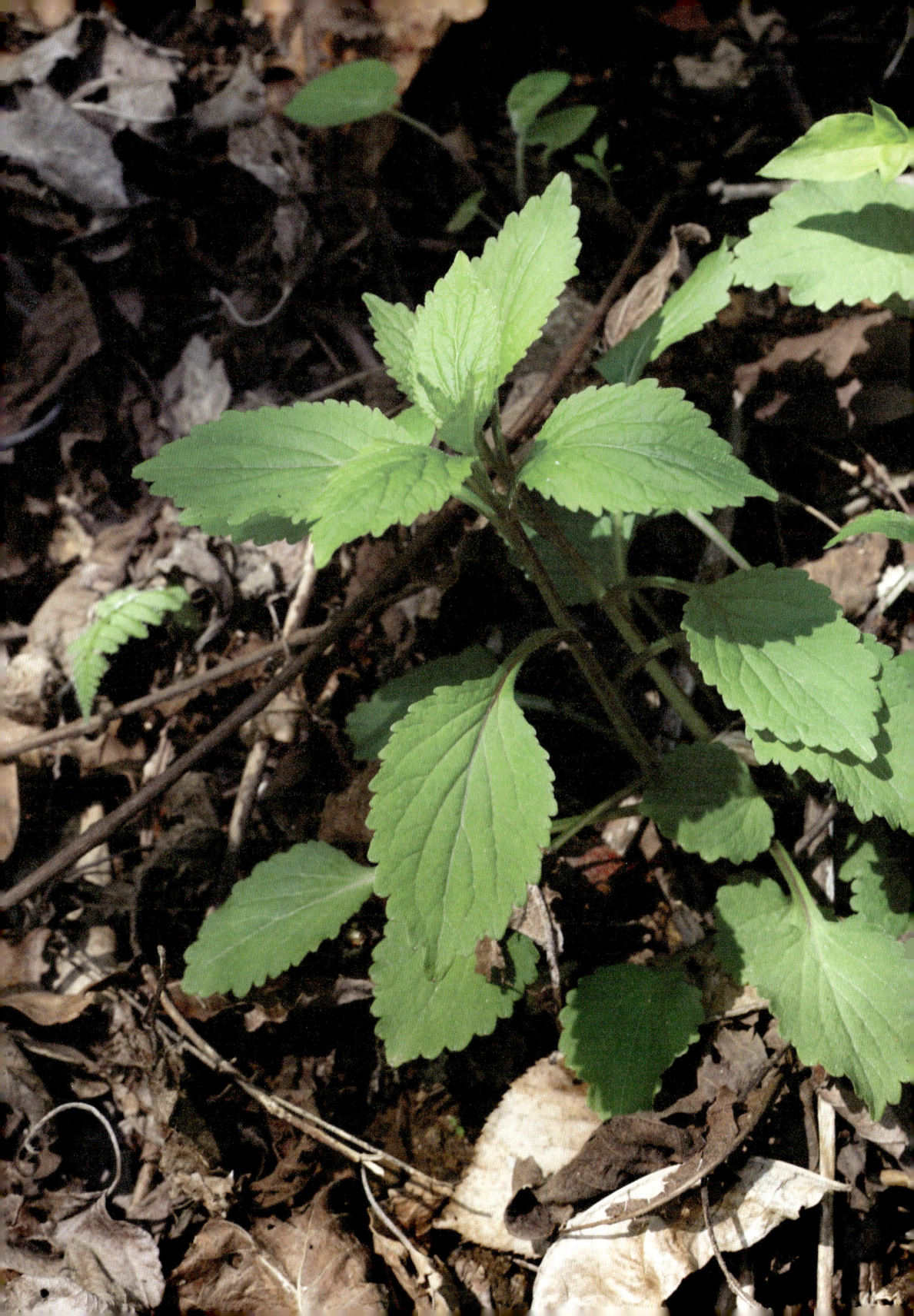

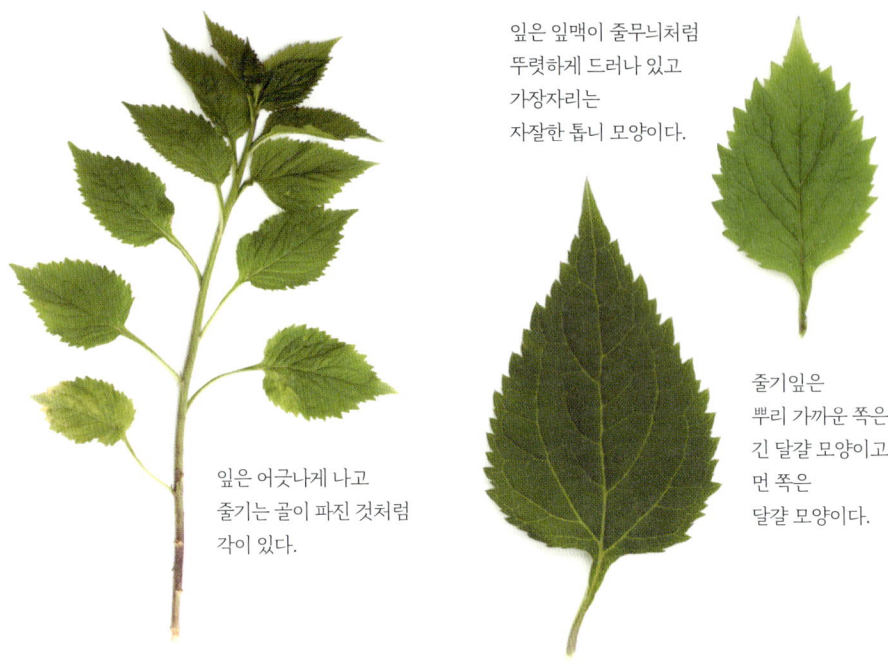

잎은 잎맥이 줄무늬처럼
뚜렷하게 드러나 있고
가장자리는
자잘한 톱니 모양이다.

줄기잎은
뿌리 가까운 쪽은
긴 달걀 모양이고
먼 쪽은
달걀 모양이다.

잎은 어긋나게 나고
줄기는 골이 파진 것처럼
각이 있다.

매끈하고 약간 긴 달걀 모양이다. 잎 가장자리는 불규칙적으로 약간 날카로운 톱니 모양이다.

줄기잎은 어긋나게 달리고 잎자루는 뿌리 가까운 것일수록 길고 멀수록 짧다. 또 줄기 위쪽 잎일수록 폭이 좁고 기다랗다. 잎과 줄기는 자르면 씀바귀처럼 절단면에 금방 흰색 유액이 송골송골 맺힌다. 여느 산나물과 달리 쓴맛이 거의 없고 예상 밖으로 약간 달달한 맛이 난다. 줄기는 모가 나 있고 털이 있으며 자줏빛 녹색이다. 자주색을 띠던 줄기는 자라면서 점차 녹색으로 변한다.

영아자는 수풀이 우거지면 눈에 잘 띄지 않는다. 7월부터 작은 보라색 꽃이 피는데 이때 다시 눈길을 사로잡는다. 긴 꽃대에 꽃망울이 수없이 달리고 줄기 밑쪽부터 차례로 꽃이 핀다. 암술대가 꽃잎 밖으로 길게 나오고 꽃잎이 뒤로 약간 말려 있어 맵시가 있다. 수술은 다섯 개이고 수술대에 털이 있어 자세히 들여다보면 재미있는 모양새다. 암술 끝은 꽃가루받이에 유

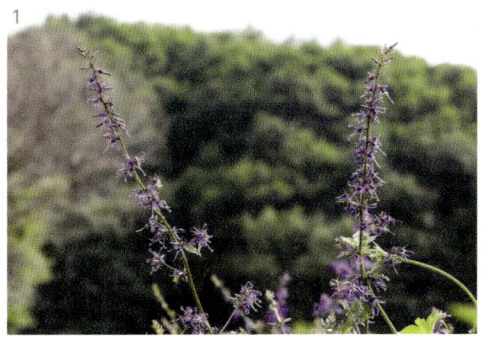 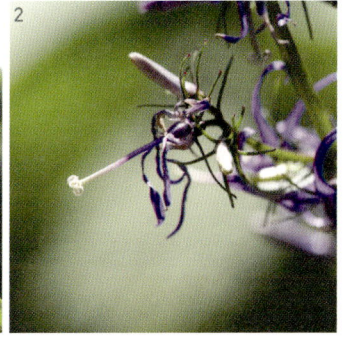

1 꽃은 7~9월 보라색으로 피고 잎겨드랑이에 층층이 달린다.
2 꽃잎은 다섯 개로 갈라져 뒤로 말리고 암술은 꽃잎 밖으로 나와 끝이 세 갈래로 갈라진다.

리하도록 세 갈래로 갈라져 있다. 꽃은 단성화이며 질경이와 느릅나무처럼 암술이 먼저 피는 자예선숙(雌蕊先熟)이다.

영아자는 아직 많이 알려지지 않았다. 하지만 잎과 줄기는 산나물 가치가 높고 꽃은 관상 가치가 있는 유용한 유전자원이다. 지인들이 "뭐 볼게 있다고 맨날 산에 가느냐"고 도저히 이해하지 못하겠다는 듯이 묻지만 영아자를 탐방하면서 우리나라 면적의 70퍼센트를 차지하는 산에는 아직 모르는 게 더 많다는 것을 새삼 깨닫는다.

재배 씨앗은 물에 불리고 5도 냉장고에 20일 정도 저장한 다음 파종하면 발아율이 50퍼센트 이상 된다. 씨앗 두께의 세 배 이상 흙을 덮어주면 발아율이 크게 떨어진다. 싹이 올라올 때까지 마르지 않도록 부직포를 덮어주고 뿌리가 내릴 때까지 2~3일에 한 번씩 물을 준다. 해를 30퍼센트 정도 가려주면 잎이 연해 나물 가치가 높다.

요리 칼륨과 비타민 등 영양소가 풍부하고, 한 뼘 정도 자랐을 때 잎과 줄기째 잘라 생나물로 먹으면 좋다. 샐러드처럼 요리해 먹어도 좋고 참기름과 간장보다 소금으로 간을 해서 먹으면 더 맛있다. 잎은 부드럽고 달착지근한 맛이 나서 고기를 싸먹으면 맛이 일품이다.

한약재를 넘어 산나물로 인기 만점

오갈피나무

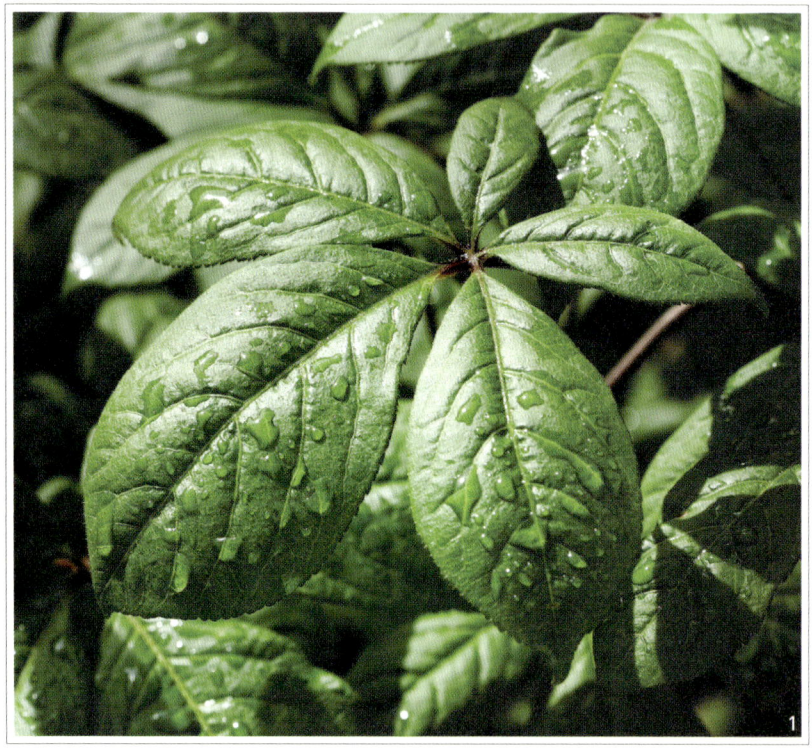

Eleutherococcus sessiliflorus (Rupr. & Maxim.) S.Y.Hu

두릅나뭇과 낙엽 관목, 높이 3~4미터, 개화기 8~9월,
해가 잘 들고 높고 깊은 산속.

•• 오갈피나무는 1990년대까지만 해도 귀하고 비싼 약재였다. 씨앗으로 증식이 잘 안 돼 묘목 값 또한 비쌌다. 하지만 한번 심기만 하면 해마다 열매와 나뭇가지를 수확해 적잖은 돈을 손에 쥘 수 있었다. 게다가 일손이 적게 들어 젊은 사람이 하나둘씩 떠나 인력이 부족한 농촌에서 재배하기 안성맞춤인 작물이었다. 이 같은 사실이 알음알음 알려져 오갈피나무를 재배하는 사람이 급속히 늘어났다.

당시만 해도 오갈피나무 재배 농가의 취재 요청이나 제보가 잇달았다. 날카로운 가시가 촘촘히 난 것이 아주 인상 깊었다. 생김새가 워낙 색달라 외국에서 도입된 값비싼 나무인 줄 알았다. 우리나라 전국 산에서 자생하는 나무라는 사실을 듣고 깜짝 놀랐다. 그 뒤 산속을 유심히 살펴봤지만 좀처럼 눈에 띄지 않았다. 산속으로 들어가면 욕심을 내려놔야 한다는 말이 오갈피나무에 딱 들어맞는 것 같았다.

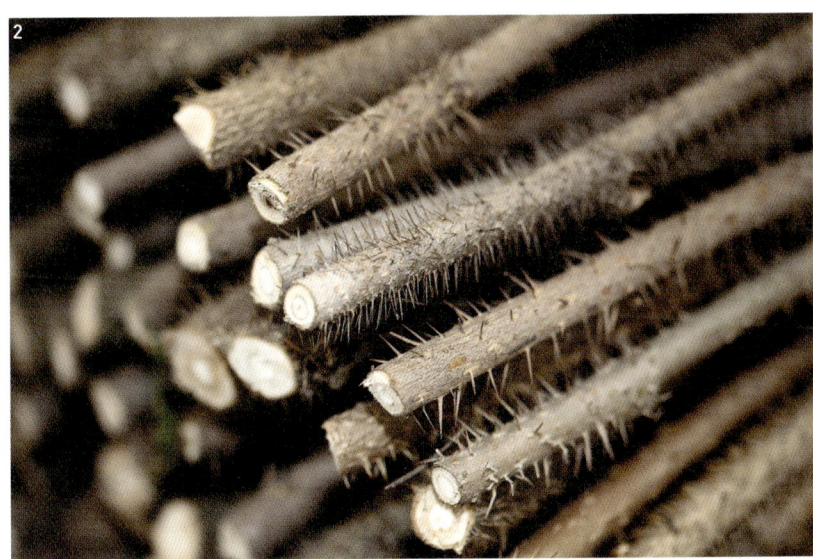

1 잎 전체는 손을 편 모양이다.
2 가시오갈피는 작은 바늘 같은 가시가 나뭇가지에 촘촘히 나는 게 특징이다.

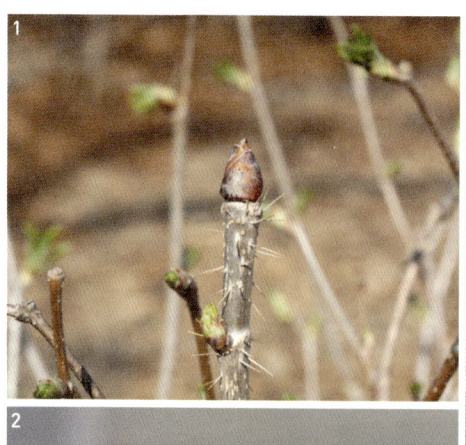
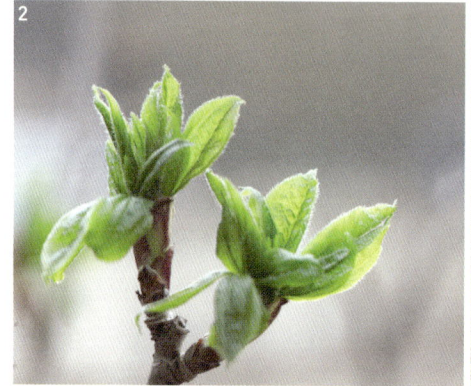
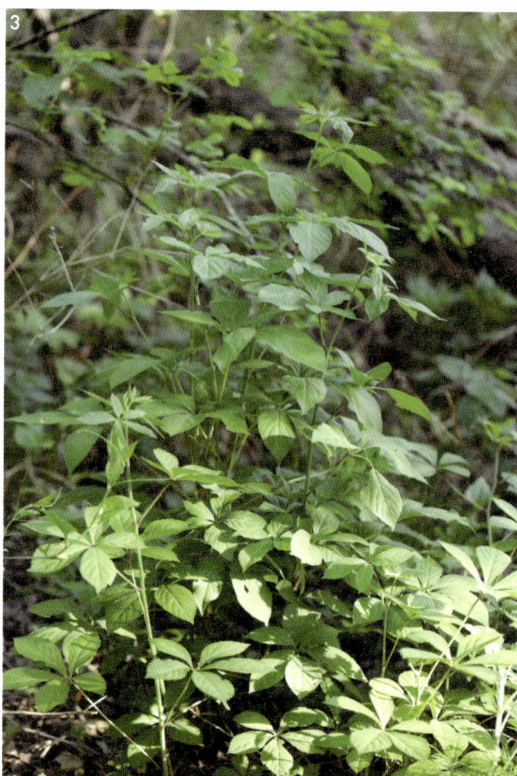

1 가지 맨끝 새순이 가장 먼저 나오고 뒤이어 곁순이 터진다.
2 새순은 연녹색을 띠며 점점 진녹색으로 변한다.
3 해가 잘 드는 산속에서 자라고 풀잎과 색이 비슷해 눈에 잘 띄지 않는다.

　　우리나라 산에 가시 있는 나무가 많은 줄 새삼 깨달았다. 특히 조각자나무는 가운데손가락만큼 가시가 길고 날카로워 마주칠 때마다 섬뜩함을 느꼈다. 어릴 때부터 자주 봤던 아까시나무와 보리수, 음나무와 비교가 안 될 만큼 가시가 억세고 위협적이었다. 무슨 연유인지 날카로운 가시가 있는 나무는 대개 햇볕이 드는 곳에서 자랐다. 그런데 산에서 보고 싶은 오갈피나무는 좀처럼 눈에 띄지 않아 애를 태웠다.
　　어느 날 산속 외딴집에서 전원생활을 하는 사람을 취재할 기회가 있었

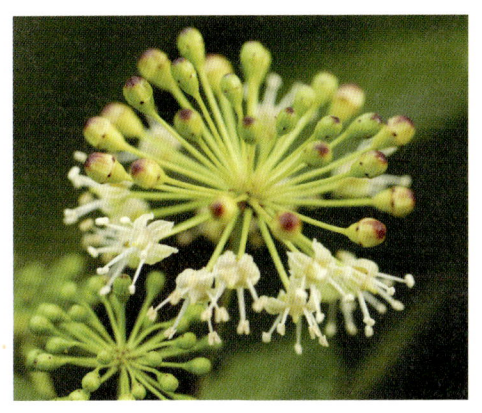

가시오갈피나무 꽃은 6~7월 자황색으로 피며 우산 모양 꽃차례로 달리고 꽃잎 다섯 장, 암술대는 한 개다.

다. 붓글씨를 쓰고 독서를 하면서 여생을 즐기는 귀촌인이었다. 산나물에 큰 관심을 보이자 귀촌인이 "우리 뒷산이 전부 산나물 밭이다"면서 필자의 소매를 잡고 산속으로 이끌었다. 말처럼 참취와 머위, 고사리 등 산나물이 씨앗을 뿌리고 가꾼 것처럼 자라고 있었다. 신이 나서 산나물을 설명하며 앞장선 귀촌인 뒤를 묵묵히 따랐다.

　나뭇가지를 헤치며 산을 오르는데 정강이가 따끔해 발아래를 내려다보니 오갈피나무가 자라고 있었다. 너무 반갑고, 얼마나 고마운지 몰랐다. 그게 전부가 아니었다. 오갈피나무가 한 가족처럼 여기저기 흩어져 자라고 있었다. 뜻밖에 오갈피나무를 직접 본 순간 옛 연인을 만난 것처럼 흥분이 되었다. 사진을 열심히 찍으니까 귀촌인이 "산삼도 아닌데 뭘 그리 야단이냐"면서 이해를 못하겠다는 듯이 한마디 툭 던졌다.

　식물도감에서는 해가 잘 들고 수분이 많은 계곡 같은 곳에서 자란다고 하지만 흔하지 않다. 대개 한두 그루씩 흩어져 자라므로 유심히 살피지 않으면 그냥 지나치기 십상이다. 한 그루만 발견하면 그 주위에서 여럿을 만나기도 한다. 이런 날은 산삼을 캔 듯이 기쁘고 절로 콧노래가 나온다. 산을

기다란 잎자루 끝에 잎이 3~5개 달리고 잎 가장자리는 톱니 모양이다.

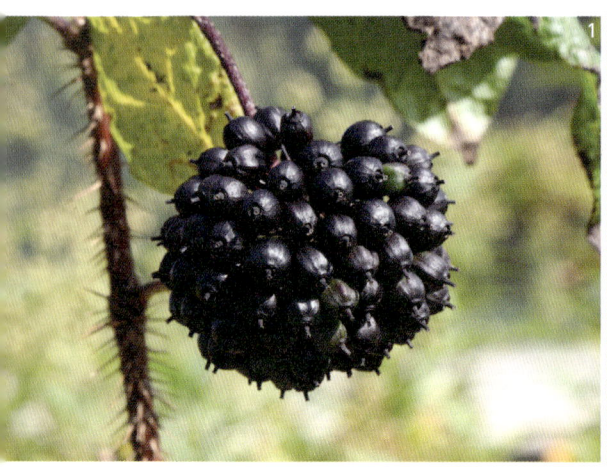 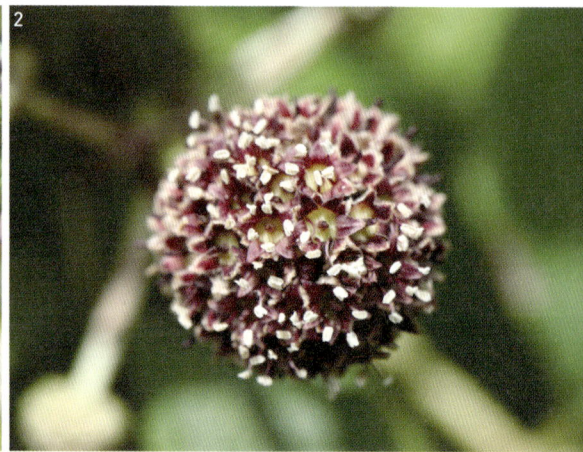

1 가시가 촘촘히 나는 게 특징인 가시오갈피 익은 씨앗.
2 가시가 듬성듬성 나는 게 특징인 민가시오갈피 꽃.

　탐방하는 것이 힘들고 위험해도 이런 것이 기대되어 게으름을 피우지 않고 산을 오른다.
　우리나라 산에는 '가시오갈피'와 '민가시오갈피' '섬오갈피나무' 등이 자란다. 섬오갈피는 제주도 같은 섬에서 자생하는 것으로, 우리나라 특산종이다. 가시오갈피는 중부 이북 산에서 자생하는 희귀 보호 식물이며 이름처럼 날카로운 가시가 촘촘한 것이 특징이다. 또 콩알보다 조금 작은 열매가 수십 개 모여 한 덩어리 같고 전체 크기는 탁구공만하다. 이에 비해 민가시오갈피는 가시가 좀 더 크고 드문드문 나 있다. 꽃봉오리는 울퉁불퉁한 모습이고 구슬 크기와 거의 비슷하다.
　새순은 가지 끝의 것이 가장 먼저 단단한 비늘잎을 밀어젖히고 올라온다. 그 뒤를 이어서 곁순이 때를 기다렸다는 듯이 터진다. 잎이 다 자라면 다섯 손가락을 활짝 편 모양새다. 이 때문에 오갈피나무라는 이름이 붙여졌다고 한다. 한자로는 오가피(五加皮)이며 가시가 흰색을 띠어 백자(白刺)라고도 한다.

예부터 주로 뿌리와 나뭇가지가 한약재로 이용됐다. 닭고기를 푹 고을 때 빠지지 않는다. 닭고기 누린내를 잡아주고 구수한 국물 맛을 더해줘서다. 나뭇가지와 뿌리를 넣고 끓인 닭백숙이 전국 관광지에서 인기를 얻는 것은 이 같은 이유다. 나뭇가지와 뿌리는 차로 끓여 마셔도 건강에 좋다. 노인성 질환인 동맥경화와 고혈압, 허리와 척추 통증 등을 완화하는 효과가 있어서다.

최근 봄에 돋아나는 새순이 산나물로 인기를 얻고 있다. 은은한 향과 쌉싸래한 맛이 나고 한 번 맛본 사람들이 봄이 되면 잊지 않고 계속 찾고 있다. "한 번도 못 먹어본 사람은 있어도 한 번밖에 먹지 않은 사람이 없다"는 말이 나돌 정도다. 주로 뿌리와 나뭇가지가 이용되었지만 잎이 인기를 더해가고 있다. 쓴맛이 난다고 해서 산나물을 싫어하는 어린이가 먹을 정도로 잎의 맛은 순하고 부드럽다.

재배 씨앗은 채취한 뒤 땅속에 2년 묻어뒀다가 가을이나 봄에 파종해야 발아율이 높다. 두릅나무처럼 뿌리를 15센티미터 길이로 잘라 땅에 묻는 뿌리꺾꽂이를 하면 증식이 잘 된다. 약간 습한 곳에서 자라지만 배수가 잘되는 양토가 알맞다. 토질이 척박하거나 물 빠짐이 나쁜 곳에서는 병해가 우려된다.

요리 새순은 살짝 데친 다음 가능한 양념을 적게 넣고 무쳐 먹으면 쌉싸래한 맛과 향이 살아난다. 곰취나 산마늘처럼 장아찌로 담가 먹어도 맛있다. 나물밥으로 해먹거나 차로 끓여 마시면 건강에 도움이 된다. 뿌리나 줄기 껍질로 술을 담그거나 차로 끓여 마시면 건강식으로 그만이다.

효능 맛이 맵고 쓰며, 따뜻한 성질이 있다. 지구력을 강화시키는 효능이 뛰어나 육체를 많이 쓰는 사람이나 운동선수 보양식으로 제격이다. 동맥경화와 고혈압을 낫게 하고 손발 저림 등을 치료한다. 또 신장을 보호하는 효과가 있어 전립선을 정상화시켜 심신의 기능을 높이는 데 좋다.

가까이할 수도 멀리할 수도 없는
옻나무

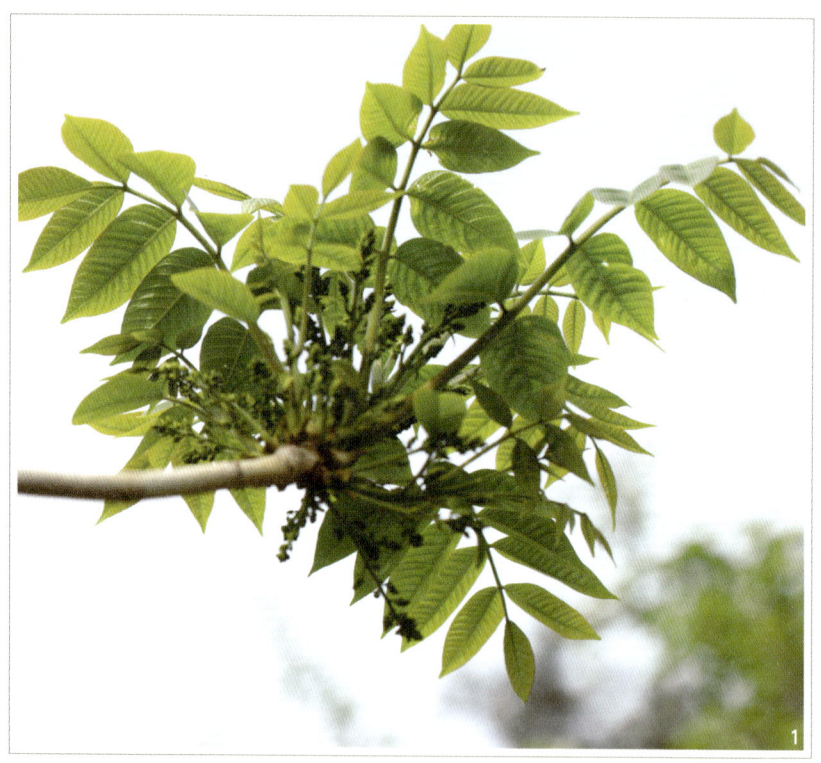

Toxicodendron vernicifluum (Stokes) F. A. Barkley
옻나뭇과 낙엽 활엽 교목. 높이 3~10미터, 개화기 5~7월,
해가 잘 드는 산속.

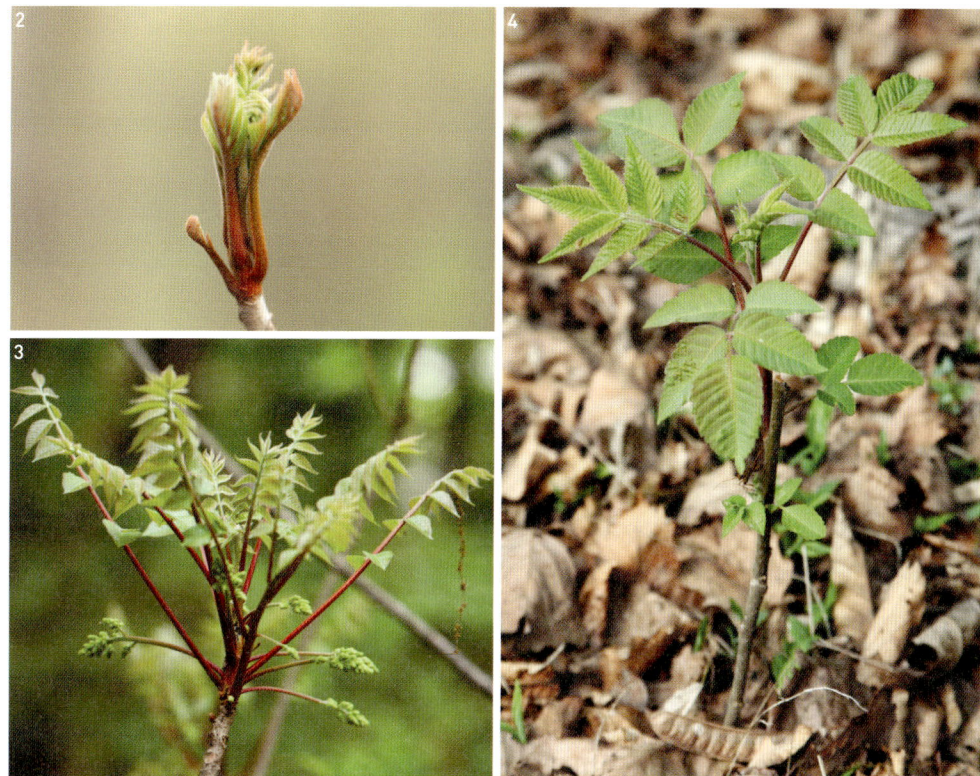

1 옻나무 잎은 가지 끝에 7~11장 어긋나며, 홀수 1회 날개 모양 겹잎으로 길이 25-40센티미터다.
2 개옻나무 새순이 인편을 밀어젖히고 싱그럽게 자라고 있다.
3 개옻나무 잎은 마주나며 1회 날개 모양 겹잎이다.
4 개옻나무 줄기와 가지는 세로로 갈라져 줄이 나 있는 것 같고 회색을 띠는 게 특징이다.

•• 어릴 때 옻나무가 눈에 띄면 멀찌감치 피해 다녔던 기억이 생생하다. 옻나무를 만지면 큰일난다는 어른들의 말씀을 듣고 무슨 영문인지도 모르고 그냥 따랐다. 옻나무에 대한 선입견이 세월이 많이 흘러도 변함이 없다.

아직도 산에서 옻나무와 마주치면 절로 몸이 움찔해진다. 가파른 산을 오르거나 내려올 때 미끄러지거나 넘어지지 않으려고 나뭇가지를 잡는 경우가 많다. 엉겁결에 나무를 잡고 보면 종종 옻나무다. 그 뒤 기분이 찜찜하고 혹시 몸에 이상한 증상이 나타나지 않을까 며칠간 마음을 졸린다.

옻나무는 산속 여기저기 흩어져 자란다. 여느 나무처럼 해가 잘 들고 토심이 깊은 곳을 좋아한다. 또 물 빠짐이 잘되는 토질에서 자란다. 계곡 근처보다 해가 잘 들고 물 빠짐이 좋은 산등성이 같은 곳에서 자주 눈에 띈다. 바람이 잘 통하고 조망권이 좋은, 산의 명당 중 명당에 자리 잡고 자라는 셈이다.

옻나무는 전국 웬만한 산에서 자랄 정도로 흔하다. 옻나무는 크게 흔히 참옻나무라고 하는 '옻나무'(정식 식물명)와 '개옻나무' 두 종으로 나뉜다. 참옻나무는 약성이 좋고 쓰임새가 많아 다양하게 이용된다. 하지만 요즘 거의 눈에 띄지 않는다. 자주 마주치는 것은 대부분 개옻나무다.

참옻나무는 높이 10미터까지 자라고 나무껍질이 연한 흰색을 띠는 게 개옻나무와 가장 큰 차이점이다. 잎은 길이 7~20센티미터, 너비 3~6센티미터로 개옻나무보다 좀 더 크다. 개옻나무는 높이 7미터까지 자라고 나무껍질이 세로로 가늘게 갈라지고 회색을 띠는 게 특징이다. 잎은 길이 4~10센티미터, 너비 3~5센티미터다(《한국식물도감 I》).

옻나무는 가까이해서도 멀리해서도 안 되는 불가근불가원(不可近不可遠)이란 말이 어울린다. 만지기만 해도 온몸이 가렵고 직접 닿은 피부는 짓물러질 수 있어서다. 어떤 사람은 옻나무를 바라보기만 해도 눈이 가렵고 충혈된다고 한다. 독성이 강해 생기는 피부염의 일종으로 흔히 '옻이 올랐다'고 하는데 한의학에선 칠창(漆瘡) 또는 칠교(漆咬)라고 한다.

칠창은 긁을수록 가렵고 진물이 날 뿐 아니라 발열, 두통, 수면 장애 등이 동반될 수 있다. 《동의보감》에서는 수양버들 나뭇가지나 잎을 달인 물로 환부를 씻거나 바르면 낫는다고 전한다. 개인 차이는 있지만 가려움을 참고 긁지 않으면 자연스럽게 낫는다. 이 같은 피부염을 일으키는 옻나무의 주요 성분은 우루시올이다. 우루시올은 공기 속의 산소를 흡수해 검은색 덩어리

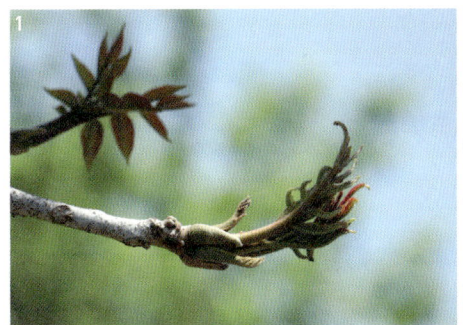 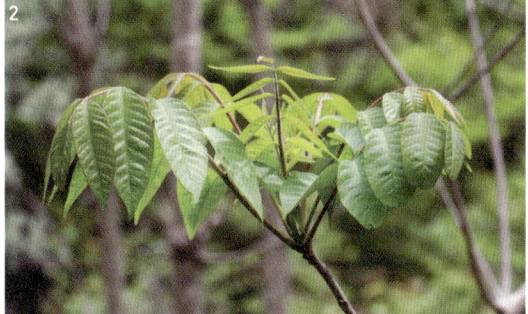
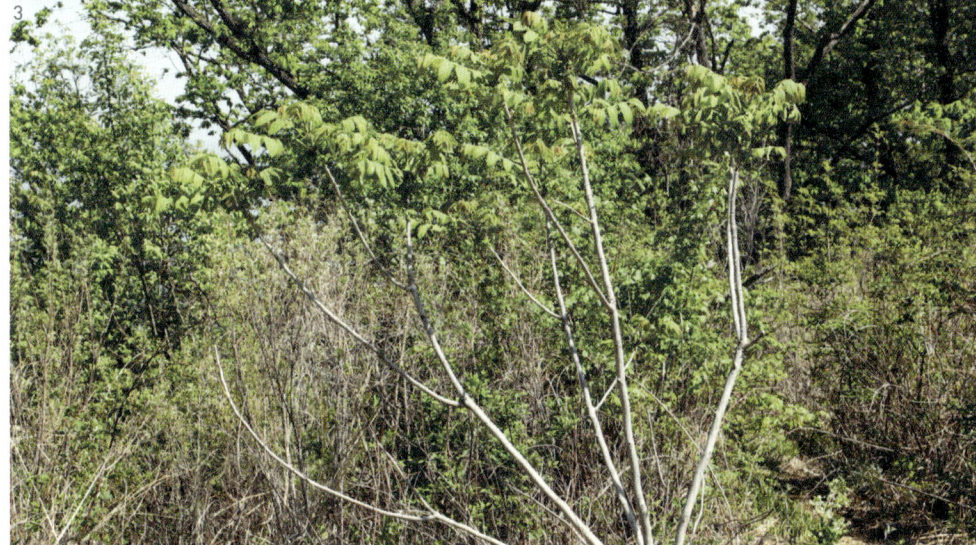

1 참옻나무 새순은 갈색을 띠며 생장 속도가 엄청 빠르다.
2 참옻나무 잎은 마주나며 1회 날개 모양 겹잎이다.
3 참옻나무는 줄기가 매끈하고 약간 흰색을 띠는 것이 특징이다.

로 굳어지는 성질이 있다. 나뭇가지를 자르면 송진처럼 진액이 나오고 시꺼멓게 변하는 것이 우루시올 성분 반응의 결과다.

옻나무는 일해백리(一害百利)라는 말이 있다. 일해(一害)는 피부염을 일으키는 우루시올에서 비롯된다. 일해의 주범이 백리(百利)의 주요 성분으로 밝혀지고 있어 흥미롭다. 최근 연구 결과 우루시올 성분이 암세포 증식 및 전이를 억제하고, 암세포 핵을 죽이는 효과가 있다. 또 간 기능 회복과 피로 해소 효과가 뛰어나다. 옻은 어혈을 덥히고 녹여내 생리통과 생리불순 치료 효과가 있는 것으로 예부터 전해지고 있다.

충북 옥천의 농가들은 우루시올을 제거한 옻나무 추출액을 곶감 말릴 때 뿌려 습기와 곰팡이 잡는 법을 개발해 이용하고 있다. 생감을 깎아 사나흘 지난 뒤 추출액을 뿌리면 곶감이 색깔과 당도가 좋고 상품 가치가 높아진다. 또 곶감 표면에 추출액이 스며들어 코팅 역할을 하므로 저장성이 높아진다고 한다.

옻나무는 영어로 래커트리(Lacquer tree)인데, 우리가 일상생활에서 쓰는 '래커칠'이 옻나무에서 비롯된 말이 아닐까. 나무는 예부터 고급 가구재로 쓰이고, 수액은 생활에 다양하게 이용되고 있다. 정제한 수액은 수분과 열에 강하고 항균 효과가 뛰어나 예부터 천연 도료로 인기다. 합성 도료에 비해 고분자 막을 더 잘 형성하고 산이나 알칼리에 쉽게 부식되지 않는다는

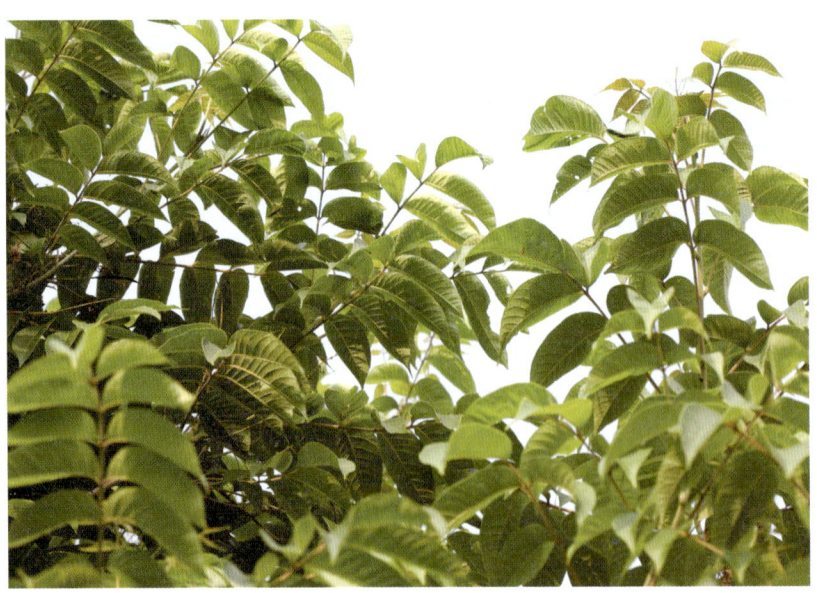

참옻나무 작은 잎은 9~11장이고 길이 7~20센티미터, 너비 3~6센티미터며 가장자리는 밋밋하다.

장점이 속속 밝혀져 쓰임새가 산업용으로 확대되고 있다. 내열성을 비롯해 내염성, 방부성, 절연성 등이 뛰어나 다양하게 이용될 전망이다.

어린잎은 산나물로 인기다. 산나물 마니아들은 옻나무 새순만큼 맛있는 산나물이 없다고 주장한다. 새순이 한 뼘 정도 자랐을 때 뜯어서 살짝 데친 다음 먹으면 고소한 맛이 난다. 또 비빔밥, 부침개, 무침 등 다양하게 요리해 먹을 수 있다. 강원 원주와 충북 옥천에서는 해마다 옻순 축제를 열어 산나물 마니아는 물론 관광객을 불러 모은다.

옻나무를 볼 때마다 선조의 지혜가 느껴진다. 바라보기만 해도 탈이 나는 위험을 무릅쓰고 산나물과 천연 도료, 목재 등 다양한 이용법을 개발한 끈기와 용기가 놀랍다. 현대 과학이 발달하기 훨씬 전 이미 수액을 채취해 정제하고 생활에 널리 이용하는 방법을 알아낸 것이다. 벌레가 옻나무 잎이나 껍질을 먹지 않는 것을 보고 힌트를 얻어 도료로 개발하지 않았을까. ∞

재배   주로 씨앗으로 증식하지만 씨앗을 휴면 타파할 수 있는 전문 노하우가 필요하다. 묘목을 구입할 때 옻나무(참옻나무)인지 개옻나무인지 주의해야 한다. 도료용 옻나무는 일반적으로 1만 제곱미터당 3천 주를 심어 8년 가까이 키워야 진액을 웬만큼 생산할 수 있다. 햇볕과 통풍이 양호하고 토심이 깊고 비옥하며 배수가 잘되는 곳이 적지다.

요리   옻이 타는 사람은 먹으면 안 된다. 새순은 데쳐 초고추장에 찍어 먹으면 고소한 맛이 난다. 나뭇가지는 닭고기나 오리고기를 요리할 때 넣으면 약성이 국물에 우러나 몸에 이롭고 고기의 누린내를 잡아줘 맛을 더한다. 생선 요리에 맛술 대신 쓰면 비린내를 잡아주는 효과가 있다.

효능   맛은 맵고 성질이 따뜻하다. 《동의보감》에서는 소장을 잘 통하게 하고 회충을 없애며 아랫배 통증을 낫게 한다고 전한다. 최근 연구 결과 암세포 전이 혈관 형성 억제 및 숙취 해소 효과가 밝혀졌다. 또 혈소판 응집 억제와 혈소판막 수용체 발현 억제 등 효과가 있어 동맥경화증, 뇌출혈, 뇌졸중, 뇌경색 등의 예방 및 치료에 좋다.

김치로도 담가 먹는
우산나물

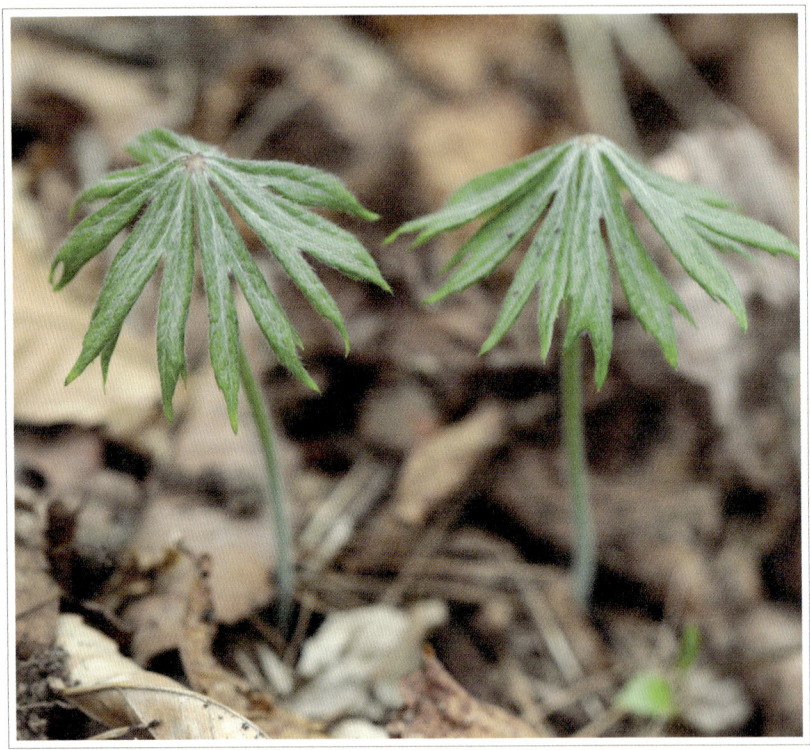

Syneilesis palmata (Thunb.) Maxim.
국화과 여러해살이풀, 높이 60~100센티미터, 개화기 7~8월,
햇빛이 잘 드는 물 빠짐이 잘되는 비탈진 산속.

•• 지인의 전원주택 화단에서 우산나물을 처음 봤다. 잎 모양이 신기해 외국에서 들여온 관상식물인 줄 알았다. 우리나라 산에서 흔히 자라고 맛있는 산나물이라는 지인의 설명을 듣고 깜짝 놀랐다. 산촌에서 나고 자란 데다 웬만한 산나물은 잘 안다고 자부하던 차 충격을 받았다.

알고 보니 우산나물은 전국 산에서 나고 자라는 흔한 산나물이다. 그동안 까마득히 모르고 지낸 것이 원망스러웠다. 이름조차 몰랐던 탓에 수없이 그냥 지나쳤던 것 같다. 산나물을 포함한 식물은 관심을 기울이는 만큼 알게 되고, 또 아는 만큼 이해하고 사랑하게 된다는 것을 새삼 깨달았다.

몇 해 전 경북 울진에 있는 금강송숲길을 온종일 걷고 하룻밤 민박을 했다. 민박집에서 저녁을 먹는데 두세 가지 산나물 요리가 밥상에 올라와 관심을 끌었다. 그중 유독 한약 같은 은은한 향이 나고 부들부들 씹히는 식감이 좋은 반찬이 눈에 띄었다. "우산나물인데 향이 좋고 오래전부터 먹던 맛있는 산나물"이라는 민박집 주인의 설명을 들은 뒤 다른 반찬에는 손이 가지 않았다.

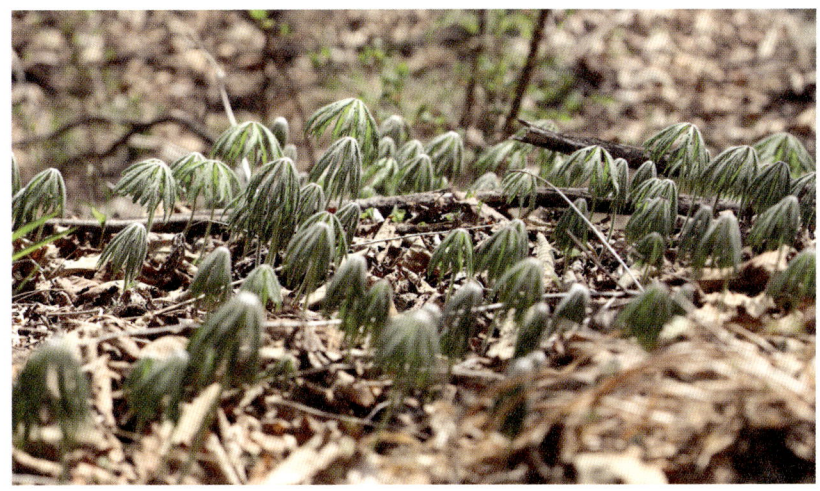

물 빠짐이 잘되는 약간 비탈지고 해가 잘 드는 곳에 무리를 지어 자란다.

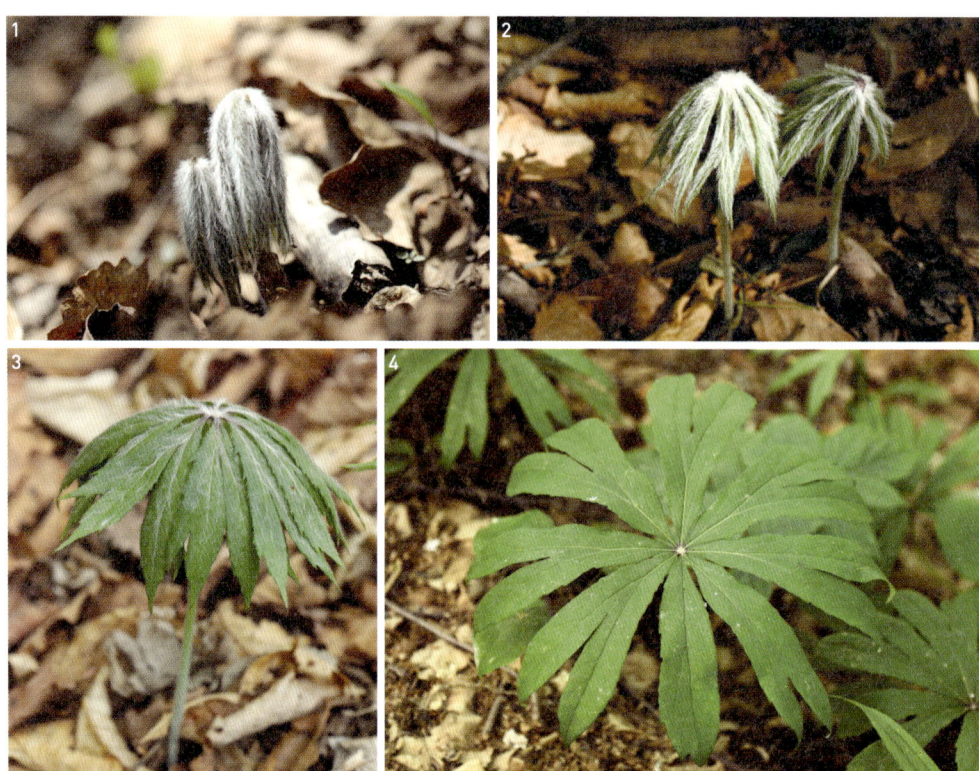

1 어린 줄기와 잎은 흰색 털이 빈틈없이 나 있어 이채를 띤다.
2 잎이 손가락처럼 여러 갈래로 갈라지며 전체 모습은 펼친 우산과 비슷하다.
3 잎은 줄기에 한 개씩 달리는 것이 기본이며 두세 개인 것이 가끔 있다.
4 잎은 7~9개로 깊게 갈라지고 다시 두 개로 얕게 갈라진다.

　또 금강송숲길 마을에서 먹은 우산나물 덕분에 묵은 산나물은 질기다는 편견이 말끔히 사라졌다. "제때 수확해 그늘에 천천히 말리면 향이 그대로 살고 절대 질기지 않다"는 민박집 주인의 말은 산나물을 공부하면서 여러 번 경험했다. 새싹이나 새순이 시차를 두고 계속 나오므로 번거롭지만 여러 차례 제때 채취해야 고유의 맛이 난다.
　우산나물은 김치로 담가 먹기도 한다. 소꿉친구와 함께 밤늦게까지 술잔을 기울이던 중 화제가 산나물로 옮겨갔다. 우산나물이 뭔 줄 아느냐고

친구에게 묻자 "촌놈이 그걸 왜 모르냐"는 대답이 돌아왔다. 속사포처럼 빠른 대답에 놀라 멀뚱멀뚱 친구를 쳐다보는데 "우산나물 김치가 진짜 맛있다"는 말을 듣고 입을 다물지 못했다. 친구가 살았던 이웃마을에서는 예전부터 김치를 담가 먹었다.

산나물은 수풀에 있을 땐 한낱 풀에 지나지 않는다. 무관심하면 풀이나 잡초에 불과하지만 이름과 가치를 알고 나면 마주칠 때마다 오랜 친구처럼 반갑고 보물같이 소중하다. 30년 가까이 지치지 않고 전국 산을 오르고 산나물을 탐방하는 원동력은 새로운 사실을 알고 미처 몰랐던 것을 깨우치는 즐거움이다.

우산나물은 새싹이 자라고 꽃이 피고 씨앗을 맺기까지 생육 과정이 한 편의 파노라마같다. 특히 새싹이 자라는 모습이 장관이다. 새하얀 털로 싸여 있는 어린 줄기와 잎이 앙증맞다. 햇빛을 받아 반짝반짝 은빛이 날 때는 살아 움직이는 듯하다. 털은 추위를 이겨내는 데 옷 같은 구실을 한다. 실제로 우산나물은 여느 산나물보다 늦서리 피해가 적다. 몸에 직접 닿지 않도록 차가운 서리나 진눈개비를 털이 떠받치므로 실제로 잎과 줄기는 고사리보다 냉해를 적게 입는다.

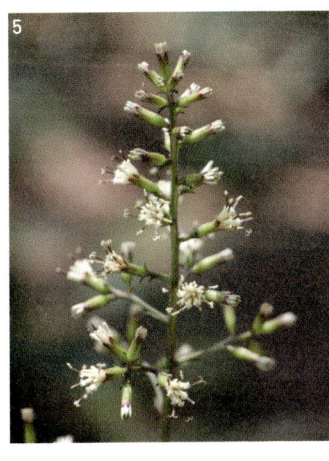

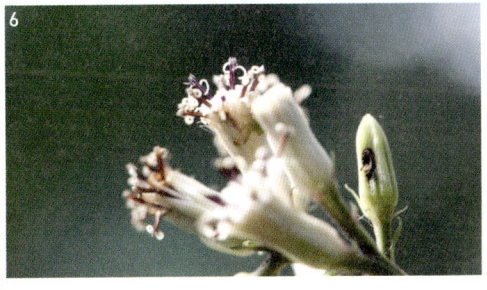

5 꽃대가 길게 자라고 머리 모양 꽃봉오리가 고깔 꽃차례로 달린다.
6 꽃은 연한 붉은색으로 피고 지름 8~10밀리미터며 암술 끝이 두 갈래로 갈라진다.

잎은 눈길을 사로잡는 매력이 있다. 줄기에 착 달라붙어 있던 어린잎은 우산을 펼치듯 돔 지붕 모양으로 변한다. 일부 지방에서는 잎이 고깔을 닮았다고 해서 고깔나물이라고 한다. 또 삿갓을 닮았다고 해서 삿갓나물이라고 부르지만 위험천만한 일이다. 진짜 삿갓나물은 먹으면 탈이 나는 독초다.

우산처럼 줄기에 하나씩 달린 잎은 차츰 회백색에서 진녹색으로 변한다. 잎이 대개 한 개씩이지만 간혹 두세 개 달리는 것이 있다. 잎은 7~9갈래로 깊게 갈라지고, 그 갈래는 다시 두 갈래로 잘게 갈라진다. 잎 가장자리는 잔톱니 모양이다. 잎이 자라면 빽빽이 나 있던 은빛 털은 눈에 잘 띄지 않는다.

우리나라에서 나고 자라는 우산나물은 크게 '우산나물'과 '애기우산나물' 두 종으로 나뉜다. 애기우산나물은 이름처럼 잎 모양이 나무젓가락만큼 좁다. 또 잎 모양과 크기는 환경에 따라 크게 차이 난다. 낙엽이 켜켜이 쌓여

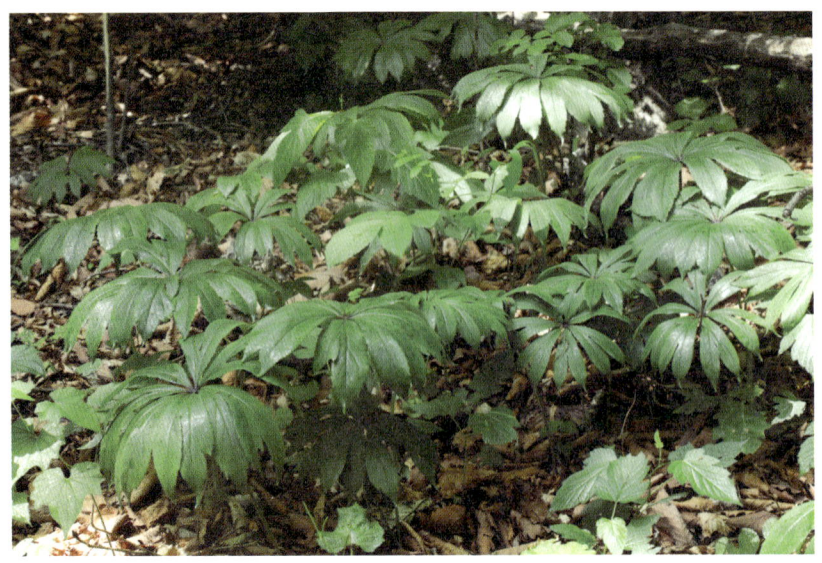

잎은 지름 35~40센티미터고 잎 가장자리는 잔톱니 모양이다.

성숙한 것은 우산 모양과 비슷하고 여느 풀처럼 진녹색을 띤다.

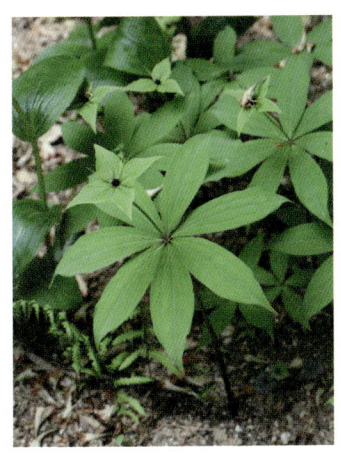

삿갓나물은 독초로 분류되며 잎은 6~8개 돌려난다. 줄기에 잎이 층층이 돌려나는 것이 우산나물과 가장 큰 차이점이다.

썩어 비옥한 토질에서 자라는 것은 손바닥 두 개보다 더 크다. 메마른 땅에서 자라는 것은 잎이 좁고 키가 작아서 우산나물이 맞는지 헷갈릴 정도다.

산에 가서 우산나물을 만나지 않고 내려오면 허전한 기분이 든다. 우연한 기회에 뒤늦게 알았지만 여느 산나물보다 정감이 간다. 산의 고저를 크게 따지지 않고 웬만한 산에서 자라는 무던함이 있어 더욱 사랑스럽다. 새싹이 자라날 때부터 꽃이 피고 씨앗을 맺을 때까지 시시때때로 변하는 모습을 보면 반려 식물로 키우면 좋겠다는 생각이 든다.

재배	물 빠짐이 잘되는 모래 진흙이 적지다. 씨앗과 포기 나누기로 증식한다. 씨앗이 아주 작으므로 모래와 섞어 뿌리고 흙을 살짝 덮어준다. 겉흙이 마르지 않도록 차광망을 덮고 새싹이 올라온 뒤 벗겨주면 잘 자란다. 가뭄에 강하고 토질을 까다롭게 가리지 않아 재배가 쉬운 편이다.
요리	어린잎과 줄기는 데쳐 양념을 적게 넣고 무쳐 먹으면 은은한 향과 부드러운 식감이 좋다. 김치를 담가 먹거나 볶거나 튀겨 먹어도 맛있다. 억센 것은 장아찌나 데치고 말려 묵나물로 이용하면 된다.
효능	한방에서는 뼈마디가 쑤시고 켕기며 굽혔다 폈다 하기 어려운 환자를 치료하는 데 이용한다. 제습과 해독, 특정한 암세포 성장을 억제하는 효능이 있다. 체내 독소와 노폐물을 배출시켜 혈액 순환을 원활하게 하고, 근육이 굳어 감각이 없어지는 증상을 완화하는 효과가 있다.

근심을 잊게 해주는 풀
원추리

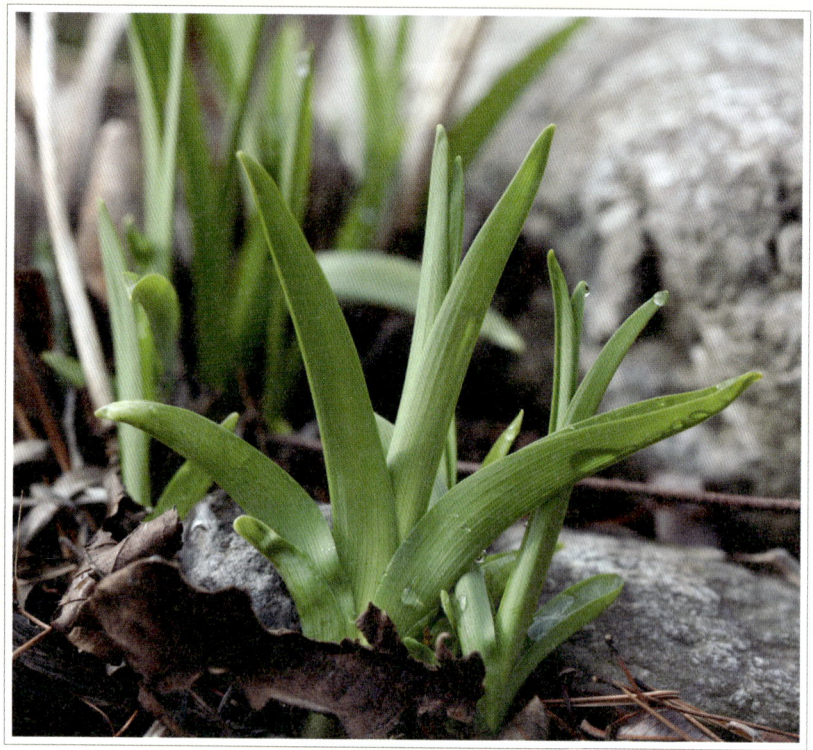

Hemerocallis fulva L.
백합과 여러해살이풀, 높이 80센티미터, 개화기 7~8월,
강가나 산 계곡부터 정상에 이르기까지 풀밭.

•• 　　원추리는 산나물 가치가 높지만 관상용으로 손색이 없다. 웬만한 꽃보다 이른 봄 새싹이 돋아나고 쑥쑥 빨리 자라나 더욱 사랑을 받는다. 새싹이 엊그저께 얼굴을 내민 것 같은데 어느새 싱그럽게 자라나 난초 같은 맵시를 뽐낸다. 주황색 또는 노란색 꽃이 피면 관상 가치는 절정에 이른다.

　　어릴 때 집 안에 원추리를 화초처럼 심어 가꾸었다. 싱그러운 새싹과 아름다운 꽃을 보기 위해서였다. 잡초가 얼씬도 못하게 빽빽이 자라므로 집 안 화단이나 담장 밑에 심으면 안성맞춤이었다. 자주 돌보지 않아도 절로 나고 자랐다. 뿌리 나누기를 하면 잘 번식하므로 친구들에게 나눠주며 인심을 쓰기에도 좋았다. 봄이 되면 친구들이 서로 자기 집의 원추리가 더 빨리 크게 자란다고 자랑하며 말씨름을 했던 기억이 생생하다.

　　어린잎과 줄기는 꽃에 견줘도 손색이 없다. 세로로 매끈하고 정갈한 잎맥이 나 있는 잎은 봄 내내 눈길을 잡아끈다. 바람이 차고 서리가 내리는 날씨에도 아랑곳하지 않고 당당하게 자라는 모습이 굳세고 멋스럽다. 웬만한 풀은 꽃샘추위에 얼어 죽지만 변덕스러운 날씨에도 끄떡없다.

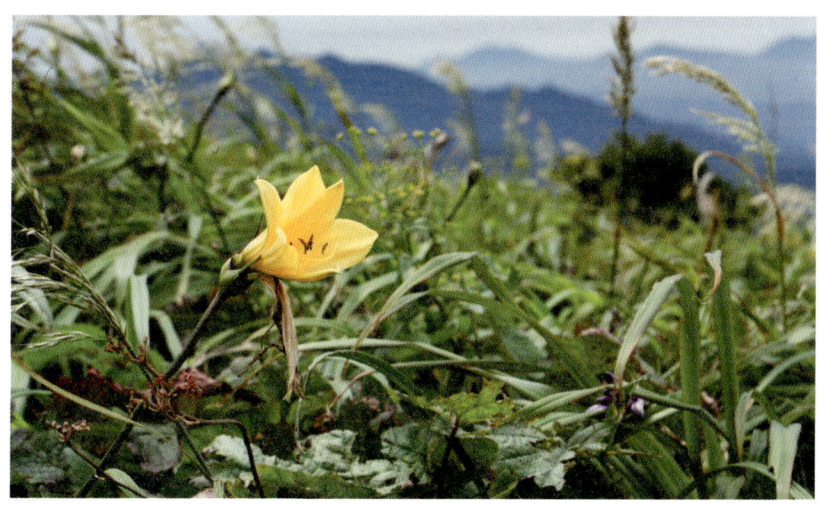

바람이 강해 나무가 발을 붙이지 못하는 높은 산에서 노랑원추리가 자라고 있다.

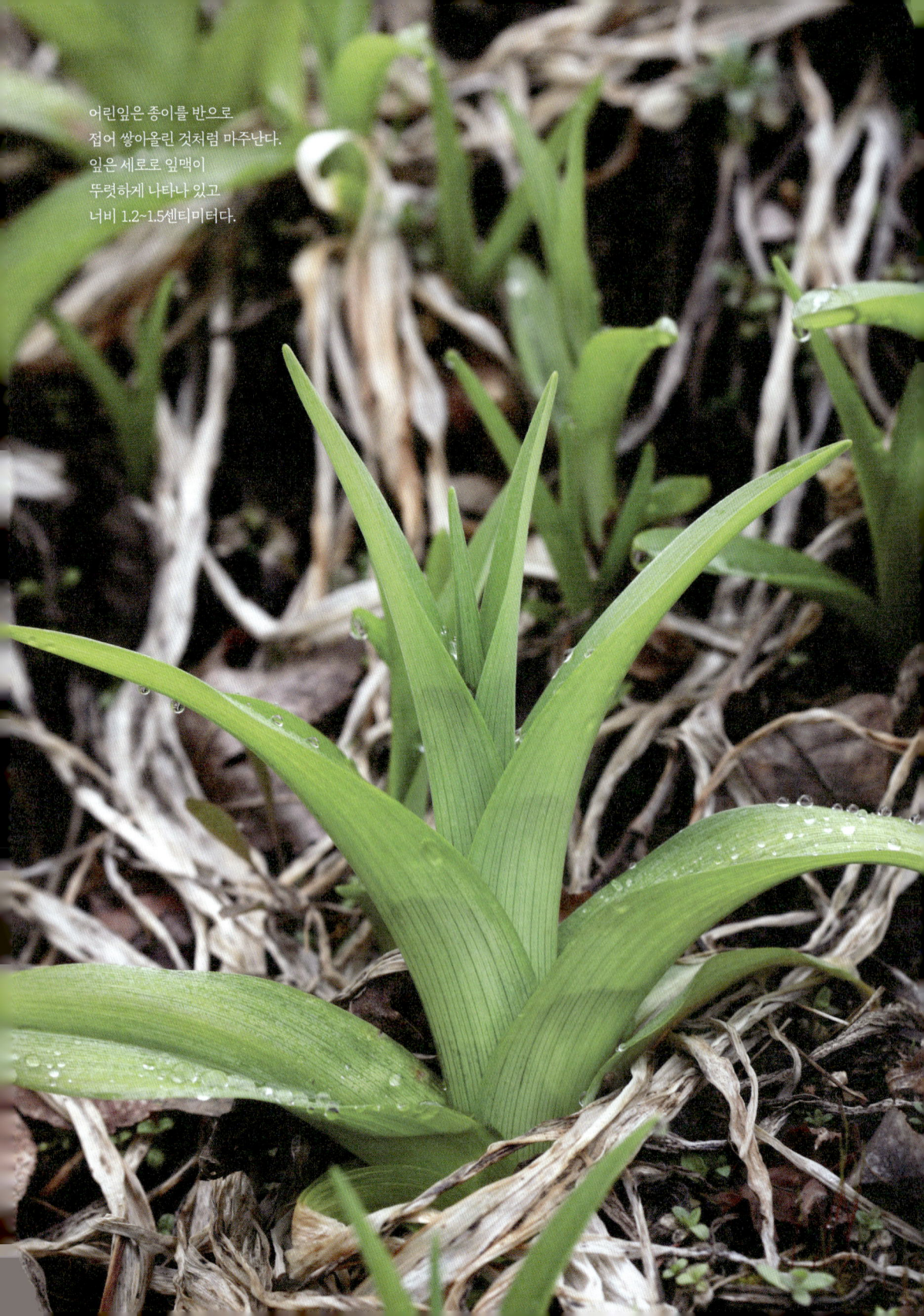

어린잎은 종이를 반으로
접어 쌓아올린 것처럼 마주난다.
잎은 세로로 잎맥이
뚜렷하게 나타나 있고
너비 1.2~1.5센티미터다.

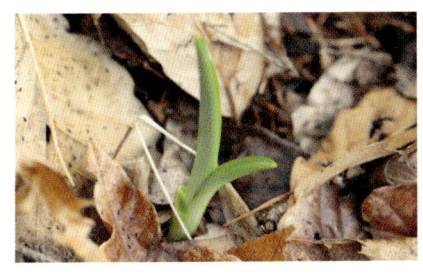

새싹이 여느 풀보다 일찍 연녹색을 띠며 싱싱하게 자라고 있다.

원추리는 지방에 따라 넓나물 또는 넘나물로 불린다. 싱싱하고 넓은 잎에서 비롯된 다양한 이름이 전해내려 온다. 근심을 잊게 해주는 풀이라고 해서 예부터 망우초(忘憂草)라고도 불린다. 새싹과 꽃을 먹으면 근심이 사라진다고 해서 붙여진 이름이다. 실제로 《동의보감》에서는 꽃망울을 따서 먹으면 답답한 가슴이 시원해진다고 전하고 있다.

잎은 종이를 반으로 접어 층층으로 쌓아올린 모양으로 사이좋게 번갈아가며 마주난다. 어린잎은 하늘을 향해 곧게 자라다가 벼가 익으면 고개를 숙이듯이 활처럼 땅을 향해 휜다. 따뜻한 봄이 되면 어느새 난초처럼 길게 자라고 시샘 많은 봄바람에 나풀거리는 모습이 예쁘다.

강남 갔던 제비가 되돌아오고 나비가 눈에 띌 무렵 시나브로 잎 사이에서 꽃대가 길게 올라온다. 꽃대는 끝 부분에서 가지를 많이 치고 그 끝마다 꽃봉오리를 맺는다. 꽃은 성질이 급한지 하루 만에 핀다. 그래서 영어로는 day lily다. 또 꽃말은 '하루 만의 아름다움' 또는 '기다리는 마음'이다. 저녁에 피었다 아침에 지는 달맞이꽃 성질을 많이 닮았다. 실제로 달맞이꽃 꽃말은 원추리와 비슷한 '기다림'이다.

우리나라에서 자생하는 원추리 종류는 일일이 셀 수 없을 만큼 많다. 가장 자주 눈에 띄는 '원추리'를 비롯해 '각시원추리' '노랑원추리' '애기원추리' 등이 있다. 버드나무가 자라는 강가부터 바람이 세차게 부는 높은 산에 이르기까지 분포대가 아주 넓다. 등산을 하다 보면 졸졸 따라다니는 것처럼 산기슭부터 정상에 이르기까지 자주 나타난다.

꽃잎 색과 크기는 종류마다 제각각이다. 원추리 꽃은 길이 10~13센티미터며 주황색과 붉은색이 무늬처럼 섞여 있어 아름다움을 더한다. 각시원추리와 노랑원추리, 애기원추리 등은 꽃이 노란색 계열이고 원추리 꽃보다 훨씬 작다. 각시원추리와 애기원추리는 원추리보다 잎이 가늘고 작다. 애기원추리는 주로 해발 1천 미터 이상 높은 산에서 자란다.

꽃의 수술은 목을 빼고 있는 것처럼 꽃잎 밖으로 드러나 있고 여섯 개다. 수술 끝에는 줄 모양 노란색을 띠는 꽃밥이 대롱대롱 매달려 있다. 꽃은 나리꽃과 많이 닮았지만 고혹적인 매력이 훨씬 뛰어나다.

서식지는 산기슭이나 계곡 근처다. 강가나 둔치에서는 쑥이나 토끼풀처럼 무리를 지어 자라므로 눈에 잘 띈다. 한번 터를 잡으면 빠르게 번식하고, 여느 풀보다 자람새가 강하다. 해가 잘 들고 물 빠짐이 좋은 사질토에서 잘 자란다.

전북 무주에 있는 덕유산에서 본 노랑원추리가 기억에 오래 남아 있다. 최고 높은 향적봉(1,614미터)에서 동엽령으로 이어지는 덕유평전에는 노랑

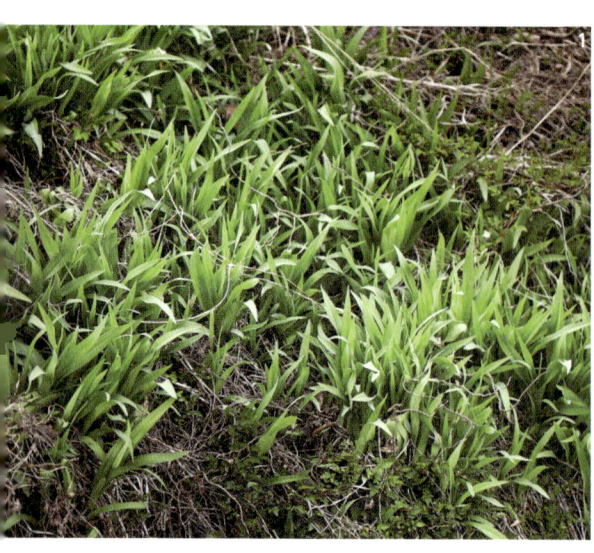
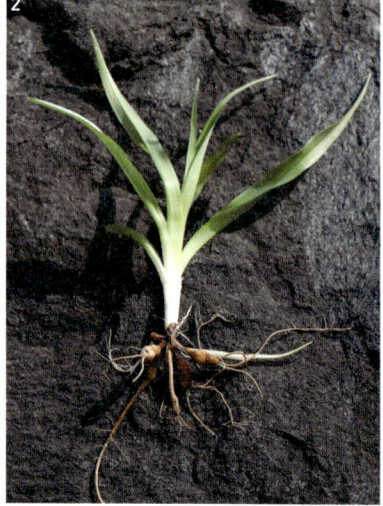

1. 토심이 깊고 물 빠짐이 잘되는 약간 경사진 밭둑 같은 곳에서 무리를 지어 자란다.
2. 뿌리는 여러 가닥이고 곤봉처럼 생긴 덩이줄기가 있으며 가뭄에 견디는 힘이 강하다.

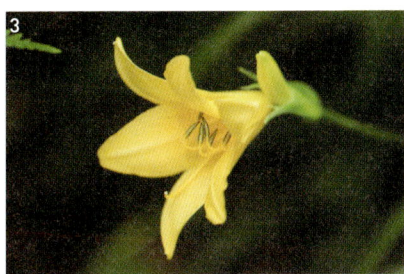
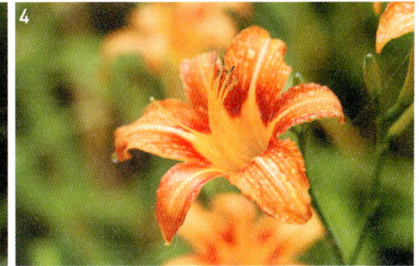

3 노랑원추리 꽃은 7~8월 뿌리잎 사이에서 나와 곧게 자라는 꽃줄기 끝에 한 개씩 피며 지름 2~3센티미터다.
4 노랑원추리나 각시원추리보다 잎이 크고 어른 키만큼 자라는 주황색을 띠는 원추리 꽃.

원추리를 비롯해 비비추, 철쭉 등의 산나물과 야생화가 많이 자라 산행 재미가 쏠쏠하다. 풀과 작은 나무가 무성하게 자라는 수풀에서 고개를 쑥 내밀고 자라는 노랑원추리가 단연 돋보인다. 쉴 새 없이 부는 바람에 일렁이는 모습을 바라보고 있으면 왜 망우초라고 했는지 짐작하고도 남는다.

재배 해가 잘 들고 비옥한 토질이 적지다. 물 빠짐이 좋은 약간 경사진 곳에서 잘 자란다. 씨앗과 포기 나누기로 증식한다. 땅속 깊이 뿌리를 내려 가뭄에도 끄떡없다. 한 번 터를 잡으면 개체수가 급속히 늘어난다.

요리 어린잎과 줄기는 반드시 데친 다음 장시간 물에 우려내 요리해야 한다. 부드러운 잎과 줄기는 초고추장에 찍어 먹거나 무쳐 먹으면 살캉살캉 씹히는 맛이 일품이다. 좀 억센 잎이나 줄기는 된장이나 국을 끓일 때 넣어 먹으면 된다. 꽃은 차로 끓여 먹거나 비빔밥에 고명처럼 이용해도 좋다. 꽃봉오리는 튀김으로 요리해 먹으면 색다른 맛이 난다. 옛날에는 꽃으로 쌈을 싸먹었다고 한다.

효능 《본초강목》에서는 싹과 꽃을 삶아 먹으면 황달이 낫고 소화가 잘되고 습열 치료 효과가 있다고 전한다. 한방에서는 코피와 대변, 출혈 등을 치료하는 지혈제로 이용한다. 최근 연구 결과 꽃잎은 종양 세포 분화를 억제하는 효과가 있는 것으로 밝혀졌다. 또 대장암 세포 성장 및 증식 억제와 패혈증 치료 효과가 있다.

추억의 주전부리
으름덩굴

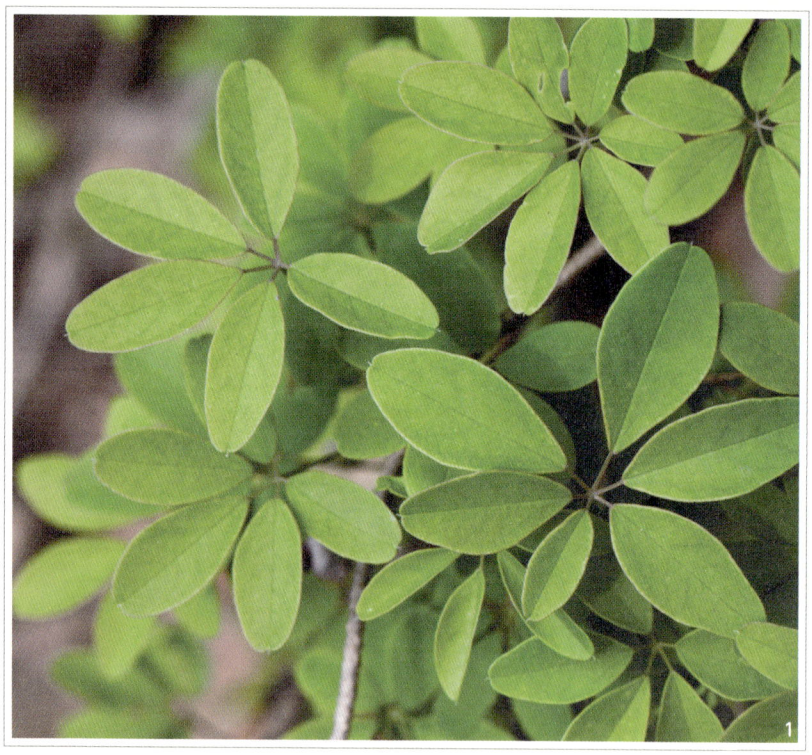

Akebia quinata (Houtt.) Decne.
으름덩굴과 낙엽 덩굴 식물, 길이 5~20미터, 개화기 4~5월,
해가 드는 산속 계곡 근처.

•• 도시에서 살면서 까마득히 잊고 지내는 게 많다. 개암나무와 보리수, 더덕, 잔대 등 일일이 헤아릴 수 없을 정도다. 소꿉친구와 함께 매일같이 산에서 따거나 캐먹던 무공해 식품이다. 과자가 귀하던 시절 발품을 팔면 얼마든지 먹을 수 있었던 부전부리 또는 간식거리였다. 하지만 먼저 따먹는 사람이 임자였던 만큼 맛이 제대로 들 때까지 남아나지 않았다. 한 발 늦어 빈 가지만 남아 있는 것을 바라볼 때 느꼈던 허탈감이란…….

이 같은 추억의 먹을거리가 요즘 산에서 남아돈다. 그중 하나가 으름덩굴이다. 선선한 가을바람이 불면 주렁주렁 열린 열매가 서서히 모습을 드러낸다. 푸릇푸릇하던 것이 자줏빛을 띤 갈색으로 익으면 눈에 잘 띈다. 완전히 익으면 껍질 가운데가 저절로 벌어지고 하얀색 열매살이 드러난다. 한국산 바나나라는 별명이 있으며 껍질을 벗겨내고 입안에 넣으면 열매살이 살살 녹는 듯하다. 달콤한 맛과 부드러운 식감이 바나나보다 낫다.

열매 못지않게 봄에 돋아나는 어린잎이 맛있다. 데쳐 나물로 무쳐 먹으면 쌉싸래한 맛이 입맛을 돋운다. 조금 억센 것은 데쳐 양념을 넣고 무쳐 먹거나 말려뒀다가 묵나물로 이용해도 좋다.

높은 산이나 낮은 산이나 고저를 까다롭게 가리지 않고 전국 산에서 자

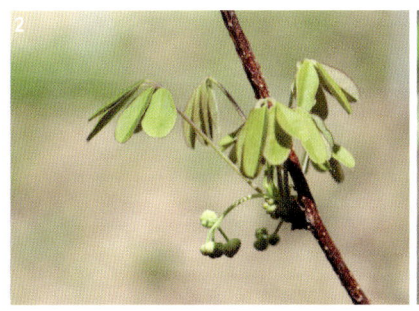
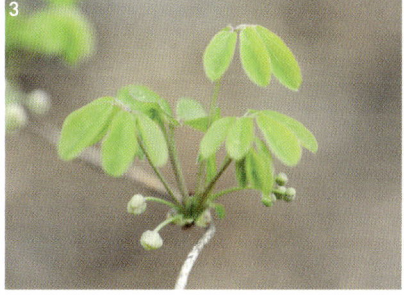

1 잎은 긴 잎자루 끝에 달리고 손가락을 펼친 것과 비슷한 모양이다.
2 새잎은 묵은 줄기에서 터져 나와 연녹색을 띠며 자란다.
3 작은 잎은 잎자루에 다섯 개씩 달리고 달걀 모양이거나 타원형이다.

란다. 식물도감에서는 500~1200미터 산에서 자란다고 설명하지만 산기슭 계곡 근처에서 자주 눈에 띈다. 토양 수분이 적당하고 물 빠짐이 잘되는 토질이다. 계곡 근처는 이같이 토질이 비옥하고 해가 적당히 들어 생육 환경이 좋다.

반음지성 식물이지만 음지에서도 끄떡없이 자란다. 내한성과 내음성이 강하고 한번 터를 잡으면 거침없이 서식지를 넓혀간다. 유기질이 풍부하고 보수력이 좋은 토질에서는 생장이 더욱 빠르다. 바람이 들이치지 않고 해가 적당히 드는 완만한 경사지에서는 무리를 지어 자란다.

어릴 때는 칡이나 다래처럼 땅위를 기듯이 한다. 나무나 바위 등을 만나 타고 올라가면 생장 속도가 빨라져 순식간에 하늘을 뒤덮는다. 게다가 번식력이 아주 강하다. 한두 그루가 뿌리를 내리면 금방 밭을 만들 만큼 생장력과 번식력이 놀랍다. 이런 곳은 조심해야 한다. 잎과 줄기가 무성하게 자라 땅바닥이 보이지 않는 데다 덩굴 아래에 똬리를 틀고 혀를 날름거리는 뱀이 있어서다.

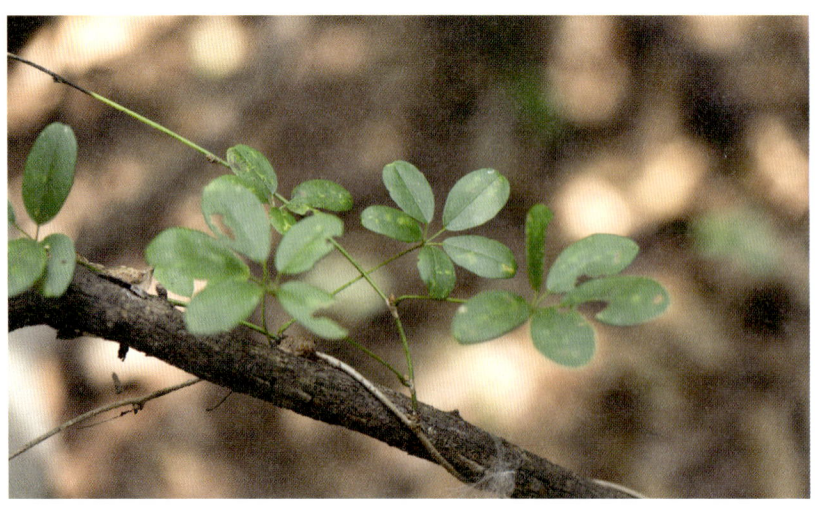

잎은 완전히 자라면 진녹색을 띠고 길이 3~6센티미터, 너비 1~2센티미터다.

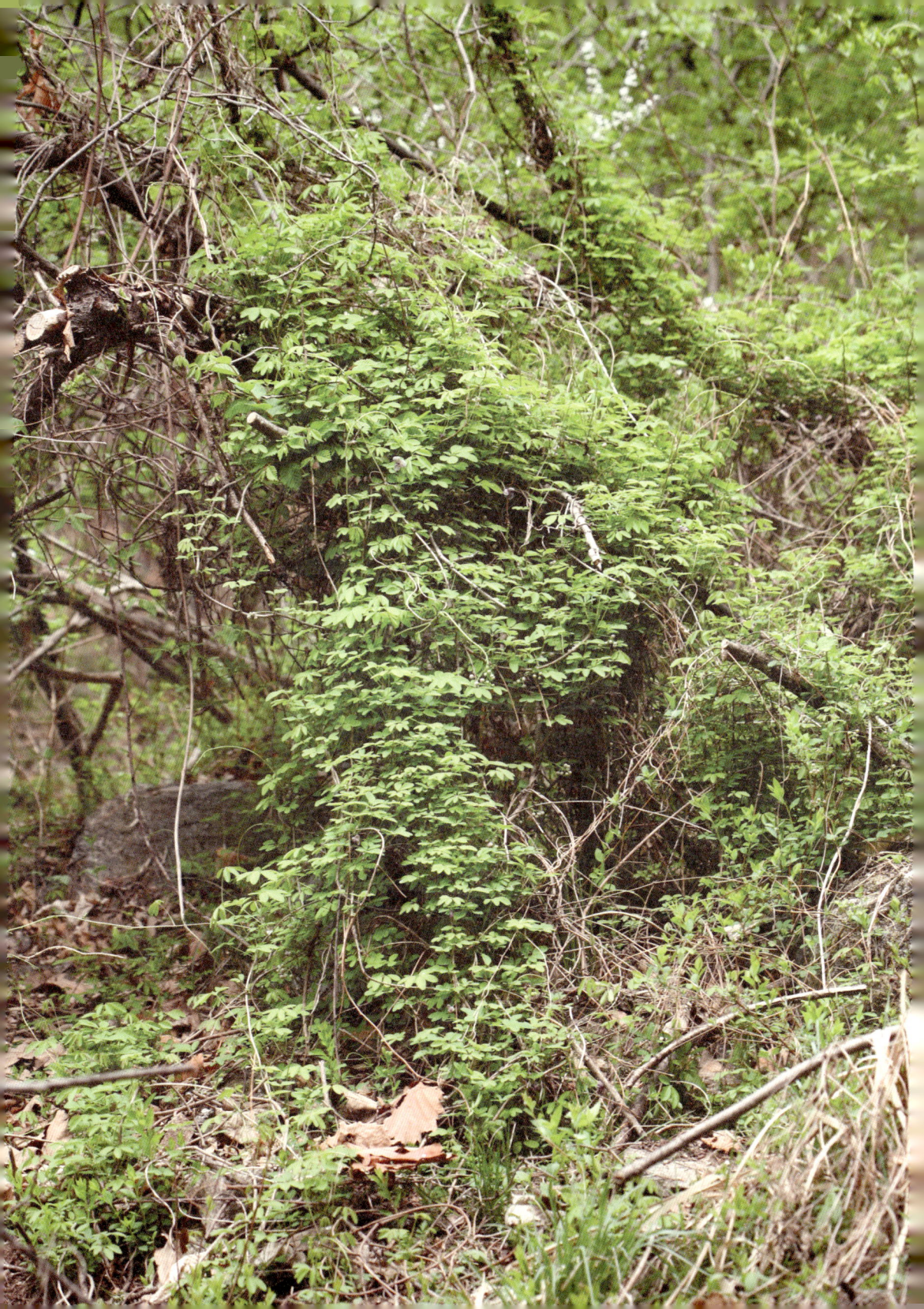

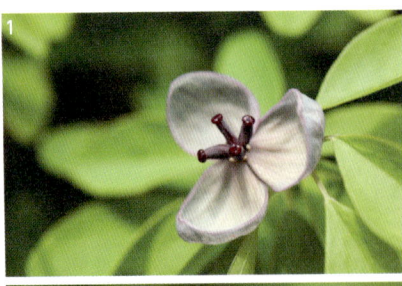
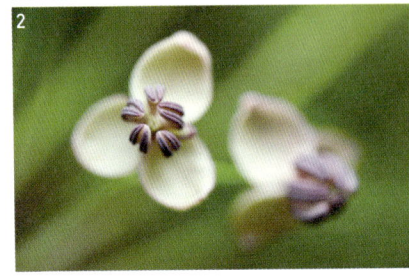
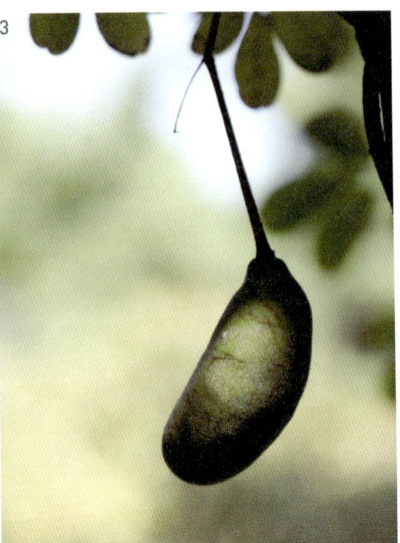

1 암술대가 뚜렷하고 꽃받침조각이 꽃잎 같은 모습인 암꽃.
2 수꽃은 꽃받침조각이 흰색을 띠고 수술이 5~6개 있다.
3 열매는 긴 타원형으로 가을에 자줏빛을 띤 갈색으로 익는다.

줄기는 스스로 곧게 자라지 못하지만 쇠밧줄만큼 질기다. 단단하지만 유연성이 좋아 예전에 바구니나 맷방석 재료로 이용됐다. 줄기는 1년생은 녹색을 띠고 해묵은 것은 칡과 비슷한 회갈색을 띤다.

잎은 넓은 달걀 모양이나 타원형이다. 가장자리가 밋밋하고 끝이 약간 오목한 게 특징이다. 긴 잎자루 끝에 잎이 다섯 개 달린다. 계곡을 훑고 지나가는 바람에 팔랑거리는 모습이 바람개비를 연상케 한다. 계절에 따라 색이 카멜레온처럼 변한다. 새잎은 눈이 시릴 만큼 고운 연녹색이지만 금방 진한 녹색으로 변하고 삭풍이 불면 거무스름한 진녹색으로 변신을 거듭한다.

잎이 나오고 곧이어 앙증스러운 자주색 꽃이 핀다. 꽃봉오리가 콩알만 하고 꽃은 암수한그루로 잎겨드랑이에 송이 꽃차례로 달린다. 암꽃과 수꽃이 딴꽃인 단성화다. 또 꽃받침조각이 꽃잎처럼 보이는 특이한 구조다. 암꽃은 자주색을 띠며 끝이 세 갈래로 갈라지고, 검은빛 자주색이다. 수꽃은 암꽃보다 좀 작고 수술이 여럿이지만 볼품이 암꽃만 못하다.

으름덩굴은 열매와 줄기, 잎 등 버릴 게 없다. 전원주택이나 아파트 화단에 심어 기르기 안성맞춤이다. 전원주택 창문이나 담장에 퍼걸러 등을 설치해 기르면 집의 품위와 운치를 높여준다. 특히 여름엔 강한 햇빛을 차단하고 그늘을 만들어 집 안을 시원하게 한다. 덩굴은 전원주택의 그늘막이나 관상수, 어린잎과 열매는 무공해 먹을거리로 손색이 없다.

으름덩굴은 가까이할수록 가치를 새삼 깨닫게 된다. 귀와 코가 시리는 혹한에도 잎을 완전히 떨어내지 않고 산속에서 푸른 기운을 머금고 있다. 대부분 나무와 풀은 깊은 겨울잠으로 빠져들지만 인동덩굴처럼 추위를 이겨내고 있다. 산행을 하다가 으름덩굴을 만나면 기온이 조금만 떨어져도 춥다고 호들갑을 떠는 모습이 한없이 부끄럽고 추위를 핑계로 겨울 산행을 게을리 할 수 없다.

재배 파종과 꺾꽂이, 휘묻이 등 여러 가지 방법으로 증식한다. 씨앗은 채취해 10월 직파하든가 모래와 섞어 땅에 묻었다가 이듬해 봄에 파종한다. 2~4년간 묘목을 키워 옮겨 심으면 자라는 속도가 빠르다. 유기질이 풍부하고 보수력이 좋은 토양이 적지다. 덩굴식물이므로 바람이 강하지 않은 남향이나 동남향 완만한 경사지가 좋다.

요리 어린잎과 줄기는 데쳐 무쳐 먹거나 말려 묵나물로 이용하면 좋다. 꽃은 말려서 차로 끓여 먹으면 은은한 향과 맛이 난다. 칼슘과 인 등의 영양소가 들어 있는 열매는 단맛이 나고 생과로 먹으면 맛있다.

효능 맛은 쓰고 차가운 성질이 있다. 줄기는 목통(木通), 뿌리는 목통근(木通根)이라고 하며 소염, 이뇨 효능이 있다. 줄기와 잎은 바람이 잘 통하는 그늘에 말려 이용한다. 수액은 골다공증, 당뇨, 위장병, 심장병 등에 치료 효과가 있다. 줄기는 소변을 잘 나오게 하므로 콩팥이나 방광 결석, 전립선염, 요실금 등의 치료에 좋다. 열매는 머리가 무겁거나 아플 때, 울화증이 있을 때 먹으면 증세가 완화된다.

세월 앞에 가시도 걷히는

음나무

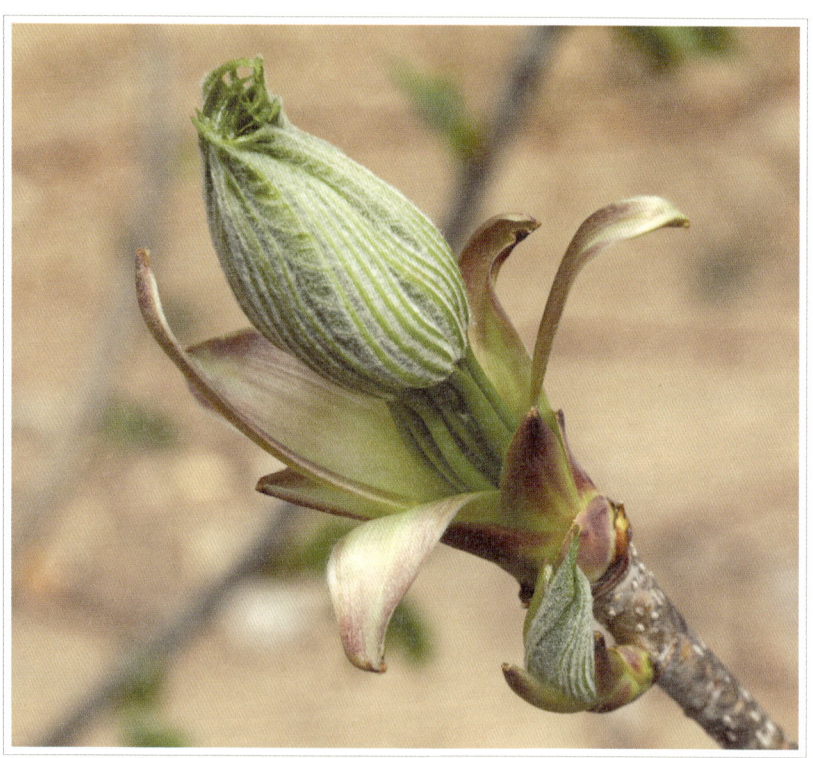

Kalopanax septemlobus (Thunb.) Koidz.
두릅나뭇과 낙엽활엽 교목. 높이 20~30미터, 개화기 8월.
햇볕이 잘 들고 물 빠짐이 좋은 약간 비탈진 산속.

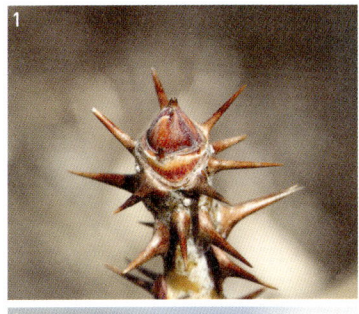
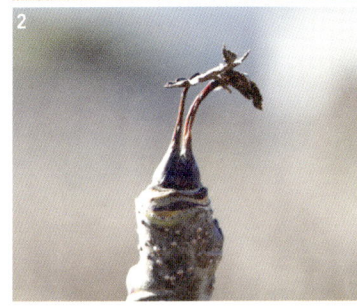
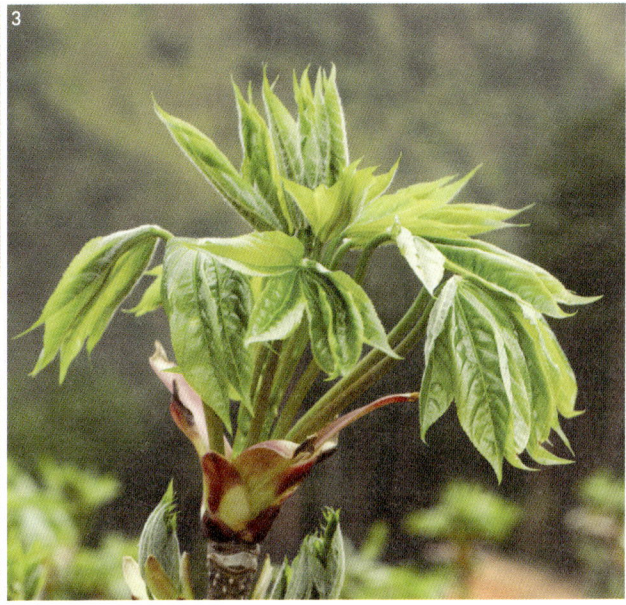

1 음나무가 긴 겨울잠에서 깨어나 새순을 밀어올리고 있다.
2 인편이 조금씩 부풀어 오르고 새싹이 곧 모습을 드러낼 것 같은 가시 없는 음나무.
3 잎과 잎자루는 눈 깜짝할 사이 구겨진 종이가 펴지듯이 연녹색으로 쑥쑥 자란다.

•• 음나무는 뿌리를 제외하고 가시가 촘촘히 나 있는 게 특징이다. 음나무처럼 날카로운 가시가 빽빽한 나무는 드물다. 가을에 잎이 떨어지면 가시는 더욱 선명하게 드러난다. 그런데 가시가 거의 없거나 아예 없는 음나무가 있다. 날카로운 가시가 있다고 해서 엄나무(嚴木)라고 불리는 별칭이 무색하다. 가시 없는 게 과연 음나무일까.

가시 없는 음나무가 있다는 말을 듣고 처음엔 반신반의했다. 그런 음나무를 보지 못해서다. 가시 없는 음나무가 몇 년 전부터 보급되고 있다. 국립산림과학원이 2014년 국내에서는 처음으로 가시 없는 '청송'을 육종했다. 그 뒤 민간 육종가 노명호 씨와 남광우 씨가 각각 가시 없는 음나무 '산채야'와 '해동1호'를 육종하는 데 성공했다. 이들 신품종은 날카로운 가시가 없을 뿐 잎 모양이나 자람새는 가시 있는 음나무와 다를 바 없다.

그 뒤 산에만 가면 눈에 불을 켜고 가시 없는 음나무를 찾았다. 나무들이 비슷비슷하게 생겨 산속에서 음나무를 찾는 게 해수욕장에서 바늘을 찾는 것만큼 어려웠다. 가시가 전혀 없는 음나무를 산에서 아직 발견하지 못했다. 가시가 거의 없는 아름드리 음나무는 자주 만난다. 높고 깊은 산이나 야트막한 산을 가리지 않고 눈에 띄어 고개를 갸웃하게 한다. 서식지 분포대가 넓고 나무 크기가 하늘과 땅만큼 차이 나서다.

강원 원주와 충북 제천에 걸쳐 있는 감악산(945미터)에서 음나무 고목을 발견했다. 등산로를 따라 걷다가 바람에 꺾여 땅에 떨어진 나뭇잎을 발견하고 하늘을 쳐다보니 머리 바로 위에 음나무가 자라고 있었다. 양팔을 벌려 안아보니 모자랄 정도로 아름드리였다. 원줄기와 굵은 가지에는 가시가 없어 음나무인 줄 모르고 지나치기 십상이었다. 꼭대기 부근 잔가지에 가시가 듬성듬성 나 있을 뿐이었다.

음나무는 아름드리로 자라면 가시가 잔가지에만 남아 있고 그 밖의 것

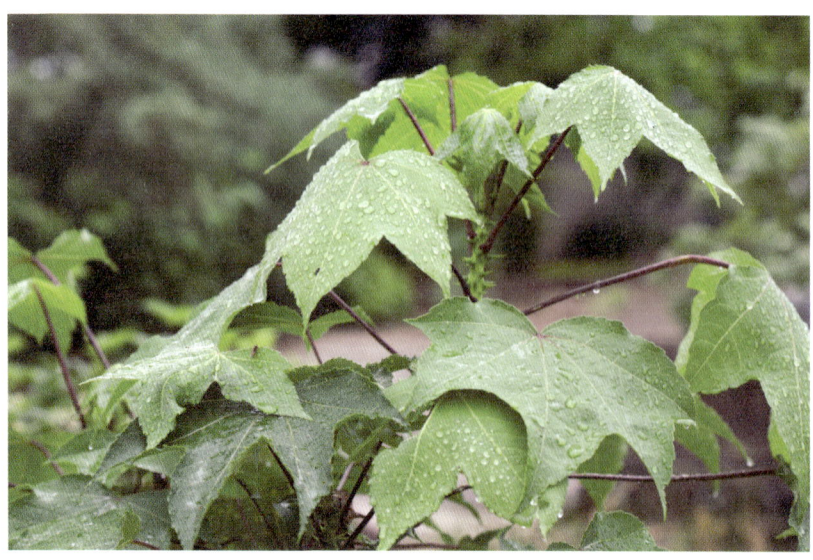

잎은 줄기에 어긋나고 새 줄기에는 녹색을 띤 가시가 촘촘히 돋아난다.

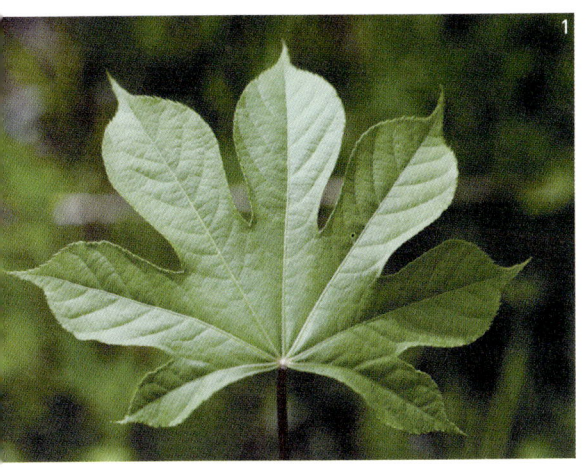 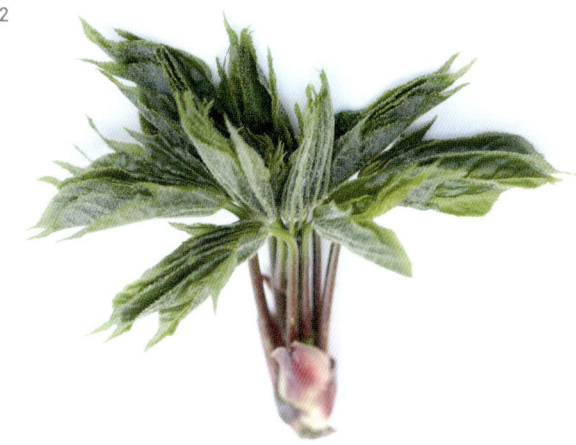

1 잎은 둥근 모양이며 가장자리는 5~9개로 깊게 갈라지고 길이 10~30센티미터다.
2 잎자루는 자주색을 띠고 잎은 자라면서 연녹색에서 진녹색으로 변한다.

은 사라지는 특성이 있다. 천연기념물로 지정된 수령 수백년의 음나무는 가시가 거의 없다. 강원 삼척 궁촌리와 충북 청주 공북리, 경남 창원 신방리 등 전국에 있는 천연기념물 음나무는 하나같이 꼭대기 잔가지에만 가시가 있다. 수령이 많아질수록 날카로운 가시가 점점 사라지는 것은 음나무와 아까시나무가 닮았다.

땅바닥을 살피면서 산을 오르면 어떤 나무가 자라는지 쉽게 알 수 있다. 밤새 강한 비바람이 몰아친 이튿날 아침 산에 가보면 나뭇가지와 잎이 땅바닥에 떨어져 있다. 강한 바람이 자주 부는 봄은 산의 수종을 탐방하기 좋은 시기다. 갓 자란 가지와 잎이 아주 연약해 바람에 잘 꺾이거나 떨어진다. 천천히 걸으면서 땅바닥만 유심히 살펴봐도 어떤 수종이 산에서 자라는지 파악할 수 있다.

음나무 잎 모양은 손바닥과 비슷하고 가장자리는 5~9갈래로 깊게 갈라져 있다. 잎자루가 잎보다 길게 자란다. 산에서 자라는 나무 가운데 음나무와 비슷한 게 있다. 잎 모양이 많이 닮은 고로쇠나무와 단풍나무다. 세심

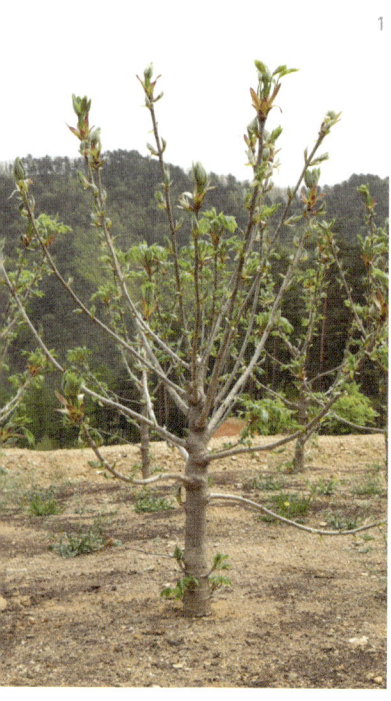 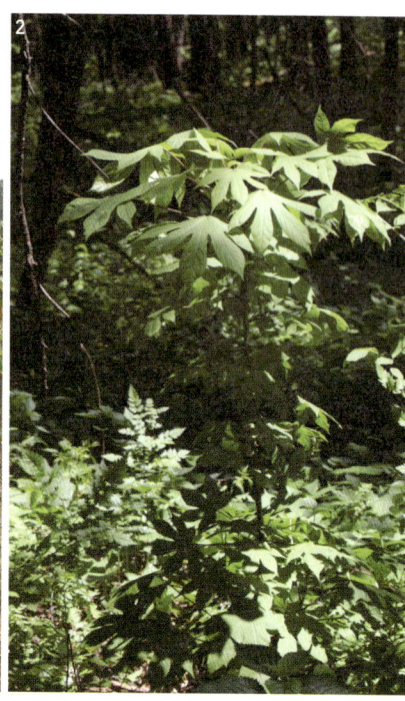 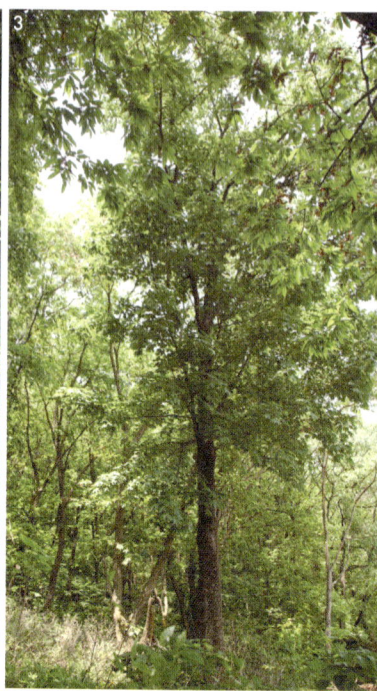

1 가시 없는 음나무가 연녹색을 띠는 새순을 틔우고 있다.
2 가시 있는 어린 음나무가 산에서 다른 식물과 치열하게 경쟁하며 자라고 있다.
3 꼭대기 가지에 가시가 남아 있는 아름드리 음나무가 산에서 자라고 있다.

히 살피지 않으면 그게 그거 같다. 고로쇠나무 잎은 다섯 갈래로 갈라지고 끝이 뾰족하다. 단풍나무 잎은 5~7개로 좀 더 많이 깊게 갈라지고, 가장자리는 겹톱니 모양이다.

음나무와 비슷한 나무가 또 있다. 참두릅이라고도 하는 두릅나무다. 음나무와 같은 집안 두릅나뭇과 낙엽교목이지만 잎의 크기는 완전히 다르다. 하지만 새순 모양은 거의 비슷하다. 음나무는 높이 25미터까지 자라지만 두릅나무는 3~4미터에 불과하다. 두릅나무 잎은 넓은 달걀 모양 또는 타원형 달걀 모양으로 끝이 뾰족하고 밑이 둥글다. 두릅나뭇잎은 콩잎 정도로 어른 손바닥보다 큰 음나무에 비해 훨씬 작다.

음나무는 예부터 우리 음식은 물론 문화와 생활에 깊숙이 뿌리를 내리고 있다. 정월 초순 가지를 대문이나 방문 위에 걸어놓는 풍습이 전해 내려온다. 날카로운 가시가 집 안의 잡귀를 쫓아내거나 악귀가 침입하지 못하도록 막아준다는 믿음에서 비롯된 풍습이다. 예부터 집 안에 정원수로 기르는 것도 이와 같은 맥락이다. 약성이 뛰어나 육체 건강뿐 아니라 신령한 기운을 지니고 있어 정신 건강까지 지켜주는 셈이다.

이같이 우리 몸과 마음의 건강을 지켜주는 음나무가 수난을 당하고 있다. 봄이 되면 산속에서 볼썽사나운 일이 벌어진다. 음나무가 싹둑 잘려 있는 모습이 간혹 눈에 띈다. 나무 꼭대기에 있는 새순까지 모조리 채취하기 위해 음나무를 톱으로 베어버리는 것이다. 나무의 생명과 다름없는 새순을 채취하는 것도 모자라 알량한 욕심을 채우기 위해 수십 년 자란 음나무를 싹둑 잘라버리는 사람들이 있어 안타깝다.

재배 주로 뿌리 꺾꽂이로 증식한다. 뿌리는 15센티미터 길이로 잘라 땅속에 비스듬히 묻으면 새싹이 자라난다. 어릴 때는 반그늘을 좋아하지만 자라면서 햇볕을 좋아하는 양지성 식물에 가깝다. 토심이 깊고 물이 잘 빠지는 토질이 적지다. 가시가 전혀 없는 신품종은 '산채야' '해동' '청산' '청순1' '청송' 등이 있다.

요리 새순은 데쳐 초고추장에 찍어 먹으면 쌉싸래한 맛과 향이 그대로 살아나 맛있다. 또 식용유에 튀기거나 전을 부쳐 먹어도 맛이 좋다. 두릅처럼 장아찌로 담그면 밑반찬으로 그만이다. 나뭇가지는 닭백숙에 넣으면 고기 누린내를 잡아주고 산뜻한 국물 맛을 더한다.

효능 한방에서는 나무껍질을 해동피(海桐皮)라고 하며, 신경통, 요통, 관절염 등을 치료하는 데 이용한다.《동의보감》에서는 약성은 평이하고 쓴맛과 매운맛이 있으며, 거풍습(祛風濕), 활혈(活血), 진통(鎭痛), 소종(消腫) 등의 효능을 전한다. 예부터 허리와 다리 마비 등을 치료하는 데 약재로 이용했다.

놀다가 배고프면 캐먹던

잔대

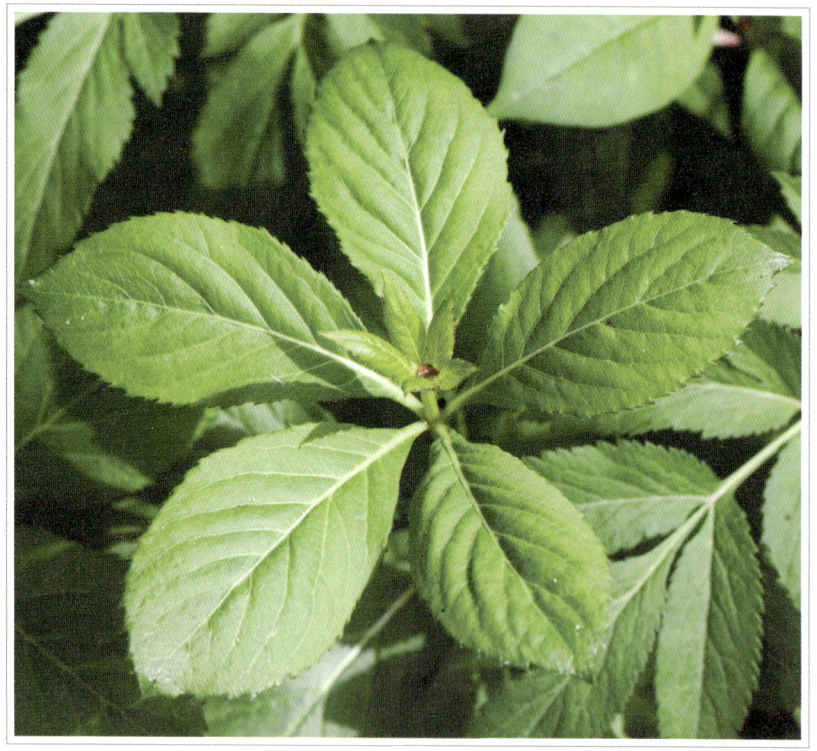

Adenophora triphylla var. *japonica* (Regel) H. Hara

초롱꽃과 여러해살이풀, 높이 40~120센티미터, 개화기 7~9월,
토심이 깊고 해가 잘 드는 비탈진 산중턱.

　　　　　몇 번 벼르고 별러 수십 년 만에 고향 마을 뒷산 탐방에 나섰다. 어릴 적 매일같이 뛰놀던 뒷동산이 어떻게 변했을까 문득 궁금해서다. 명절 때마다 고향을 찾지만 성묘를 마치면 도로가 막힌다는 이유로 서둘러 되돌아오기 바빴다. 그러다 보니 부모님이 돌아가신 뒤 소꿉친구 소식은 물론 고향과 자꾸 멀어졌다.

　　　　고향은 논보다 밭이 많고 밭보다 산이 많다. 그때는 논밭을 갈기 위해 집집마다 일소 한 마리씩 키웠다. 소꼴을 베고 소를 돌보는 일은 거의 아이들 몫이었다. 특히 여름방학에는 숙제와 공부는 뒷전이었고, 소 키우는 것이 더 중요했다. 여름에는 쇠죽을 끓이는 대신 풀을 베어다 주거나 소가 산에서 풀을 직접 뜯어 먹게 했다.

　　　　친구들과 함께 매일같이 소를 산으로 몰고 가서 풀을 뜯어먹게 하고 날이 어둑어둑해지면 다시 집으로 돌아왔다. 소가 풀을 뜯어먹는 동안 친구와 술래잡기와 말뚝박기 등을 하던 곳이 마을 뒷산이었다. 놀이가 싫증나고 배가 출출하면 산속으로 들어가서 고소한 개암나무와 새콤달콤한 보리

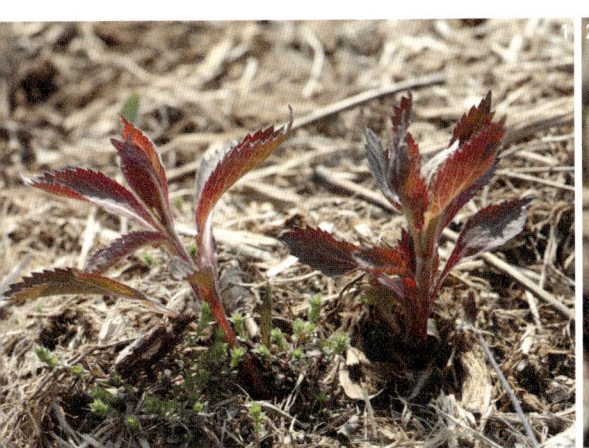 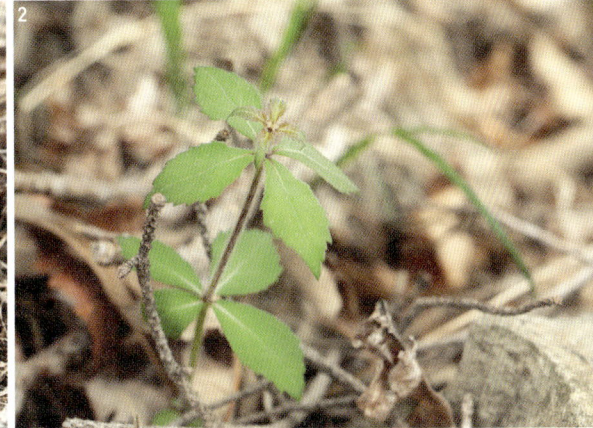

1 새싹과 어린 줄기는 갈색 또는 자주색을 띠고 자라면서 점점 녹색으로 변한다.
2 원줄기는 높이 곧게 자라고 잎이 2~6개씩 돌려난다.

수 등을 따먹었다. 과자가 흔치 않던 시절, 산과 들에서 나는 나무 열매와 풀뿌리는 훌륭한 간식거리였다.

고향 마을 뒷동산으로 들어서자 잔대가 제일 먼저 눈에 띄었다. 어릴 때 매일같이 보고 맛있게 캐먹던 것이다. 오랜만에 소꿉친구를 만난 것처럼 무척 반가웠다. 누가 돌보거나 봐주지 않아도 저절로 나고 자라서 변함없이 마을 뒷동산을 지키고 있었다. 매일같이 마을사람이 지나다녀 반질반질하던 길에는 풀이 우거지고 다복솔이 자라서 소나무 숲으로 변한 것밖에는 크게 달라진 게 없었다.

나뭇가지로 잔대 뿌리를 캐봤다. 흙이 뜻밖에 부슬부슬해 잘 파졌다. 흙냄새가 코끝에 부드럽게 닿아 고향을 찾은 맛이 나고 기분이 좋았다. 하지만 잔대 뿌리는 나무젓가락 정도로 가늘어 실망이 컸다. 예전처럼 손톱으로 겉껍질을 벗기자 산뜻한 향기는 여전했다. 한 입 베어 물자 달콤한 맛과 은은한 향이 흐뭇하게 했다.

풀숲으로 한 걸음 더 들어서자 다양한 종의 잔대가 나타났다. 잎이 달

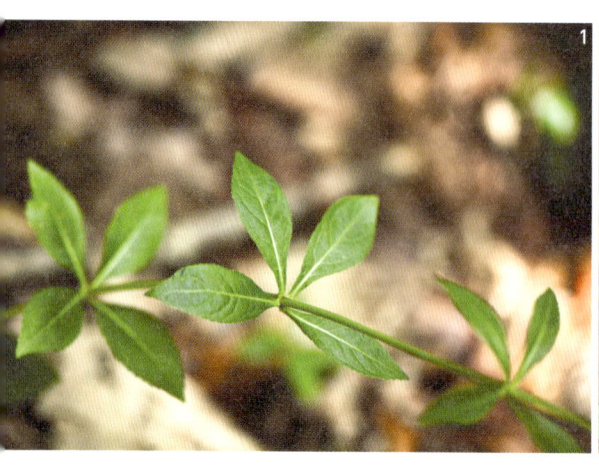 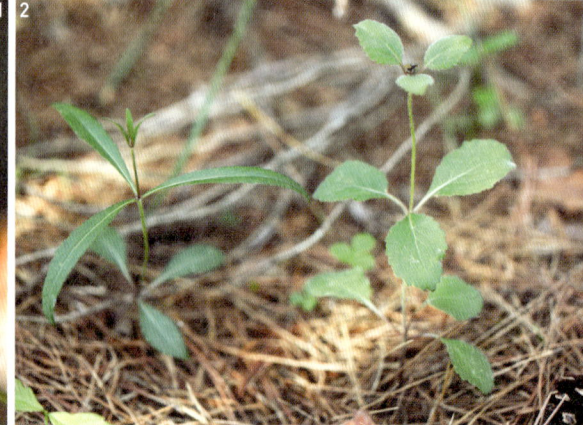

1 줄기잎은 돌려나거나 마주나고 잎자루가 짧거나 거의 없다.
2 잎이 버드나뭇잎 같은 두메잔대와 산에서 자주 만나는 둥근 잎 잔대.

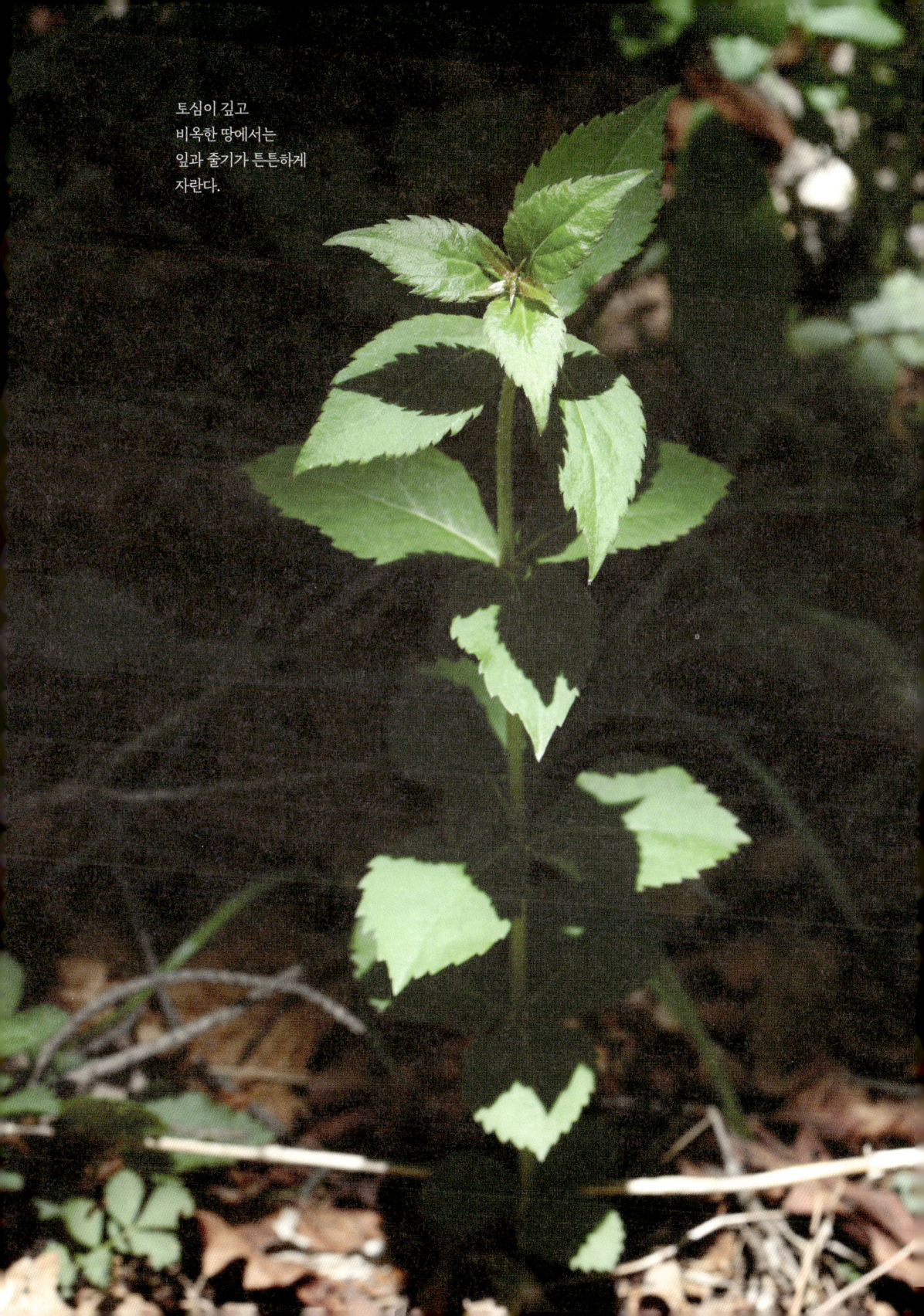

토심이 깊고
비옥한 땅에서는
잎과 줄기가 튼튼하게
자란다.

갈처럼 둥그스름한 것이 있는가 하면 버드나뭇잎 같은 것이 있었다. 키가 커서 눈에 잘 띄었다. 줄기를 잘라 보니 우유 같은 흰색 즙이 절단면에 송골송골 맺혔다. 줄기를 자르면 생기는 유액을 신기해했던 어릴 적 기억이 새로웠다.

줄기는 높이 40~120센티미터 자라고 잎이 탑을 쌓듯이 층층이 난다.

잔대는 세계에 62종이 있고 우리나라에서 자생하는 것은 17종이다. 실제로 우리나라 산속에는 이름조차 기억하기 어려운 다양한 종이 자라고 있다. '잔대'를 비롯해 '층층잔대' '당잔대' '두메잔대' '진퍼리잔대' '섬잔대' 등이다. 층층잔대와 두메잔대는 잎이 버드나뭇잎 모양이다. 산속 숲에는 잔대와 생김새가 비슷한 것이 워낙 많아 고개를 갸우뚱할 때가 있다. 확신이 서지 않을 때는 뿌리를 캐서 먹어보면 된다. 뿌리는 더덕처럼 옆으로 난 잔주름이 많고 약간 아린 맛이 나면 잔대일 가능성이 높다.

잎은 줄기 아래쪽 것일수록 둥근 모양이며 잎자루가 위쪽 것보다 길다. 줄기 위쪽으로 올라갈수록 잎자루가 짧거나 없고 잎이 좁다. 줄기에 돌려나는 것이 기본이고 마주나기도 한다. 잎 수는 네 개인 것이 가장 흔하고 두 개 또는 여섯 개인 것이 간혹 있다. 줄기와 잎에는 잔털이 있지만 자라면서 점차 사라진다.

해가 잘 드는 곳에서 자라는 양지성 또는 반양지성 식물이다. 숲 가장자리와 산기슭, 임도 가장자리 같은 곳이 서식지다. 흙살이 두텁고 비옥한 토질이 적지다. 물 빠짐이 좋은 토질을 좋아하므로 계곡 근처보다 산등성이 아래 비탈면 같은 데서 잘 자란다. 무리를 짓지 않고 이산가족처럼 여기저기 흩어져 있다. 딱주와 사삼

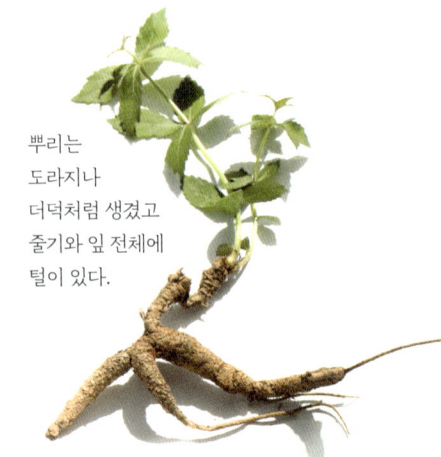

뿌리는 도라지나 더덕처럼 생겼고 줄기와 잎 전체에 털이 있다.

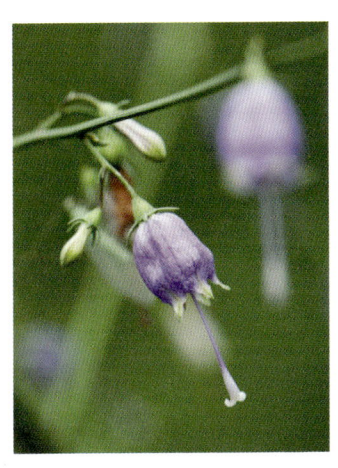

꽃은 대추씨만 한 종 모양 통꽃이며 연한 보라색이나 흰색을 띤다.

(沙蔘)으로도 불리는데 산기슭부터 높은 산에 이르기까지 넓게 분포한다.

산을 오르다가 잔대와 마주치면 아스라이 잊혀가는 추억이 떠오른다. 소꿉친구와 함께 술래잡기와 말뚝박기를 하며 놀다가 싫증나고 배가 출출하면 산속으로 우르르 달려가 뿌리를 캐먹던 기억이 생생하다. 최근에는 미세 먼지와 황사 등으로 몸살을 앓는 기관지 건강에 좋은 것으로 알려져 더욱 가까이 두고 싶은 먹을거리가 되었다. 잔대는 잃어가는 추억과 건강을 되살려주는 산나물 이상의 가치를 지니고 있다.

재배 씨앗은 흙을 많이 덮어주면 발아율이 크게 떨어진다. 아주 작은 씨앗은 모래와 섞어 뿌리거나 파종 뒤 물을 흠뻑 뿌려 흙이 살짝 덮이도록 하는 게 좋다. 파종 뒤 부직포를 덮어주면 발아율이 80퍼센트 안팎으로 높다. 겉흙이 마르지 않도록 신문지를 덮었다가 싹이 날 때 걷어주는 것이 좋다. 파종한 지 1~2개월 뒤 발아한다.

요리 새싹은 데쳐 무쳐 먹으면 맛있다. 뿌리는 더덕이나 도라지처럼 겉껍질을 벗긴 다음 고추장이나 양념을 바르고 굽거나 양념을 넣고 무쳐 먹으면 아싹아싹 씹히는 맛이 일품이다. 닭이나 오리고기를 요리할 때 뿌리를 넣으면 건강에 좋고 누린내를 잡아줘 깔끔한 국물 맛을 더한다.

효능 뿌리는 도라지처럼 사포닌 성분이 있어 기침과 가래, 염증 치료 효과가 있다. 특히 황사와 미세 먼지 등 대기 환경이 나쁠 때 먹으면 기관지 건강에 도움이 된다. 또 면역력 향상 효과가 있어 건강과 체력을 유지하는 데 좋은 건강식품이다. 예부터 강장, 진해, 거담 등의 효능이 있는 것으로 알려졌다.

여려 보이지만 강단 있는
전호

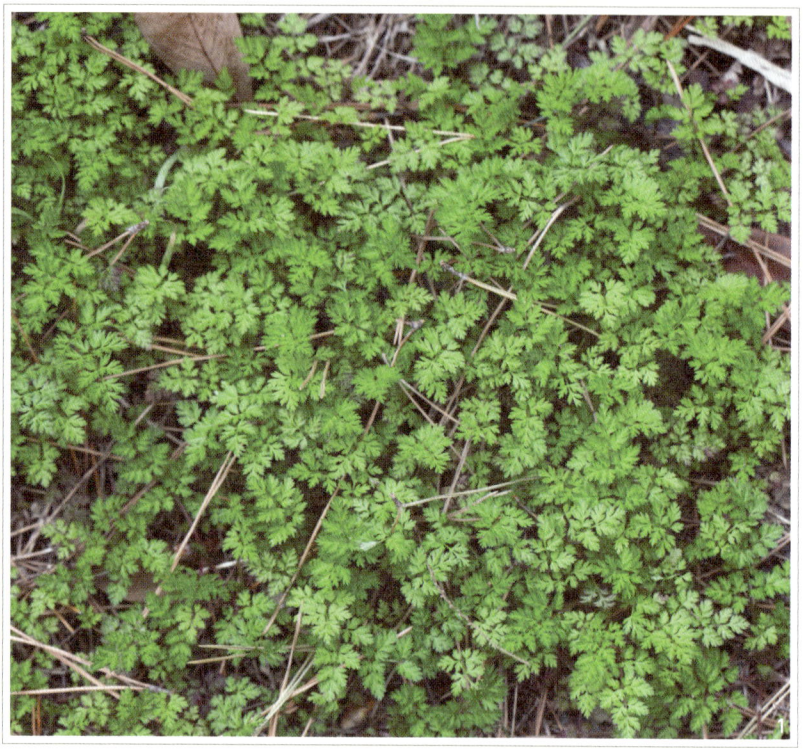

Anthriscus sylvestris (L.) Hoffm.
미나릿과 여러해살이풀. 높이 50~120센티미터. 개화기 5~6월.
토양 수분이 충분한 계곡이나 습지 근처.

　　　　전호는 겉모습이 아주 여려 보인다. 줄기가 가늘어 바람에 한없이 일렁인다. 하지만 눈을 두려워하지 않을 만큼 추위에 강하다. 다른 산나물이나 식물보다 한걸음 앞서 새싹을 땅위로 밀어올린다. 경북 울릉도에서는 2월이면 새싹이 자라나 파릇파릇하다. 눈 속에서도 자란다는 산마늘보다 추위에 강해 일찍 선보인다. 울릉도 사람들은 "전호는 싱싱한 채소가 귀할 때 가장 먼저 자라나 입맛을 돋워준다"면서 고마워한다.

　　전호 서식지를 탐방하기 위해 울릉도를 향했다. 서울역에서 새벽 고속열차를 타고 포항여객터미널에 아침 일찍 도착했지만 울릉행 페리호는 파고가 높아 예정보다 한 시간가량 늦게 출발했다. 항구를 떠나자마자 현기증이 날 정도로 배가 몹시 흔들렸다. 삼삼오오 기념사진을 찍으며 깔깔거리던 여행객들이 뱃멀미를 참다못해 체면 불구하고 선실 바닥에 벌러덩 드러누웠다. 울릉도 가는 길은 멀고 험난했다. 예정보다 1시간 30분 늦게 5시간 만에 도동항에 도착하는 순간 안도의 숨이 절로 나왔다. 배에서 첫발을 내딛는 순간 땅이 얼마나 소중하고 중요한지 새삼 느꼈다.

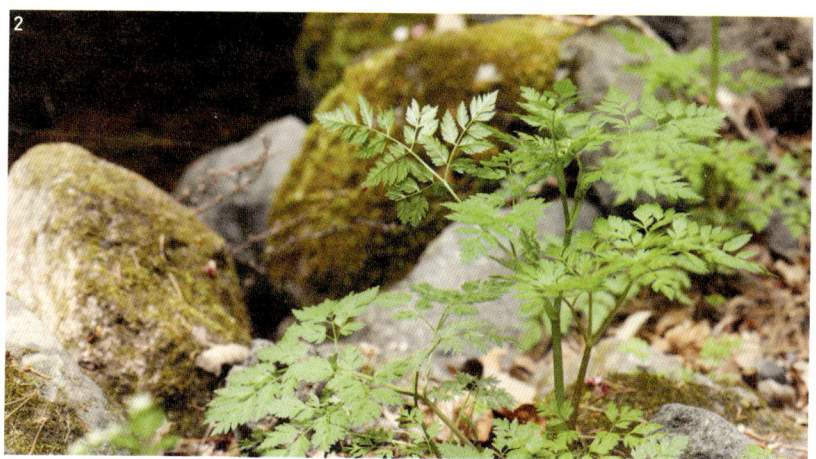

1 토양 수분이 많고 그늘진 산속 숲에서 무리를 지어 자란다.
2 줄기는 곧게 서고 잎은 당근 잎과 생김새가 거의 비슷하다.

다음날 해안을 따라 탐방에 나섰다. 두메부추와 갯기름나물(방풍나물), 섬시호 등 육지에서는 자주 볼 수 없는 진귀한 산나물과 약초가 여행의 즐거움을 더해줘 힘들게 울릉도를 찾은 보람이 컸다. 탐방 욕심이 생겨 계획에 없었던 동남쪽 방향인 행남등대를 거쳐 저동항까지 가보기로 했다. 도로가 나기 전 사람들이 걸어 다녔던 해안으로 난 길은 가팔랐지만 간간이 바다가 내려다보여 유유히 걷기 좋았다.

숲속에는 이름 모를 식물이 많이 자라고 있었다. 물이 졸졸 흐르는 계곡 근처에 이르자 눈이 번쩍 뜨였다. 약간 비탈진 곳에서 무리를 지어 자라는 전호였다. 울릉도에서 전호 자생지를 처음 보는 순간이었다. 큰키나무가 빽빽이 자라고 있어 그늘지고 약간 어두운 곳이었다.

잎을 뜯어먹어 보니 식감이 정말 부드러웠다. 입안에 침이 생길 정도로 수분이 많았다. 잎자루는 약간 불그스름한 색을 띠어 눈맛을 더했다. 특히 잎자루는 아삭아삭 씹히는 맛이 일품이었다. 맛과 향, 식감은 미나리와 참나물의 장점을 모두 모아놓은 것처럼 좋았다.

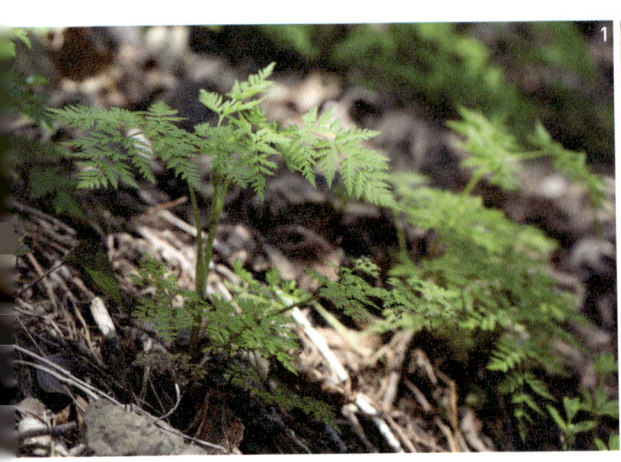
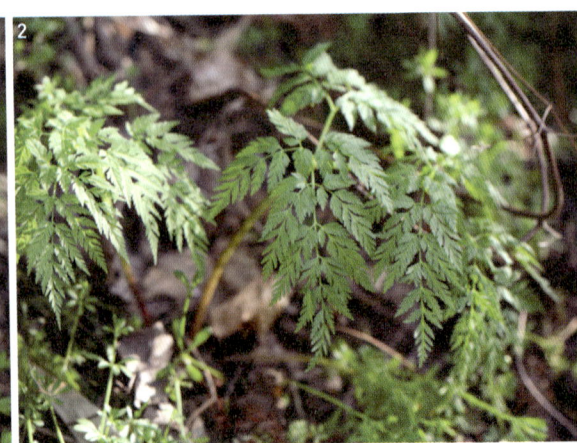

1 줄기는 뿌리 쪽은 연한 자주색을 띠고 줄기 위쪽에서 가지를 많이 친다.
2 뿌리잎과 줄기잎 아래쪽 잎은 잎자루가 길고 삼각 모양이다.

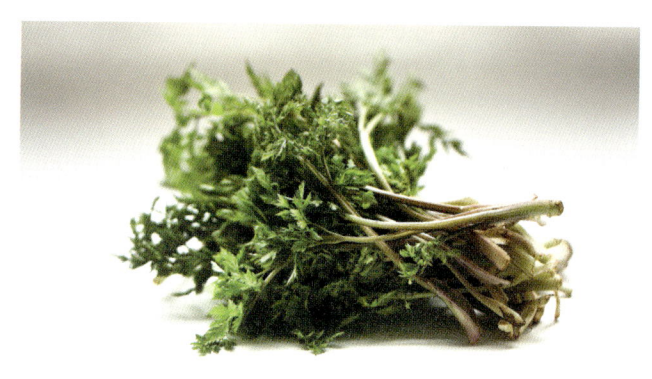

맛과 향은
미나리와 참나물의
장점을
모아놓은 것 같다.

일부 지방에서는 전호를 바디나물이라고 한다. 바디나물은 엄연히 다른 종이므로 전호를 바디나물이라고 부르는 것은 옳지 않다. 경기 지역에서는 전호를 물상추라고 한다. 생김새와 맛이 상추와는 닮은 점이 전혀 없지만 이같이 부르는 이유를 모르겠다.

전호는 다른 산나물과 닮은 점이 많다. 줄기 생김새와 색깔은 미나리, 잎은 당근잎과 비슷하다. 햇볕이 잘 드는 산에서 자라는 기름나물과 생김새가 거의 같다. 산에서 전호인지 아닌지 확신이 서지 않아 난감할 때가 있다. 하지만 찬찬히 살펴보면 조금씩 차이가 난다. 전호는 줄기에 털이 없고, 기름나물은 털이 있다.

또 전호는 울릉도에서 나는 것과 육지에서 나는 것이 차이난다. 육지에서 나는 것은 울릉도에서 나는 것보다 좀 더 억세다. 울릉도 것은 줄기 아래쪽이 자주색을 띠지만 육지에서 자라는 것은 거의 녹색에 가깝다. 잎은 울릉도 것이 육지 것보다 좀 더 크고 연한 것이 특징이다.

6월 무렵 강원 정선과 태백에 걸쳐 있는 금대봉(1,418미터)에서 출발해 대덕산(1,307미터)까지 탐방하던 중 분주령(1,080미터) 부근에서 전호 군락지를 만났다. 화전민이 버리고 떠난 밭에서 무리를 지어 자라고 있었다. 마침 흰색 꽃이 흐드러지게 피어 산속의 정원처럼 아름다웠다. 금대봉부터

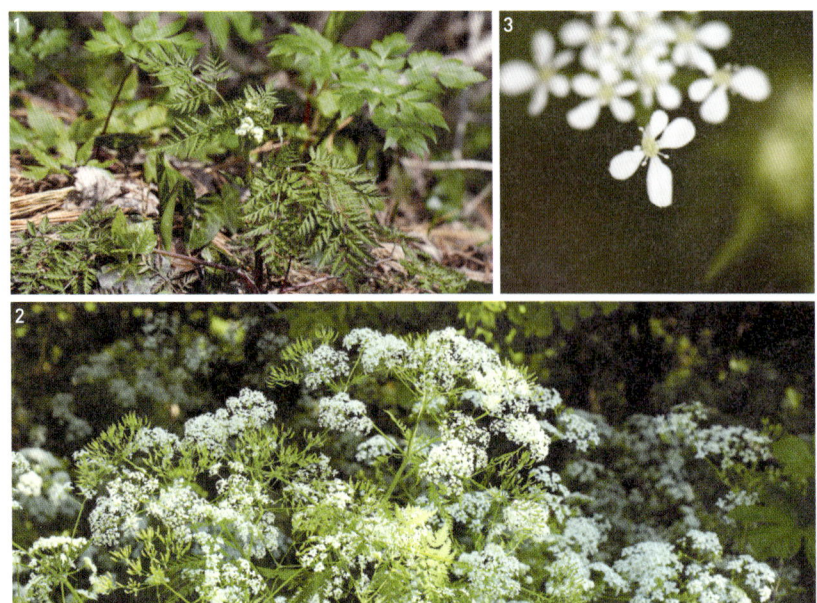

1 5~6월 무렵 줄기 끝과 잎겨드랑이에서 꽃대가 나와 자라고 그 끝마다 꽃봉오리를 맺는다.
2 꽃이 우산 모양 작은 꽃대에 5~12개 달리고 흰색으로 핀다.
3 꽃잎은 다섯 개이며 크기가 제각각이고 수술은 다섯 개, 암술대는 끝이 두 갈래로 갈라진다.

대덕산까지 야생화 천국이라는 곰배령처럼 예약을 해야 탐방이 가능하고, 지정된 탐방로 외에는 출입할 수 없어 아쉬웠다.

    꽃은 줄기에 겹우산 모양 꽃차례로 달린다. 줄기 윗부분에서 가지처럼 자라난 작은 꽃대에는 꽃이 5~12개씩 피어 탐스럽다. 가장자리 작은 꽃대들이 가운데 작은 꽃대를 호위하듯이 둘러싸고 있다. 꽃잎은 다섯 개이며 달걀을 거꾸로 세운 모양이고 바깥 것 한 개가 특히 큰 것이 특징이다. 수술은 다섯 개이고 암술대를 감싼다. 암술대는 두 개이며 꽃잎 밖으로 길게 나와 끝이 갈라지고 꾸부정하다.

    전호는 계곡 주위에서 무리를 지어 자란다. 땅이 약간 질척거릴 정도로 토양 수분이 많은 곳이다. 낙엽 등이 쌓여 썩어 부슬부슬한 느낌이 들 정도로 비옥한 토질을 좋아한다. 나무가 울창하게 자라고 햇볕이 거의 들지

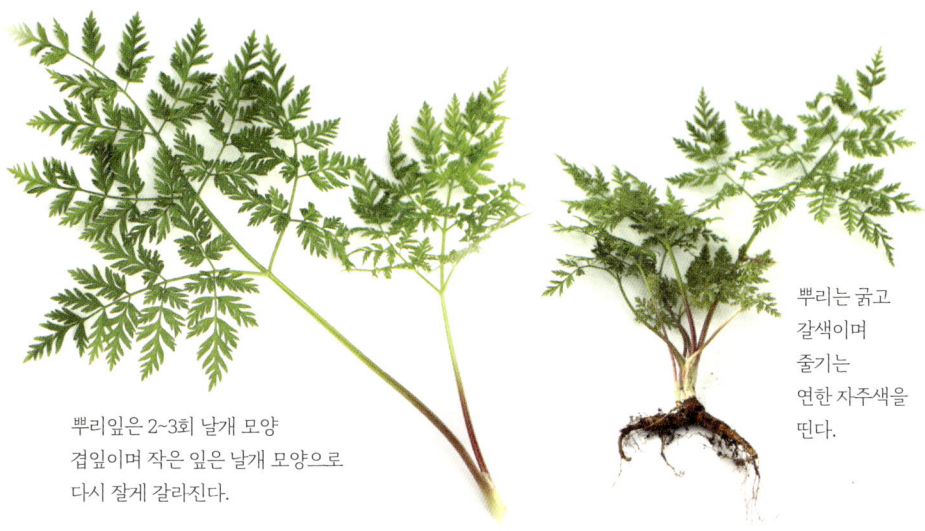

뿌리잎은 2~3회 날개 모양 겹잎이며 작은 잎은 날개 모양으로 다시 잘게 갈라진다.

뿌리는 굵고 갈색이며 줄기는 연한 자주색을 띤다.

않는 흙살이 두터운 산등성이 주위에서 자라기도 한다.

봄 일찍 자라는 산나물이 대개 그렇듯이 전호는 더위에 약하다. 여름으로 접어들면 벌써 씨앗이 여물고 수풀에서 슬그머니 사라진다. 여느 산나물보다 생육 주기가 빨라 여름에 벌써 겨울을 준비하고 내년 봄을 기다린다. 전호는 산나물 가운데 가장 먼저 선보이는 만큼 봄의 전령사나 다름없다. ○○

재배   비옥하고 보수력이 좋은 곳이 적지다. 씨앗은 물에 충분히 불려 뿌리면 발아율이 높다. 씨앗 두께의 세 배 이상 흙을 두껍게 덮어주면 발아율이 크게 떨어진다.

요리   어린 생것은 고기를 싸먹으면 아삭아삭 씹히는 맛이 좋다. 살짝 데치고 간을 소금이나 간장으로 해서 먹으면 맛있다. 데치거나 무친 요리는 시간이 지나면 푸른색이 누르스름하게 변하고 식감이 떨어지므로 한 끼 먹을 만큼 적당량을 요리한다.

효능   한방명은 전호(前胡)이며 약성은 약간 차고, 맛은 쓰고 맵다. 뿌리는 가래를 삭이고 기침을 멈추게 하는 효능이 있다. 한방에서는 소화 촉진과 노인 빈뇨와 치통 등을 치료하는 약재로 사용한다. 최근 연구 결과 항염 및 관절염 개선 효과가 밝혀졌다.

참나물이 참나물이 아니다
참나물

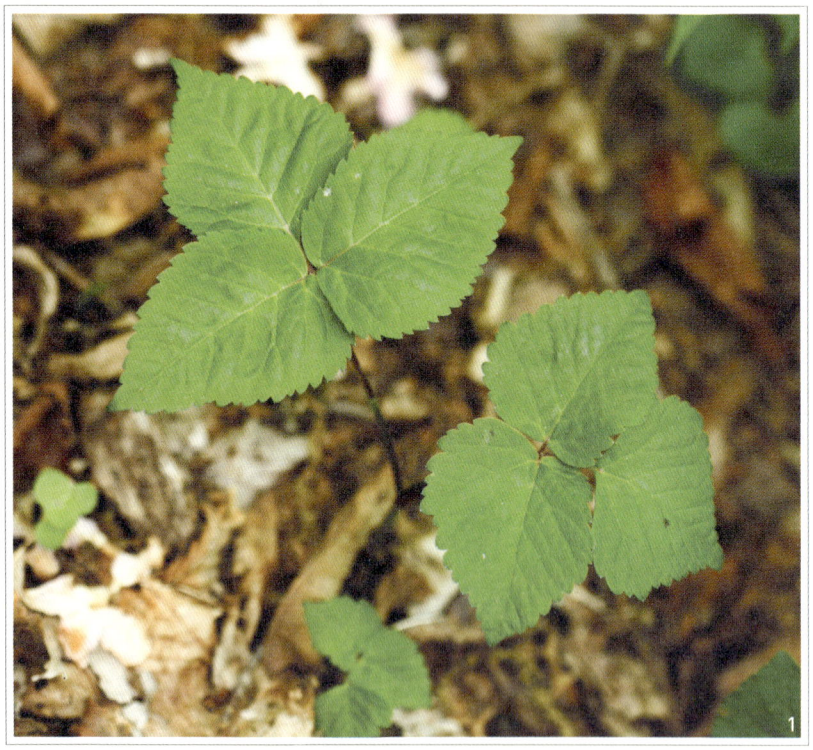

Pimpinella brachycarpa (Kom.) Nakai
미나릿과 여러해살이풀, 높이 50~80센티미터, 개화기 6~8월,
해가 적당히 들고 보수력이 좋은 산 중턱 이상 계곡 근처나 나무 숲속.

•• 산속 수풀 속에서 참나물을 찾으려면 자세를 낮춰야 한다. 참나물은 허리를 굽히지 않으면 절대 눈에 띄지 않는다. 키는 물론 색깔이 여느 풀과 비슷한 데다 띄엄띄엄 자라서다. 바늘 찾듯이 풀숲을 살펴보면 그제야 연녹색 잎이 슬며시 모습을 드러낸다. 줄기 밑쪽은 미나리처럼 연한 자주색을 띠고, 어린잎은 반들반들 윤이 난다.

참나물은 높은 산에서 자라는 고산 식물에 속한다. 산 정상보다 흙살이 두터운 산중턱 이상의 계곡 근처에서 잘 자란다. 물이 깊다고 해서 고기가 많은 것이 아니듯 산이 높다고 해서 참나물이 많이 나는 것은 아니다. 돌이나 바위가 많은 설악산보다 낮지만 흙이 많은 태백산 같은 데서 많이 난다.

서식지는 온종일 햇빛이 들이치는 남동쪽보다 서늘한 북서쪽 산속이다. 대개 남동쪽 사면에는 햇볕을 좋아하는 소나무가 많고 북서쪽 사면에는 굴참나무 같은 낙엽 활엽수가 자란다. 상록수인 소나무 아래에는 해가

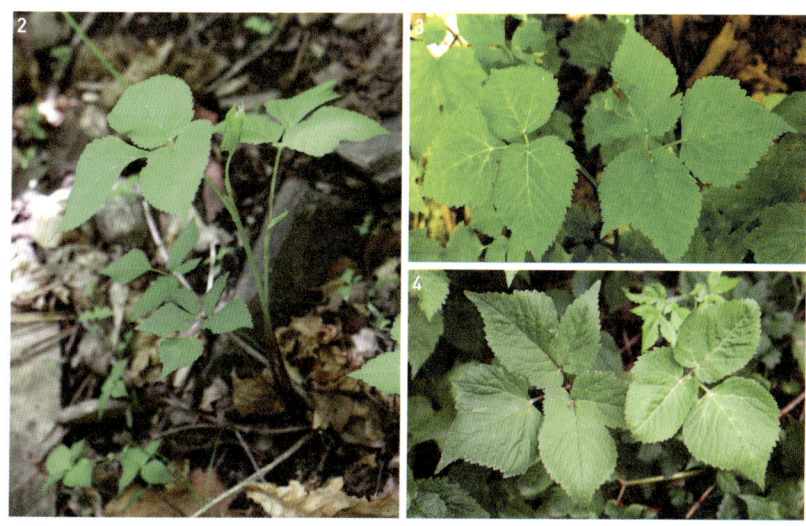

1 뿌리잎은 잎자루가 길고 꽃이 필 무렵이면 누렇게 말라 죽는다.
2 줄기는 아래쪽은 자주색을 띠고 위쪽은 녹색을 띠며 털이 없다.
3 뿌리잎은 달걀 모양으로 끝이 뾰족하고 어릴 때 반들반들 윤이 난다.
4 잎은 주맥과 측맥이 뚜렷하게 드러나고 주맥은 연한 자주색을 띠기도 한다.

사계절 거의 들지 않지만 낙엽 활엽수가 자라는 곳은 적당히 들어 참나물이 자라기 좋은 환경이다. 참나물은 가뭄에 약해 계곡 근처 약간 습한 곳에서 자란다. 비가 내릴 때 한꺼번에 왈칵 쏟아지는 급경사 계곡 아래보다 물이 잠시 고였다 천천히 흐르는 완만한 곳을 좋아한다. 흙이 수분을 적당히 머금고 있어 가뭄이 들지 않는 곳이다.

서식 환경에 따라 잎 모양과 색이 다르다. 잎은 세 장 겹잎인데 나무가 우거진 숲에서 자라는 것은 녹두 잎보다 작고 연녹색을 띤다. 햇볕이 비교적 잘 드는 곳에서 자라는 것은 녹두 잎보다 좀 더 크고 자줏빛이 난다. 토질이 나쁜 곳에서 자라는 잎은 고춧잎 정도로 작고 억세다.

참나물 잎은 입안에 침이 생길 정도로 수분이 많고 미나리와 비슷한 맛이 난다. 어린잎은 달걀 모양으로 끝이 뾰족하고 앞뒤 잎맥이 좀 도드라져 보인다. 줄기에 어긋나게 달리는 작은 잎은 잎자루 밑쪽 부분이 넓고 줄기를 보호하듯 감싸고 있다. 또 줄기 아래쪽 잎일수록 크고 끝이 뾰족하다. 줄기는 마디마다 꺾인 듯이 약간 굽은 모양새지만 하늘을 향해 곧게 자란다.

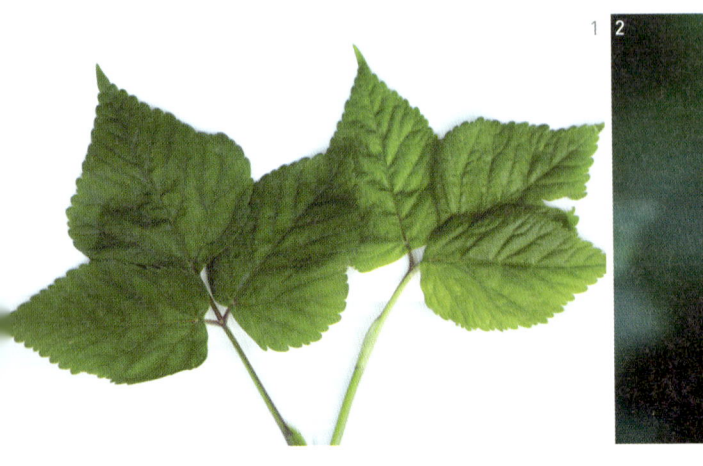 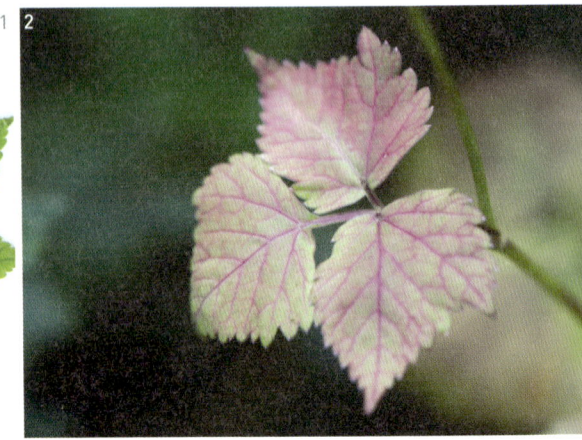

1 작은 잎은 골이 난 것처럼 잎맥이 드러나 있고 가장자리는 톱니 모양이다.
2 참나물 잎은 선선한 가을바람이 불면 보라색으로 단풍이 든다.

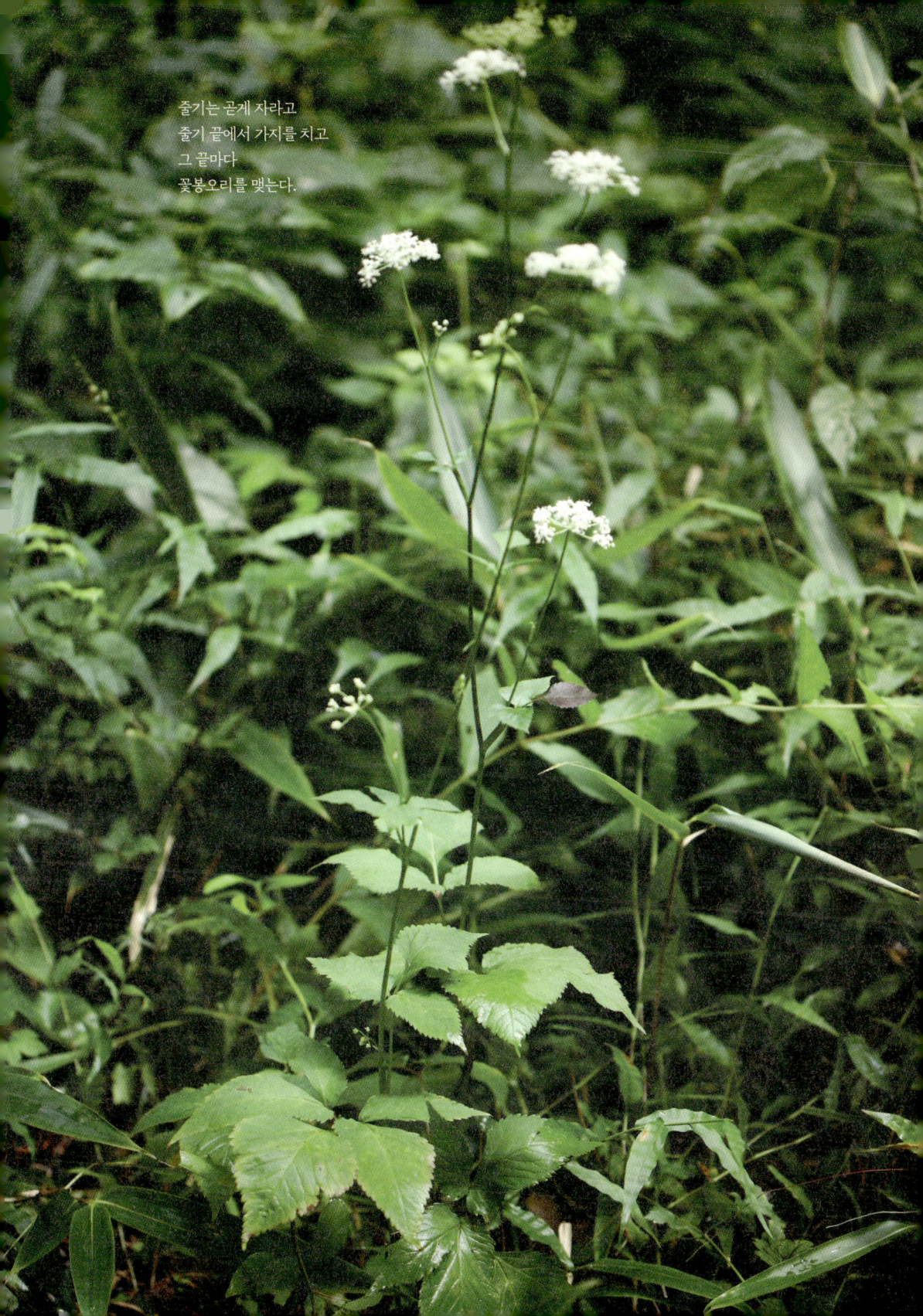

줄기는 곧게 자라고
줄기 끝에서 가지를 치고
그 끝마다
꽃봉오리를 맺는다.

전국 산속에는 참나물과 생김새가 비슷한 것이 많다. 자라는 환경이 비슷한 피나물이 있다. 피나물은 줄기를 자르면 황적색 유액이 나오고 먹으면 탈이 나는 독초다. 잎이 나오고 금방 노란색 꽃이 피어 참나물과 쉽게 구분된다. 또 잎 모양이 비슷한 파드득나물이 있다. 주로 산기슭 계곡 근처에서 자라는 것이 참나물과 다른 점이다.

요즘 마트나 시장에서 참나물이란 이름으로 판매되는 것은 대부분 파드득나물이다. 참나물과 생김새가 비슷해 참나물로 둔갑되고 있다. 일본에서 육종한 파드득나물(미츠바三葉菜) 씨앗을 수입해와 국내에서 재배한 것이다. 일본식 이름처럼 잎자루에 잎이 참나물과 같이 세 개다. 참나물은 대개 1년에 한 번밖에 수확할 수 없지만 파드득나물은 2~3회 이상 수확할 수 있어 전국에서 재배되어 연중 출하되고 있다.

자세히 살펴보면 차이점이 드러난다. 참나물은 줄기가 약간 불그스름한 자주색이고 수분이 많다. 또 잎은 윤이 날 정도로 매끈하고 가장자리는 일정한 톱니 모양이다. 파드득나물은 줄기가 연녹색을 띤다. 또 잎은 구겨진 종이처럼 약간 우글쭈글하고 가장자리가 불규칙하게 갈라진 게 특징이다. 데치면 연녹색을 띠어 맛깔스럽지만 좀 질기고 맛이나 향이 거의 없다.

요즘 웃지 못 할 일이 벌어지고 있다. 셰프들이 블로그나 책, 방송 등을 통해 참나물 요리를 소개하지만 실제 사용하는 재료는 파드득나물인 경우가 많다. 산나물 특성을 제대로 파악하고 레시피를 개발하고 소개하는지 의심스럽다. 음식점에서 판매하는 '참나물도토리묵무침'은 대부분 주재료가 파드득나물이다. 향긋한 향이 나지 않고 질긴 느낌이 드는 것은 파드득나물일 가능성이 높다.

이 같은 일은 20여 년 전부터 잘못된 생산과 유

잎 뒷면은 연한 녹색이고 잔뿌리가 많고 잎자루 밑 부분이 줄기를 감싼다.

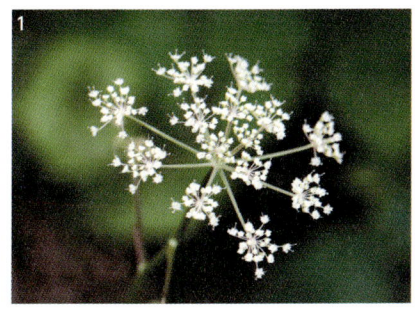 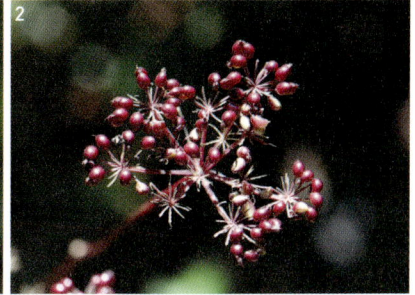

1 줄기 끝에 작은 꽃대가 열 개 정도 자라고 각각 13개가량 흰색 꽃이 핀다.
2 씨앗은 9월 녹색에서 자주색, 검붉은색으로 차례대로 변하면서 익는다.

통 구조에서 비롯된다. 지자체가 운영하는 농산물 도매시장에서 파드득나물이 버젓이 참나물로 경매 유통되고 있는 게 현실이다. 파드득나물이라고 하면 소비자들이 잘 몰라서 구입하지 않을 것을 염려해 귀하고 인기 있는 참나물이라고 이름 붙여 출하하던 관행이 굳어져 버린 것이다. 참나물이 이 같은 사실을 알면 얼마나 분통이 터질까.

재배 해가 적당히 들고 물 빠짐이 잘되는 사질 양토가 적지다. 씨앗과 뿌리 나누기로 증식한다. 씨앗은 채취해 양파 자루에 넣어 땅에 묻어놨다가 생장조절제 GA 3,500밀리그램/리터에 24시간 담갔다가 파종 상자에 뿌리고 주간 15~20도, 야간 10도 관리하면 발아율이 높다. 파종하고 나서 물을 자주 준다. 여름엔 차광망을 씌워주는 게 좋다.

요리 어린 줄기와 잎은 쌈을 싸먹거나, 된장, 초고추장에 찍어 먹으면 향긋한 향과 아삭아삭한 맛이 좋다. 데쳐 양념을 넣고 무쳐 먹어도 맛있다. 물김치를 담가 먹으면 국물에 향긋한 맛과 시원한 맛을 더한다. 좀 억센 것은 부침개를 해먹으면 안성맞춤이다.

효능 혈액 순환에 좋으므로 신경통과 고혈압, 중풍 예방 및 치료 효과가 있다. 뇌 활동을 활발하게 하고 지혈하는 효과가 있다. 한방에서는 지혈제, 해열제, 정혈제 등으로 이용한다. 최근 주름과 여드름 방지를 비롯해 미백, 피부 자극 완화 효과가 밝혀졌다. 비타민과 철분 등이 들어 있어 항산화와 생리 활성 등 기능성이 우수하다.

꿋꿋하게 자라 꽃으로 매력 발산하는
참당귀

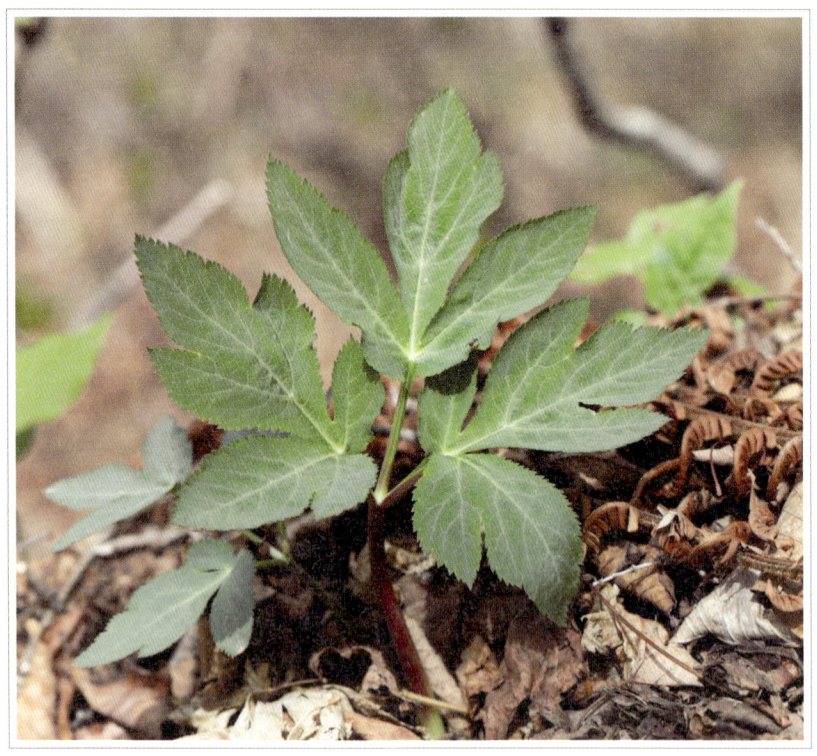

Angelica gigas Nakai

산형과 여러해살이풀, 높이 1~2미터, 개화기 8~9월,
해가 적당히 들고 물 빠짐이 잘되는 높은 산속 경사면.

화창한 5월 어느 봄날 강원 홍천과 춘천에 걸쳐 있는 가리산 (1,050미터)을 향했다. 산 정상 부근은 고깔 모양으로 가파르지만 산기슭부터 중턱까지는 완만해 다양한 산나물이 나고 자란다. 봄 가뭄 끝에 며칠 전 비가 흠뻑 내려 계곡물 흐르는 소리가 경쾌했다. 단비에 목을 축인 나무와 풀이 쑥쑥 소리를 내며 자라는 것 같았다.

　　산중턱쯤 이르자 가파른 길이 이어졌다. 멀리서 캑캑 하는 고라니 울음소리가 들려왔다. 고라니가 인기척을 느끼고 경계하며 능선 방향으로 도망을 가는 듯했다. 산에서는 바람 소리에도 깜짝깜짝 놀라지만 고라니 울음소리는 익숙하고 반갑다. 물이 졸졸 흐르는 작은 폭포를 지나자 텃밭같이 너른 풀밭이 나타났다. 급경사 아래 웅덩이에는 멧돼지가 금방 다녀갔는지 발자국이 선명하게 남아 있었다.

　　웅덩이 주위는 약간 질퍽했다. 예상대로 참당귀와 곰취, 어수리 같은 반음지성 산나물이 풀과 섞여 자라고 있었다. 참당귀는 금방 눈에 띄었다.

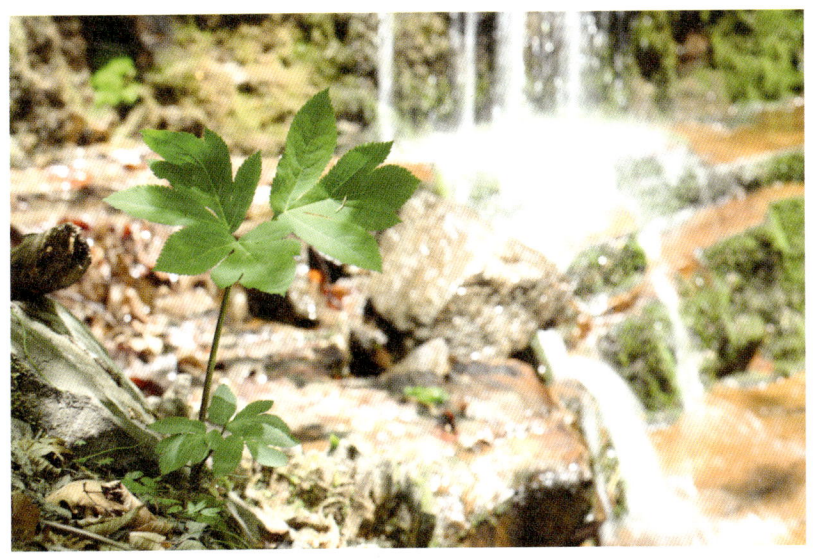

폭포가 있는 계곡 근처 바위틈에 뿌리를 내리고 자라고 있다.

잎과 줄기가 크고 거의 동시에 여럿 올라와선다. 어린잎은 연한 녹색을 띠고 한 발 먼저 나온 잎은 어느새 진한 녹색을 띠고 손바닥만큼 자랐다.

해발 700미터 이상 높은 산에서 자라지만 토질은 크게 가라지 않는다. 토양 수분이 약간 많은 곳이나 돌과 바위가 많은 곳도 마다하지 않고 자란다. 가리산 계곡 바위틈에 뿌리를 내리고 자라는 모습이 시간이 지나도 잊혀지지 않는다. 이 같은 강한 생명력은 뿌리에서 비롯된다. 도라지같이 굵은 뿌리가 땅속 깊이 내린다. 해가 직접 드는 곳보다 약간 그늘지고 물 빠짐이 잘되는 곳에서는 가슴에 닿을 만큼 생육이 왕성하다.

영국 생태학자 존 필립 그라임은 일조량이 부족하거나 기온이 낮은 상황 등이 식물의 생존을 위협하는 스트레스가 되고, 이를 견디는 것은 내성형(stress tolerance)이라고 설명한다. 이 같은 환경에서 자라는 식물을 머리글자를 따서 S타입이라고 한다. 참당귀는 산속 열악한 환경에서 자라므로 S타입이다. 돌이나 바위틈에 뿌리를 내리고 꿋꿋하게 자라는 강인함이 있다.

잎은 1~3회 날개 모양 겹잎(깃꼴겹잎)이다. 작은 잎은 세 갈래로 깊게 갈라진 다음 다시 두세 갈래로 갈라져 손을 편 모양이다. 혹자는 오리 발을 닮았다고 한다. 가장자리는 뾰족한 톱니 모양이며 뒷면은 약간 흰색을 띤다. 뿌리잎은 5~6개 나고, 잎자루가 길게 자란다. 줄기 위쪽 잎은 잎몸이 퇴화해 잎집처럼 줄기를 감싸고 있다.

꽃은 줄기 끝에 겹우산 모양 꽃차례로 달린다. 꽃과 꽃대가 진한 자주색을 띠고 높이 자라므로 눈에 잘 띈다. 좁쌀만 한 수많은 작은 꽃이 오밀조밀하게 모여 피어 둥그스름한 모양이다. 꽃잎은 긴 타원형으로 다섯 장이며

뿌리는 손가락 정도로 굵고 여러 가닥이며 땅속 깊이 내린다.

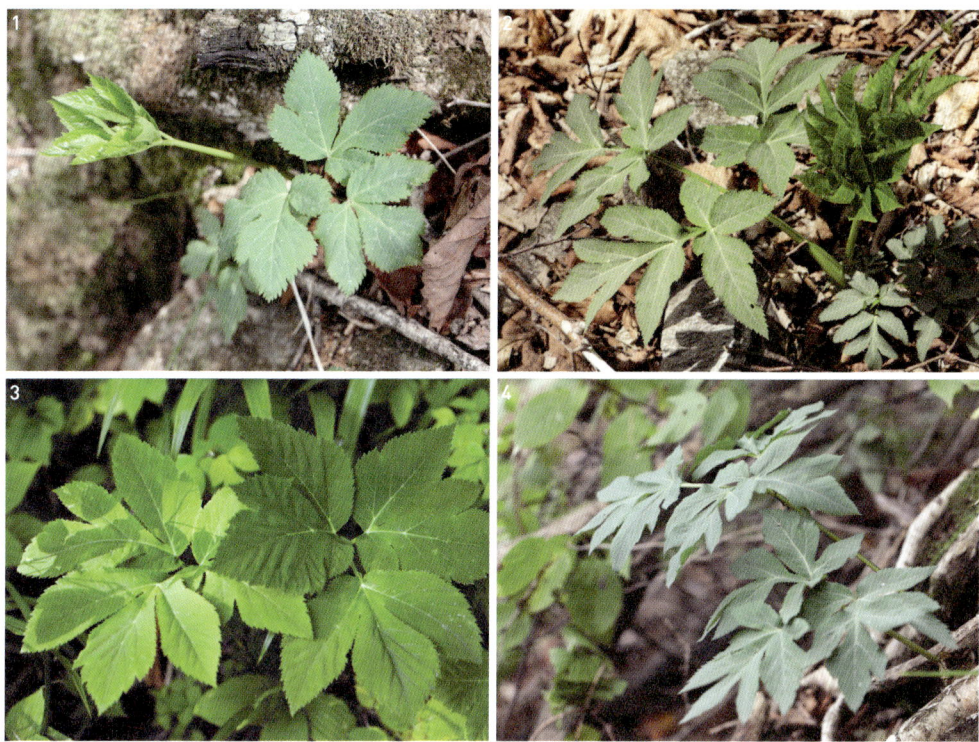

1 어린 새싹이 바위틈에서 뿌리를 내려 자라고 있다.
2 새잎은 연녹색을 띠다가 자라면서 진녹색으로 변한다.
3 작은 잎은 세 개로 완전히 갈라진 다음 다시 두세 개로 갈라진다.
4 뿌리잎은 잎자루에 세 개씩 달리고 꽃이 필 무렵 말라 죽는다.

끝이 뾰족하다. 자세히 살펴보면 작은 꽃잎과 수술이 답답한 듯 꽃잎 밖으로 튀어나와 있다.

    가을이 되면 꽃을 촬영하려는 생각에 머리가 복잡해진다. 가을에는 찍을 것이 워낙 많아서다. 강원 태백과 정선에 걸쳐 있는 함백산 등산로에서 꽃을 촬영하는 중 지나가던 등산객들이 "그게 무슨 꽃이에요?"라고 관심을 보였다. 참당귀라는 대답에 어디서 한 번쯤은 들어봤다는 표정을 지었다.

    전국 산에는 참당귀와 생김새가 비슷한 산나물과 독초가 많다. 강활을 비롯해 궁궁이, 구릿대, 어수리 등은 모양새가 비슷하다. 독성이 강한 강활

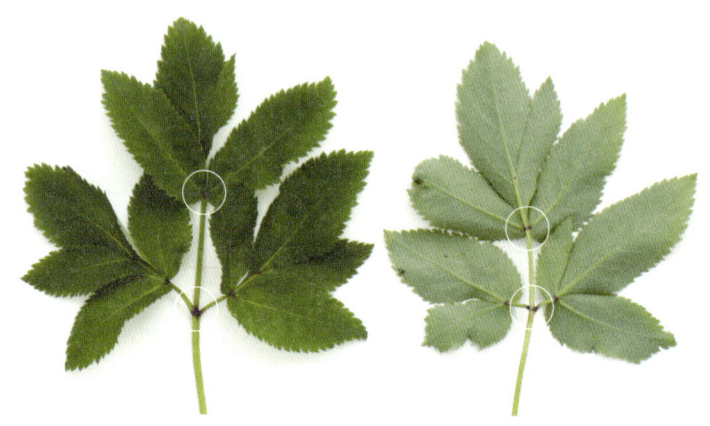

독성이 강한 강활은 잎자루 갈라지는 부분이 자주색을 띠는 것이 특징이다.

은 꽃이 피기 전 참당귀와 아주 비슷해 종종 중독 사고를 일으킨다. 강활은 잎자루 갈라지는 부분이 진한 자주색을 띠는 게 특징이다. 참당귀를 비롯한 나머지 산나물의 잎자루와 줄기는 대개 잎과 비슷한 녹색을 띤다. 꽃이 피면 금방 구분된다. 참당귀는 꽃이 자주색이지만 강활과 궁궁이, 어수리는 모두 흰색이다.

　당귀류는 크게 우리나라 토종인 '참당귀'와 일본에서 건너온 '일당귀(日當歸 또는 왜당귀)', 중국이 원산인 '당귀' 등이 있다. 참당귀는 토당귀(土當歸), 숭검초, 조선당귀, 중국 당귀는 문귀(文歸), 건귀(乾歸), 대근(大芹), 상마(象馬), 지선원(地仙圓) 등으로 불린다. 참당귀는 다른 종에 비해 잎이 넓고 꽃이 짙은 자주색을 띤다. 이에 비해 일당귀와 당귀는 꽃이 흰색이고 잎이 참당귀에 비해 좁다.

　참당귀는 예부터 주로 한약재로 쓰였다. 잔류 농약 걱정 없이 안전한 기능성 먹을거리를 찾는 사람들이 늘어 산나물로 인기를 더해가고 있다. 감미료를 넣어 억지로 맛을 낸 국적 불명의 요리에 식상한 사람들이 산뜻한 향과

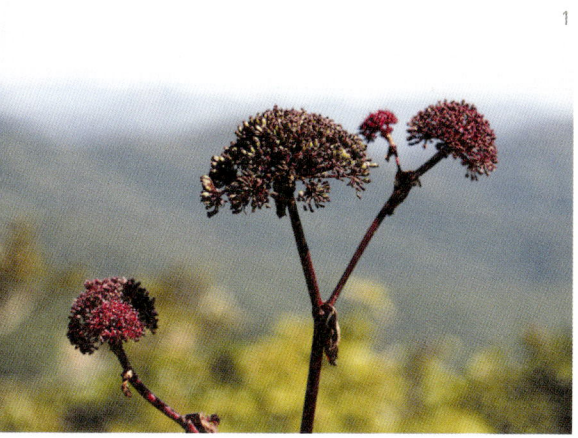
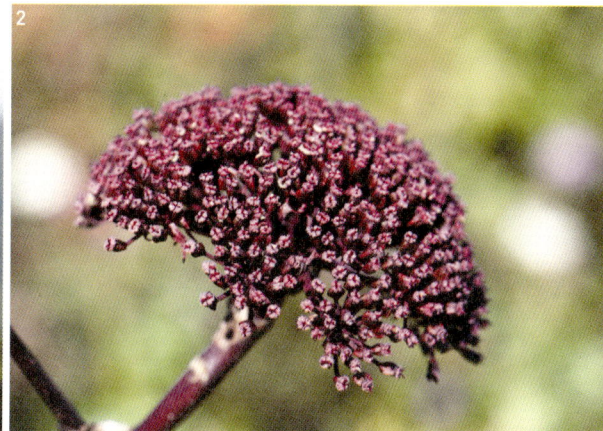

1 꽃대는 위쪽에서 가지를 치고, 수많은 작은 꽃이 우산 모양으로 달린다.
2 꽃잎은 긴 타원형이며 끝이 뾰족하고, 수술이 꽃잎 밖으로 나와 있다.

쓴맛이 적당한 참당귀를 쌈과 장아찌 등으로 이용하고 있다. 산나물 마니아가 최고의 산나물로 꼽을 만큼 최근 일고 있는 비건 식품 열풍에 알맞다.

재배 토심이 깊고 물 빠짐이 좋은 질참흙이나 모래 참흙이 적지다. 씨앗은 양파망 같은 데에 넣어 흐르는 물에 사흘 정도 담그고 자주 흔들어 주면서 충분히 불린다. 그 뒤 모래와 섞어 뿌리고 흙을 살짝 덮어주면 발아율이 높다. 종묘는 머리 부분 지름이 0.5센티미터인 것을 구입하고, 이보다 작거나 큰 것은 생육이 불량하거나 꽃대가 금방 올라온다. 꽃대가 올라오면 이듬해 말라 죽는다.

요리 어린잎은 고기 누린내를 잡아줘 쌈용으로 그만이다. 또 장아찌로 요리하면 은은한 향이 나고 쓴맛이 적당해 입맛을 잃었을 때 먹으면 그만이다.

효능 뿌리는 보혈과 진정 등의 효과가 있어 현기증과 허약 체질 개선에 좋다. 또 아토피 피부염과 접촉성 피부염 예방 및 치료 효과가 있다. 특히 월경 불순과 갱년기 안면 홍조 및 수면 장애 등의 완화 효과가 뛰어나다. 최근 연구 결과 뿌리 추출물이 피부 미백과 관절 건강에 효과가 있는 것으로 밝혀졌다.

산나물에서 들나물로
참취

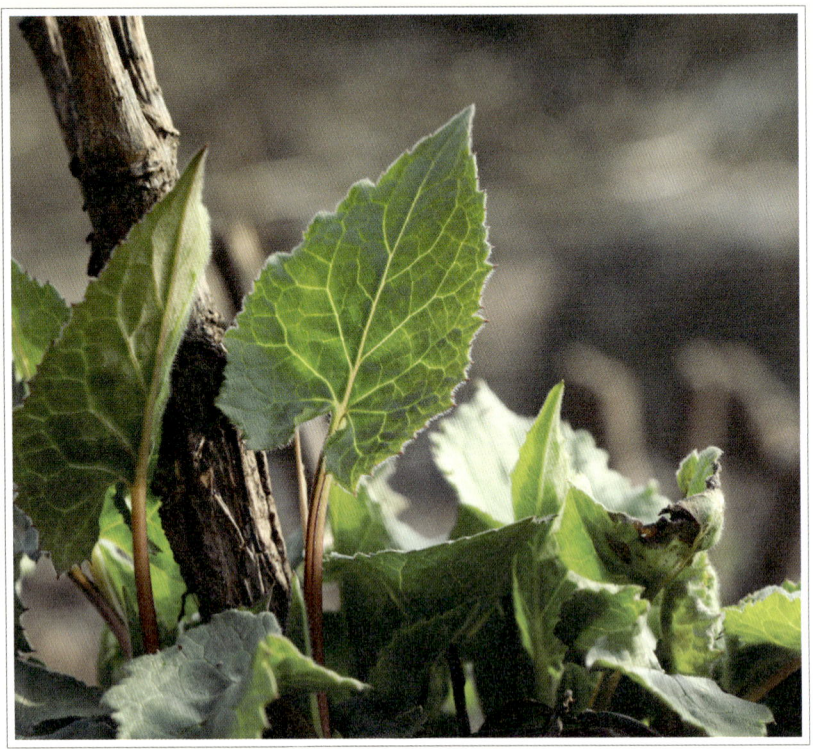

Aster scaber Thunb.
국화과 여러해살이풀, 높이 1~1.5미터, 개화기 8~10월,
햇볕이 적당히 들고 토심이 깊은 산기슭이나 산중턱.

•• 참취는 예전에는 흔한 산나물이었다. 다복솔이 자라던 고향 마을 뒷산에 참취가 많았다. 보릿고개 시절 배고픔을 달래주던 송기(松肌)가 날 무렵이면 참취는 먹기 좋게 알맞게 자랐다. 봄이 되면 언제나 그 자리에서 계절을 잊지 않고 나고 자라나 귀한 줄 몰랐다.

하지만 요즘에는 흔하지 않다. 숲속을 유심히 살펴봐야 가끔 눈에 띄는 귀한 몸이다. 땔감이 나무에서 천연가스나 전기 등으로 바뀌면서 산에 나무와 풀이 우거진 탓이다. 예전에는 나무와 풀을 베어 퇴비나 땔감으로 썼지만 요즘에는 이용하는 사람이 거의 없어 산에 큰키나무가 우거지고 있다. 햇볕이 적당히 드는 곳을 좋아하는 참취가 점점 설 땅이 좁아지는 셈이다.

산나물을 채취하며 사는 사람들은 "참취가 녹아내렸다"고 토로한다. 산에 나무와 풀이 무성하게 자라면서 빚어지는 일이다. 참취뿐 아니라 키

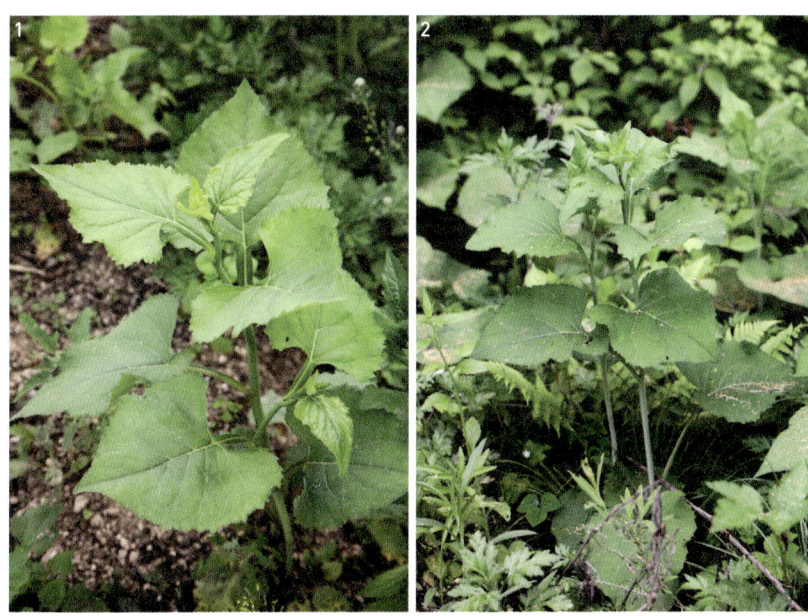

1 줄기잎은 타원형 또는 긴 달걀 모양이고 연녹색을 띠다가 진녹색으로 변한다.
2 줄기는 곧게 서서 자라고 줄기잎은 듬성듬성 어긋난다.

작은 산나물이 숲속에서 신음하며 사라지고 있다. 산이 푸르게 우거지는 것은 환영할 일이지만 우리 밥상을 풍성하고 건강하게 했던 참취를 비롯한 산나물이 소리 소문 없이 자취를 감추는 것은 안타까운 일이다.

전국 산에는 소나무가 많이 자라고 있다. 정부가 앞장서 보호수종으로 아끼고 가꾸면서 면적이 점차 넓어지고 있다. 옛 문헌에서는 "소나무 아래에는 풀이 자라지 않는다(松柏之下其草不殖)"는 말을 전하고 있다. 소나무는 사시사철 푸르른 상록수인 데다 무리를 지어 자라므로 키 작은 식물에 치명적인 영향을 미친다. 항상 햇볕을 가려버려 웬만한 식물이 배겨나지 못한다. 소나무가 빽빽이 자라는 숲으로 들어서면 풀이 자라지 못해 말끔하다.

소나무 같은 상록수가 우거진 산속 숲은 광조건뿐 아니라 토양 환경이 나쁘다. 소나무는 뿌리에서 타감 물질을 분비해 다른 식물은 물론 어린 소나무까지 못 살게 한다. 잎도 타감 물질을 지니고 있다. 전국에 소나무 숲이 우거질수록 참취를 비롯해 산나물이 배겨날 방도가 없다.

참취가 자라는 곳은 토심이 깊고 물 빠짐이 잘되는 산기슭 또는 산중턱이다. 햇볕이 웬만큼 드는 곳에서 자라는 반양지성 산나물이다. 그래서 조

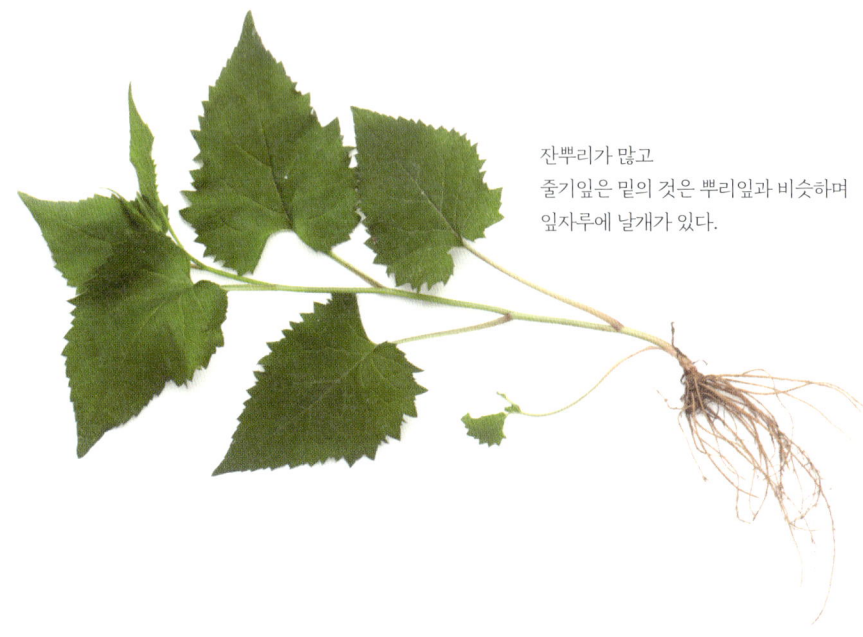

잔뿌리가 많고
줄기잎은 밑의 것은 뿌리잎과 비슷하며
잎자루에 날개가 있다.

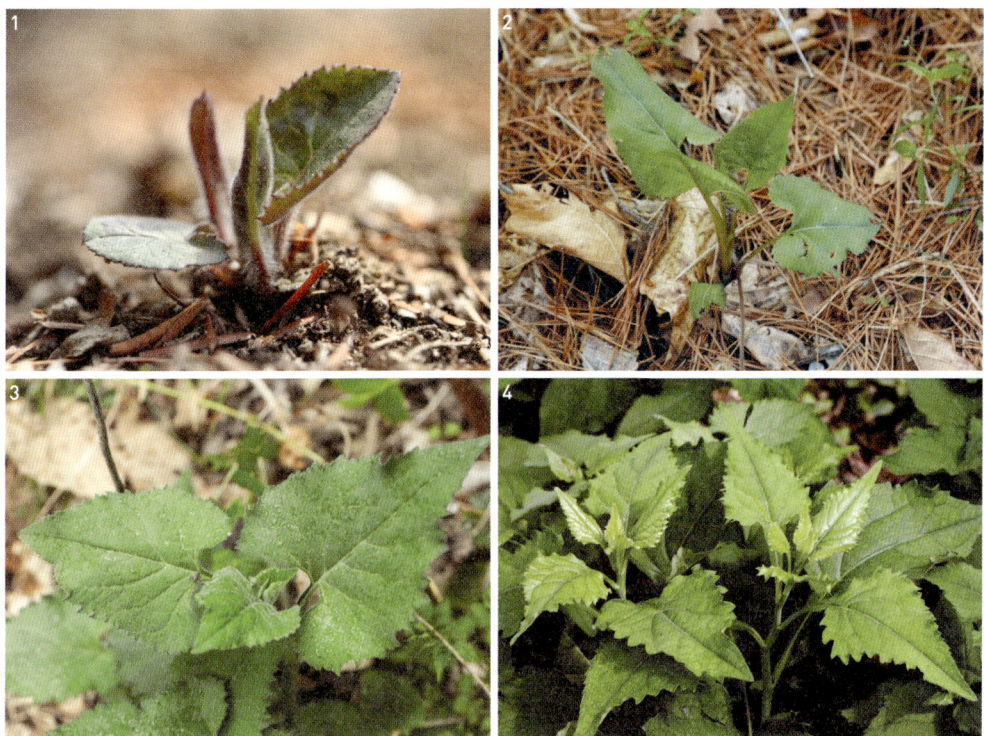

1 어린잎은 밝은 자주색을 띠고 털이 많이 나 있는 게 특징이다.
2 산기슭부터 산중턱까지 해가 잘 드는 곳에서 주로 홀로 자란다.
3 줄기잎은 어긋나고 주맥이 뚜렷하며 잎 가장자리는 불규칙한 모양이다.
4 줄기잎은 줄기 위로 올라가면서 점차 작아지고 끝이 뾰족하다.

림지나 벌채한 곳, 산불 난 주변에서 잘 자란다. 씨앗이 바람을 타고 멀리 퍼져나가므로 계곡 근처보다는 바람이 잘 통하는 산등성이 같은 곳이 서식지다.

새싹은 자줏빛 털이 온몸에 빽빽이 나 있어 눈길을 끈다. 줄기와 잎은 자라면서 자주색에서 연녹색, 진녹색 순으로 변한다. 잎은 손바닥만큼 크고 뿌리잎이 여러 개 올라와 자란다. 뿌리잎은 심장 모양이며 가장자리는 굵은 톱니 같다. 잎을 뒤집어 보면 수리취처럼 약간 흰색을 띠고 잎맥이 거미줄처럼 드러나 있다. 줄기잎은 어긋나게 나고 뿌리잎보다 작고 폭이 좁

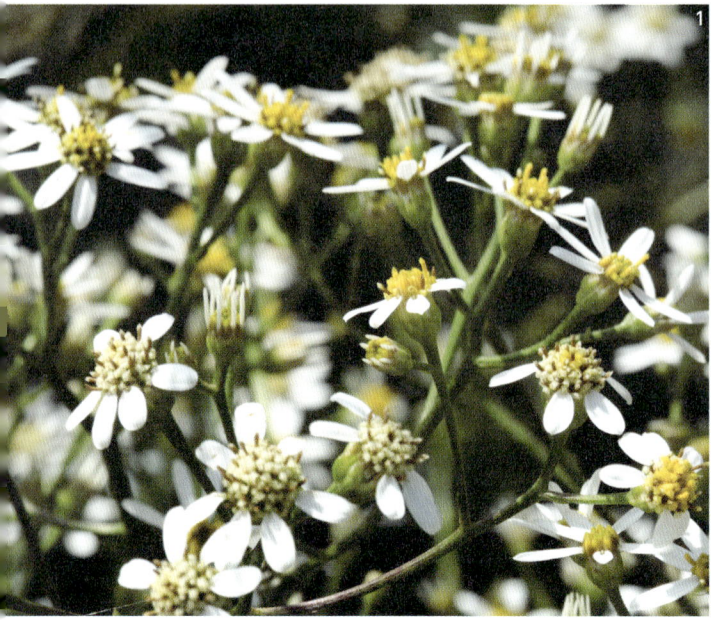
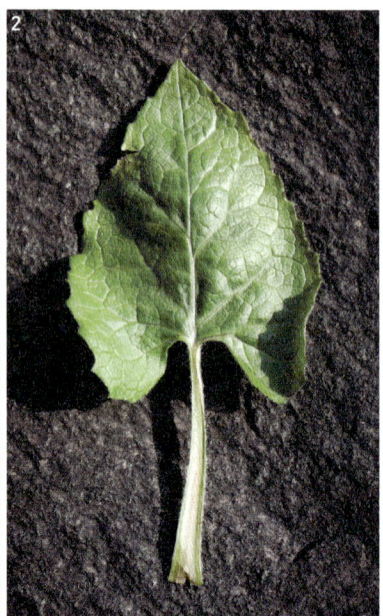

1 꽃은 줄기와 가지 끝마다 여럿 달리고 8~10월에 흰색으로 핀다.
2 뿌리잎은 잎자루가 길고 심장 모양으로 가장자리는 굵은 톱니 모양이다.

아 긴 삼각형이다.

　줄기는 1미터가량이고 윗부분에서 가지를 많이 친다. 가을 무렵 가지 끝마다 꽃이 흐드러지게 핀다. 무더위를 핑계로 산을 오르지 않다가 선선한 가을바람이 불 때 산속으로 들어서면 꽃이 반긴다. 500원짜리 동전만 한 꽃이 씀바귀처럼 고른 꽃차례로 달린다. 가장자리 혀꽃은 6~8개이며 흰색을 띠고 가운데 통꽃은 수십 개이며 노란색을 띤다. 관상화는 점점 거무스름하게 변하면서 씨앗을 맺는다. 가을바람에 하늘거리는 모습이 꽃말 '이별' 또는 '님을 위하여'를 연상케 한다.

　참취라는 이름은 '취' 가운데 으뜸이라는 의미가 있다. 하지만 참취는 불행하게 대개 취나물 또는 나물취로 불린다. 사람들이 참취와 생김새가 비슷한 산나물이 많아 구분하지 않고 두루뭉술하게 부르고 있다. 이름에

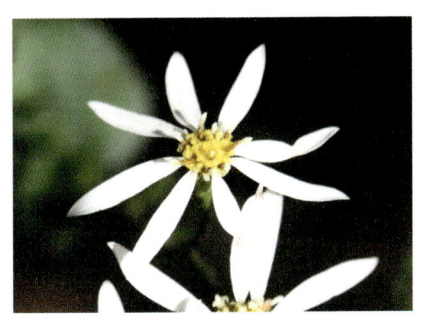

꽃은 500원짜리 동전만 하고 설상화는 흰색이며 관상화는 노란색이다.

취자가 들어 있는 산나물은 단풍취, 미역취, 개미취, 은분취, 곰취, 각시취, 수리취 등 먹을 수 있는 것만 해도 20여 종에 이른다. 저마다 고유의 이름이 있는 만큼 이름을 정확하게 불러주는 게 좋지 않을까.

참취가 요즘 들녘에서 자주 눈에 띈다. 전국에 재배 면적이 늘고 있어서다. 씨앗이 날개가 있어 바람을 타고 재배지에서 사방으로 날려가 논밭 둑은 물론 길 가장자리에 터를 잡고 자라고 있다. 풀과 나무가 우거진 산속보다 해가 잘 들고 땅이 비옥해 자람새가 강하고 씨앗을 많이 맺는다. 산에서 내려와 들녘으로 개체수를 늘려가는 모습을 보면 곧 들나물로 변신하지 않을까 하는 생각이 든다.

재배	토양 수분이 적당하고 가뭄이 들지 않는 곳이 적지다. 씨는 이른 봄이나 가을에 뿌리면 된다. 물에 충분히 불려 모래와 섞어 뿌리면 발아율이 높다. 파종 뒤 볏짚 등으로 덮어 겉흙이 마르지 않도록 관리하고 물을 자주 준다. 파종 첫해에 잡초를 잘 관리하면 이듬해에는 무성하게 자라므로 제초 일손이 적게 든다.
요리	어린잎은 초고추장을 끼얹어 먹으면 향긋한 향과 쌉싸래한 맛이 일품이다. 억센 것은 데쳐 나물로 무쳐 먹거나 곤드레나물처럼 밥을 지어 먹으면 좋다. 억센 것은 말려두었다가 물에 불려 들기름을 넣고 볶거나 무쳐 먹으면 은은한 향기와 구수한 맛이 일품이다.
효능	맛은 달고 성질은 차다. 민간에서는 두통과 어지럼증 등을 치료하는 데 이용한다. 황달, 간염, 소화 장애, 타박상 등의 치료 효과가 있다. 최근에는 항고지혈, 항산화, 항바이러스 등의 효과가 밝혀졌다.

잡초와 경쟁해도 밀리지 않는

초롱꽃

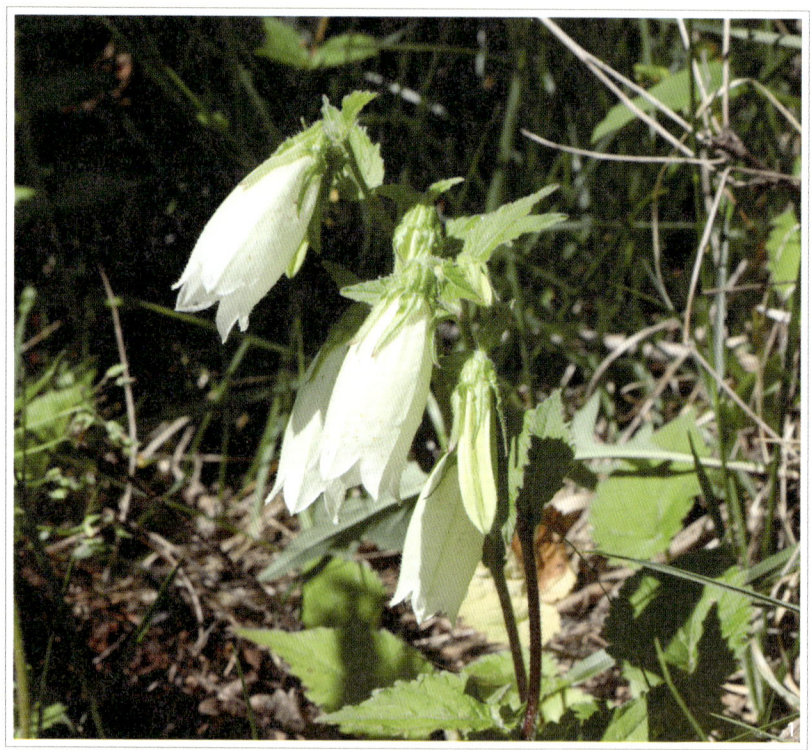

Campanula punctata Lam.
초롱꽃과 여러해살이풀, 높이 40~100센티미터, 개화기 6~8월,
해가 잘 들고 토심이 깊은 산기슭.

•• 남녘에서 봄소식이 날아오면 눈길이 절로 산기슭으로 간다. 음지보다 해가 잘 드는 곳에는 봄이 한걸음 빠르다. 전국 양지바른 산기슭에는 일찍 봄을 맞이하는 초롱꽃 새싹이 자라고 있다. 아지랑이가 스멀스멀 올라올 때쯤 산속으로 들어서면 헛걸음하지 않고 앙증스러운 초롱꽃을 만날 수 있다.

어린 새싹은 연한 자주색을 띤다. 언제 그랬느냐는 듯이 눈 깜짝할 새 연녹색으로 변하고 무럭무럭 자라서 눈을 의심하게 한다. 어린잎은 얼굴이 비칠 만큼 반들반들 윤이 나고 생기가 넘치는 모습이다. 바라보기만 해도 기운이 솟고 기분이 좋아지므로 화단에 심어 가꾸면 반려 식물로 안성맞춤이다.

잎은 뿌리에서 끊임없이 올라와 자란다. 뿌리잎은 심장 모양이고 잎맥

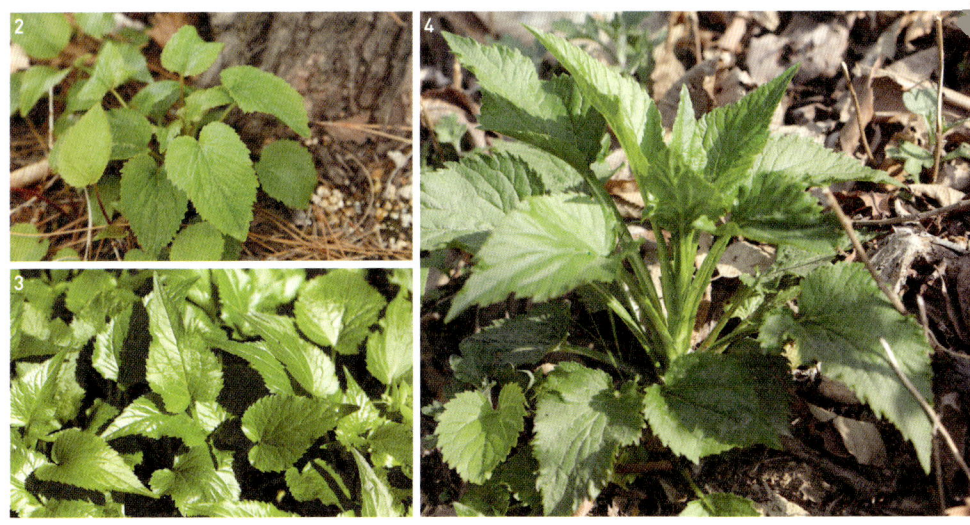

1 꽃은 흰색 또는 연한 자주색을 띠고 긴 꽃대 끝에 여러 개 핀다.
2 토질이 비옥하고 해가 드는 나무 밑에서 자라고 있다.
3 잎은 반들반들 윤이 나고 길이 5~8센티미터, 너비 1.5~4센티미터며 가장자리는 둔한 불규칙 톱니 모양이다.
4 줄기는 곧게 자라고 줄기잎은 삼각형이고 위쪽으로 올라갈수록 잎자루가 짧거나 없다.

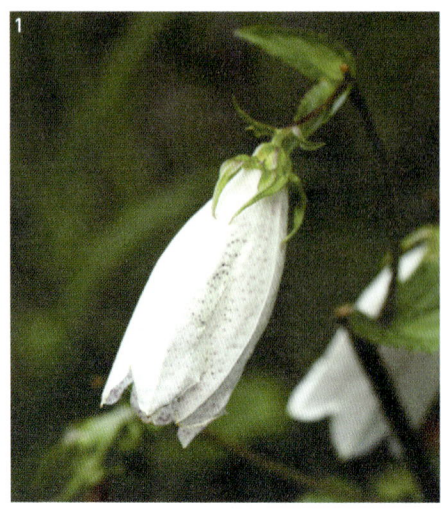 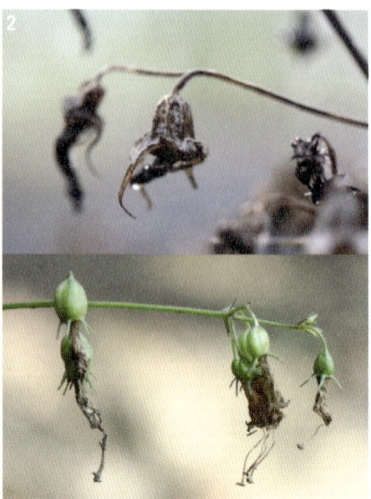

1. 꽃은 길이 4~8센티미터, 지름 3.5센티미터며 초롱 모양이다.
2. 캡슐 모양 꼬투리 안에는 작은 씨앗이 많이 들어 있다.

이 뚜렷하고 긴 잎자루가 있다. 잎자루는 날개 같은 잎이 있어 긴 주걱 모양 같다. 뿌리잎은 끝이 뾰족하고 가장자리는 불규칙한 톱니 모양이다. 곧이어 뿌리에서 줄기가 높이 자라고, 줄기잎은 어긋나게 난다.

줄기는 끝 부분에서 잔가지를 많이 친다. 줄기 잎겨드랑이에서 꽃자루가 길게 자라나고 꽃망울을 맺는다. 꽃은 어둠을 밝히던 초롱을 닮은 통꽃이고 해를 피하려는 듯이 땅을 향해 핀다. 꽃잎은 끝 부분에서 다섯 갈래로 갈라지고 백색 또는 연한 자주색을 띤다. 꽃잎에는 갈색 반점이 박혀 있어 이채를 띤다. 꽃 속에는 수술 다섯 개와 암술 한 개가 있다. 꽃받침이 꽃잎을 공손히 떠받들고 있는 모양새다.

산기슭을 거닐다 보면 키 작은 나무가 듬성듬성 자라는 곳에서 자주 눈에 띈다. 해가 잘 드는 산기슭 풀밭이 주요 서식지다. 키 작은 나무 밑에서 무리를 지어 자라는 반음지성에 가까운 산나물이다. 간혹 산촌의 논밭 둑 같은 데서 자란다.

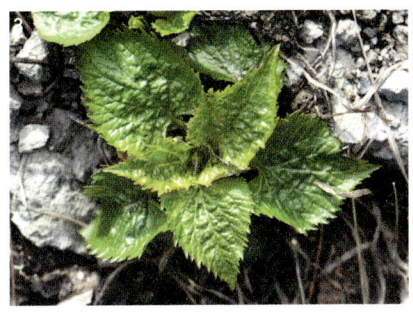 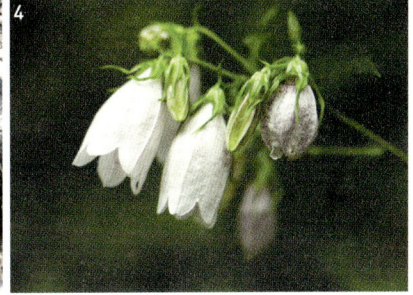

3 섬초롱꽃 뿌리잎은 초롱꽃보다 크고 길이 5~9센티미터, 너비 3.5~8센티미터다.
4 섬초롱꽃 꽃은 연한 자주색이며 길이 3~5센티미터다.

땅속을 기면서 자라는 뿌리에서 새싹이 자라나 번식한다. 번식력이 강해 한번 터를 잡으면 웬만한 잡초와 경쟁에서 밀리지 않는다. 습윤한 환경보다 물이 잘 빠지는 비옥한 토질을 좋아한다.

숲속에는 초롱꽃과 이름과 생김새가 비슷한 것이 많다. 초롱꽃과 같은 집안인 '섬초롱꽃'과 '금강초롱꽃'이 있다. 서식지는 조금씩 다르지만 꽃 모

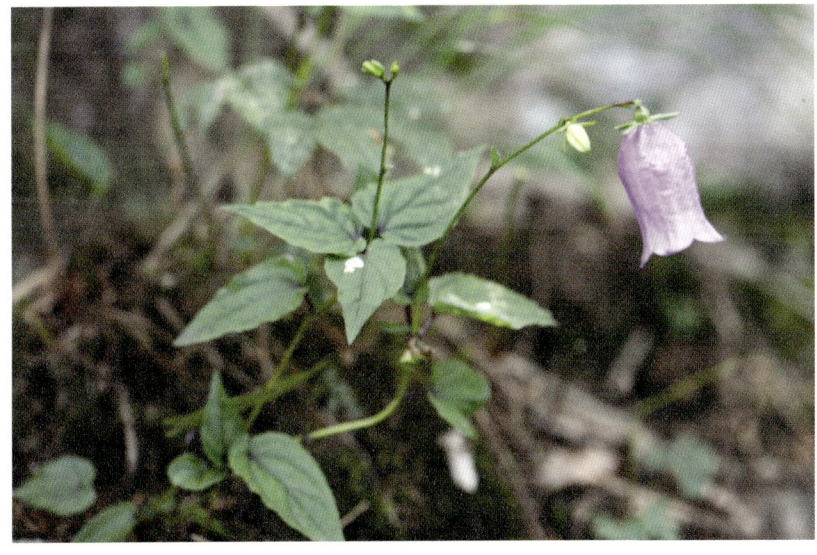

금강초롱꽃은 높은 산에서 자라고 꽃은 보라색을 띠며 길이 4센티미터, 지름 2센티미터다.

양은 같은 집안처럼 모두 초롱을 닮았다. 금강초롱꽃은 우리나라에서 자라는 특산종이며 꽃이 밝은 보라색을 띤다. 주로 높은 산에서 자라는 것이 초롱꽃과 차이점이다. 섬초롱꽃 역시 우리나라 특산종으로 울릉도에서 자생한다. 초롱꽃보다 잎이 넓고 싱그럽게 자란다. 꽃과 잎이 예쁘고 관상용으로 인기가 많아 전국으로 퍼져나갔다.

요즘 식물원이나 공원에서 초롱꽃을 어렵잖게 만날 수 있다. 봄에 돋아나는 새싹과 여름에 피는 꽃의 관상 가치가 범상치 않아 사랑을 받고 있다. 꽃잎 색이 다양한 신품종이 육종되면서 관상용으로 인기를 더하고 있다. 예전에는 주로 나물로 이용됐지만 시나브로 눈과 마음을 즐겁게 하며 몸값이 뛰고 있다.

재배	물 빠짐이 잘되고 해가 적당히 드는 곳이 적지다. 포기 나누기나 씨앗으로 증식한다. 씨앗은 가을보다 봄에 뿌리면 발아율이 높다. 씨앗은 뿌린 다음 흙을 덮는 것보다 물뿌리개로 물을 주거나 신문지 같은 것을 덮어주면 잘 발아된다. 흙을 많이 덮어주면 발아율이 크게 떨어진다.
요리	어린잎은 연하고 수분이 많아 샐러드로 요리해 먹으면 더욱 맛있다. 좀 억센 것은 데쳐 무쳐 먹거나 묵나물로 이용하면 좋다.
효능	열을 내리거나 통증을 가라앉히는 효과가 있다. 진해와 거담 효과가 있어 예부터 인후염과 두통 치료에 이용된다.

다슬기를 닮은 뿌리
초석잠

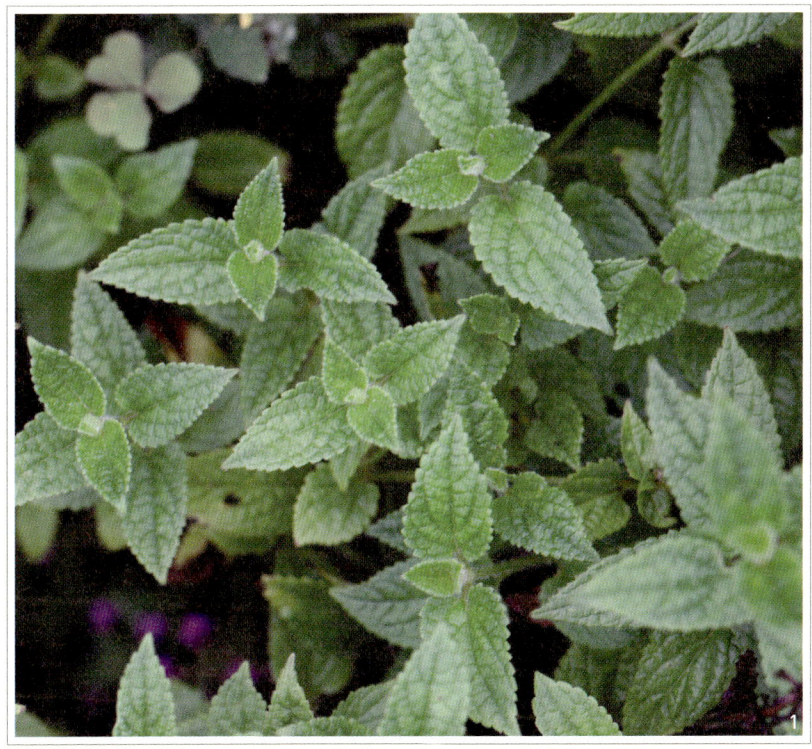

Stachys sieboldii Mip.

꿀풀과 여러해살이풀, 높이 30~60센티미터, 개화기 5~6월,
토양 수분이 적당하고 약간 그늘진 숲속.

•• 산나물 이름이 정식 식물명과 달라 종종 헷갈린다. 민간에서 부르는 산나물 이름과 정식 식물명이 다른 것은 곤드레-고려엉겅퀴와 방풍나물-갯기름나물처럼 부지기수다. 효능이 좋은 약초나 산나물 이름을 그대로 쓰거나 '개'자 등을 붙여 부르는 경우가 많다. 이와 달리 초석잠과 석잠풀은 완전히 다른 식물이지만 같은 것으로 잘못 사용되고 있다. 또 쉽사리와 혼동되고 있다.

초석잠은 뿌리 덩이줄기가 골뱅이를 닮았다고 해서 일명 '골뱅이 초석잠'으로 불린다. 하지만 덩이줄기는 바다에 사는 골뱅이보다 민물에 사는 다슬기를 많이 닮았다. 경상도 지방 사람들은 다슬기를 골뱅이라고 부른다. 즉 '골뱅이 초석잠'은 바다 골뱅이가 아닌 민물 다슬기를 닮은 데서 비롯된 이름으로 짐작된다. 초석잠을 전국에서 가장 많이 재배하는 경상도 사

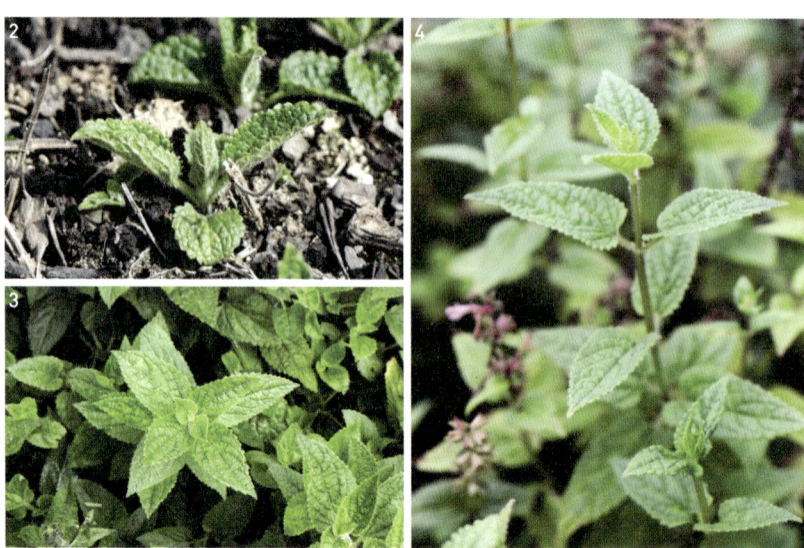

1 잎은 줄기에 마주나고 잎 끝은 뾰족하다.
2 잎은 주맥과 측맥 등의 잎맥이 골이 난 것처럼 도드라져 보이는 게 특징이다.
3 잎 밑쪽은 심장형이거나 원형에 가까우며 잎 가장자리는 둥근 톱니 모양이다.
4 줄기는 곧게 서고 네모 모양이다.

람들이 '골뱅이 초석잠'이라고 부르는 것이 전국으로 퍼져나가서다.

초석잠 학명은 꿀풀과 석잠풀속 초석잠(*Stachys sieboldii* Miq.)이다. 이같은 속명(屬名)과 종명(種名)이 혼동을 일으킨다. 게다가 석잠풀이란 식물이 우리나라에서 자생하고 있어 더욱 혼동을 부채질한다.

초석잠은 여러해살이풀이다. 뿌리 끝에 다슬기 모양 덩이줄기가 달리는 게 특징이다. 줄기는 높이 30~60센티미터고 사각형이다. 위쪽에는 긴 가시 같은 털이 있다. 잎은 줄기에 마주나며 긴 타원형이고 끝이 뾰족하다. 꽃은 자홍색이며 5월 중순부터 9월까지 줄기 윗부분에 모여 피고 잎겨드랑이에 돌아가며 층층으로 핀다.

초석잠은 습한 산기슭 같은 곳에서 자란다. 흙살이 두텁고 토양 수분이 적당한 곳이다. 해가 적당히 드는 반그늘진 숲속이다. 초석잠 원산지는 중

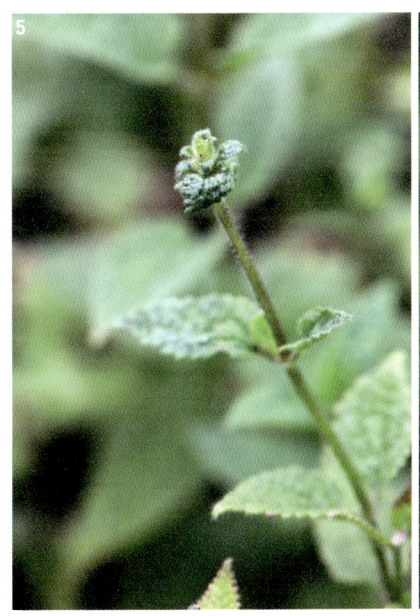
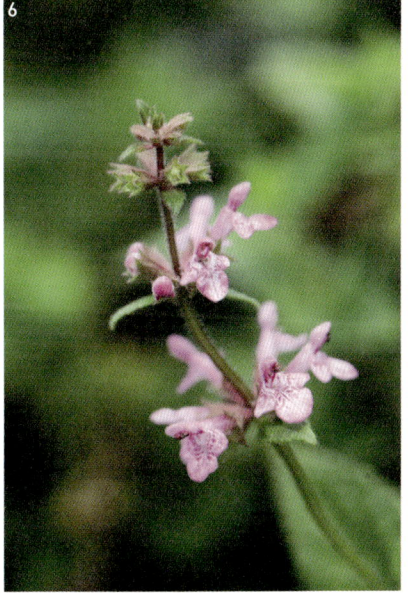

5 잎겨드랑이와 줄기 끝에 꽃봉오리가 달린다.
6 꽃은 8~9월에 자홍색으로 핀다. 꽃은 줄기 끝에 촘촘히 달리거나 잎겨드랑이마다 층층이 달린다.

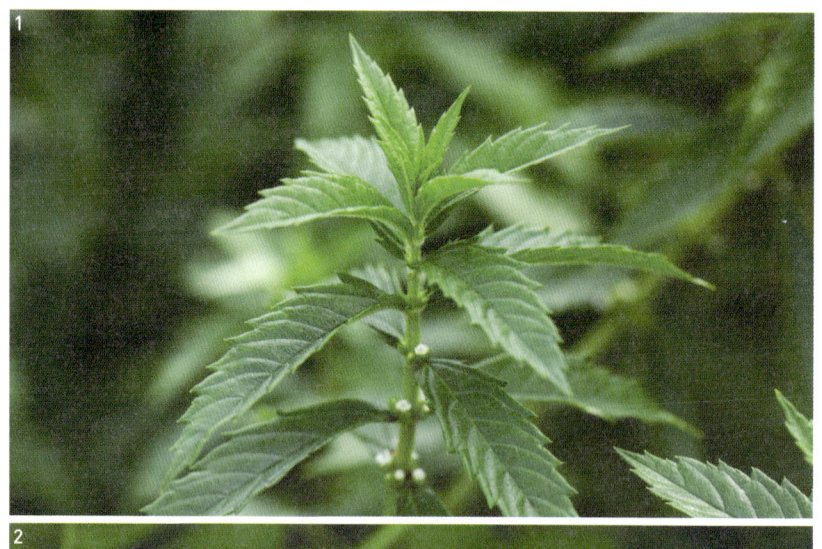

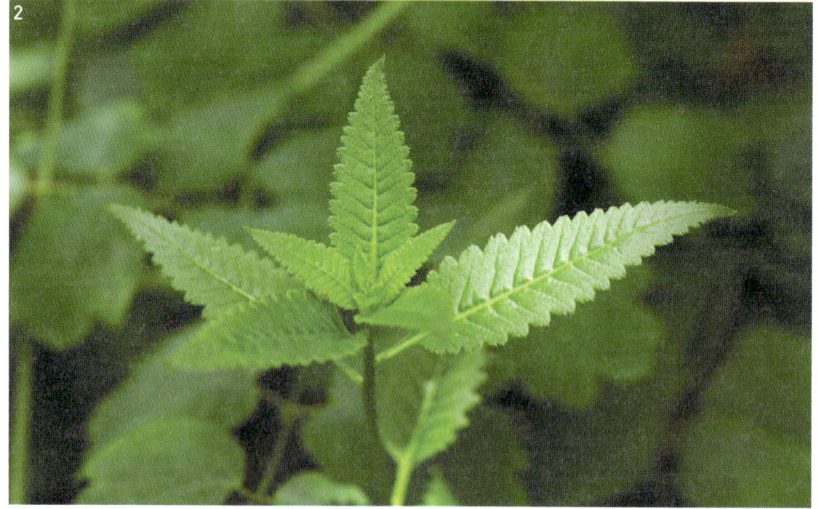

1 쉽싸리 잎은 마주나고 길이 2~4센티미터, 너비 1~2센티미터며 가장자리는 톱니 모양이다.
2 쉽싸리 잎은 양끝이 좁고 둔하며 밑으로 좁아져서 날개가 있는 잎자루처럼 된다.

국으로 알려졌다. 중국에서 일본에 전해진 것이 우리나라에 유입된 것이다.

노인성 질환 예방 등의 효능이 널리 알려지면서 최근 폭발적인 관심을 끌고 있다. 뇌 기능을 활성화하는 페닐에타노이드와 치매를 예방하는 콜린 성분을 함유하고 있다고 해서다.

초석잠과 비슷한 석잠풀과 쉽싸리는 우리나라 산과 들에서 자란다. 이들은 뿌리와 잎 등이 서로 달라서 쉽게 구분된다. 특히 초석잠과 석잠풀, 쉽싸리 뿌리는 맨눈으로 구분될 정도로 생김새가 다르다.

석잠풀(*Stachys japonica* Mip.)은 우리나라 자생 식물이다. 잎은 버드나무 잎처럼 길쭉하고 줄기에 마주난다. 뿌리는 굵은 뿌리와 실처럼 가는 뿌리가 있다. 또 쉽싸리(*Lycopus lucidus* Turcz. ex Benth.)는 일명 '누에형 초석잠(택란)'으로 불린다. 뿌리줄기는 길쭉한데 누에와 비슷한 모양이다.

최근 재배가 늘고 있는 초석잠은 2017년 국립산림품종관리센터의 '국가표준재배식물목록'에 등재됐다. 종자산업법에 따라 종자업 등록과 판매신고, 품질표시 등의 절차를 밟아야 종자를 판매할 수 있다. 석잠풀이나 쉽사리를 초석잠으로 속여 판매하는 것은 종자산업법을 어기는 것이므로 주의가 필요하다.

재배	봄에 씨알(종구種球)을 심으면 11월 수확이 가능하다. 씨알은 깊이 5센티미터로 심는데 거리는 30×30센티미터가 적당하다. 습한 환경을 좋아해 토양 수분이 많은 곳에서 잘 자란다. 무더운 여름에는 물을 흠뻑 주는 것이 좋다.
요리	뿌리줄기는 장아찌 등으로 요리하거나 술을 담가 먹는다. 어린순은 쓴맛이 있지만 데쳐 찬물에 우려내 나물로 무쳐 먹으면 된다.
효능	맛이 달고 쓰며 생약명은 초석잠이다. 페닐에타노이드와 콜린 등 뇌세포 활성화에 좋은 성분을 함유하고 있어 노인성 치매와 뇌경색 예방, 기억력과 기능 향상 등의 효과가 우수하다. 수험생 기억력과 집중력 향상에 도움 되는 것으로 알려졌다.

우리나라 전역에서 자생하는 향신료

초피나무

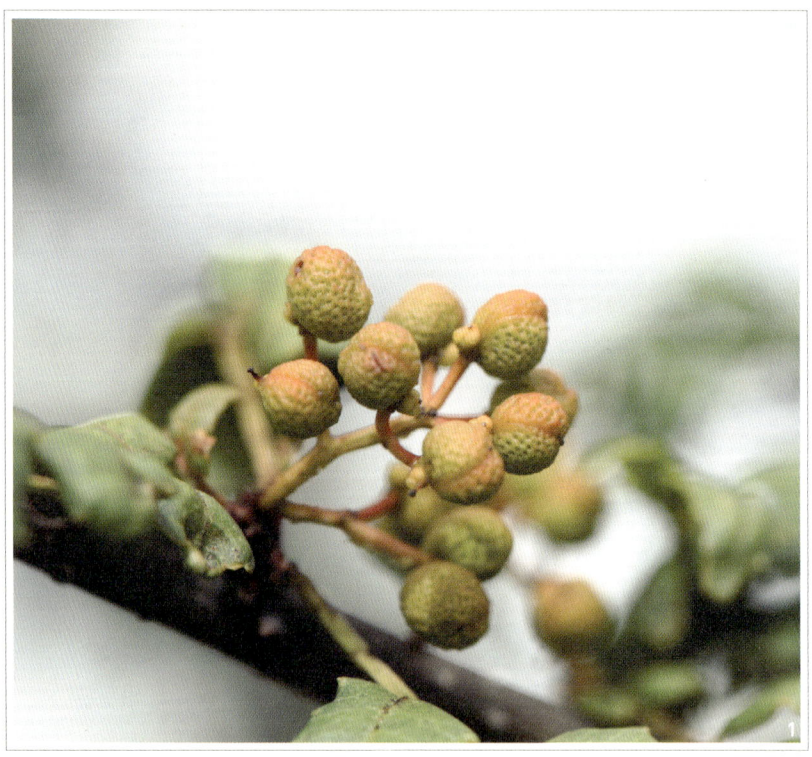

Zanthoxylum piperitum (L.) DC.

운향과 낙엽활엽 관목, 높이 3~5미터, 개화기 5~6월,
햇빛이 잘 들고 물 빠짐이 좋고 토심이 깊은 비탈진 산.

•• 초피나무는 추위에 약해 남부 지방에서만 자라는 줄 알았다. 경남 진주에 있는 국립산림과학원 남부산림연구소에서 초피나무를 처음 본 데다 따뜻한 남부 지역에서 잘 자란다는 설명 자료를 봐서다. 게다가 잎과 열매를 장아찌로 담가 먹거나 향신료로 이용하는 곳은 주로 남부 지방이었다.

6월 초순 '경북 봉화 오지 오미산 산행'이란 홍보에 마음이 끌려 산악회 대절버스에 올라탔다. 오지 산이라고 해서 왠지 산나물이 많을 것 같았다. 대절버스는 고속도로와 국도에서 벗어나 꼬불꼬불한 길을 느릿느릿 한참 가더니 조그마한 승부역을 지나 일행을 내려놓았다. 사방이 산으로 둘러싸인 첩첩산중 산골 중 산골이었다. 등산로는 얼마 지나지 않아 사람이 다니는 길인지 짐승이 다니는 길인지 분간이 안 될 정도로 희미했다.

산악회 일행은 서로 먼저 정상을 밟기 위해 필자를 앞서갔다. 다행히 낙오되지 않고 오미산(1,071미터) 정상에 오른 뒤 약속 시간에 늦지 않게 열심히 산을 내려왔다. 산을 절반 조금 못 미쳐 내려왔을 때 앞서가던 사람이 "두 사람이 길을 잃어 산속을 헤매고 있으니 쉬엄쉬엄 하산해도 된다"는 메

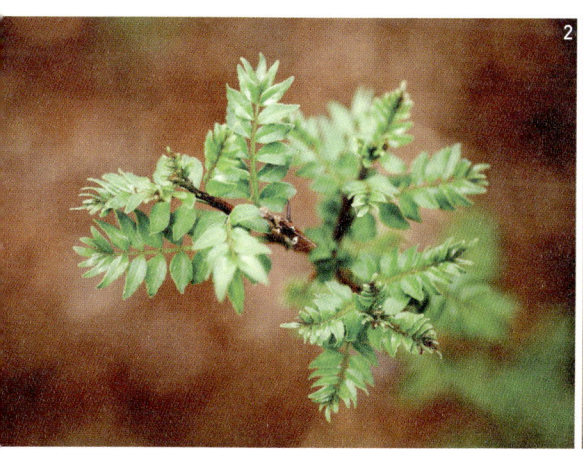 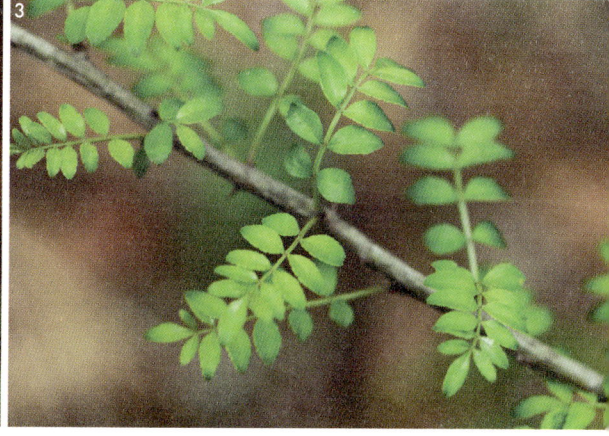

1. 9월에 붉그스름하게 익는 열매는 둥근 모양이며 황갈색을 띤다.
2. 새잎이 가지 끝에서 여럿 나와 오밀조밀하게 자란다.
3. 가지 마디에 가시가 마주나고 잎은 어긋나게 달린다.

시지를 전했다.

일행을 뒤따라가는 것조차 벅차 산나물을 찾아볼 겨를이 없었던 차 반가운 소식이었다. 갑자기 여유 시간이 생겨 가방에서 카메라를 꺼내고 산나물을 찾았다. 등산로 주위에는 마침 잔대와 삽주가 자라고 있었다. 좀 더 깊은 숲속에는 제법 씨알이 좋은 잔대가 나보란 듯이 자라고 있었다. 토질이 좋아 잎이 큼직큼직하고 왕성하게 자라는 잔대 잎을 접사 촬영했다.

잔대 전초를 찍기 위해 한 걸음 뒤로 물러서는 순간 무릎 아래가 따끔했다. 어린 초피나무가 수풀 속에서 자라고 있었다. 첫눈에는 초피나무인 줄 알아보지 못했다. 전국 산에서 잘 자라는 산초나무 같았다. 자세히 살펴보니 초피나무였다. 잎은 매운맛이 나고, 가시는 마주 났다. "떡 본 김에 제사 지낸다"는 말이 있듯이 초피나무 사진을 원 없이 찍었다.

오후 5시 봉화에서 서울로 출발하려던 대절버스는 길을 잃은 산악회 일행이 밤 11시 무렵에야 119소방대원에 구조되는 탓에 그때까지 발이 묶여 있었다.

1 2

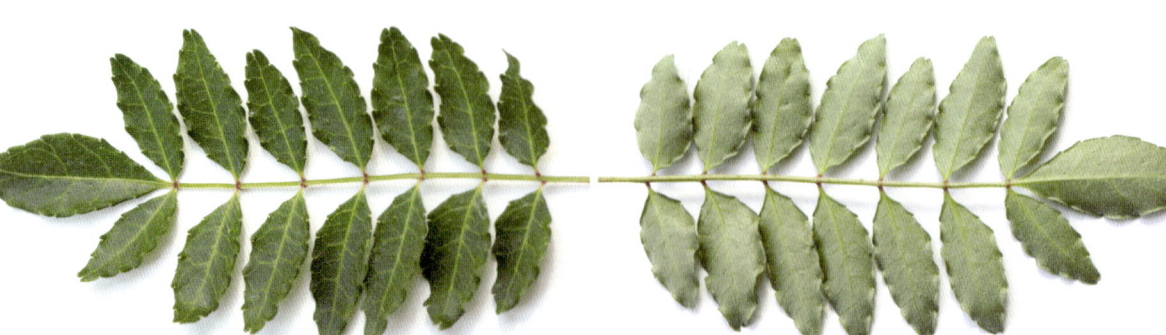

1 1회 날개 모양 복엽이며 13~17개 작은 잎은 길이 1~3.5센티미터며 가장자리는 밋밋한 모양이다.
2 잎 뒷면은 털이 있으며 약간 희끄무레한 색을 띤다.

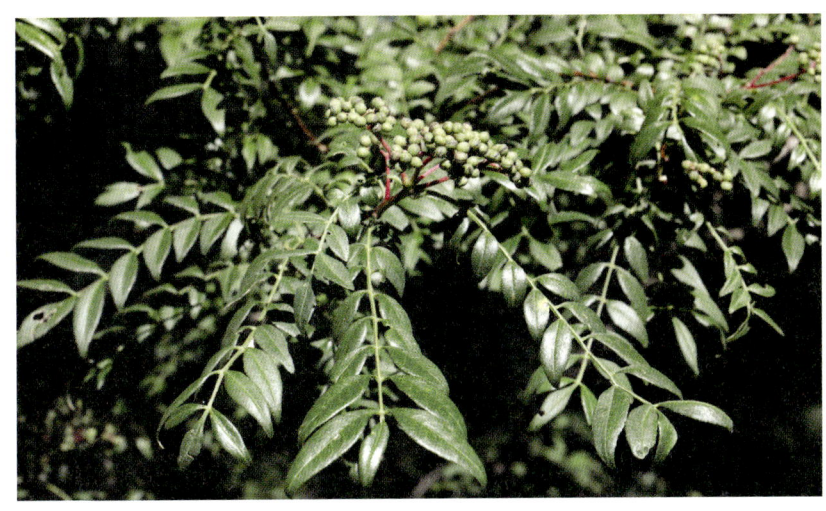

산초나무 잎과 어린 열매. 작은 잎은 13~21개, 길이 1.5~5센티미터 밑은 좁고 끝이 날카롭다.

    겨울이 몹시 추운 봉화에서 초피나무가 자라는 것이 도무지 미덥지 않아 식물도감을 찾아봤다. 초피나무는 남부 지방에서 잘 자라고 우리나라 전역에서 자생한다. 남부 지방에서 잘 자란다는 것을 남부지역에서만 자라는 줄 잘못 이해한 것이었다. 오미산 산행은 일행의 조난 사고로 이튿날 새벽에 집에 도착하고 힘들었지만 잘못 알고 있던 것을 바로 잡은 소중한 기회였다.

    초피나무 나뭇잎은 아까시나무 잎을 서너 배 축소해 놓은 것 같다. 작은 잎이 9~12개 1회 날개 모양 겹잎(우상복엽)이고 약간 오돌토돌한 게 특징이다. 또 잎 가운데 황록색 무늬가 있고 혀를 톡 쏠 만큼 강한 매운맛과 향이 난다. 잎이나 열매를 입안에 조금만 넣고 씹어도 양치질한 것처럼 입안이 개운하고 얼얼하다. 산행할 때 오물조물 씹으면 갈증을 가라앉히는 데 그만이다.

    초피나무는 전국 산에서 자라는 산초나무와 비슷한 구석이 많다. 하지만 자세히 살펴보면 차이점이 한두 가지가 아니다. 산초나무와 가장 큰 차이점은 턱잎이 변한 가시가 잎자루 밑에 마주난다. 산초나무는 가시가 어긋나고 초피나무에 비해 뭉툭한 편이다. 또 산초나무 잎 앞면은 매끈하고 향이 거의 없다.

가을에 익는 열매는 생김새와 색깔이 서로 다르다. 초피나무 열매는 겉껍질이 불그스름하게 익지만 산초나무는 짙은 갈색으로 익는다. 또 열매 쓰임새가 다르다. 초피나무 열매는 주로 추어탕과 민물고기 매운탕 등에 넣는 향신료로 쓰이고 산초나무 열매는 가공을 통해 기침, 천식 등을 치료하는 건강식품이나 두부 등을 요리할 때 식용유처럼 이용된다.

초피나무는 중남부 지역이 주요 서식지다. 뿌리가 땅속 얕게 내리기 때문에 가뭄에 약하고 환경이 맞지 않으면 멀쩡히 자라다가 갑자기 말라 죽어버린다. 약간 비탈지고 물 빠짐이 좋고 보수력이 있는 비옥한 사질토에서 자란다.

일본의 잡초 연구가 이나가키 히데히로 씨가 《전략가, 잡초》란 책을 통해 "자주 똑같은 곳을 찾아라. 관찰을 통해 얻은 지식은 잊히지 않고 오래

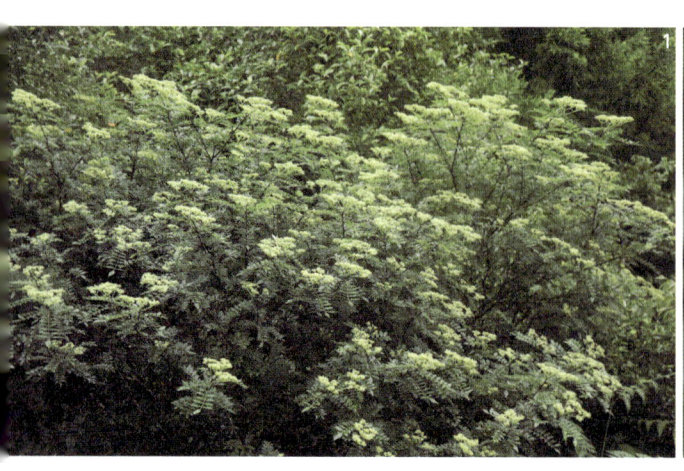
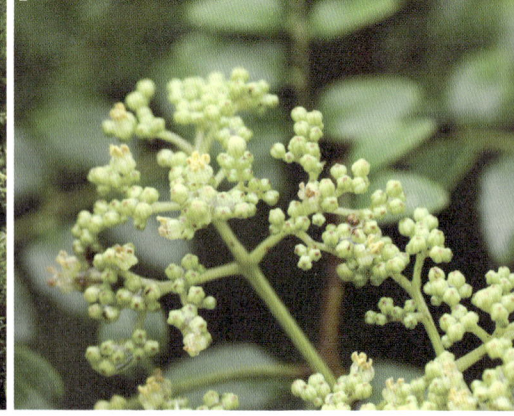

1 암수딴그루인 꽃은 황록색을 띠며 꽃차례 길이 15~30센티미터다.
2 수술은 4~8개이고 암술은 두세 개다.

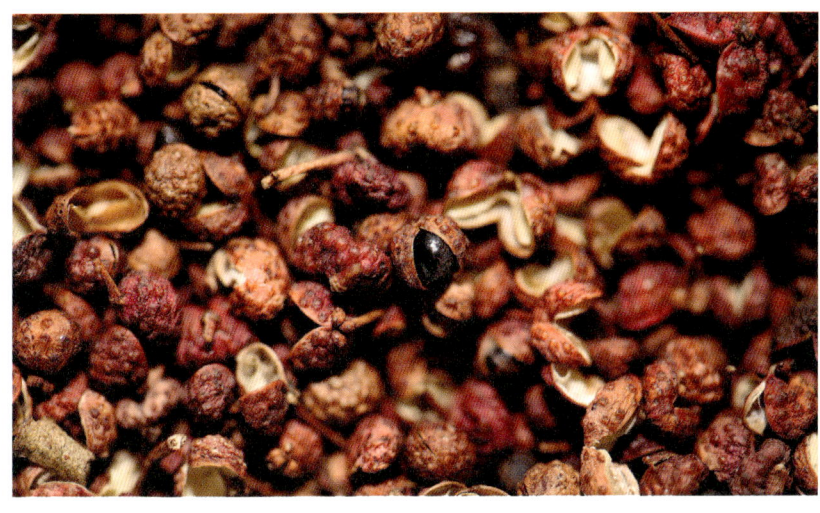

9월에 불그스름하게 익는 열매는 편평한 둥근 모양이며 황갈색을 띤다.

간다"라고 주장한 말이 가슴에 와 닿는다. 산나물에 대한 오해와 잘못된 지식을 바로잡는 데는 호기심과 관찰보다 더 좋은 스승이 없다는 것을 초피나무를 탐방하고 공부하면서 새삼 깨달았다.

재배	물 빠짐이 좋고 비옥한 사질토가 적지다. 주로 씨앗 파종과 접붙이기로 증식한다. 씨앗은 채취해 젖은 모래와 섞어 땅속에 묻어뒀다가 이듬해 봄에 파종하고 가뭄이 들지 않도록 짚을 덮어준다. 접목은 2~3년생 초피나무나 산초나무에 절접이나 눈접을 한다. 접목 부위는 비닐로 단단히 묶고 흙을 접목 부위까지 덮어주고 싹이 나면 걷어낸다.
요리	열매는 추어탕이나 민물고기 매운탕에 넣으면 비린내를 잡아준다. 또 서양에서는 커피에 넣어 먹는데, 독특한 맛과 향이 커피 맛을 더한다. 어린잎은 고추장이나 간장으로 장아찌를 담가 먹으면 좋다. 김치를 담글 때 넣으면 빨리 시어지는 것을 막아준다.
효능	맛이 맵고 성질은 따뜻하다. 한방에서는 해독, 구충, 건위 등의 치료약으로 쓴다. 또 위염증을 치료하는 데 이용한다. 최근에는 피부 미백과 노화 억제, 호흡기, 소화기, 간, 뇌 질환 등을 일으키는 코로나바이러스 대항 효과가 밝혀졌다.

참나물로 오해받고 있는

파드득나물

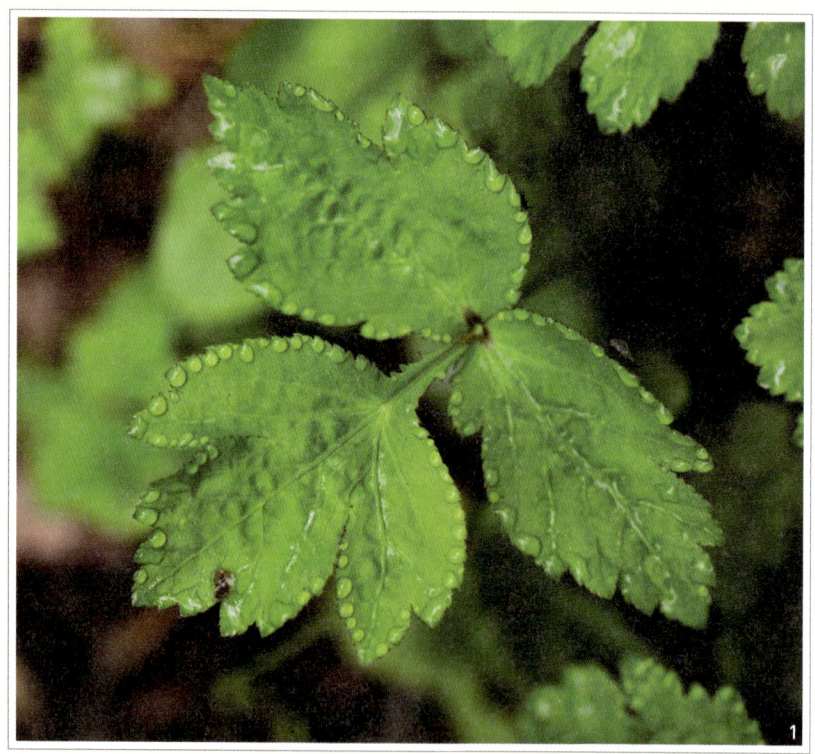

Cryptotaenia japonica Hassk.
미나릿과 여러해살이풀, 높이 30~60센티미터, 개화기 6~7월,
토양 수분이 적당한 그늘진 산기슭.

•• 파드득나물은 아침마다 요술을 부린다. 잎 가장자리에 물방울을 송골송골 맺고 있다. 숲속 요정이 밤새 스포이트로 물방울을 방울방울 만들어놓은 것 같다. 낮에 뿌리가 쉬지 않고 흡수한 수분을 밤새 잎 기공을 통해 밖으로 배출한 결과다. 밤낮 기온 등 환경 변화에 따라 쉬지 않고 체내 수분을 조절하며 생장한다.

분포 지역은 우리나라를 비롯해 중국과 일본 등이다. 일본에서는 파드득나물을 미츠바(三葉菜)라고 부른다. 잎이 줄기 끝에 세 개 달리는 데서 붙

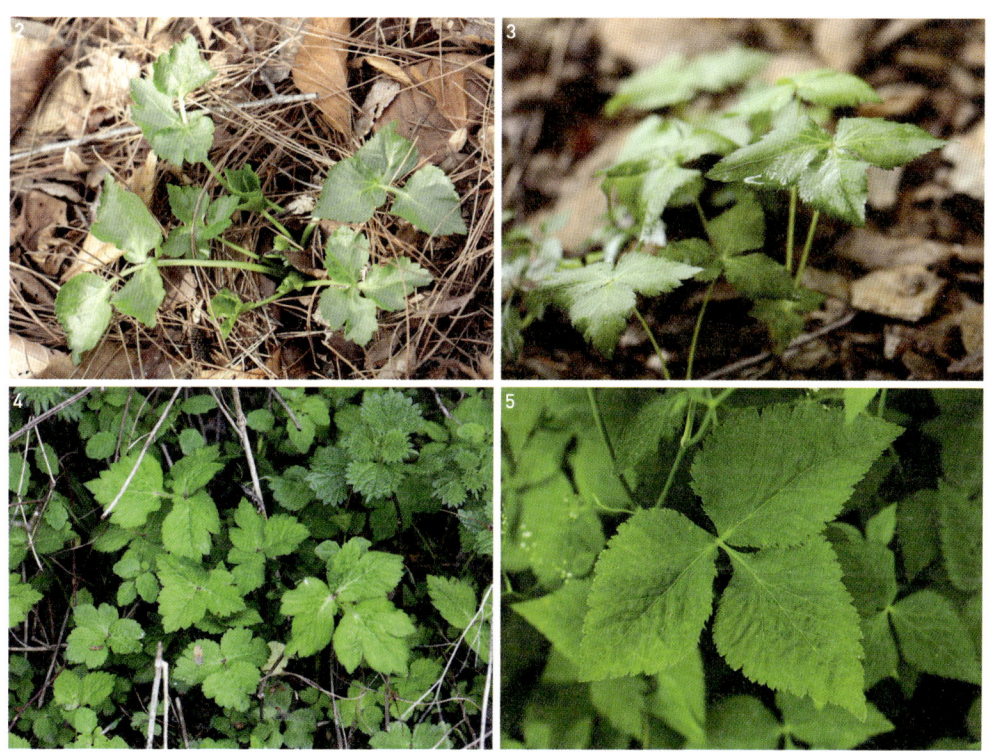

1 밤새 증산 작용으로 잎 가장자리에 물방울이 송골송골 맺혀 있다.
2 어린 줄기와 잎은 연녹색을 띠고 잎자루가 길게 자란다.
3 뿌리잎은 털이 없으며 잎자루 끝에 잎이 세 개 달린다.
4 잎은 오그랑오그랑하고 주맥이 연한 자주색을 띤다.
5 어린잎은 달걀 모양으로 길이 3~8센티미터, 너비 2~6센티미터다.

여진 이름이다. 일본은 일찍이 파드득나물을 육종해 씨앗을 우리나라에 수출하고 있다. 이처럼 우리나라에서 재배된 미츠바는 엉뚱하게 참나물이란 이름으로 둔갑해 마트나 시장에서 판매되고 있다. 참나물과 파드득나물은 엄연히 다른 산나물이다.

우리나라와 일본에서 나고 자라는 파드득나물은 구분이 어려울 정도로 아주 비슷하다. 일본 홋카이도 지역을 여행하던 중 들녘에서 마주한 파드득나물은 우리나라에서 자라는 것과 생김새가 비슷해 입을 다물지 못하게 했다. 토질과 기후가 다르지만 생김새가 어떻게 똑같을 수 있을까 하는

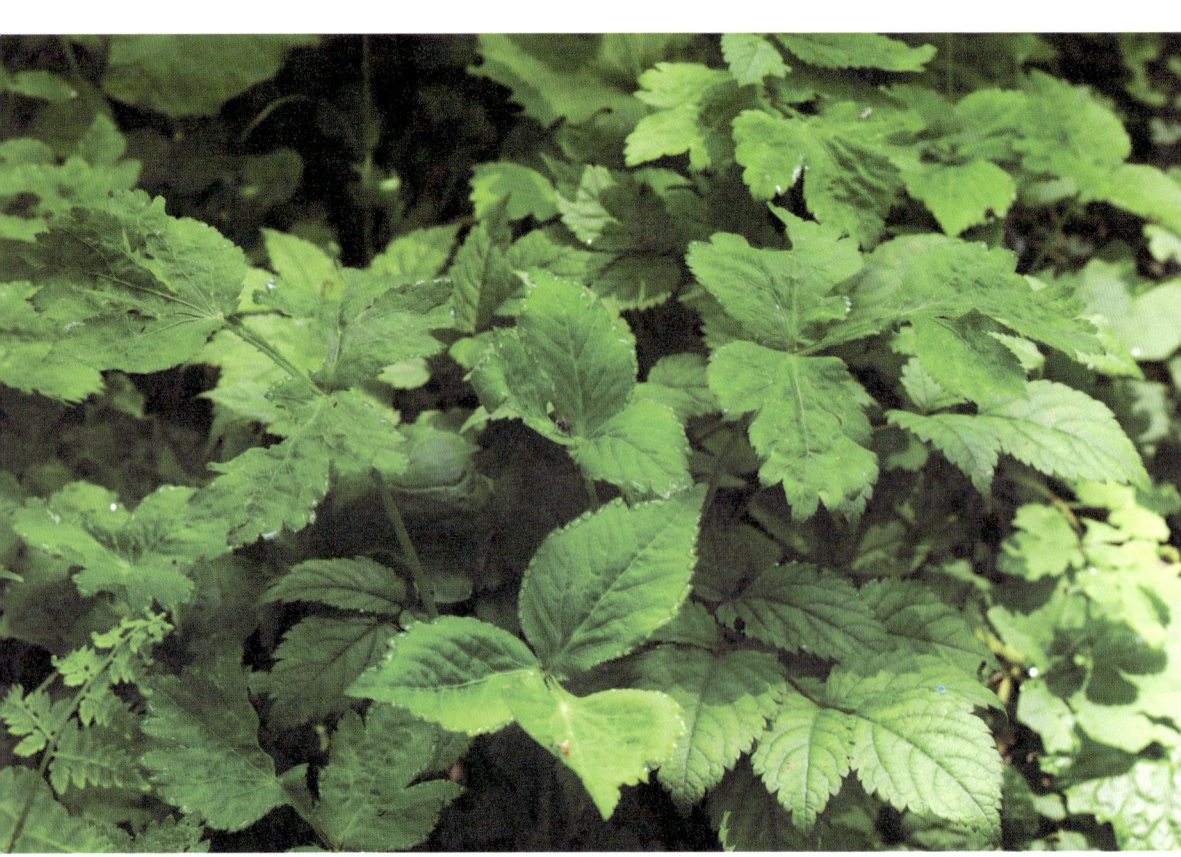

물을 좋아해 토양 수분이 적당하고 약간 그늘진 곳에서 무리를 지어 자란다.

생각이 여행 내내 머릿속을 떠나지 않았다.

일본에서는 파드득나물을 다양한 방법으로 요리에 이용한다. 우동이나 라면 위에 고명처럼 얹어 먹거나 초밥 같은 요리에 활용한다. 잎과 줄기가 연녹색을 띠어 음식 맛과 '눈맛'을 더하는 데 제격이다.

중국 여행 중 푸젠성(福建省) 우이산(武夷山) 시에 있는 우이산에서 파드득나물을 우연히 발견했다. 징검다리를 밟고 도랑을 건너는데 물가에 눈에 익숙한 것이 자라고 있었다. 가까이 다가가 보니 놀랍게 파드득나물이었다. 우리나라에서 자생하는 것과 생김새가 비슷했다. 잎자루는 25센티미터가량이고 줄기는 진녹색이었다. 9월 하순 무렵이라서 잎과 줄기는 억세고 약간 쓴맛이 나는 듯했다.

우이산은 우리나라와 기후가 비슷하다. 산봉우리가 아름답고 품질 좋은 녹차가 많이 나고 안개가 자주 내리는 것으로 유명하다. 제주도보다 남쪽에 위치해 영하로 내려가는 날이 없을 정도로 겨울이 따뜻하고 안개 탓에

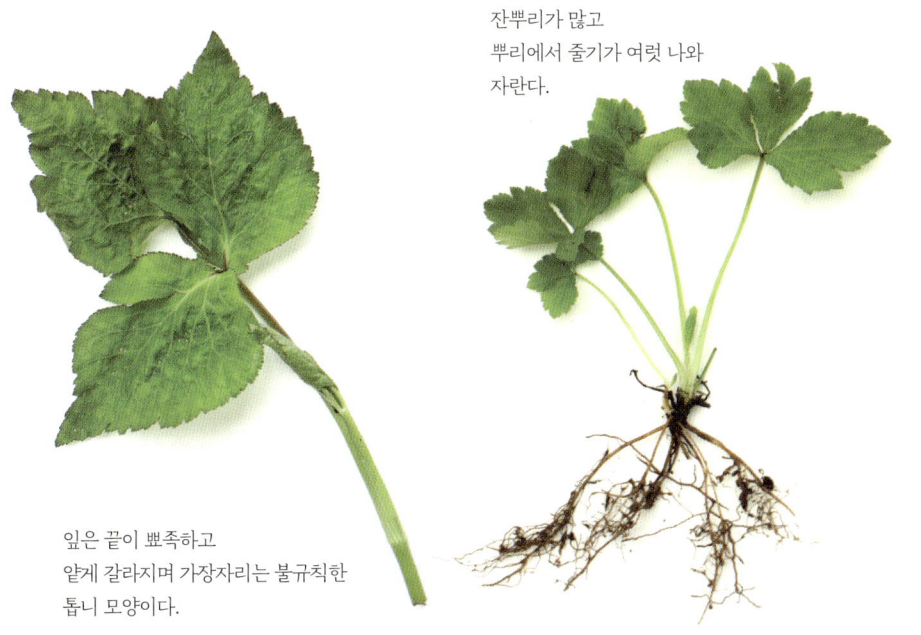

잔뿌리가 많고
뿌리에서 줄기가 여럿 나와
자란다.

잎은 끝이 뾰족하고
얕게 갈라지며 가장자리는 불규칙한
톱니 모양이다.

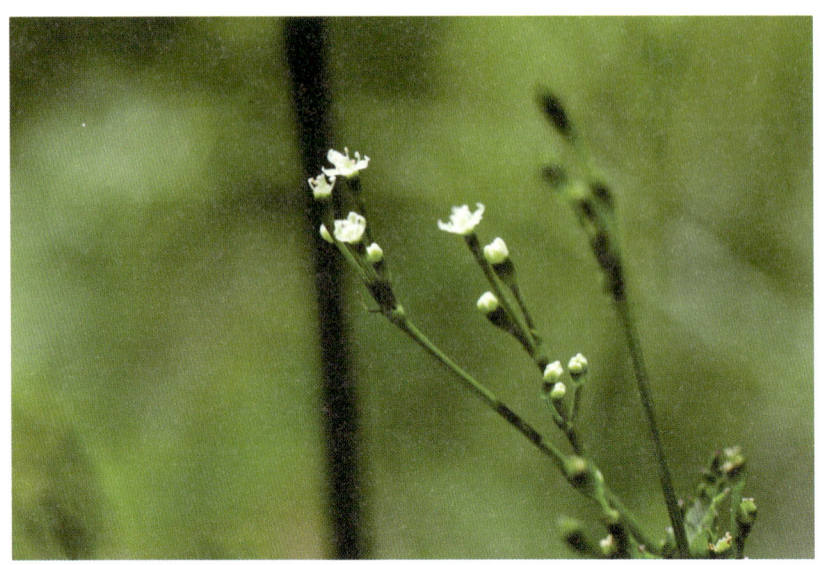

꽃은 흰색 또는 연한 자주색이며 꽃잎은 다섯 개이며 끝이 안으로 굽는다.

공중 습도가 높다. 약간 습한 기후와 토양은 파드득나물이 자라는 데 적합한 환경이다.

우리나라 식물도감에서는 산에서 자란다고 설명하지만 산과 밭이 접해 있는 곳이 주요 서식지다. 밭 언저리나 임도 주위 그늘지고 습한 곳이다. 물을 좋아하는 미나릿과 특성이 있어 가뭄이 들지 않는 계곡 근처에서 자리를 잡고 무리를 지어 자란다.

파드득나물과 비슷하게 생긴 산나물과 독초가 많다. 잎 생김새가 가장 비슷한 것이 참나물이다. 이 밖에 바디나물이나 묏미나리, 독초인 강활이 있다. 특히 어린잎은 풀이나 독초와 모양이 서로 비슷해 혼동을 일으킨다. 자세히 살펴보면 저마다 특징이 있다. 잎 가장자리와 잎맥이 같은 듯 서로 다르다. 강활은 줄기가 갈라지는 부분이 자주색을 띠는 것이 특징이다.

파드득나물은 줄기 끝에 잎이 세 개 달린다. 식물도감이나 산나물 관련 자료에서는 대부분 잎 모양이 달걀 또는 긴 타원형이라고 설명하지만 긴 마름모에 가깝다. 잎 끝이 좁고 가장자리는 톱니처럼 생긴 것은 참나물과 거의 비슷하다. 참나물은 줄기가 약간 자주색인데 비해 파드득나물은 연녹색 또는 녹색인 것이 차이점이다. 또 잎이 참나물은 매끈하고 파드득나물은 약간 우글쭈글하다.

꽃이 피면 확연히 구분된다. 6~7월 흰색 또는 연한 자주색 꽃이 피는데 깨알보다 조금 클 정도로 아주 작다. 줄기 끝에 겹우산 모양 꽃차례로 듬성듬성 달린다. 꽃잎 다섯 개가 무엇을 꼭 감싸고 있는 듯이 말고 있다.

파드득나물과 참나물의 가장 큰 차이점은 생장력이다. 참나물은 봄에 한 번 베어 먹고 이듬해를 위해 내버려둬야 한다. 두 번 이상 베면 이듬해 쓴맛이 나고 품질이 크게 떨어진다. 파드득나물은 뿌리에서 줄기가 여럿 올라오는 데다 한 해 서너 번 베어 먹어도 멀쩡하게 잘 자란다. 또 참나물은 금방 시들어 축축 늘어지지만 파드득나물은 신선도가 좀 더 오래 간다.

재배   씨앗은 물에 불려 영하 5도에서 5일 동안 저장했다가 뿌리고 흙을 살짝 덮어주면 발아가 잘 된다. 보수력이 좋고 배수가 잘되는 토양이 적지다. 차광 시설을 설치하면 연하게 자라 산나물 가치가 높다. 파종한 지 60일 정도 지나면 수확이 가능하다.

요리   산에서 저절로 자라는 것은 은은한 향과 맛이 난다. 어린잎과 줄기는 생것으로 먹거나 도토리묵과 함께 양념을 넣고 무쳐 먹으면 맛있다. 탕이나 우동 등에 이용할 경우 요리 마지막 단계에 넣으면 향과 아삭아삭한 식감이 그대로다. 조금 억센 것은 데쳐 무쳐 먹으면 맛있다.

효능   혈액 순환 촉진과 어혈 제거 효과가 있다. 이와 함께 신경통과 류머티즘 치료에 좋고, 기침과 담을 멎게 하는 효능이 있다.

야생동물이 알아보는 약효

풀솜대

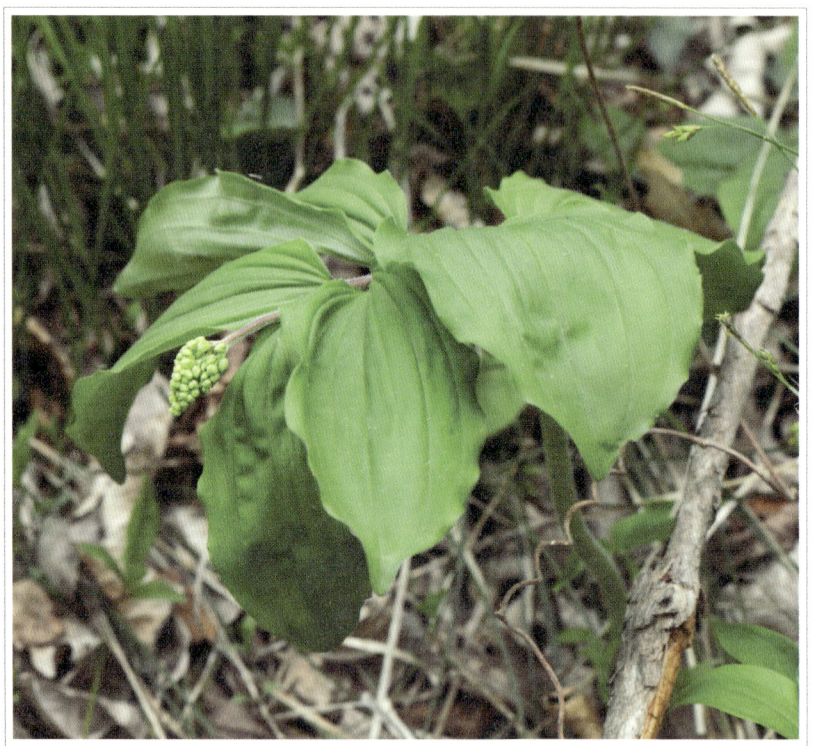

Maianthemum japonicum (A. Gray) La Frankie
백합과 여러해살이풀, 높이 20~50센티미터, 개화기 5~7월,
햇볕이 적당히 들고 토심이 깊고 높은 산.

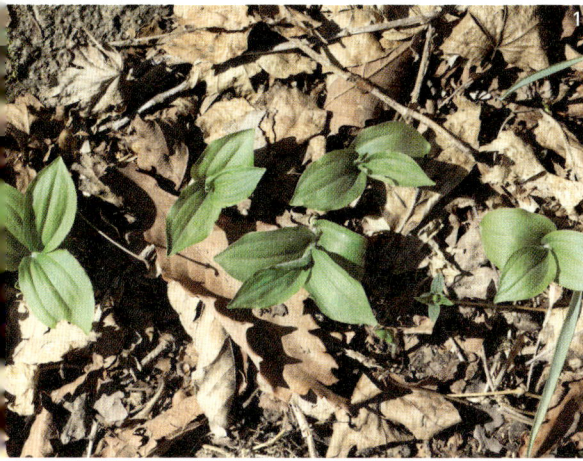 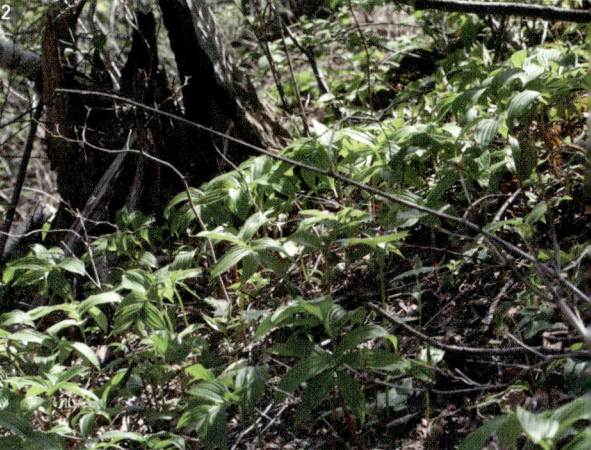

1 새싹은 여느 풀이나 산나물보다 먼저 돋아나고 반들반들 윤이 난다.
1 해가 잘 들고 물 빠짐이 잘되는 약간 경사진 곳에서 무리를 지어 자라고 있다.

•• 풀솜대는 지역에 따라 솜대, 털솜대, 솜죽대, 지장보살, 지장나물 등 다양하게 불린다. 식물학자에 따르면 풀솜대라는 이름은 잎과 줄기에 흰색 잔털이 많아서 붙여졌다. 지장보살 또는 지장나물은 산에서 불공드리는 스님이 즐겨 먹었다고 해서 붙여졌다는 주장과 보릿고개 때 스님이 풀솜대와 곡식으로 죽을 쑤어 중생을 보살폈다고 해서 자비로운 지장보살 이름을 딴 것이라는 주장이 있다.

그래서인지 유명 사찰이 있는 산을 오르다 보면 풀솜대와 자주 마주친다. 풀솜대는 특히 고찰 근처에서 무리를 지어 왕성하게 자란다. 고찰은 사위가 훤히 트여 전망이 좋고 해가 잘 들어 풀솜대가 자라기 좋은 환경이다. 아무튼 절과 풀솜대는 떼려야 뗄 수 없는 인연이 있는 것 같다.

풀솜대는 높고 깊은 산속에서 자란다. 마치 봄을 기다렸다는 듯이 한꺼번에 우르르 새싹을 내민다. 지리산 장터목 부근에서 무리를 지어 자라는 모습이 오래도록 기억에 남아 있다. 아직 바람이 차고 응달에 얼음이 남아 있지만 다른 풀이나 산나물보다 일찍 새순을 밀어올리고 파릇파릇하게

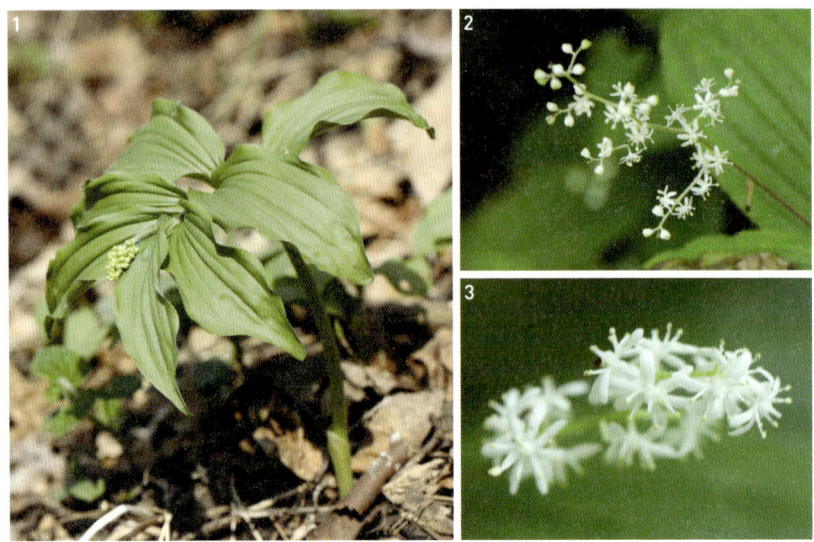

1. 잎이 나와 자라고 곧이어 좁쌀보다 작은 꽃망울이 줄기 끝에 달린다.
2. 꽃은 흰색이며 원줄기 끝에 겹송이 모양으로 모여서 핀다.
3. 꽃은 지름 5밀리미터 정도이고 화피 갈래 조각은 여섯 개이고 긴 타원형이다.

자라고 있었다.

눈 깜짝할 사이 자랄 만큼 생장 속도가 빠르다. 줄기에는 자세히 봐야 눈에 띄는 작은 가시 같은 솜털이 빽빽이 나 있다. 새잎이 모습을 드러내면 곧바로 꽃대가 올라오고 5~7월에 꽃이 핀다. 꽃은 가루 같은 것이 뭉쳐 있는 듯하고, 약간 노르스름한 흰색 꽃이 줄기 끝에 겹송이 꽃차례로 달린다. 꽃이 지고 나면 작은 씨앗이 맺힌다. 처음에는 녹색을 띠다가 빨간색, 검은색 순으로 익어 눈길을 끈다.

풀솜대가 자라는 곳은 대개 햇볕이 잘 드는 산 동남쪽 사면이다. 토질은 흙살이 두터운 곳이나 바위와 돌이 많은 곳을 가라지 않는다. 가뭄에 견디는 힘이 강한지 간혹 큰 바위 위에 뿌리를 내리고 있다. 물을 좋아하지 않으므로 계곡 근처에는 거의 눈에 띄지 않는다. 약간 경사져 물이 잘 빠지고 흙살이 두터운 곳에는 무리를 지어 자란다.

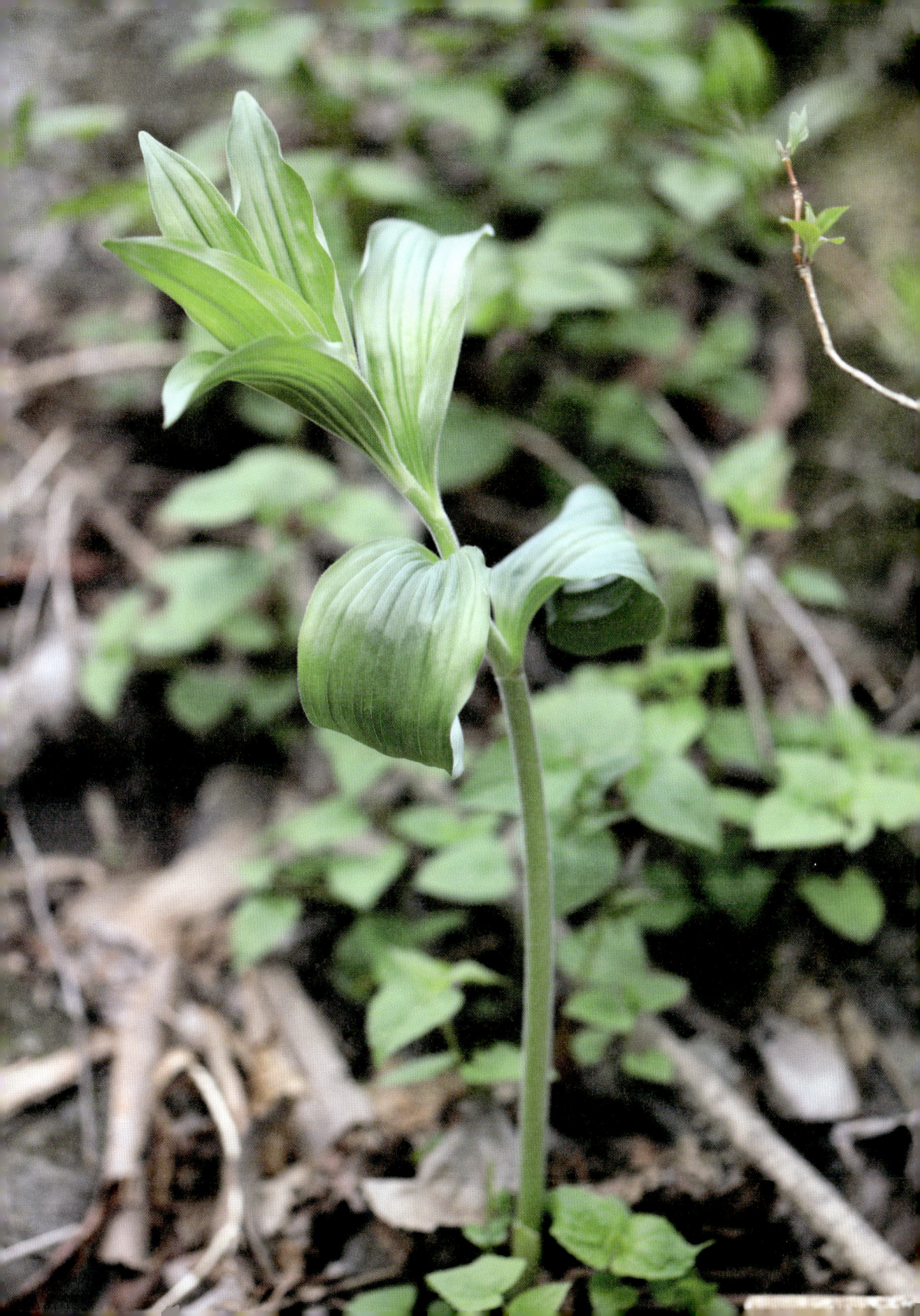

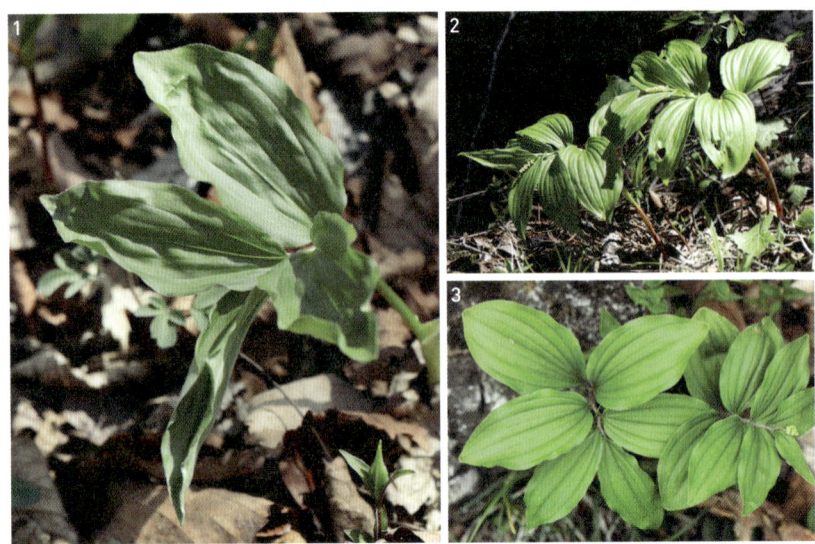

1 어린잎은 주맥 결을 따라 주름을 잡아놓은 모양새다.
2 잎은 5~7개가 어긋나고 긴 타원형이다.
3 잎은 밑이 둥글고 길이 6~15센티미터, 너비 3~5센티미터다.

    뿌리는 독특한 모양새다. 둥굴레처럼 굵고 겉은 갈색, 속은 흰색이다. 옆으로 길게 뻗으며 자라는데 염주가 이어져 있는 모양새다. 둥글게 살찐 부분 중심부에는 줄기가 자랐던 자국이 또렷하게 남아 있다. 옆으로 자라는 뿌리 중간에서 새순이 자라나 번식한다.

    한의학에서는 뿌리와 뿌리줄기를 녹약(鹿藥)이라고 하며, 강장 효능이 있어 약재로 쓴다. 또 농촌진흥청과 경희대학교 연구팀이 통증과 염증을 일으키는 프로스타글란딘 생성 억제 효과가 있는 것을 밝혀냈다.

    이 같은 효능은 야생동물이 먼저 알아보는 것 같다. 멧돼지가 뿌리를 캐먹느라 트랙터로 밭을 갈아엎은 것처럼 산을 뒤집어놓는다. 또 어린잎은 노루나 고라니 같은 산짐승들이 좋아하는 먹잇감이다.

    잎은 타원형이나 달걀 모양이고 줄기에 어긋나게 다닥다닥 달린다. 잎맥이 주름처럼 잡혀 있어 세로로 무늬가 나 있는 것 같다. 잎 끝은 갑자기 좁아져 뾰족하고 줄기 쪽은 둥그스름한 모양이다. 줄기 밑 부분의 잎은 잎자루가 있으나 줄기 위로 가면서 점차 짧아지다가 없어진다.

산속에는 풀솜대와 아주 비슷한 '자주솜대' '민솜대' '왕솜대' 등이 있다. 민솜대는 잎자루가 없고 잎의 밑 부분이 둥글며 줄기를 감싸므로 풀솜대와 구별된다. 자주솜대는 해발이 높은 곳에서 자라고 풀솜대보다 조금 늦은 6~7월 꽃이 피고 줄기와 꽃봉오리가 연한 자주색을 띤다. 왕솜대는 풀솜대보다 잎과 줄기가 큰 게 특징이다.

풀솜대는 화단 같은 곳에 심어 가꾸면 반려 식물로 안성맞춤이다. 가을에는 잎이 노랗게 단풍이 들고 씨앗이 빨갛게 익어 관상 가치가 있다. 또 봄에는 이슬을 머금은 싱그러운 잎이 나른한 몸을 일깨워주는 사이다 같은 청량제 노릇을 한다. 예전에는 굶주린 중생을 구했다면 오늘날에는 스트레스에 찌든 현대인을 어루만져주고 치유한다. ○○

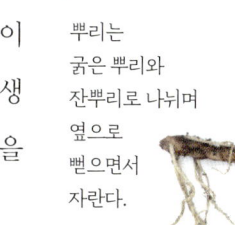

뿌리는 굵은 뿌리와 잔뿌리로 나뉘며 옆으로 뻗으면서 자란다.

재배 씨앗을 채취해 곧바로 뿌리거나 뿌리줄기를 잘라 흙에 묻어 증식한다. 물 빠짐이 잘 되고 비옥한 부엽토에서 잘 자란다. 약간 그늘진 곳에서 자라는 반음지성이므로 차광망을 설치해 주는 것이 좋다.

요리 비타민 C가 많으며 연하고 쓴맛이 약해 생것으로 먹어도 된다. 수분이 많아 데치거나 말리는 것보다 생나물로 먹는 것이 좋다. 데치면 된장과 다진 마늘 등을 넣고 무쳐 먹으면 맛있다. 비빔밥에 넣어 먹어도 맛이 일품이다.

효능 한방에서는 강장, 활혈(活血), 소종(消腫) 등의 효능이 있다고 해서 뿌리를 약재로 쓴다. 신체 허약증, 풍습으로 인한 통증, 발기력 부전 등의 치료 효과가 있다.

남다른 방어 전략을 가진
화살나무

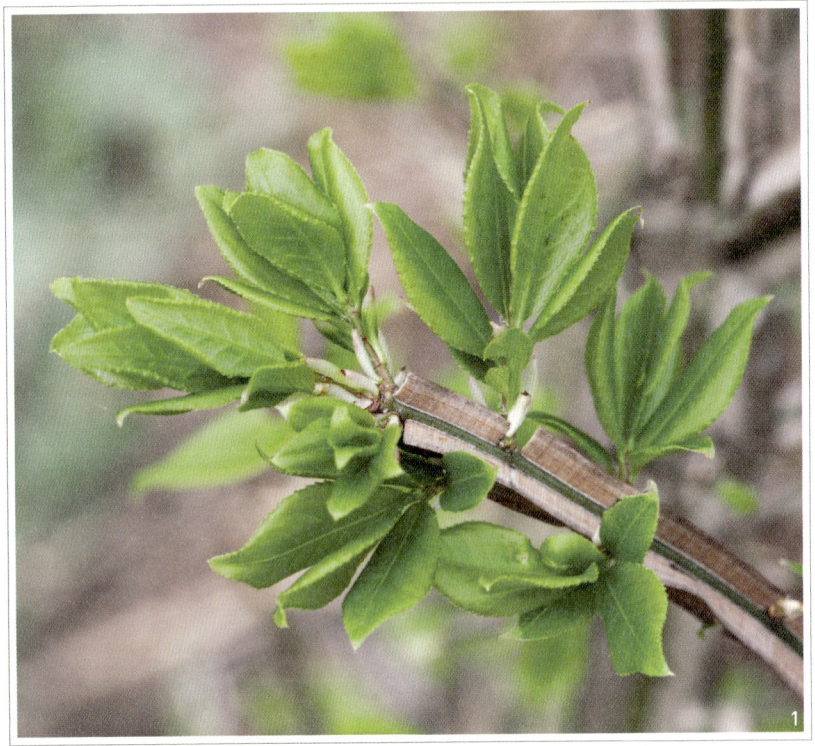

Euonymus alatus (Thunb.) Siebold

노박덩굴과 낙엽 활엽 관목. 높이 3미터. 개화기 5월.
해가 잘 드는 양지바른 산속.

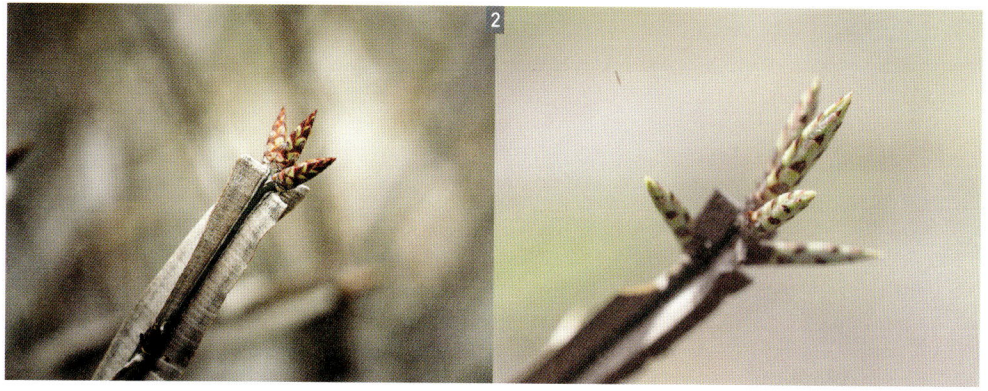

1 가지 마디마다 새 줄기가 나오고 그 가지에서 새잎이 곧 돋아난다.
2 고기비늘 같은 인편이 봉긋해지고 새잎이 곧 터져 나올 태세다.

•• 화살나무는 다른 나무보다 일찍 새순을 밀어 올린다. 가로수용으로 인기 있는 은행나무나 플라타너스보다 한 발짝 앞서 새순을 틔워 겨우내 삭막했던 도시에 푸릇푸릇한 생기를 불어넣는 바지런함이 있다. 아파트나 빌딩, 도롯가 화단은 물론 공원과 산책로 등의 공간을 녹색으로 채운다. 시멘트로 뒤덮인 회색 도시에 녹색 공간을 제공하고 도시민의 마음과 눈을 시원하게 하는 관상수로 사랑받고 있다.

집만 나서면 아파트와 도롯가 화단에서 매일같이 화살나무를 만나게 된다. 밤새 자동차 소음과 진동에 지친 기색 없이 언제나 싱싱한 모습이다. 잠에서 덜 깬 채 허겁지겁 집을 나선 도시민들의 출근 발걸음을 가볍게 해준다. 공원이나 산책로를 거닐 땐 마중을 나와 싱그러움으로 기운을 북돋워준다.

새싹이 나고 자라는 모습은 한 편의 다큐멘터리 같다. 겨울 찬바람이 따뜻한 봄바람에 밀려날 때쯤 고기비늘 같은 인편이 봉긋해진다. 잎이 붉은색 인편을 밀어젖히고 수줍은 듯이 슬며시 모습을 드러낸다. 정말 눈 깜짝할 새 잎이 나고 자란다. 새 줄기와 잎이 거의 동시에 나와 자라는데, 벌

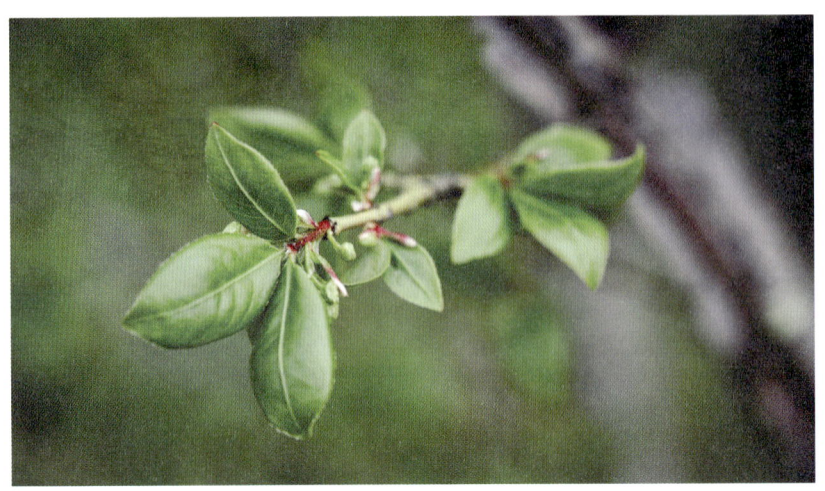
잎은 타원형 또는 거꾸로 선 달걀 모양이며 가장자리는 날카로운 작은 톱니 모양이다.

써 봄인가 놀랄 정도다. 예부터 "아무리 부지런한 며느리라 해도 세 번만 잎을 딸 수 있다"는 속담이 전할 만큼 생장 속도가 빠르다.

잎은 묵은 가지와 새 줄기에 마주나고 타원형 또는 거꾸로 세운 달걀 모양이다. 어린잎은 녹차 잎처럼 반들반들 윤이 나고 주맥이 뚜렷하게 드러나 있어 깜찍한 모습이다. 잎 앞면은 녹색이며 뒷면은 회녹색을 띠고 잎자루는 짧고 단단하다.

나뭇가지에는 화살 깃털을 닮은 회갈색 코르크 날개가 있다. 코르크는 불이 잘 붙어 예부터 불쏘시개로 이용됐다. 아궁이나 모닥불에 넣는 순간 타닥타닥 소리를 내며 잘 타던 어릴 적 기억이 아직 생생하다. 새 가지에는 코르크가 서서히 생기며, 4~5년 뒤 역할을 다한 듯 형체가 해를 거듭할수록 희미해진다. 코르크는 딱딱하지만 잘 부서지고 아무런 맛이 없다. 노루나 고라니 같은 산짐승들이 함부로 잎과 새 줄기를 뜯어먹지 못하도록 하는 방어 수단인 셈이다.

화살나무란 이름은 활의 살처럼 생긴 가지 모양에서 비롯한 우리말이다. 종소명 알라투스(alatus)는 코르크가 붙어 있는 줄기가 화살 모양에서 비롯한 라틴어다. 한자로는 귀전우(鬼箭羽) 또는 신전목(神箭木)이다. 이 밖에 전해 내려오는 이름이 여럿이다. 코르크 날개를 태운 재를 바르면 살에 박힌 가시가 잘 빠진다고 해서 가시나무, 예전에 머리를 빗을 때 쓰는 참빗처럼 생겼다고 해서 참빗나무 등으로 불린다.

화살나무는 귀하지도 흔하지도 않다. 온종일 산속을 헤집고 다니면 심심찮게 눈에 띄는 정도다. 관목이 우거진 산속 숲에서 띄엄띄엄 떨어져 자란다. 아파트나 공원 화단에서 자라는 것보다 가지가 빽빽하지 않는 데다 코르크 날개가 뚜렷하지 않아 고개를 갸웃하게 한다. 화살나무가 자라는 곳에는 울타리처럼 잔가지 많은 국수나무와 미역줄나무가 버티고 있어 탐방이 쉽지 않다.

강원 태백과 정선에 걸쳐 있는 함백산(1,532미터) 중턱 등산로 가까이에서 운 좋게 화살나무를 만났다. 잡목이 우거진 숲속에서 2~3미터 높이

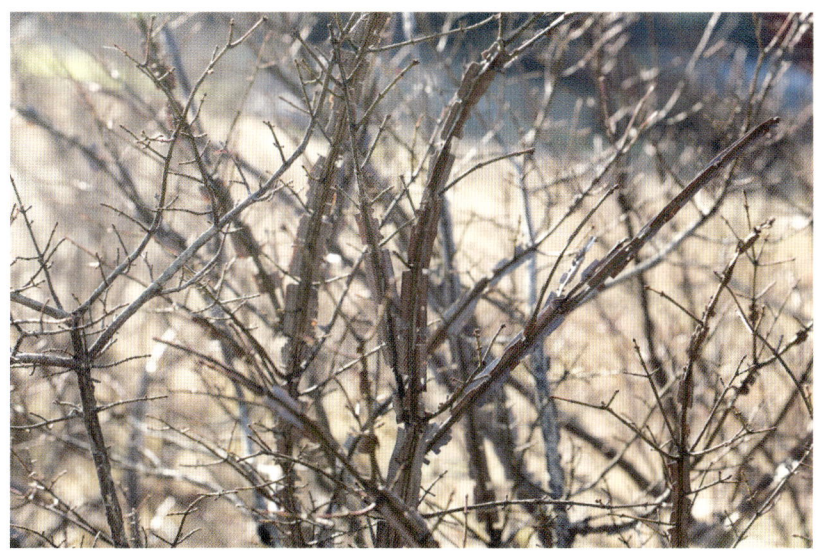

초식 동물이 함부로 먹지 못하도록 가지와 줄기에 코르크 날개가 2~4줄 나 있다.

로 자라고 있었다. 주위에 큰키나무가 없어 해가 잘 드는 곳이었다. 잎을 따서 입안에 넣어 먹어 보니 씁싸래한 맛이 났다. 평지나 공원에서 자라는 것과 맛이 많이 달라서 당혹스러웠다.

화살나무는 가을에 또 눈길을 끈다. 잎이 찬바람이 불면 녹색에서 금방 선명한 빨간색으로 물든다. 어쩜 이렇게 빠르게 진한 붉은색으로 단풍이 드는지 신기할 정도다. 곧이어 씨앗이 빨갛게 익어 눈길을 잡아끈다. 겉껍질 속에는 새빨간 씨앗이 들어 있다. 겨울에 눈이 내리면 흰 고깔을 쓴 것처럼 앙증스런 모습을 띤다.

화살나무는 중국과 일본 등에서 자라지만 우리나라가 원산지다. 식물도감이나 관련 책에서는 습윤한 토지를 좋아한다고 소개하고 있지만 필자 탐방 경험으로는 물 빠짐이 좋은 양지바른 곳이 주요 서식지다. 산기슭부터 정상에 이르기까지 분포대가 넓다. 특히 싸리나무 같이 키 작은 잡목이 우거진 곳에서 잘 자란다.

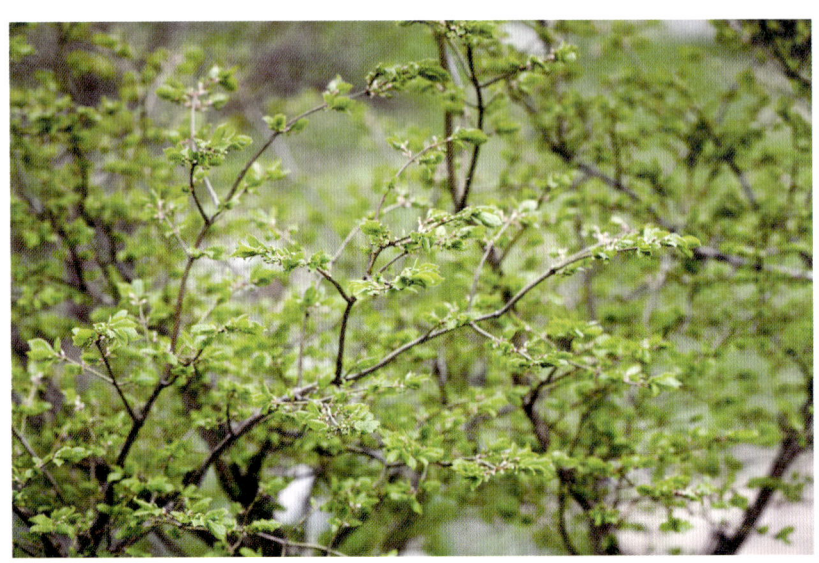

묵은 가지에서 새잎과 새 줄기가 거의 동시에 나와 자란다. 키는 3미터 정도 자라고 가지를 많이 친다.

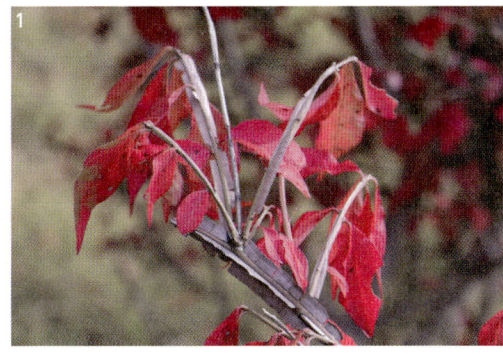 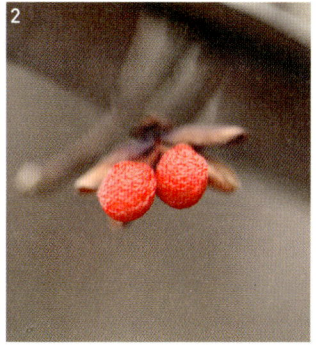

1 찬바람이 불면 다른 나무보다 일찍 선명한 붉은색으로 단풍이 든다.
2 씨앗은 들깨 씨보다 조금 크고 붉은색을 띠는 겉껍질에 싸여 있다.

전원주택에 제격이다. 전정할수록 가지가 빽빽이 나고 키가 적당히 자라므로 울타리나 경계수로 안성맞춤이다. 시멘트 벽돌이나 철책보다 자연과 잘 어울려 전원주택의 품위를 높여준다. 화살나무는 새잎과 코르크 날개, 단풍 등이 쉴 새 없이 팔색조처럼 변하며 눈과 입을 즐겁게 해준다.

재배 해가 잘 들고 비옥한 땅이 적지다. 증식은 꺾꽂이와 씨앗으로 한다. 씨앗은 가을에 따서 3년 동안 땅속에 묻어놓았다가 파종해야 발아할 정도로 휴면 기간이 길다. 꺾꽂이는 2년생 가지를 15센티미터 길이로 잘라 절반 정도 흙에 묻는 방식으로 한다. 1년 동안 묘목을 길러 이듬해 봄에 30센티미터 간격으로 심는 것이 좋다.

요리 어린순은 데친 뒤 찬물에 충분히 우려낸 다음 양념을 넣고 무쳐 먹는다. 밥을 지을 때 쌀 위에 얹어 나물밥으로 해먹어도 맛있다. 새잎이나 코르크 날개를 차로 끓여 마시면 은은한 맛이 난다.

효능 성질이 차고 맛이 쓰다. 한방에서는 혈액 순환에 좋다고 해서 산후 출혈, 정신 불안, 자궁 출혈, 대하, 어혈 등을 치료하는 데 약재로 쓴다. 최근에는 위암과 식도암 등 암을 예방하는 효과가 있는 것으로 밝혀졌다. 또 혈당 강하 효과가 있어 당뇨병 및 당뇨성 질환 예방과 치료 효과가 있다.

산나물과 생김새가 비슷한 독초

동의나물

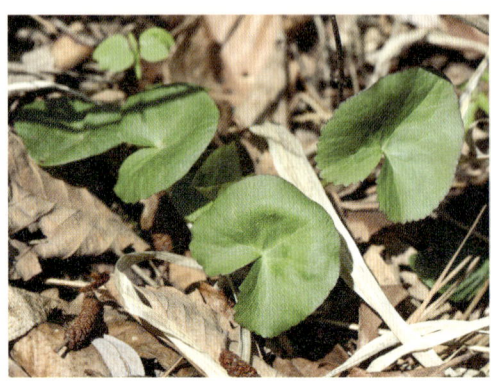
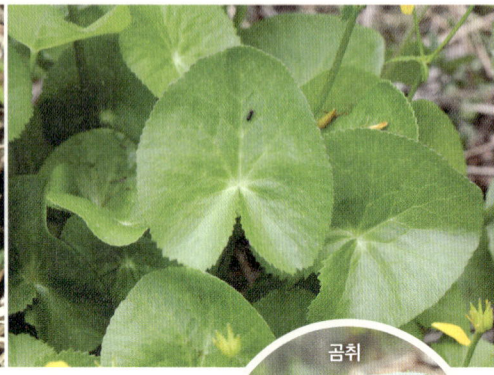

미나리아재빗과 여러해살이풀이다. 산속 계곡 근처나 습한 토질에서 자란다. 잎은 둥근 심장형이고 두꺼우며 광택이 난다. 동의나물 줄기는 매끈하고 녹색을 띤다. 곰취는 줄기에 홈이 나 있어 구분된다.
꽃이 노란색으로 피며 꽃잎처럼 생긴 꽃받침이 5~7장이다.

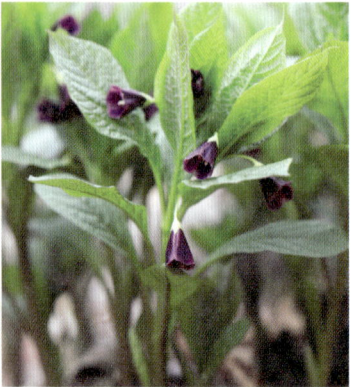

곰취

미치광이풀

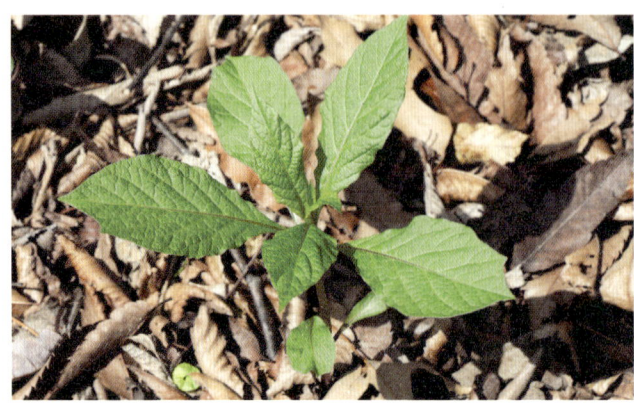

가짓과 여러해살이풀이다. 산이 높고 토양이 비옥한 습한 음지에서 자란다.
원줄기는 30~60센티미터며 연하고 털이 없어 산나물로 착각을 일으킨다. 잎은 어긋나며 긴 타원형이고 가장자리는 밋밋하고 길이는 10~20센티미터다.

박새

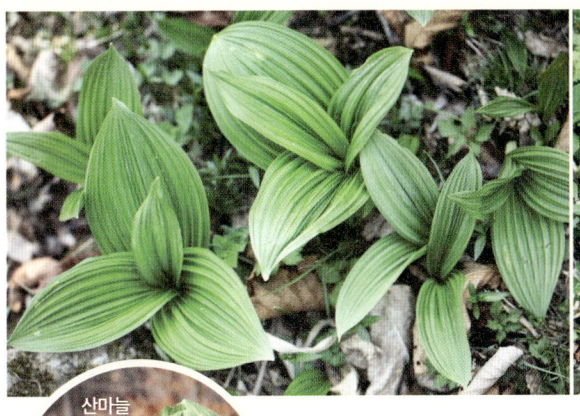
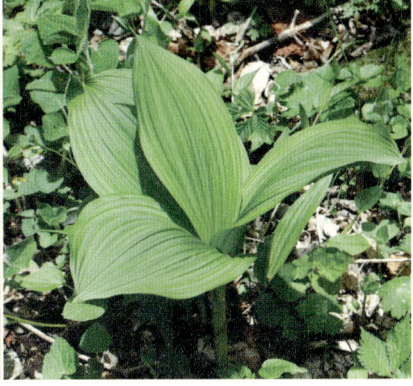

백합과 여러해살이풀이다. 산속 그늘진 습한 곳에서 자란다.
잎은 줄기에 촘촘히 어긋나게 난다. 줄기를 감싸고 넓은 타원형이며
길이 20~30센티미터다. 가장자리에 털이 있으며
큰 잎은 맥이 많고 주름이 뚜렷하다. 생김새가 산마늘과 비슷하다.

삿갓나물

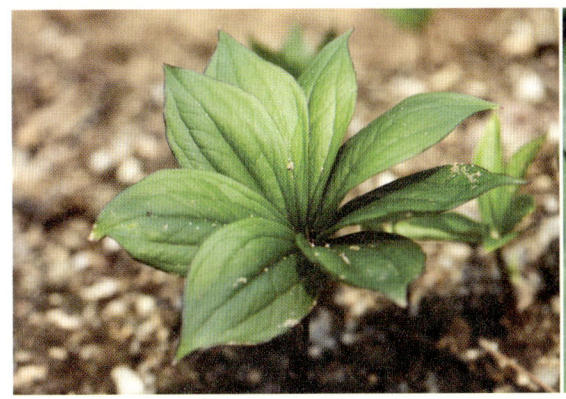
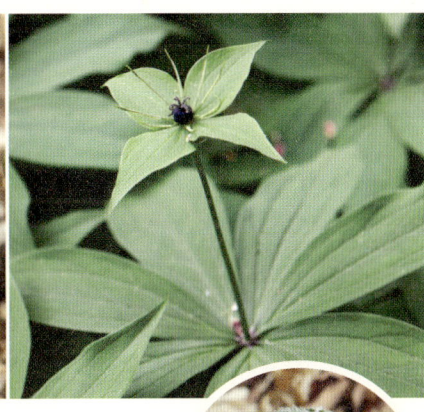

백합과 여러해살이풀이다. 잎은 좁고 긴 타원형이며
줄기 끝에 6~8장이 돌려난다.
끝이 뾰족하고 길이 3~10센티미터, 너비 1.5~4센티미터다.
잎 가장자리는 갈라지지 않고 약간 광택이 나는 것이 특징이며,
생김새가 우산나물과 비슷하다.

앉은부채

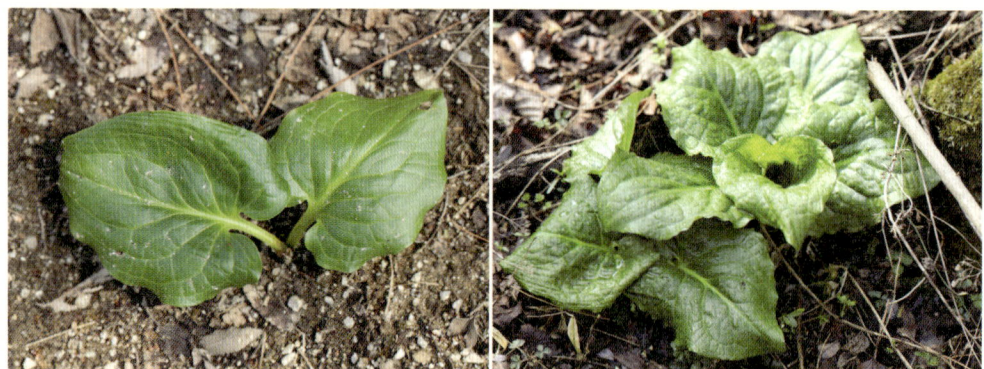

천남성과 여러해살이풀이다. 토질이 비옥하고 약간 습한 환경에서 자라며 이른 봄 잎이
크게 자라서 산나물로 오해를 일으킨다. 꽃이 피고 나면 반들반들 윤이 나는 잎이 뿌리에서 여럿 난다.
넓은 심장형이며 길이 30~40센티미터다.

여로

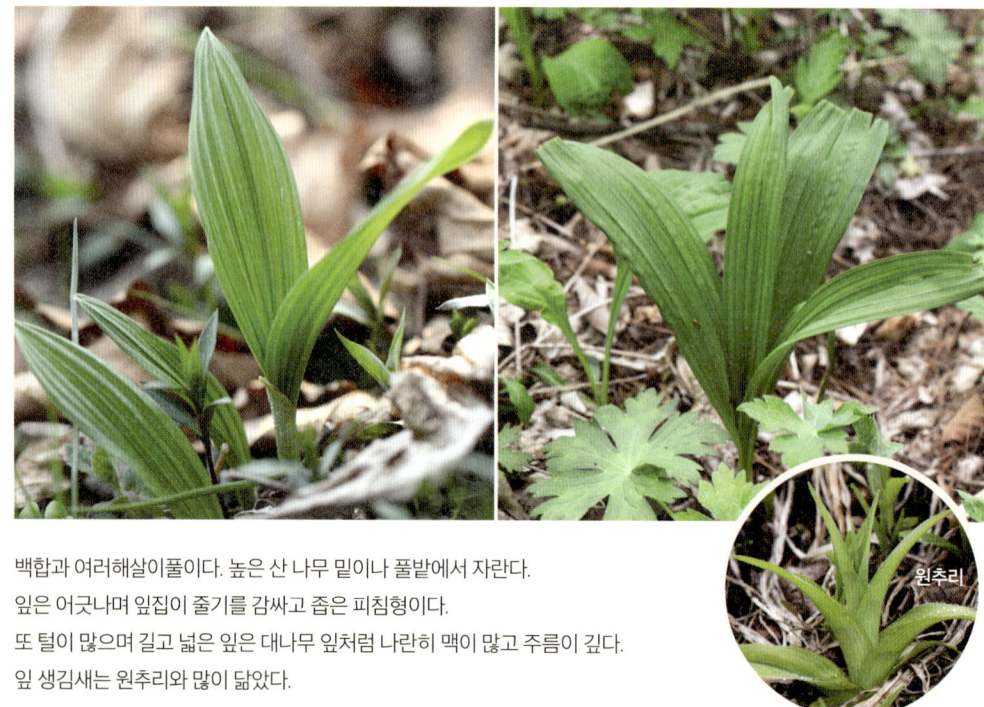

백합과 여러해살이풀이다. 높은 산 나무 밑이나 풀밭에서 자란다.
잎은 어긋나며 잎집이 줄기를 감싸고 좁은 피침형이다.
또 털이 많으며 길고 넓은 잎은 대나무 잎처럼 나란히 맥이 많고 주름이 깊다.
잎 생김새는 원추리와 많이 닮았다.

윤판나물

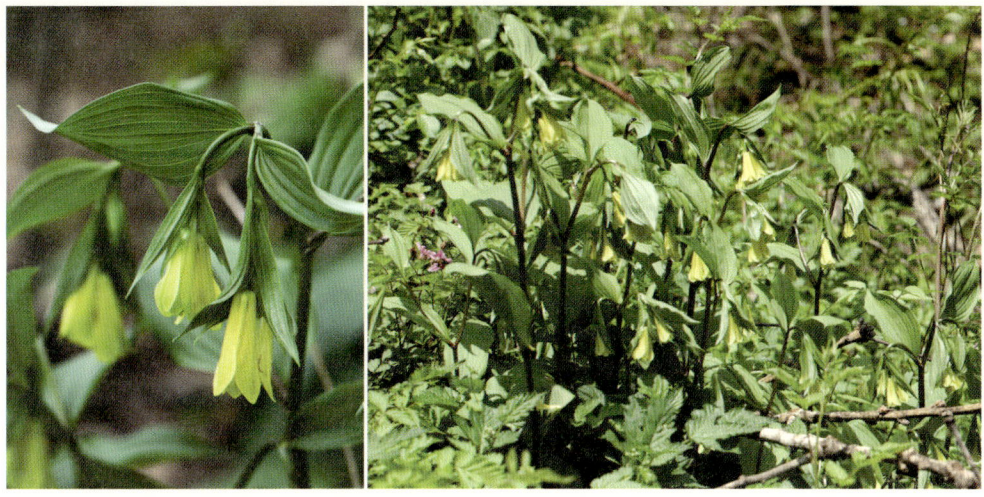

백합과 여러해살이풀이다. 산속 숲이나 들에서 자란다.
줄기는 곧게 자라고 위쪽에서 가지를 많이 친다. 잎은 어긋나며 긴 달걀 모양 또는 긴 타원형이며
끝이 뾰족하고 가장자리는 밋밋하다. 산나물로 소개되기도 하지만 먹으면 탈이 날 수 있다.

은방울꽃

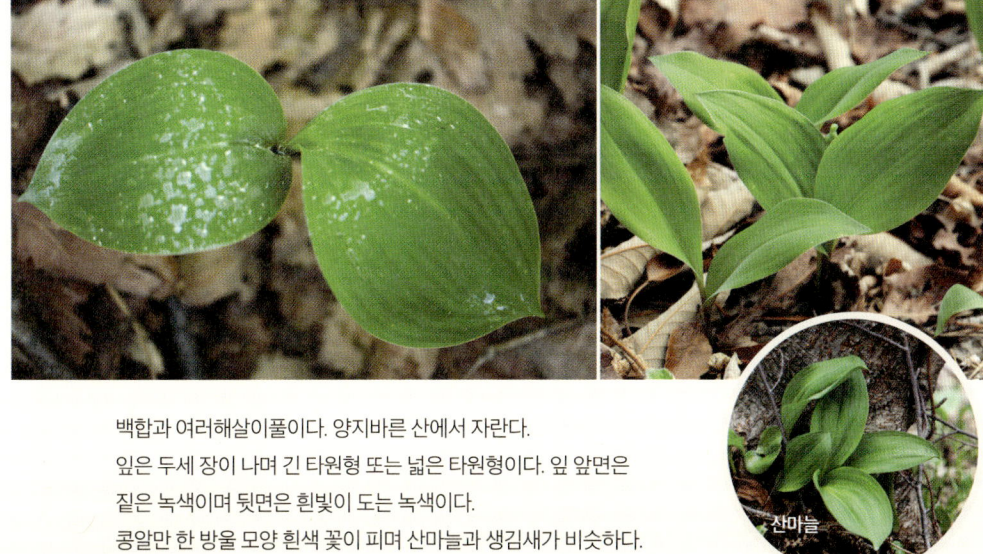

백합과 여러해살이풀이다. 양지바른 산에서 자란다.
잎은 두세 장이 나며 긴 타원형 또는 넓은 타원형이다. 잎 앞면은
짙은 녹색이며 뒷면은 흰빛이 도는 녹색이다.
콩알만 한 방울 모양 흰색 꽃이 피며 산마늘과 생김새가 비슷하다.

산마늘

자리공

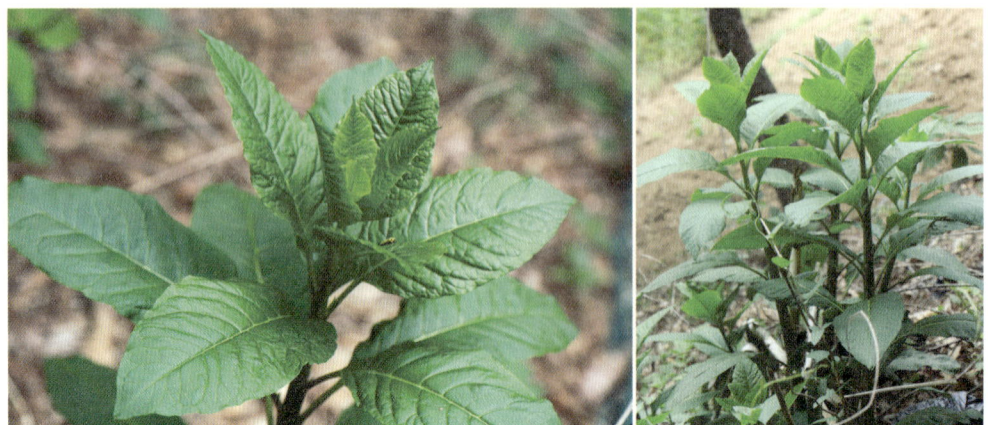

자리공과 여러해살이풀이다. 줄기는 높이 80~150센티미터며 담녹색을 띠고 털이 없다.
잎은 어긋나며 피침형이다. 잎 끝은 뾰족하고 가장자리는 밋밋하다.
일부 지방에서는 데쳐 나물로 이용하지만 독성이 있어 먹으면 탈이 날 수 있다.

지리강활

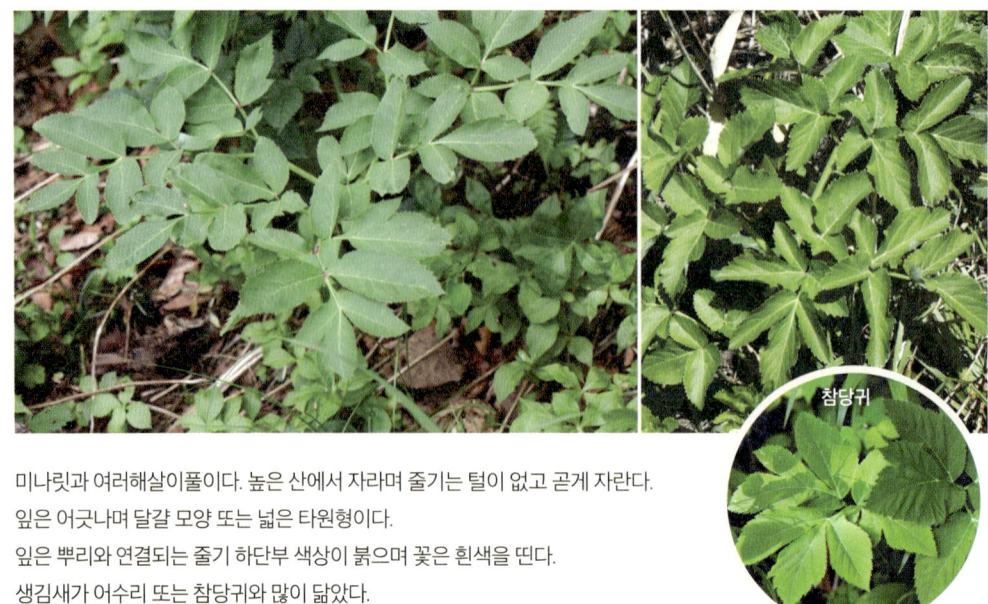

참당귀

미나릿과 여러해살이풀이다. 높은 산에서 자라며 줄기는 털이 없고 곧게 자란다.
잎은 어긋나며 달걀 모양 또는 넓은 타원형이다.
잎은 뿌리와 연결되는 줄기 하단부 색상이 붉으며 꽃은 흰색을 띤다.
생김새가 어수리 또는 참당귀와 많이 닮았다.

천남성

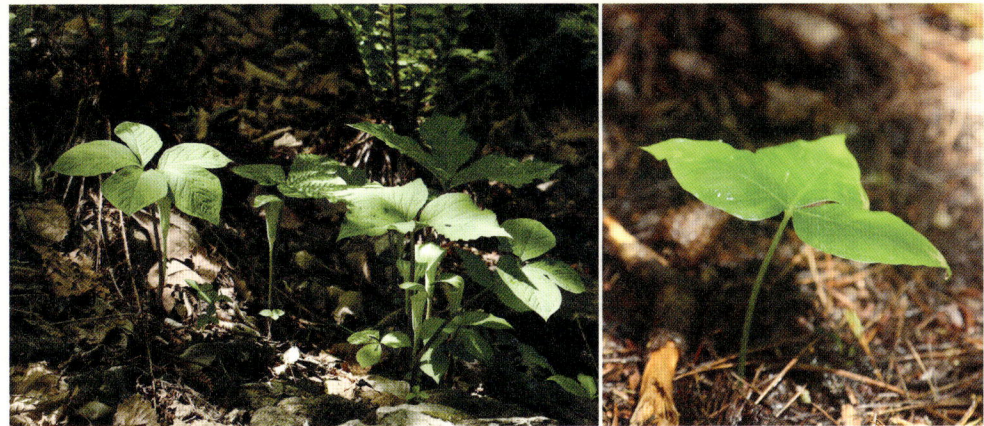

천남성과 여러해살이풀이다. 줄기는 높이 30~90센티미터며 털이 없다.
잎은 줄기에 한두 장 나며, 작은 잎은 3~5장이며 피침형 또는 긴 타원형이다. 여느 산나물보다
이른 봄 먹음직스럽게 자라서 맛있는 나물로 착각을 일으킨다.

피나물

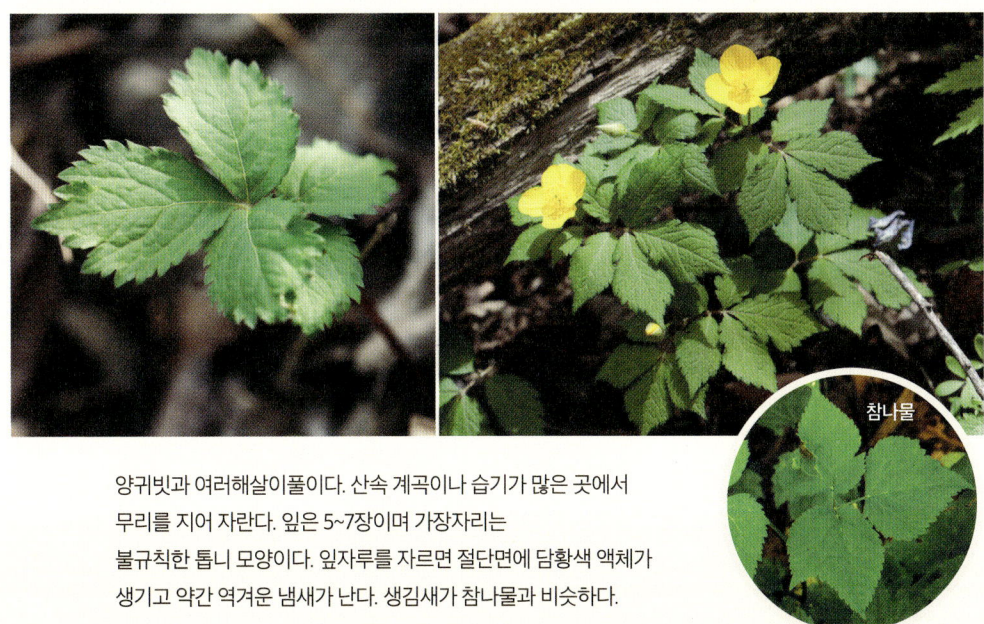

참나물

양귀빗과 여러해살이풀이다. 산속 계곡이나 습기가 많은 곳에서
무리를 지어 자란다. 잎은 5~7장이며 가장자리는
불규칙한 톱니 모양이다. 잎자루를 자르면 절단면에 담황색 액체가
생기고 약간 역겨운 냄새가 난다. 생김새가 참나물과 비슷하다.

우리 산 우리 산나물
전국 산나물 탐방 가이드

펴낸날	2022년 4월 5일 1쇄
	2022년 6월 6일 2쇄
지은이	오현식
펴낸곳	소동
등록	2002년 1월 14일(제19-0170)
주소	경기도 파주시 돌곶이길 178-23
전화	031-955-6202, 070-7796-6202
팩스	031-955-6206
페이스북	https://www.facebook.com/sodongbook
전자우편	sodongbook@gmail.net
펴낸이	김남기
편집	송복란
디자인	디자인 <비읍>
홍보	남규조, 하지현
ISBN	978-89-94750-95-8 03480
값	25,000원

이 책의 전체나 일부를 인용하려면
저자와 출판사 모두로부터 서면 동의를 받아야 합니다.

* 잘못된 책은 바꾸어드립니다.